2025 国家执业药师职业资格考试

药学专业知识（一）

主　编　李维凤

副主编　牛晓峰　张彦民

编　委　（以姓氏笔画排序）

　　　　马雅静　王靖宇　牛馨祎　朱睿思
　　　　刘伶奕　苏蕾蕾　宋荟欣　张雅蓉
　　　　范贺平　罗寓芝　夏松源　黄清锋

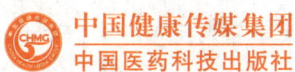

内容提要

本书由从事执业药师职业资格考试考前培训的专家根据新版国家执业药师职业资格考试大纲及考试指南的内容要求精心编写而成。书中内容精炼、重点突出，便于考生在有限的时间内抓住考试重点及难点，进行高效复习，掌握考试的主要内容。随书附赠配套数字化资源，包括历年真题、考生手册、思维导图、高频考点、飞升上岸修炼计划等，使考生复习更加高效、便捷；赠2套线上模拟试卷，方便考生系统复习后自查备考。本书是参加2025年国家执业药师职业资格考试考生的辅导用书。

图书在版编目（CIP）数据

药学专业知识（一）/李维凤主编．－－北京：中国医药科技出版社，2025.4（2025.4重印）．－－（2025国家执业药师职业资格考试教材精讲）．－－ISBN 978-7-5214-5022-4

Ⅰ.R9

中国国家版本馆CIP数据核字第2025YY6936号

美术编辑	陈君杞
责任编辑	刘孟瑞
版式设计	友全图文

出版	中国健康传媒集团｜中国医药科技出版社
地址	北京市海淀区文慧园北路甲22号
邮编	100082
电话	发行：010-62227427　邮购：010-62236938
网址	www.cmstp.com
规格	787×1092mm 1/16
印张	24 1/4
字数	571千字
版次	2025年4月第1版
印次	2025年4月第2次印刷
印刷	河北环京美印刷有限公司
经销	全国各地新华书店
书号	ISBN 978-7-5214-5022-4
定价	69.00元

版权所有　盗版必究

举报电话：010-62228771

本社图书如存在印装质量问题请与本社联系调换

获取新书信息、投稿、为图书纠错，请扫码联系我们。

数字资源编委会

主　编　李维凤　邹梅娟

副主编　牛晓峰　张彦民　王　芳
　　　　　夏明钰　欧阳敬平

编　委　（以姓氏笔画排序）
　　　　　马雅静　刘伶奕　宋荟欣　罗寓芝

出版说明

执业药师职业资格作为药学技术人员的一种职业资格，需要通过职业资格考试才能获得。执业药师职业资格考试实行全国统一大纲、统一命题、统一组织的考试制度，一般每年10月举办一次。

为帮助考生在有限的时间里抓住重点、高效复习，我们组织工作在教学一线、有着丰富考前培训经验的专家教授依据新版考试大纲编写了本套《国家执业药师职业资格考试教材精讲》丛书。

本丛书特点如下：

1. 全面覆盖新版大纲的要点内容，用一颗至三颗星标注考点分级，重要考点用双色突出标示。

2. 用精准而简洁的文字高度凝练考试指南内容，通过对比记忆、联想记忆和分类记忆为考生理出清晰的记忆思路，在有限的片段时间里掌握考试重点。

3. 为使考前复习更加高效、便捷，随书附赠配套数字化资源，包括历年真题、考生手册、思维导图、高频考点、飞升上岸修炼计划等，并赠2套线上模拟试卷，便于考生熟悉题型，模拟考场，自查备考。获取步骤详见图书封底。

国家执业药师职业资格考试从执业药师岗位职责和实践内容出发，以培养具备在药品质量管理和药学服务方面的综合性职业能力、自主学习和终身学习的态度和意识、较好地服务于公众健康素质的人才为目标。希望考生通过对本丛书的学习领会考试重点难点，顺利通过考试。

为不断提升本套考试用书的品质，欢迎广大读者在使用过程中多提宝贵意见和建议，我们将在今后的工作中不断修订完善。

在此，祝愿各位考生复习顺利，考试成功！

中国医药科技出版社

2025年4月

目录

第一章 药物与药品质量体系 ... 1
第一节 药物与药物制剂 ... 1
第二节 药品质量与质量体系 ... 17

第二章 生命药学 ... 38
第一节 人体生物分子的结构与功能 ... 38
第二节 人体代谢 ... 43
第三节 感染与免疫 ... 53
第四节 病理生理 ... 68

第三章 药物的体内过程 ... 85
第一节 药物与机体的相互作用 ... 85
第二节 药物的吸收 ... 90
第三节 药物的分布、代谢与排泄 ... 97
第四节 药物动力学与临床应用 ... 103

第四章 药物对机体的作用 ... 130
第一节 药物作用的两重性 ... 130
第二节 药物的作用机制与靶标 ... 132
第三节 药物作用的量-效和时-效规律与评价 ... 137
第四节 药物相互作用 ... 140
第五节 遗传药理学与临床合理用药 ... 143
第六节 时辰药理学与临床合理用药 ... 147

第五章 药物毒性与用药安全 ... 149
第一节 药物毒性与毒副作用 ... 149
第二节 药物应用的毒副作用与用药安全 ... 156

第六章 药物的结构与作用 ... 182
第一节 药物结构与药物活性 ... 182
第二节 中枢神经系统药物 ... 185
第三节 解热镇痛及非甾体抗炎药物 ... 202
第四节 呼吸系统疾病药物 ... 207

第五节　消化系统疾病药物 ……………………………………………… 217
第六节　循环系统疾病药物 ……………………………………………… 222
第七节　内分泌系统疾病药物 …………………………………………… 236
第八节　泌尿系统疾病药物 ……………………………………………… 250
第九节　抗感染药物 ……………………………………………………… 255
第十节　抗肿瘤药物 ……………………………………………………… 278

第七章　口服制剂与临床应用 ……………………………………………… 287
第一节　口服固体制剂 …………………………………………………… 287
第二节　口服液体制剂 …………………………………………………… 307

第八章　注射剂与临床应用 ………………………………………………… 324
第一节　注射剂的质量控制 ……………………………………………… 324
第二节　普通注射剂 ……………………………………………………… 332
第三节　微粒制剂 ………………………………………………………… 339
第四节　生物技术药物注射剂 …………………………………………… 348
第五节　中药注射剂 ……………………………………………………… 349

第九章　皮肤和黏膜给药途径制剂与临床应用 …………………………… 351
第一节　皮肤给药制剂 …………………………………………………… 351
第二节　黏膜给药制剂 …………………………………………………… 361

第一章 药物与药品质量体系

第一节 药物与药物制剂

考点1 药物的定义与分类 ★★

药物：用于预防、治疗和诊断人的疾病，有目的地调节人的生理机能的物质。

药品：可供药用的产品。指用于预防、治疗、诊断人的疾病，有目的地调节人的生理机能并规定有适应证或者功能主治、用法和用量的物质，包括化学药、中药和生物制品等。

药物是药品发挥医疗作用的活性物质，药品是作为药用的产品，具有商品特征。

分类	定义	特点
化学药	化学药是通过化学合成或者半合成的方法制得的原料药及其制剂	①具有明确的化学结构和药理作用机制 ②包括从天然产物中提取得到的有效单体化合物，或通过发酵的方式得到的抗生素以及通过半合成的方式得到的天然产物和半合成抗生素
中药	以中国传统医药理论指导采集、炮制、制剂，说明作用机制，指导临床应用的药物	①指在中医理论指导下，用于预防、治疗、诊断疾病并具有康复与保健作用的物质 ②主要来源于天然药及其加工品，包括植物药、动物药、矿物药及部分化学、生物制品类药物
生物制品	通过生物技术方法，利用微生物、细胞、生物组织或体液等生物材料制备而成的具有预防、治疗或诊断作用的医药产品	与化学药的区别 ①分子量不同（生物制品分子量较大，通常＞5000Da） ②生产方式不同 ③检验内容不同（生物制品通常需要进行生物活性检测）等

考点2 药品具有的特性 ★

1. 组成复杂性 组成复杂性药品既包化学结构明确的单一成分，也包含结构复杂的混合物。其中，化学合成药物及天然产物提纯药物（如青蒿素）属于小分子单一成分药物；传统天然药物（如中药）通常为多组分混合物；生物技术药物通常为结构明确的大分子药物（如单克隆抗体）。

2. 医用专属性 药品具有显著的医学协同属性。患者需经执业医师诊断后，在医师或注册药师的专业指导下合理用药，才能达到防治疾病、保护健康的目的。

3. 质量的严格性 药品直接关系到人们的身体健康乃至生命安全，因此，必须确保药品在生产、储存和使用过程中的安全性、有效性和稳定性，避免任何可能的隐患。

考点3 药物来源 ★★★

来源	分类	举例
植物来源	天然产物直接用于药物	①镇痛药吗啡：罂粟科植物罂粟中分离得到的生物碱 ②解痉药阿托品：颠茄、曼陀罗及莨菪等茄科植物中分离提取的生物碱 ③抗疟药奎宁：金鸡纳树皮中提取得到的生物碱 ④抗高血压药物利血平：萝芙木植物中提取出的生物碱 ⑤抗肿瘤药长春碱和长春新碱：夹竹桃科植物长春花分离得到的天然产物

续表

来源	分类	举例
植物来源	天然产物的修饰物用于药物	①以青蒿素为先导物,对其10位羰基经还原和结构修饰得到醚和酯类结构,如蒿甲醚和青蒿琥酯 ②从柳树皮中提取得到水杨苷,经水解、氧化可变为水杨酸,1897年通过乙酰化反应将水杨酸制成了乙酰水杨酸,即阿司匹林 ③以喜树碱为原型经结构修饰得到伊立替康 ④拓扑替康是半合成的水溶性喜树碱衍生物 ⑤以紫杉醇的前体10-去乙酰基巴卡亭Ⅲ作为先导物进行结构修饰,优化得到半合成的多西他赛
	天然产物的简化物用于药物	①从南美洲古柯中得到的可卡因经结构简化除去五元环,得到β-优卡因,继续简化得到氨基苯甲酸酯类局麻药普鲁卡因 ②华法林是在从草木犀中分离出的双香豆素基础上进行结构改造得到的
动物来源		①从巴西蝮蛇的毒液中分离出的多肽替普罗肽根据其结构特点设计并合成出可口服的非肽类ACEI卡托普利 ②以卡托普利为先导化合物,开发出依那普利、赖诺普利、雷米普利以及福辛普利等药物
来自微生物的代谢产物		①人类已从细菌、真菌培养液中分离出很多抗生素用于临床,如青霉素、四环素、环孢菌素A和阿霉素等,既可直接用药,也是良好的先导化合物 ②1976年首次从桔青霉菌的代谢产物中分离出具有抑制羟甲戊二酰辅酶A(HMG-CoA)还原酶活性的美伐他汀,相继又分离得到洛伐他汀,半合成得到普伐他汀和辛伐他汀;将洛伐他汀的内酯环打开,结构改造得到第一个全合成的HMG-CoA还原酶抑制剂氟伐他汀
来自天然配体		①人体内有种类繁多的天然配体,如神经递质乙酰胆碱、胰岛素、作用于阿片受体的脑啡肽等,可以其为先导物设计药物 ②G-蛋白偶联受体(GPCRs)是一个蛋白质大家族,是目前药物重要的靶点之一,临床上45%的药物是以G蛋白偶联受体为靶点 ③以H_1受体的天然配体组胺为先导化合物,可获得H_1受体拮抗剂类的抗过敏药;以组胺为先导物进行化学修饰,发现了H_2受体拮抗剂类抗溃疡药物,如西咪替丁 ④以多巴胺、去甲肾上腺素和肾上腺素为先导,研发出甲基多巴、左旋多巴、多巴酚丁胺等拟肾上腺素药物,以及普萘洛尔、索他洛尔、倍他洛尔等β受体拮抗剂药物
来自现有药物的改造		①异烟肼是抗结核药物,以其为先导化合物,发展了单胺氧化酶抑制剂类抗抑郁药,如吗氯贝胺 ②异丙嗪是抗过敏药,经结构改造后获得新的先导化合物氯丙嗪;通过进一步对氯丙嗪的进行结构改造设计,开发出吩噻嗪类抗精神病药物和三环类抗抑郁药 ③通过磺胺类化合物利尿作用的研究,发现氯噻嗪、氢氯噻嗪等噻嗪类利尿药 ④镇静剂沙利度胺"反应停",被批准与地塞米松联用治疗多发性骨髓瘤,且发展了一系列度胺类药物,如来那度胺、泊马度胺等
通过筛选得到的药物	实体筛选	①是指用大量的化合物(化合物库)对特定的靶标蛋白进行筛选,是发现苗头化合物的常用方法 ②超过50%的获批药物的苗头化合物都是由高通量筛选得到的。比如抗肿瘤药物拉帕替尼、达沙替尼、索拉非尼、舒尼替尼,降血糖药物西格列汀以及抗病毒药物马拉韦罗等
	虚拟筛选	①指利用计算机辅助药物设计手段,依赖化合物库等已有的化合物结构,利用分子对接、定量构效关系、药效团模型等技术,筛选得到活性分子 ②如靶向SARS-CoV-2的抗病毒药恩赛特韦,基于受体的药效团特征进一步改造、优化获得的3CL蛋白酶抑制剂

续表

来源	分类	举例
通过设计得到		核苷类药物在体内需经三磷酸化后才能发挥活性，但鸟苷的一磷酸化是体内转化的限速步骤，因此通常在核苷类药物中直接引入单磷酸或磷酸酯基团。引入单磷酸的化合物1，磷酸基团极性较强，不利于吸收，故通过前药策略对化合物1进行修饰，规避极性基团提高其透膜性，最终获得索磷布韦 化合物1　　　　索磷布韦
其他来源	偶然发现	①青霉素：1929年，英国医生Fleming发现已接种金黄色葡萄球菌的平皿被霉菌所污染，这种霉菌的培养液有明显的抑制革兰阳性菌的作用，揭开了青霉素研究的序幕 ②普萘洛尔：对异丙肾上腺素进行结构改造，将3,4-羟基用氯取代后得到3,4-二氯肾上腺素，进一步用萘环替代苯环，得到丙萘洛尔。通过改变氨基醇侧链，在芳环和β碳原子插入次甲氧基，并将侧链从萘环的β位移至α位，得到芳氧丙醇胺类的普萘洛尔，进一步研究开发了以普萘洛尔为代表的几十个芳氧丙醇胺类β受体拮抗剂
	从代谢产物中发现	①磺胺类药物：百浪多息在体内经肝脏细胞色素P-450酶代谢成活性代谢物磺胺，成为基本抗菌药物。以磺胺的对氨基苯磺酰胺为基本母核，开发出五十多种磺胺类抗菌药 ②非索非那定：特非那定有心脏不良反应，之后被开发为非索非那定，为第三代抗组胺药
	从药物合成中间体发现	①早期寻找抗结核药物的研究过程中，发现合成过程的中间体异烟肼的抗结核活性超过目标物，故将异烟肼推上临床 ②安西他滨（又名环胞苷）：阿糖胞苷合成过程的中间体环胞苷具有较强抗肿瘤作用且副作用轻，代谢速度慢，作用时间长，可用于各种白血病的治疗

考点4 药物命名 ★★★

一般情况下，**药品名称**包括**药品通用名称、化学名称和商品名称**。

药品名称	定义	特点
通用名称	①英文通用名称，即国际非专有药品名称（INN），是由世界卫生组织（WHO）审定并推荐使用的名称 ②中文通用名称通常是国家药典委员会在INN的基础上，制定的中国药品通用名称（CADN），应尽量和英文名相对应	①用于识别药物物质或活性药物成分的名称，一个药物只有一个药品通用名 ②在药典、产品信息、宣传材料、药品监管和科学文献中使用，不能取得专利和行政保护 ③是药典中使用的名称
化学名称	根据其化学结构式进行命名，以一个母体为基本结构，然后将其他取代基的位置和名称标出	①每个药物都有特定的化学结构，通常使用其化学名表述药物的化学结构 ②美国化学文献（CA）为药品化学命名的基本依据之一
商品名称	又称为品牌名称，通常是针对药物的最终产品，即剂量和剂型已确定的含有一种或多种药物活性成分的药品	①含有相同药物活性成分的药品在不同的国家、不同的生产企业可能以不同的商品名销售 ②可以进行注册和申请专利保护 ③选用时不能暗示药物的疗效和用途，应简易顺口

根据命名原则，药品通用名称应科学、明确、简短，用字通俗易懂，避免引起歧义，以方便正确使用。化学药品的药品通用名称命名应避免采用可能给患者以暗示的有关药理学、解剖学、生理学、病理学或治疗学等学科的名称。化学药品制剂名称的基本形式为"原料药名称+给药途径+剂型名称"；对于给药途径熟知的制剂，名称可采用简略形式，即"原料药名称+剂型名称"。

药品名称	命名注意事项
通用名称	①应遵循WHO的原则，且不能和已有的名称相同，也不能和商品名相似 ②一个INN由一个共同的词干和一个随机的、构造出的前缀组成。词干的选择一般体现与药理的相关性，具有相似药理活性的药品通用名通常使用共同的"词干" ③药物制剂的通用名一般由国家药典委员会核准，其命名原则可参见现行版《中国药典》 ④主要针对原料药，也是上市药品主要成分的名称
化学名称	①化学名称可参考国际纯化学和应用化学会（IUPAC）公布的有机化合物命名原则及中国化学会公布的"有机化学物质系统命名原则（1980年）"进行命名 ②化学命名的基本原则是从化学结构选取一特定的部分作为母体，规定母体的位次编排法，将母体以外的其他部分均视为其取代基，对于手性化合物规定其立体构型或几何构型 ③主要针对原料药，也是上市药品主要成分的名称
商品名称	①含同样活性成分的同一药品，每个企业应有自己的商品名，不得冒用、顶替别人的药品商品名称 ②是指批准上市后的药品名称，常用于医生的处方中

部分药品通用名词干和通用名称

药品通用名词干	药品通用名称	临床用途
-鲁司特（-lukast）	扎鲁司特、孟鲁司特、普鲁司特	抗过敏药
-西泮（-azepam）	地西泮、替马西泮、奥沙西泮	镇静催眠药
-康唑（-conazole）	酮康唑、氟康唑、伊曲康唑	抗真菌药
-昔布（-coxib）	塞来昔布、罗非昔布、艾瑞昔布	COX_2抑制剂类抗炎药
-地平（-dipine）	尼群地平、尼莫地平、氨氯地平	1,4-二氢吡啶类钙通道阻滞剂
-格列汀（-gliptin）	西格列汀、维格列汀、沙格列汀	二肽基肽酶Ⅳ抑制剂类降血糖药
-沙星（-oxacin）	环丙沙星、洛美沙星、诺氟沙星	抗菌药
-培南（-penem）	比阿培南、亚胺培南、法罗培南	抗生素
-拉唑（-prazole）	兰索拉唑、泮托拉唑、雷贝拉唑	质子泵抑制剂类抗溃疡药
-普利（-pril）	卡托普利、依那普利、雷米普利	血管紧张素转化酶抑制剂类降压药
-洛芬（-profen）	布洛芬、氟比洛芬、酮洛芬	非甾体抗炎药
-西林（-cillin）	氨苄西林、阿莫西林、哌拉西林	青霉素类抗生素
头孢-（cef-）	头孢克洛、头孢氨苄、头孢呋辛	头孢菌素类抗生素
-沙坦（-sartan）	氯沙坦、缬沙坦、厄贝沙坦	血管紧张素Ⅱ受体拮抗类降压药
-司琼（-setron）	昂丹司琼、托烷司琼、格拉司琼	（5-HT_3）拮抗剂类止吐药
-替丁（-tidine）	西咪替丁、雷尼替丁、法莫替丁	H_2受体拮抗剂类抗溃疡药
-替尼（-tinib）	伊马替尼、吉非替尼、厄洛替尼	酪氨酸激酶抑制类抗肿瘤药
-他汀（-vastatin）	阿托伐他汀、瑞舒伐他汀、匹伐他汀钙	羟甲戊二酰辅酶A还原酶抑制剂类降血脂药

化学合成药物中的有机药物、天然药物及其半合成药物都是有机化合物，由骨架结构（又称母核）和在母核上各种基团或结构片段（又称为药效团）组成。药物结构中常见的化学骨架及名称见下表。

名称	化学骨架	药物类别	名称	化学骨架	药物类别
苯并二氮杂䓬	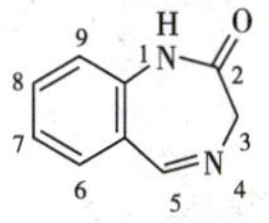	镇静催眠药	环丙二酰脲（巴比妥）	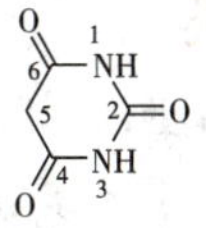	抗癫痫药物
吩噻嗪	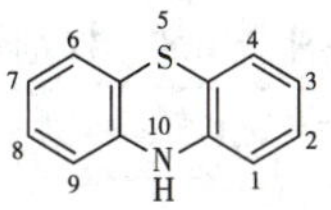	抗精神病药	芳基丙酸	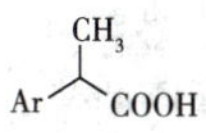	非甾体抗炎药
苯乙醇胺	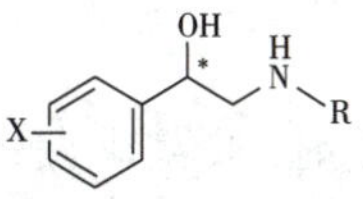	肾上腺素受体调控药	芳氧丙醇胺	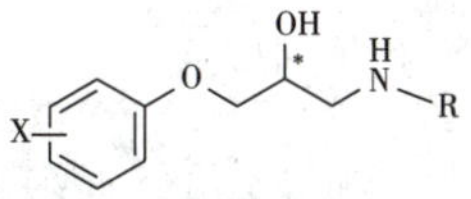	β受体拮抗剂
1,4-二氢吡啶	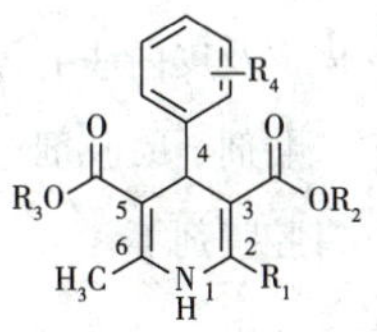	钙通道阻滞剂	孕甾烷	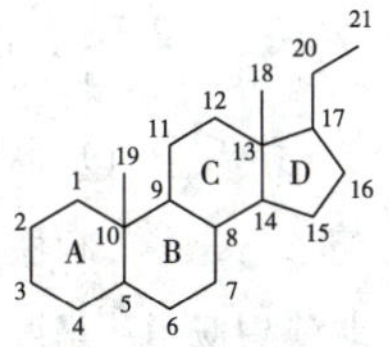	肾上腺糖皮质激素、孕激素
雄甾烷	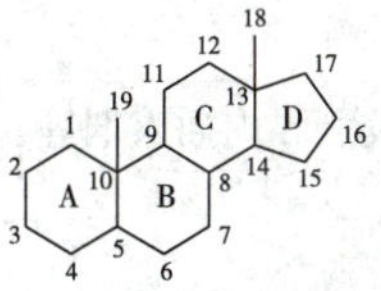	雌激素	雌甾烷	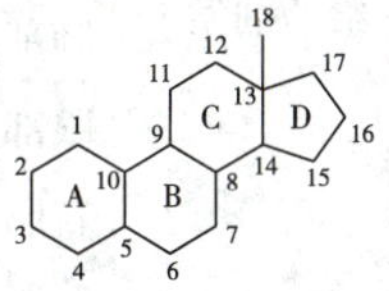	雄性激素、蛋白同化激素
磺酰脲	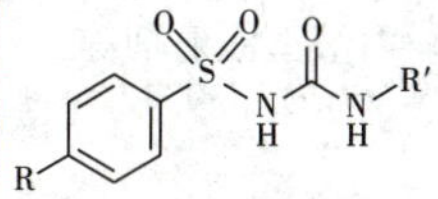	降血糖药	对氨基苯磺酰胺	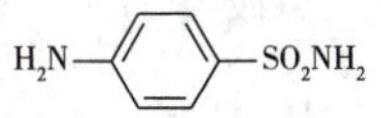	磺胺类药
喹啉酮环	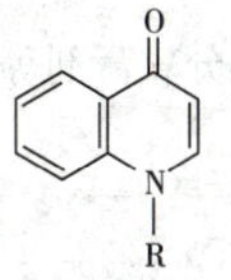	抗菌药	青霉烷	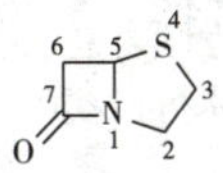	青霉素类抗菌药
头孢烯	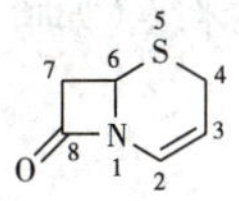	头孢类抗菌药	氮芥类	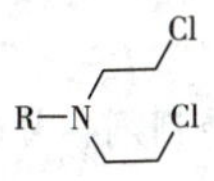	烷化剂类抗肿瘤药

考点5 药物剂型的分类及其重要性 ★★★

（一）药物剂型、药物制剂的概念

1. 药物剂型 适合于疾病的诊断、治疗或预防的需要而制备的<u>不同应用形式</u>，称为药物剂型，简称剂型，如片剂、胶囊剂、注射剂等。

2. 药物制剂

（1）药物制剂　系指将原料药物按照某种剂型制成一定规格并<u>具有一定质量标准的具体</u>

品种，简称制剂，**是市售和临床直接用于患者的具体形式**，也常称为药品。根据制剂命名原则，**制剂名称=药物通用名称+剂型名称**，如维生素C片、阿莫西林胶囊、鱼肝油胶丸等。

（2）方剂　凡按医师处方，**专门为某一患者**调制的并确切指明具体用法、用量的药剂称为方剂。

（二）剂型的分类

1. 剂型的分类与举例

类别	种类		举例
按形态学分类	固体剂型		散剂、丸剂、颗粒剂、胶囊剂、片剂、栓剂等
	半固体剂型		软膏剂、糊剂等
	液体剂型		溶液剂、芳香水剂、注射剂等
	气体剂型		气雾剂、部分吸入剂等
按给药途径分类	经胃肠道给药剂型		口服溶液剂、糖浆剂、颗粒剂、胶囊剂、散剂、丸剂、片剂等
	非经胃肠道给药剂型	注射给药	注射剂，包括静脉、肌内、皮下及皮内注射等
		皮肤给药	外用溶液剂、洗剂、软膏剂、贴剂、凝胶剂等
		口腔给药	漱口剂、含片、舌下片剂、口腔膜剂等
		鼻腔给药	滴鼻剂、喷雾剂、粉雾剂等
		肺部给药	气雾剂、吸入制剂、粉雾剂等
		眼部给药	滴眼剂、眼膏剂、眼用凝胶、眼内插入剂等
		直肠、阴道和尿道给药	灌肠剂、栓剂等
按分散体系分类	真溶液类		溶液剂、糖浆剂、甘油剂、溶液型注射剂等
	胶体溶液类		溶胶剂、胶浆剂
	乳剂类		口服乳剂、静脉乳剂、乳膏剂等
	混悬类		混悬型洗剂、口服混悬剂、部分软膏剂等
	气体分散类		气雾剂、喷雾剂等
	固体分散类		散剂、丸剂、胶囊剂、片剂等
	微粒类		微米级（如微囊、微球等）或纳米级（如脂质体、纳米粒等）
按释药速度与维持时间分类	速释制剂、普通制剂、缓控释制剂		

2. 剂型的不同的分类方法的特点

分类方法	优点	缺点
按形态学分类	形态相同的剂型，在制备特点上有相似之处，具有**直观、明确**的特点，且对药物制剂的设计、生产、贮存和应用都有一定的指导意义	没有考虑制剂的**内在特点和给药途径**
按给药途径分类	**紧密联系临床**，能反映给药途径对剂型制备的要求	同一剂型因给药途径不同而分类为不同的类别，**无法体现具体剂型的内在特点**

续表

分类方法	优点	缺点
按分散体系分类	基本上可以反映出剂型的均匀性、稳定性以及制法的要求	不能反映剂型的用药特点，可能会出现同一种剂型由于辅料和制法不同而属于不同的分散系统
按释药速度与维持时间分类	能直接反映用药后药物起效的快慢和作用持续时间的长短，因而有利于合理用药	无法区分剂型之间的固有属性

（三）药物剂型的重要性

1. 药物剂型与给药途径　药物剂型须根据给药途径的特点而制备。有些剂型可以多种途径给药，如溶液剂可通过胃肠道、皮肤、口腔、鼻腔、直肠等途径给药。药物剂型须与给药途径相适应。

2. 药物剂型的重要性

（1）可改变药物的作用性质　如硫酸镁口服剂型用作泻下药，但5%注射液静脉滴注，能抑制大脑中枢神经，具有镇静、解痉作用。

（2）可调节药物的作用速度　如注射剂、吸入气雾剂等，发挥药效很快，常用于急救；丸剂、缓控释制剂、植入剂等属长效制剂。

（3）可降低（或消除）药物的不良反应　如氨茶碱治疗哮喘病效果很好，但有引起心跳加快的毒副作用，若改成栓剂则可消除这种不良反应。

（4）可产生靶向作用　如静脉注射用脂质体是具有微粒结构的剂型，在体内能被网状内皮系统的巨噬细胞所吞噬，使药物在肝、脾等器官浓集性分布，即在肝、脾等器官发挥疗效的药物剂型。

（5）可提高药物的稳定性　同种药物制成固体制剂的稳定性高于液体制剂，若药物易发生降解，可以考虑制成固体制剂。

（6）可影响疗效　固体剂型如片剂、颗粒剂、丸剂的制备工艺不同会对药效产生显著的影响，药物晶型、药物粒子大小的不同，也可直接影响药物的释放，从而影响药物的治疗效果。

考点6　药物辅料的分类、功能与质量要求 ★

药用辅料系指生产药品和调配处方时所用的赋形剂和附加剂，是包含在药物制剂中、除活性成分之外、安全性方面已进行合理评估的物质；在制剂处方设计时，为解决制剂成型性、有效性、稳定性及安全性，而加入处方中的除主药以外的一切药用物料的统称。

1. 药用辅料的分类

分类依据	类别	举例说明
按来源分类		分为天然、半合成、全合成辅料
按功能和用途分类	传统辅料	口服制剂所使用的溶剂、增溶剂、助溶剂、防腐剂、矫味剂、着色剂、助悬剂、乳化剂、润湿剂、填充剂、稀释剂、黏合剂、崩解剂、润滑剂、助流剂、包衣材料、增塑剂、pH调节剂、抗氧剂、螯合剂、渗透促进剂、增稠剂、保湿剂等
	新型功能性辅料	缓、控释制剂和速释制剂中所用的释放调节剂，如骨架材料、包衣材料、阻滞剂等；开发微囊微球等新剂型、新系统、新制剂采用的优良新辅料
按给药途径分类		口服用、注射用、黏膜用、经皮或局部给药用、经鼻或口腔吸入给药用和眼部给药用等

2. 药用辅料的功能与应用原则

（1）药物辅料的功能　①赋型；②使制备过程顺利进行；③提高药物稳定性；④提高药物疗效；⑤降低药物不良反应；⑥调节药物作用；⑦提高患者用药的顺应性。

（2）药用辅料的应用原则　①满足制剂成型、有效、稳定、安全、方便要求的最低用量原则；②无不良影响原则。

3. 药用辅料的一般质量要求

①须符合药用要求，供注射剂用的应符合注射用质量要求。

②应在使用途径和使用量下通过安全性评估，对人体无毒害作用、化学性质稳定；不与主药及其他辅料发生作用，不影响制剂的质量检查。

③药用辅料的安全性应符合要求。

④残留溶剂、微生物限度或无菌应符合要求；注射用药用辅料的热原或细菌内毒素、无菌等应符合要求。

⑤药用辅料的包装或标签上应标明产品名称、规格（型号）及贮藏要求等信息。

4. 预混和共处理等新型药用辅料

（1）预混药用辅料是指两种或两种以上药用辅料通过简单物理混合成表观均一且具有一定功能的混合辅料，预混药用辅料中各个组分仍保持其独立的化学实体。共处理辅料系指由两种或两种以上的药用辅料经特定的物理加工工艺制得的混合辅料，以达到特定功能。

（2）预混或共处理药用辅料主要包括两类：压片类和包衣类。

类别	常用辅料
压片类	①Cellactose 80；②Ludipress；③Avicel HFE；④StarLac；⑤Di-Pac；⑥Avicel CE-15
包衣类	乙基纤维素水性包衣用分散体、醋酸纤维素酞酸酯水性包衣用分散体等

考点 7　药品包装与包装材料的分类、质量要求 ★

1. 药品包装的含义　药品包装系指选用适当的材料或容器、利用包装技术对药物制剂的半成品或成品进行分（灌）、封、装、贴签等操作，为药品提供品质保护、签定商标与说明的一种加工过程的总称，分为内包装和外包装。

类别	定义	选用原则
内包装	直接与药品接触的包装（如安瓿、注射剂瓶、铝箔等）	根据所选用药品内包装材料、容器的材质，做稳定性试验，考察其与药品的相容性
外包装	内包装以外的包装，按由里向外分为中装和大包装	选用不易破损的包装，以保证药品在运输、贮存、使用过程中的质量

2. 药品包装的作用

（1）保护功能　①阻隔作用：能保证容器内药物不穿透、不泄漏，也能阻隔外界的空气、光、水分、热、异物与微生物等与药品接触；②缓冲作用：保护药品在运输、贮存过程中，免受外力的震动、冲击和挤压。

（2）方便应用　①标签、说明书与包装标志：介绍具体药品的基本内容和商品特性；

②便于取用和分剂量。

（3）商品宣传

3. 药品包装材料的分类　药品的包装材料（简称药包材）可按使用方式、形状及材料组成进行分类。

分类方式	类别	特点	种类
按使用方式分类	Ⅰ类药包材	直接接触药品且直接使用的药品包装用材料、容器	塑料输液瓶或袋
			固体或液体药用塑料瓶
	Ⅱ类药包材	直接接触药品，但便于清洗	玻璃输液瓶
			输液瓶胶塞
			玻璃口服液瓶
	Ⅲ类药包材	直接影响药品质量	输液瓶铝盖
			铝塑组合盖
按形状分类	容器	/	如塑料滴眼剂瓶
	片材	/	如药用聚氯乙烯硬片
	袋	/	如药用复合膜袋
	塞	/	如丁基橡胶输液瓶塞
	盖	/	如口服液瓶撕拉铝盖
按材料组成分类	热塑性、热固性高分子化合物	/	金属、玻璃、塑料
	热固性高分子化合物	/	橡胶
	混合成分化合物	/	铝塑组合盖、药品包装用复合膜等

4. 药品的包装材料的质量要求

（1）材料的确认（鉴别）　材料的特性、防止掺杂、确认材料来源的一致性。

（2）材料的化学性能检查

①检查材料在各种溶剂（如水、乙醇和正己烷）中浸出物、还原性物质、重金属、蒸发残渣、pH值、紫外吸收度等。

②检查材料中特定的物质，如聚氯乙烯硬片中氯乙烯单体、聚丙烯输液瓶催化剂、复合材料中溶剂残留。

③检查材料加工时的添加物，如橡胶中硫化物、聚氯乙烯膜中增塑剂（邻苯二甲酸二辛酯）、聚丙烯输液瓶中的抗氧剂等。

（3）材料、容器的使用性能　容器需检查密封性、水蒸气透过量、抗跌落性、滴出量等；片材需检查水蒸气透过量、抗拉强度、延伸率；如该材料、容器需组合使用需检查热封强度、扭力、组合部位的尺寸等。

（4）材料、容器的生物安全检查项目

①**微生物限度**：根据该材料、容器被用于何种剂型测定各种类微生物的量。

②**安全性**：需选择性测试异常毒性、溶血细胞毒性、眼刺激性、细菌内毒素等项目。

考点 8 常用药品包装材料 ★

（一）玻璃药包材
药用玻璃即玻璃药包材，是药品包装的主要材料。

1. 玻璃药包材的特点

①化学稳定性高，耐蚀性，与药物相容性较好，吸附小。
②保护性能优良，易于密封，不透气，不透湿，有一定强度，能保护药品。
③表面光滑易于清洗，无毒无异味，安全卫生。
④具有良好的耐热性和高熔点，便于消毒。
⑤易于造型，品种规格多样。
⑥透明性好，美观。
⑦对产品商品化的适应性强。
⑧价廉易得，可回收再生。

其作为包装材料的主要缺点是：易破碎；不耐温度急剧变化；使用前需清洗、干燥，劳动强度大；与水、碱性物质长期接触或刷洗、加热灭菌，会使其内壁表面发毛或透明度降低，且能使玻璃水解，释放出的物质直接影响药物的稳定性、pH和透明度；相对密度大、质重，不便携带；熔制玻璃时能耗大。

2. 玻璃药包材的种类及性质 根据线热膨胀系数和三氧化硼含量的不同分为高硼硅玻璃、中硼硅玻璃、低硼硅玻璃和钠钙玻璃四类。

分类	化学稳定性		
	水对玻璃的侵蚀	酸对玻璃的侵蚀	碱对玻璃的侵蚀
高硼硅玻璃 中硼硅玻璃 低硼硅玻璃	①硼硅玻璃对水的稳定性明显高于钠钙玻璃 ②按颗粒耐水性分类，属Ⅰ类玻璃，具有高耐水性	①硅酸盐玻璃对一般酸性介质（氢氟酸和磷酸除外）具有较好的抗侵蚀能力 ②浓酸对玻璃的侵蚀能力低于稀酸	硅酸盐玻璃的耐碱性能远不如其耐酸性能和耐水性能
钠钙玻璃	①按颗粒耐水性分类，属Ⅲ类玻璃，具有中等耐水性 ②内表面经过中性化处理后，可达到高的内表面耐水性，称为Ⅱ类玻璃容器，但此类玻璃制成的输液瓶仅限于一次使用	对一般酸性介质抗侵蚀能力较差	/

3. 玻璃药包材的应用和注意事项

分类方法	应用类别	特点	应用
按制造方法分类	模制瓶	价格低廉、强度高	①大容量注射液包装用的输液瓶 ②小容量注射剂包装用的模制注射剂瓶（或称西林瓶）③口服制剂包装用的药瓶

续表

分类方法	应用类别	特点	应用
按制造方法分类	管制瓶	重量轻、器壁薄而均匀、外观透明度好，但价格较高且易破碎	①小容量注射剂包装用的安瓿、管制注射剂瓶（或称西林瓶）、预灌封注射器玻璃针管、笔式注射器玻璃套筒（或称卡氏瓶）②口服液体制剂包装用的管制液体瓶
按线热膨胀系数和三氧化硼含量分类	高硼硅玻璃	线热膨胀系数小，耐热冲击性能高	低温冻干粉针瓶
	中硼硅玻璃	也称为国际中性玻璃，用途广泛	注射液一般都采用
	低硼硅玻璃	含硼量较低，线热膨胀系数较大，耐水性略低	制作安瓿质量不够理想
	钠钙玻璃	易熔制和加工、价廉	多用于制造对耐热性、化学稳定性要求不高的玻璃制品

注意事项：
①药用玻璃容器应清洁透明，一般药物应选用无色玻璃，当药物有避光要求时，可选择棕色透明玻璃。
②应具有较好的热稳定性，保证高温灭菌或冷冻干燥中不破裂。
③应有足够的机械强度，能耐受热压灭菌时产生的较高压力差，并避免在生产、运输和贮存过程中所造成的破损。
④应具有良好的临床使用性，如安瓿折断力应符合标准规定。
⑤应有一定的化学稳定性。
⑥对生物制品、偏酸偏碱及对pH敏感的注射剂，应选择121℃颗粒法耐水性为1级及内表面耐水性为HC1级的药用玻璃或其他适宜的包装材料。

普通的无色玻璃具有透光性，琥珀色（棕色）玻璃瓶配方中含有铁盐，能阻止波长在470nm以下的光透过，但要注意如药品中所含成分受铁的催化将发生反应时，则不能采用琥珀色玻璃；蓝色和绿色的玻璃容器能透过很强的紫外光，如包装光敏性药物，则不能避免药品的光学降解。

（二）塑料药包材

塑料是可塑性高分子材料的简称，其由树脂和化学助剂两种主要成分组成。塑料和玻璃相比具有质轻、耐腐蚀、力学性能高、便于封口和成本低等特点，因而近年来被广泛用来包装药品。

1. 塑料药包材的特点

①机械性能好；②化学稳定性好；③具有一定的阻隔性，可以阻隔气体、水分等；④质轻；⑤具有良好的加工性能，便于成型、热封和复合；⑥光学性能优良，可透明也可不透明，印刷和装饰性能良好；⑦价格便宜，运输成本较低。

主要缺点是：耐热性和耐寒性和玻璃相比较差；强度和硬度不如金属材料高；大部分塑料包材较玻璃药包材容易透气、透湿，处方中如含有挥发性药品可能会通过容器壁而损失；易老化；有些塑料其内部低分子物有可能渗入内装物；可吸收或吸附处方中的成分，如一些防腐剂；缺少适当的灭菌方法；要注意助剂是否有毒性和刺激性；不易再生，容易造成环境污染。

2. 塑料药包材的种类及性质

种类		优点	缺点
聚乙烯（PE）	高密度（HDPE）	相对硬和韧、对化学品耐受性强、阻透性好	透明性相对较低
	中密度（MDPE）	/	/
	低密度（LDPE）	柔软、透明、热封性能好	对气体和气味的阻透性较差
	线性低密度（LLDPE）	韧度、断裂伸长率和阻透性优于LDPE，可制成更薄和更柔韧的薄膜，热封性很好	/
聚丙烯（PP）		①目前塑料中最轻的一种 ②高耐化学性 ③力学性能优于PE，具有较好的刚性和抗弯曲性，比PE更透明 ④防潮能力好，阻气性优于PE，可防止异味通过 ⑤耐热性好，能耐沸水煮，可作为需高温消毒灭菌的包装材料 ⑥无味、无毒	①耐老化性比PE差，常需加抗氧剂 ②印刷性能不好 ③耐寒性远不如PE，低温时很脆，不适宜在低温下使用 ④气密性不良
聚氯乙烯（PVC）		①被用作片剂、胶囊剂的铝塑泡罩包装的泡罩材料 ②透明性好，强度高，印刷性优良	①PVC无毒，但氯乙烯单体有致肝癌作用 ②耐热性较差，受热易变形，常需加入稳定剂和增塑剂
聚偏二氯乙烯（PVDC）		①透明性好，印刷性、热封性能及耐化学性能优异 ②具备极低的透水和透氧性能，是性能极佳的高阻隔性材料	①热稳定性较差 ②耐老化性差 ③残余的单体有毒性，长期接触有致癌和致畸作用 ④价格昂贵，主要与PE、PP等制成复合膜
聚酯（PET）		①力学性能优良 ②耐化学性能较好，但不耐浓酸和浓碱 ③耐热性及耐寒性均较好 ④有较好的气体（氧气、二氧化碳及水汽）阻隔性 ⑤透明度高、光泽性好，且对紫外线有较好的遮蔽性 ⑥无味无毒，卫生安全性好	①在热水中煮沸易降解 ②不能经受高温蒸汽消毒 ③易带静电，热封性差

3. 塑料药包材的应用及注意事项

①较柔软的包装可以选择低密度聚乙烯。
②高密度聚乙烯及聚丙烯主要应用于要求具有一定防水性能的硬质容器。
③聚酯是口服液体制剂的玻璃容器的良好替代品。

④输液用塑料袋使用时可依靠自身张力压迫药液滴出无需形成空气回路,可以避免使用玻璃输液瓶可能造成的二次污染。

⑤药用塑料瓶具有质轻、强度高、不易破损、密封性能好、防潮、卫生,符合药品包装的特殊要求等优点,可不经清洗、烘干直接用于药品包装。

⑥广泛用于口服固体药品(如片剂、胶囊剂、颗粒剂等)和口服液体药品(如糖浆剂等)的包装。固体药用塑料瓶生产时一般加入钛白粉或白色母粒,对液体药用或需要透明的场合一般加入茶色或其他颜色母粒以阻挡阳光。

⑦对油脂性、挥发性药品使用塑料瓶包装可能会出现挥发性药品的逸出,塑料中的组分可能被所接触的药品溶出等问题。

(三)金属药包材

1. 金属药包材的特点

①具有优良的力学性能,适合危险品的包装,便于携带、运输和装卸。

②综合保护性能好,阻气性、防潮性、遮光性良好,耐高温、耐温度与湿度变化、耐虫害,货架期长。

③加工成型性能好,有良好的延伸性,易加工成型。

④外表美观,适应性好,提高商品的销售价值。

⑤金属易再生利用,污染小。

其主要缺点是:化学稳定性差、耐腐蚀性能差;金属材料中含有的铅、锌等重金属离子可影响药品质量,危害人体健康;容器重,能量消耗大;成本较高等。

2. 金属药包材的种类及性质

分类	性质		应用
	优点	缺点	
镀锡薄钢板（马口铁）	低碳薄钢板（含碳量≤0.25%）具有良好的塑性和延展性,制罐工艺性好,有优良的综合保护性能	耐蚀性差,易生锈,镀锡后能形成钝化膜可增强抗腐蚀能力	①可制备成罐、盒或听,用以包装诸如原料药、中药材的粉末、中药材、茶叶等或作为容器装盛单独包装的制剂产品如袋装颗粒剂、或作为气雾剂罐/喷雾剂罐装盛气雾剂/喷雾剂用液体 ②可制备成一定体积的桶或箱,用以包装原料药、中药材或其他物品
	涂酚醛树脂可装酸性制品,涂环氧树脂可装碱性制品		
铝箔	①延展性好,加工性能好 ②表面镀锡或涂漆可增加其防腐性,表面形成的氧化铝薄膜可防止其继续氧化 ③高阻隔性材料,遮光,有较好的水分及气体阻隔性 ④导热性好,易于杀菌消毒 ⑤无毒,表面干净、卫生 ⑥耐热耐寒性好	①易被强酸强碱腐蚀 ②不可热封,除非经涂层或层合 ③材质较软,强度较低	可单独使用,利用热塑或冷塑封口软膏剂/乳膏剂/凝胶剂的软管管口,开盖使用时需去除上述铝箔封口 ②制备成复合包装材料

3. 金属药包材的应用及注意事项 金属作为药包材使用主要有铝箔、金属软管、喷雾罐等三种形式。其中金属软管是一种优良的包装容器，开启方便，可分批取用内容物，易于控制给药剂量，具有良好的重复密闭性能，并对药品有充分的保护作用，未被挤出的内装物被污染机会比其他包装方式少得多。金属软管比塑料软管的阻隔性好，但取出部分内容物后金属软管变瘪，外观不如后者；同时金属软管还需加入树脂内壁涂层来增加化学稳定性。

（四）复合包装材料药包材

1. 复合包装材料药包材的特点

①综合性能好，具有所有单膜的性能，并有某些特殊性能，提高综合保护性。
②改进包装材料的耐水性、耐油性、耐药品性。
③增强对气体、气味、水分、光的阻隔性及对虫、尘、微生物的防护性能。
④复合薄膜的强度高，机械适应性更强，增强刚性和耐冲击性。
⑤改善加工适用性、耐热及耐寒性，易成型、易热封、尺寸稳定且规格多样。
⑥具有良好的印刷及装饰效果，卫生可靠。
⑦适于单剂量包装，方便开启并具有触动标识作用。
⑧可通过选择不同复合材料及复合形式，来节省材料，降低能耗和成本。

其主要缺点是：其为多种材料制成，回收利用时分离困难，回收再利用性差。

2. 复合包装材料药包材的种类及性质

种类	特点	常用材料
内层	安全无毒、无味、化学惰性不与包装物发生作用，具有良好的热封性或黏合性	PE、CPP、EVA等
中间层（高阻隔）	很好地阻止内外气体或液体等渗透，避光性好（透明包装除外）	铝或镀铝膜、EVOH、PVDC等
外层	光学性能好、有优良的印刷装潢性、较强的耐热性、耐摩擦、具有较好的强度和刚性	BOPET、BOPP、PT、BOPA等

3. 复合包装材料药包材的应用与注意事项

应用类别	特点	应用
药品泡罩包装技术	①又称水泡眼包装，简称PTP，药品单剂量包装的主要形式之一 ②重量轻，运输携带方便，适用于形状复杂、怕压易碎的药品 ③具有较好的阻气性、防潮性、防尘性 ④铝箔表面可印图案、商标说明文字等，取药方便	适用于片剂、胶囊、栓剂、丸剂等固体制剂药品的机械化包装
条形包装	①也称窄条包装，是单剂量包装的另一种形式 ②具有良好的易撕性及气体、水汽阻隔性，保证内容物较长的保质期 ③具有良好的降解性，有利于环保	适用于泡腾剂、胶囊等药品的包装

注意事项：窄条包装的生产效率通常比泡罩包装低，所占据的容积也更大，其成本与玻璃容器相当，主要取决于所用材料、生产速率及产品的尺寸。

（五）药械组合

药械组合是指将药品和医疗器械结合在一起的产品，可作为单一产品或成套使用，通过药品和器械的协同作用，发挥优于单独使用药物或器械的治疗效果。

特点	临床应用	优势	常见产品类型
功能多样化、智能化、便利化、可控化等	主要用于治疗心血管疾病、呼吸系统疾病、内分泌系统疾病、神经系统疾病、疼痛、避孕与生育、肿瘤及慢性疾病等	①提高药物生物利用度，增强疗效 ②减少系统性副作用 ③药物直接作用于靶部位 ④提高使用便捷性和顺应性，以适应个体化给药 ⑤可实现药物持续释放，减少给药频度	①药物涂层装置 ②药物洗脱支架 ③药物涂层导管和球囊 ④药物输送装置，如胰岛素注射笔 ⑤智能药械组合

考点9 药物制剂稳定性及其变化 ★★★

1. **药物稳定性**　是指原料药及制剂保持其物理、化学、生物学和微生物学性质的能力。
2. **药物制剂稳定性变化**　药物制剂稳定性变化一般包括化学、物理和生物学三个方面。

种类	定义
化学不稳定性	药物由于水解、氧化、还原、光解、异构化、聚合、脱羧，以及药物相互作用产生的化学反应，使药物含量（或效价）、色泽产生变化
物理不稳定性	制剂的物理性能发生变化，如混悬剂中药物颗粒结块、结晶生长、乳剂的分层、破裂、片剂崩解时限、溶出速度的改变等
生物不稳定性	由于微生物污染滋长，引起药物的酶败分解变质

3. **药物制剂的化学稳定性**　水解和氧化是药物降解的两个主要途径，其他如异构化、聚合、脱羧等反应，有时一种药物可能同时或相继产生两种或两种以上的降解反应。

化学降解途径	药物类别	典型药物
水解	酯类（包括内酯）	盐酸普鲁卡因、盐酸丁卡因、盐酸可卡因、溴丙胺太林、硫酸阿托品、氢溴酸后马托品等
	酰胺类（包括内酰胺）	青霉素类、头孢菌素类、氯霉素、巴比妥类等
	其他类	阿糖胞苷、维生素B族、地西泮、碘苷等
氧化	酚类	肾上腺素、左旋多巴、吗啡、水杨酸钠等
	烯醇类	维生素C等
	其他类（芳胺类、吡唑酮类、噻嗪类）	磺胺嘧啶钠、氨基比林、安乃近、盐酸氯丙嗪、盐酸异丙嗪等
异构化	/	左旋肾上腺素、毛果芸香碱、维生素A等
聚合	/	氨苄西林钠、塞替派等
脱羧	/	对氨基水杨酸钠、对氨基苯甲酸等

考点10 制剂稳定性影响因素与稳定化方法 ★★★

1. **影响药物制剂稳定性的因素**　影响药物制剂稳定性的因素包括处方因素和外界因素。

类别	影响因素	说明
处方因素	pH	确定最稳定的pH值（以pH_m表示）是溶液型制剂的处方设计中首先要解决的问题，pH_m一般是通过实验求得
	广义酸碱催化	①一般缓冲剂的浓度越大，催化速度也越快 ②缓冲剂应用尽可能低的浓度或选用没有催化作用的缓冲系统
	溶剂	①如果药物离子与攻击离子电荷相同，采用介电常数低的溶剂将降低药物分解的速度 ②若药物离子与进攻离子电荷相反，若采取介电常数低的溶剂，不能达到稳定药物制剂的目的
	离子强度	①制剂处方中往往需要加入一些无机盐，如电解质调节等渗，抗氧剂防止药物的氧化，缓冲剂调节溶液pH等 ②药物与离子带相同同电荷时，降解速度随离子强度增加而增加 ③药物与离子带相反电荷，离子强度增加，则降解速度降低 ④若药物为中性分子，此时离子强度与降解速度无关
	表面活性剂	①一些容易水解的药物，加入表面活性剂可使其稳定性增加 ②加入表面活性剂的浓度必须在临界胶束浓度以上，增加稳定性的作用 ③表面活性剂有时反而使某些药物分解速度加快，故须正确选用表面活性剂
	基质或赋形剂	①一些半固体制剂，如软膏剂、霜剂中稳定性与制剂处方的基质有关 ②一些片剂的润滑剂对乙酰水杨酸的稳定性有一定影响
外界因素	温度	一般来说，温度升高，反应速度加快；温度降低，药物降解速度减慢
	光线	①许多酚类药物在光线作用下易氧化 ②药物结构与光敏感性有一定关系，光敏感性物质如酚类和有双键的药物有影响
	空气（氧）	①除去氧气是防止氧化的根本措施 ②易氧化的药物在开始配制制剂时，就应控制氧含量
	金属离子	①微量金属离子对自氧化反应有明显的催化作用 ②制剂中微量金属离子主要来自原辅料、溶剂、容器以及操作使用的工具等
	湿度和水分	①空气湿度与物料含水量对固体药物制剂的稳定性有较大影响 ②药物是否容易吸湿，取决于其临界相对湿度（CRH）的大小 ③一般水分含量在1%左右比较稳定，水分含量越高分解越快
	包装材料	考虑外界环境因素、包装材料与制剂成分的相互作用

2. 药物制剂的稳定化方法

（1）控制外界条件　药物制剂在制备过程中，应考虑温度对药物稳定性的影响。在药品贮存过程中，也要根据温度对药物稳定性的影响来选择贮存条件。

（2）调节pH值　药液的pH值对药物的水解有较大影响，用适当的酸、碱或缓冲剂调节溶液pH值至pH_m范围。如果存在广义酸碱催化的情况，调节pH值的同时，还应选择适宜的缓冲剂。

（3）改变溶剂　在水中很不稳定的药物，可采用乙醇、丙二醇、甘油等极性较小的溶剂，或在水溶液中加入适量的非水溶剂可延缓药物的水解，减少药物的降解速度。

（4）控制水分及湿度　固体制剂应控制水分含量，生产时应控制空气相对湿度，还可通过改进工艺，减少与水分的接触时间。如采用干法制粒、流化喷雾制粒代替湿法制粒，可提高易水解药物片剂的稳定性。

（5）遮光　光敏感的药物制剂，制备过程中要遮光操作，并采用遮光包装材料及遮光条件下保存。如采用棕色玻璃瓶包装或在包装容器内衬垫黑纸等。

（6）驱逐氧气　将对于易氧化的药物，防止氧化的措施是除去氧气，也可在溶液中和容器空间通入惰性气体，如二氧化碳或氮气；对于固体制剂，为避免空气中氧的影响，也可采用充氮气或真空包装。

（7）加入抗氧剂或金属离子螯合剂。

①抗氧剂

类别	种类	应用
水溶性抗氧剂	亚硫酸钠、亚硫酸氢钠、焦亚硫酸钠、硫代硫酸钠、硫脲、维生素C、半胱氨酸等	弱酸性溶液：焦亚硫酸钠、亚硫酸氢钠 偏碱性药物溶液：亚硫酸钠 碱性药物溶液：硫代硫酸钠
油溶性抗氧剂	叔丁基对羟基茴香醚（BHA）、2,6-二叔丁基对甲酚（BHT）、维生素E等	适用于油溶性药物如维生素A、维生素D制剂的抗氧化

②金属离子螯合剂　常用的有依地酸二钠、枸橼酸、酒石酸等，依地酸二钠最为常用，其浓度一般为0.005%~0.05%。金属离子螯合剂与抗氧剂联合使用效果更佳。

（8）稳定化的其他方法

方法		说明
改进剂型或生产工艺	制成固体制剂	①凡在水溶液中不稳定的药物，制成固体剂型可显著改善其稳定性 ②供口服的有片剂、胶囊剂、颗粒剂等，供注射的有青霉素类、头孢菌素类抗生素制成注射用灭菌粉针剂等
	制成微囊或包合物	①采用微囊化和包合技术，可防止药物因受环境影响而降解，或因挥发性药物挥发而造成损失，从而增加药物的稳定性 ②维生素A、维生素C、硫酸亚铁制成微囊，盐酸异丙嗪、苯佐卡因制成β-环糊精包合物
	采用直接压片或包衣工艺	①对湿热不稳定的药物采用粉末直接压片、结晶药物压片或干法制粒压片等工艺 ②包衣改善药物对光、湿、热的稳定性 ③维生素C用微晶纤维素和乳糖直接压片并包衣，其稳定性提高
制备稳定的衍生物		①对不稳定的成分进行结构改造，如制成盐类、酯类、酰胺类或高熔点衍生物 ②将活性成分制成前体药物，也是提高其稳定性的一种方法
加入干燥剂及改善包装		易水解的药物可与某些吸水性较强的物质混合压片，提高药物的稳定性

第二节　药品质量与质量体系

考点1　药品质量属性 ★

属性类别	内容	说明
基本质量属性	①安全性 ②有效性 ③稳定性 ④均一性	①安全性和有效性是药品的生物学属性 ②供临床使用的上市药品只能通过其物理、化学、生物学或微生物学性质或特征等质量属性来表征其内在质量

续表

属性类别	内容	说明
关键质量属性	CQA，通常与所研发药品剂型的原料药（API）、辅料、中间体和成品相关	①固体口服制剂的CQA主要指影响产品纯度、含量、API释放和稳定性的方面质量属性，其他给药系统的CQA还包括更多产品特定属性 ②对于API、原材料和中间产品来说，CQA还包括可能影响成品制剂CQA的属性（如粒径分布，堆密度）等 ③从非临床研究到上市后再评价，每一个生命阶段都要确保CQA符合预定要求

考点2 我国药品标准体系的组成 ★★★

《药品标准管理办法》明确：我国药品标准体系由国家药品标准、药品注册标准和省级中药标准构成。

1.《中国药典》 《中华人民共和国药典》，简称《中国药典》，英文缩写ChP。现行版《中国药典》系由一部、二部、三部、四部及其增补本组成。

部分	收载内容
一部	收载中药，包括①药材和饮片；②植物油脂和提取物；③成方制剂和单味制剂
二部	收载化学药品，包括①化学药品、抗生素、生化药品及各类药物制剂（列于原料药之后）；②放射性药物制剂
三部	收载生物制品，包括①预防类、治疗类、体内诊断类和体外诊断类品种；②生物制品相关通用技术要求
四部	收载通用技术要求、药用辅料和包装材料
增补本	药典发行后的增加和补充

2. 药品注册标准 经药品注册申请人提出、由国家药品监督管理部门药品审评中心核定，国家药品监督管理部门在批准药品上市许可申请、补充申请时发给药品上市许可持有人的经核准的质量标准（经核准药品标准），生产该药品的药品生产企业应当执行药品注册标准。药品注册标准不得低于国家药品标准的相关规定。

3. 省级中药标准 省级中药标准包括省、自治区、直辖市人民政府药品监督管理部门（简称"省级药品监督管理部门"）制定的国家药品标准没有规定的中药材标准、中药饮片炮制规范和中药配方颗粒标准。国家药品标准已收载的品种及规格涉及的省级中药标准，自国家药品标准实施后自行废止。

4. 企业药品标准 《中华人民共和国药品管理法》规定：药品生产企业应当对药品进行质量检验，不符合国家药品标准的，不得出厂。企业药品标准仅在本企业的药品生产质量管理中发挥作用，属于非法定标准。企业药品标准中的检验项目与检验方法常同于该品种的国家药品标准或药品注册标准，但指标限度的要求应当等于或高于国家药品标准或药品注册标准。

考点3 《中国药典》标准体系 ★★

《中国药典》标准体系是以凡例为基本要求、通则为总体规定、指导原则为技术引导、品种正文为具体要求的架构体系。

1. 凡例　凡例是为正确使用《中国药典》，对品种正文和通用技术要求以及药品质量检验和检定中有关的共性问题的统一规定和基本要求，是进行药品质量检验和检定的基本原则，是《中国药典》的重要组成部分，在《中国药典》各部中列于品种正文之前。相关规定具有法定约束力。

2. 通用技术要求　通用技术要求包括通则、指导原则以及生物制品通则和相关总论等，列于《中国药典》四部。其中，通则是对药品质量指标的检测方法或原则的统一规定。

①通则：主要包括制剂通则、其他通则、通用检测方法。制剂通则系为按照药物剂型分类，针对剂型特点所规定的基本技术要求；通用检测方法系为各品种进行相同项目检验时所应采用的统一规定的设备、程序、方法及限度。

通则项目的编码以XXYY四位阿拉伯数字组成。其中，XX为类别、YY为亚类和/或条目，例如"0512高效液相色谱法"为"0500色谱法"系列中液相柱色谱法亚类（0510）的第2种方法（0512）。

②指导原则：系为规范药典执行，指导药品标准制定和修订，提高药品质量控制水平所规定的非强制性的、推荐性技术要求。指导原则虽为非强制性技术要求，但原则上应当遵守，特殊情况应予以说明。

3. 品种正文　品种正文为各品种项下收载的具体标准规格，是《中国药典》标准的主体。系根据药物自身的理化与生物学特性，按照批准的处方来源、生产工艺、贮藏运输条件等所制定的，用以检测药品质量是否达到用药要求，并衡量其质量是否稳定均一的技术规定。

考点4 药品标准质量要求 ★★★

《中国药典》正文标准，以二部收载品种正文为例，收载的17项内容可分为三部分。

分类	主要内容
定义	涵盖药品的一般信息，包括品名、有机药物的结构式、分子式与分子量、来源或有机药物的化学名称、含量或效价规定、处方、制法
技术规格	为药品标准的主体，列有药品的质量要求与检测方法，内容包括性状、鉴别、检查、含量或效价测定
附加事项	是为药品的临床合理使用与贮藏提供必要的信息与要求，主要包括类别、规格、贮藏、制剂、标注、杂质信息等。其中，技术规格为药品正文标准的基本要求，附加事项为他项要求

1. 性状　《中国药典》性状项下记载药品的外观、臭、味、溶解度以及物理常数等。

类别	说明	应用
外观	是对药品的色泽和外表感观（包括聚集形态和特殊臭、味）的规定	反映药品的色泽和外表感观
溶解度	是药品的一种物理性质。《中国药典》有关溶解度的规定见下表	《中国药典》各品种项下选用的部分溶剂及在该溶剂中的溶解性能，可供精制或制备溶液时参考；在特定溶剂中的溶解性能需作定量控制时，另作具体规定

续表

类别		说明	应用
物理常数	熔点	系指供试品在熔融时的温度，即供试品在毛细管内开始局部液化出现明显液滴（初熔）时的温度至全部液化（终熔）时的温度的范围	初熔与终熔的温度差值称熔距。熔距值可反映供试品的化学纯度，也可反映其晶型纯度
	旋光度	在一定波长与温度下，偏振光透过每1ml中含有1g旋光性物质的溶液且光路长度为1dm（10cm）时，测得的旋光度称为比旋度，以［α］表示	可以用于鉴别或检查光学活性药品的纯杂程度，亦可用于测定光学活性药品的含量

有关溶解度的规定

溶解度	溶质量g	溶剂量（ml）	溶解度	溶质量g	溶剂量（ml）
极易溶解	1	<1	微溶	1	100～<1000
易溶	1	1～<10	极微溶解	1	1000～<10000
溶解	1	10～<30	几乎不溶或不溶	1	≥10000
略溶	1	30～<100			

2. 鉴别 鉴别是指用规定的试验方法辨识药品与名称的一致性，即辨识药品的真伪，是药品质量控制的一个重要环节。鉴别试验为否定性试验，其主要意义在于预防和识别生产过程中的差错，对于人为制造的假药无法完全识别。鉴别试验包括一般鉴别试验和特殊鉴别试验。

方法	类别	说明	应用
一般鉴别试验		主要收载常见官能团、有机或无机酸根和金属离子的通用鉴别试验法	如水杨酸盐、丙二酰脲类、托烷生物碱类、芳香第一胺类、乳酸盐、钙盐、钠盐、钾盐、酒石酸盐、硫酸盐、氯化物、磷酸盐等的鉴别
特殊鉴别试验	化学（鉴别法）	根据药物的结构特征或特有官能团可与化学试剂发生颜色变化或产生荧光、产生沉淀、生成气体等具有可检视的显著特征产物的化学反应对药品进行鉴别	如盐酸麻黄碱在碱性条件下与硫酸铜形成蓝色配位化合物；肾上腺素与三氯化铁试液反应则显翠绿色
	物理化学法 — 光谱鉴别法	基于物质与电磁辐射作用时，测量由物质内部发生量子化的能级之间的跃迁而产生的发射、吸收或散射辐射的波长和强度进行分析的方法称为光谱法	常用的分光光度法包括：紫外-可见分光光度法、红外分光光度法、荧光分光光度法、原子吸收分光光度法等，另有电感耦合等离子体质谱法、拉曼光谱法、核磁共振波谱法等
	物理化学法 — 色谱鉴别法	色谱法是一种物理或物理化学分离分析方法，系将混合物中各组分分离后在线或离线分析的方法	常用的色谱法按分类见下表
	生物学方法	利用微生物学、分子生物学方法或动物试验进行鉴别	主要用于抗生素、生物制品和生化药品的鉴别

常用的色谱鉴别方法

分类依据	类别		鉴别参数
根据分离原理	吸附色谱法、分配色谱法、离子交换色谱法、排阻色谱法		/
根据分离方法	平面色谱法	纸色谱法	比移值（R_f）
		薄层色谱法	比移值（R_f）
	柱色谱法	气相色谱法	/
		高效液相色谱法	保留时间（t_R）

3. 检查 《中国药典》检查项下包括反映药品的安全性与有效性的试验方法及限度和制备工艺要求的均一性与纯度等内容，检查分为一般检查（即通用检查）与特殊检查（即个性检查）。《中国药典》通则收载的化学药品的一般检查项目及其检查法主要分为三类：

类别	作用	检查方法	分类
限量检查法	系指按规定的方法检查药品中的杂质是否超过限量规定，用于评价药品的纯度	采用对照法，即以限量杂质为对照，与供试品同法操作，通过直接比较二者的响应强度，判定供试品中该杂质是否超限	纯度检查也称为杂质检查，药品中的杂质按来源可分为一般杂质和特殊杂质。具体检查方法见下表
特性检查法	评价药品的有效性与均一性	采用适当的方法检查药品的固有理化特性是否发生改变及发生改变的程度	《中国药典》特性检查法项下收载的理化特性检查方法有10余种，应用举例见下表
生物学检查法	评价药品的安全性	主要针对无菌产品的安全性和无菌产品的微生物限度的检查	《中国药典》通则收载有无菌检查法、异常毒性检查法、热原检查法等14项检查法

杂质检查的具体方法

方法	杂质种类	检查方法
一般杂质检查法	氯化物	以与硝酸银反应出现浑浊为指标
	重金属	能在规定实验条件下与硫代乙酰胺或硫化钠作用显色的金属杂质，以铅（Pb）为代表，其限量通常为百万分之十（10ppm）
	砷盐	古蔡氏法和二乙基二硫代氨基甲酸银（AgDDC）法，限量通常为百万分之一（1ppm）
	干燥失重	检查药品中微量的吸附水分，通常在105℃下干燥至恒重，失重限度一般为0.5%
	水分	适用于含水量较高或同时存在结晶水与吸附水的药品，通常采用费休氏法测定
	炽灼残渣	检查药品中能与硫酸生成硫酸盐的无机杂质。通常与硫酸在700~800℃炽灼至恒重后称量其遗留的残渣量，限量通常为0.1%

续表

方法	杂质种类	检查方法
一般杂质检查法	残留溶剂	采用气相色谱法测定，《中国药典》收载的测定法有毛细管柱顶空进样等温法、毛细管柱顶空进样程序升温法和溶液直接进样法。其中残留溶剂分类有：①具有不可接受的毒性或对环境造成危害的溶剂，在药品生产中应避免使用，这类溶剂包括苯、四氯化碳、1,2-二氯乙烷、1,1-二氯乙烯等；②高毒性溶剂，在药物制剂的生产中应限制其使用，残留量限度约为0.001%（10ppm），这类溶剂包括甲苯、三氯甲烷、环己烷、甲醇、乙腈、四氢呋喃等；③低潜在毒性的溶剂，药品生产中可正常使用，限量为0.5%，这类溶剂包括乙酸、丙酮、乙醇；④目前尚无PDE（每日允许暴露量）值，未列入分类的溶剂包括异辛烷、异丙醚、石油醚、三氯醋酸、三氟醋酸等
特殊杂质检查法		特殊杂质包括按规定工艺生产的药品中存在的结构明确的特定杂质和生产及贮藏过程中可能因不同条件发生降解而产生的非特定杂质

特性检查法的应用举例

应用	检查方法
崩解时限检查法	将吊篮浸入1000ml烧杯中，并调节吊篮位置使其下降至低点时筛网距烧杯底部25mm，烧杯内盛有温度为37℃±1℃的水，除另有规定外，取供试品6片，分别置吊篮的玻璃管中，启动崩解仪进行检查
溶出度与释放度测定法	《中国药典》收载有篮法、桨法、小杯法、桨碟法、转筒法、流池法和往复筒法，共七种方法
含量均匀度检查法	用于检查单剂量的固体、半固体和非均相液体制剂含量符合标示量的程度
结晶性检查法	固态物质的可采用偏光显微镜法、粉末X射线衍射法、差示扫描量热法或其他适用方法

崩解时限检查及含量均匀度检查的判定结果

方法	类别	判定结果
崩解时限检查法	普通片剂	应在15分钟内全部崩解
	薄膜衣片	化药应在30分钟内全部崩解；中药应在1小时内全部崩解
	糖衣片	应在1小时内全部崩解
	肠溶片	在盐酸溶液（9→1000）中2小时不得有裂缝、崩解或软化现象；在磷酸盐缓冲液（pH 6.8）中1小时内应全部崩解
	含片	不应在10分钟内全部崩解或溶化
	舌下片	应在5分钟内全部崩解并溶化
	可溶片	水温为20℃±5℃，应在3分钟内全部崩解并溶化
	泡腾片	水温为20℃±5℃，应在5分钟内崩解
	口崩片	60秒内全部崩解，并通过筛网（筛孔内径710μm）
	硬胶囊	应在30分钟内全部崩解
	软胶囊	应在1小时内全部崩解
	滴丸剂	应在30分钟内全部溶散

续表

方法	类别	判定结果
含量均匀度检查法		①常规片剂、硬胶囊剂、颗粒剂或散剂等的限度为15% ②单剂量包装的口服混悬液、内充非均相溶液的软胶囊、胶囊型或泡囊型粉雾剂、单剂量包装的眼用、耳用、鼻用混悬剂、固体或半固体制剂的限度为20% ③透皮贴剂、栓剂的限度为25%

4. 含量或效价测定

（1）含量或效价测定的规定 《中国药典》品种正文中规定的含量或效价限度，系指按规定的方法检测时有效成分含量或效价的允许范围。

在进行含量或效价测定时应注意：

①对于原料药，采用"含量测定"的化学药品，其含量限度通常用有效成分所占的百分数（%）表示。此百分数，除另有注明者外，均系指重量百分数。为了能正确反映药品的含量，一般应通过检查项下的"干燥失重"或"水分"，将药品的含量换算成干燥品或无水物的含量。

②采用"含量测定"的抗生素或"效价测定"的生化药品，其含量限度均用效价单位表示。

③若含量限度规定上限为100%以上时，系指用规定的分析方法测定时可能达到的数值，它为《中国药典》规定的限度或允许偏差，并非真实含有量。

④当含量限度未规定上限时，系指不超过101.0%。

⑤对于药物制剂，含量（效价）的限度一般用活性成分（API）含量占标示量的百分率（%）表示。

（2）含量或效价测定方法

方法	类别	药典收载的主要测定方法
含量测定法	化学分析法	电位滴定法与永停滴定法、非水溶液滴定法、氧瓶燃烧法、氮测定法等
	仪器分析法	①光谱法中收载紫外-可见分光光度法、荧光分光光度法和原子吸收分光光度法等 ②色谱法中收载有高效液相色谱法、离子色谱法、分子排阻色谱法和气相色谱法，以及毛细管电泳法等
效价测定法	生物活性测定法	共有17种生物活性测定法，常用方法有抗生素微生物检定法

用高效液相色谱法测定药物含量时，应进行色谱系统适用性试验，分别考察：①色谱柱的理论板数（n）；②分离度（R 应大于1.5）；③定量限（LOQ）[信噪比（S/N）应不小于10]；④拖尾因子（T）；⑤重复性（连续进样5次，峰面积测量值的RSD应不大于2.0%）等五个参数，以确认色谱系统符合方法要求。

高效液相色谱法的定量方法采用标准对照法，可以采用峰高（h）或峰面积（A）定量，当色谱峰的拖尾因子（T）在0.95~1.05时，方可用峰高定量；供试品含量的赋值通常采用标准对照法，即以对照品同法测定，用供试品与对照品的峰面积及对照品的标示含量值计算供试品的含量。

【注】标准物质：系指供药品检验（鉴别、检查、含量或效价测定）中使用的，具有确定特性量值，用于校准设备、评价测量方法、给供试药品赋值或者鉴别用的物质。

国家药品标准物质共有五类：标准品、对照品、对照药材、对照提取物、参考品；均应按其标签或使用说明书的规定使用和贮藏。其中，标准品与对照品系供化药（包括抗生素与生化药品）与中药检测用的标准物质；对照药材与对照提取物系供中药检测用的标准物质；参考品系供生物制品检定用的标准物质。

标准品与对照品：系指用于鉴别、检查、含量或效价测定的标准物质。标准品系指用于生物检定或效价测定的标准物质，其特性量值一般按效价单位（U）或重量单位（μg）计，以国际标准物质进行标定；对照品系指采用理化方法进行鉴别、检查或含量测定时所用的标准物质，其特性量值一般按纯度（%）计。

5. 附加事项　药品标准除了技术规格主体内容外，还有为药品的临床合理使用与贮藏提供必要的信息与要求的附加事项。

（1）规格　制剂的规格，系指每一支、片或其他每一个单位制剂中含有主药的重量（或效价）或含量（%）或装量。复方制剂通常列有处方，一般不再标注规格；对于液体复方制剂则也可列有处方并同时标注规格。

（2）类别　原料药或制剂的类别系按药品的主要作用与主要用途或学科的归属划分，不排除在临床实践的基础上作其他类别药物使用。

（3）贮藏　贮藏项下规定的贮藏条件，系为避免污染和降解而对药品贮存与保管的基本要求，是依据稳定性试验结果制定。有关药品贮藏的相关要求术语表示。

名词与术语	含义
避光	避免日光直射，该贮藏条件为药品贮藏的基本要求
遮光	用不透光的容器包装，例如棕色容器或黑纸包裹的无色透明、半透明容器，该贮藏条件通常应用于遇光不稳定的药品
密闭	将容器密闭，以防止尘土及异物进入。除另有规定外，药品应密闭保存
密封	将容器密封，以防止风化、吸潮、挥发或异物进入，适用于具有引湿性或遇湿气易水解的药品、具有挥发性或易风化的药品的包装
熔封或严封	将容器熔封或用适宜的材料严封，以防止空气与水分的侵入并防止污染，主要应用于注射剂、冲洗剂等无菌制剂的包装
阴凉处	不超过20℃，即贮藏于10~20℃的常温环境，适用于对温度均较为敏感的药物及药物制剂的贮存
凉暗处	避光并不超过20℃，即贮藏于10~20℃的室内避光环境，适用于对光与温度均较为敏感的药物及药物制剂的贮存
冷处	2~10℃，贮藏于温度为2~10℃的环境，如冰箱的冷藏室，通常用于遇热不稳定的药品
常温	也称室温，系指10~30℃。除另有规定外，贮藏项下未规定贮藏温度的一般系指常温

（4）制剂　原料药正文标准中记载的制剂系指该品种在本版药典中收载的制剂类别。例如，阿司匹林的【制剂】项下收载有：阿司匹林片、阿司匹林肠溶片、阿司匹林肠溶胶囊、阿司匹林泡腾片和阿司匹林栓共5种剂型。

（5）标注　标注项下的规定，系指开展检定工作等所需的信息，应采取适宜的方法（如药品说明书等）注明。

（6）杂质信息　原料药正文中列出的杂质信息包括原料药与制剂中已知杂质的名称与结构式，系该品种按规定工艺路线生产时，其成品中可能残留、并要求加以控制的有关杂质，包括合成起始原料及其杂质，合成中间体、副产物，或其他可能残留的杂质，或在复方制剂中可能出现的新杂质。

考点5 药品标准建立与变更 ★

药品标准的建立与变更主要包括：药品质量研究、分析方法开发与验证、药品稳定性试验、标准项目及限度确定、药品标准制定、药品标准核准与变更。

1. 药品质量研究

（1）结构确证　是**确定API分子的结构式、分子式与分子量**，是新药研发的基础工作。结构确证工作分为：一般项目、手性药物、药物晶型、结晶溶剂等。

（2）原料药质量研究的一般内容　研究项目包括**性状、鉴别、检查和含量测定**等几个方面。

（3）制剂质量研究的一般内容　研究项目一般也包括**性状、鉴别、检查和含量测定**等四方面。

研究项目	指标	说明
性状	样品外形	①注射液需注意对颜色的描述
	样品颜色	②应考察贮藏过程中性状是否有变化
鉴别		①鉴别试验一般**至少采用二种以上不同类的方法** ②必要时对异构体药物应有专属性强的鉴别试验
检查		①溶出度与释放度：是评价药物制剂质量的一个重要指标，应测定至少三批样品，考察其溶出或释放曲线和溶出或释放均一性，并对迟释制剂的释药模式进行分析 ②杂质：制剂应对工艺过程与贮藏过程中产生的杂质进行考察，制剂中杂质的考察重点是降解产物 ③脆碎度：是用于检查**非包衣片、包衣片片芯**的脆碎情况及其物理强度的指标 ④pH值：是注射剂必须检查的项目。其他液体制剂，如口服溶液等一般亦应进行pH值的检查 ⑤异常毒性、升压物质、降压物质：应符合《化学药品注射剂基本技术要求》，必要时按照《中国药典》依法进行异常毒性、升压物质、降压物质的研究，确保注射剂的关生物安全性 ⑥残留溶剂：制剂工艺中若使用了有机溶剂，照原料药项下方法进行检查 ⑦其他：静脉注射剂处方中加有抗氧剂、抑菌剂、稳定剂和增（助）溶剂等，眼用制剂处方中加有防腐剂等，口服溶液剂、埋植剂和黏膜给药制剂等处方中加入了影响产品安全性和有效性的辅料时，应视具体情况进行定量研究
含量（效价）测定		通常应采用专属、准确的方法对药物制剂的含量（效价）进行测定

2. 分析方法开发与验证

（1）分析方法的开发　在分析方法拟定后，以规定的专属性/选择性、准确度和/或精密度性能标准，采用拟定方法对分析物进行测定，以考察拟定方法的可行性；同时，大多数分析方法都应在开发期间进行耐用性评价。

分析方法开发过程和要求可参阅ICH协调指导原则Q14《分析方法开发》和《化学药物质量控制分析方法验证技术指导原则》。

（2）通用分析方法的使用　对于常规分析项目，可直接使用《中国药典》凡例和通则收载的通用方法。同时，应考虑待分析药品的特殊情况，必要时可对方法的操作步骤等做适当的修订，以适应待分析药品的需要。

（3）分析方法的确认、转移或验证

步骤	说明
分析方法确认	指首次使用法定分析方法时，由现有的分析人员或实验室对分析方法中关键的验证指标进行有选择性的考察，以证明方法对所分析样品的适用性，同时证明分析人员有能力使用该法定分析方法
分析方法转移	是一个文件记录和实验确认的过程，目的是证明一个实验室（方法接收实验室）在采用另一实验室（方法建立实验室）建立并经过验证的非法定方法分析样品时，该实验室有能力成功地操作该方法，分析结果与方法建立实验室分析结果一致
分析方法验证	证明分析方法符合相应分析目的，使用一组适当的性能特性及相关性能标准描述目的。在建立药品质量标准、变更药品生产工艺或制剂组分、修订原分析方法时，需对分析方法进行验证

3. 药品稳定性试验　药品稳定性试验的目的是考察原料药物或药物制剂在温度、湿度、光线的影响下随时间变化的规律，为药品的生产、包装、贮存、运输条件提供科学依据，同时通过试验建立药品的有效期。

（1）影响因素试验：此项试验的目的是考察制剂处方的合理性与生产工艺及包装条件，也可用于考察药物与药物、药物与辅料、药物与其直接接触的包装容器间的相容性试验。按稳定性重点考察项目检测见下表。

类别	实验条件	考察时间点
高温试验	温度高于加速试验10℃以上，如50℃或60℃	0天、5天、10天、30天等
高湿试验	相对湿度90%±5%	0天、5天、10天
强光照射试验	照度4500lx±500lx	0天、5天、10天

（2）加速试验　当加速试验6个月中任何时间点的质量发生了显著变化，则应进行中间条件试验。中间条件为30℃±2℃、相对湿度65%±5%，建议的考察时间为12个月，应包括所有的稳定性重点考察项目见下表。

类别	实验条件	考察时间点
一般情况	40℃±2℃、相对湿度75%±5%	0个月、3个月、6个月
对温度特别敏感的药品	25℃±2℃、相对湿度60%±5%	6个月
拟冷冻贮藏的药品	5℃±3℃或25℃±2℃	/

续表

类别	实验条件	考察时间点
乳剂、混悬剂、软膏剂、乳膏剂、糊剂、凝胶剂、眼膏剂、栓剂、气雾剂、泡腾片及泡腾颗粒	30℃±2℃、相对湿度65%±5%	/
包装在半透性容器中的药物制剂，如低密度聚乙烯制备的输液袋、塑料安瓿、眼用制剂容器等	40℃±2℃、相对湿度25%±5%（可用$CH_3COOK \cdot 1.5H_2O$饱和溶液）	/

（3）长期试验　此项试验是在接近药品的实际贮存条件下进行，其目的是为制订药品的有效期提供依据。按稳定性重点考察项目进行测定。

类别	实验条件	考察时间点
一般情况	25℃±2℃、相对湿度60%±5%（北方气候） 30℃±2℃、相对湿度65%±5%（南方气候）	0个月、3个月、6个月、9个月、12个月、18个月、24个月、36个月
对温度特别敏感拟在冰箱中贮藏的药品	5℃±3℃	12个月，12个月以后继续考察
拟冷冻贮藏的药品	-20℃±5℃	至少放置12个月
包装在半透性容器中的药品	25℃±2℃、相对湿度40%±5%或30℃±2℃、相对湿度35%±5%	/

原料药物及制剂稳定性重点考察项目参考表

原料药及剂型	稳定性重点考察项目	原料药及剂型	稳定性重点考察项目
原料药	性状、熔点、含量、有关物质、吸湿性，以及根据品种性质选定的考察项目	乳膏剂	性状、均匀性、含量、粒度、有关物质、分层现象
片剂	性状、含量、有关物质、崩解时限或溶出度或释放度	软膏剂	性状、均匀性、含量、粒度、有关物质
胶囊剂	性状、含量、有关物质、崩解时限或溶出度或释放度、水分	口服乳剂	性状、含量、分层现象、有关物质
注射剂	性状、含量、pH值、可见异物、不溶性微粒、有关物质，应考察无菌	口服混悬剂	性状、含量、沉降体积比、有关物质、再分散性
眼用制剂	如为溶液，应考察性状、可见异物、含量、pH值、有关物质；如为混悬液，还应考察粒度、再分散性；洗眼剂还应考察无菌；眼丸剂应考察粒度与无菌	气雾剂（非定量）	不同放置方位（正、倒、水平）有关物质、撒射速率、撒出总量、泄漏率

4. 标准项目及限度确定

（1）标准项目确定的一般原则　质量标准检测项目的设置既要有通用性，又要有针对性（针对产品的特定项目），并能灵敏地反映产品的质量变化状况。

药物制剂检测项目的设置：

①通用项目：（a）性状：应对剂型进行定性描述（如：大小、形状、颜色）；（b）鉴别：制剂的鉴别应采用其所含原料药的鉴别，因其能区别可能存在的结构相近化合物；（c）含量

测定：制剂的含量测定应采用专属性强，能反映产品规格（含量）稳定性的方法；（d）杂质：包括有机杂质（降解产物）、残留溶剂和元素杂质，原料药降解产生的和该制剂在生产过程中产生的有机杂质均应在制剂中监测。

②特定项目：特定的制剂中应增加一些额外的检测项目和可接受标准。如片剂（素片和包衣片）和硬胶囊，其中某些检测也适用于软胶囊和颗粒剂：（a）溶出度；（b）崩解；（c）硬度/脆碎度；（d）单位剂量均匀度；（e）水分。

（2）标准限度确定的一般原则　质量标准限度的确定首先应基于对药品安全性和有效性的考虑，并应考虑分析方法的误差，再考虑生产工艺的实际情况以及流通和使用过程的影响。实际生产产品的质量不能低于安全性和有效性试验样品的质量，否则要重新进行安全性和有效性的评价。

质量标准中需要确定限度的项目主要包括：①主药的含量；②与纯度有关的性状项，如旋光度或比旋度、熔点等；③纯度检查项，包括影响产品安全性的项目，如有关物质、残留溶剂、元素杂质等；④与产品品质有关检查项，如酸碱度、溶液的澄清度与颜色、溶出度、释放度等。

5.药品标准制定

类别	说明	备注
制定原则	药品质量标准主要由检测项目、分析方法和限度规定三方面内容组成	质量标准的制定应考虑：①科学性；②可行性；③合理性；④规范性；⑤关联性
撰写格式	应按《化学药品生产工艺和质量标准通用格式和撰写指南》要求，参照现行版《中国药典》和《国家药品标准工作手册》的格式和用语规范撰写	注意用词准确、语言简练、逻辑严谨，避免产生误解或歧义
起草说明	质量标准的起草说明是对质量标准的注释	应详述质量标准中各检测项目设置及限度确定的依据，以及部分研究项目不列入质量标准的理由等

6.药品标准核准与变更

（1）审核与批准

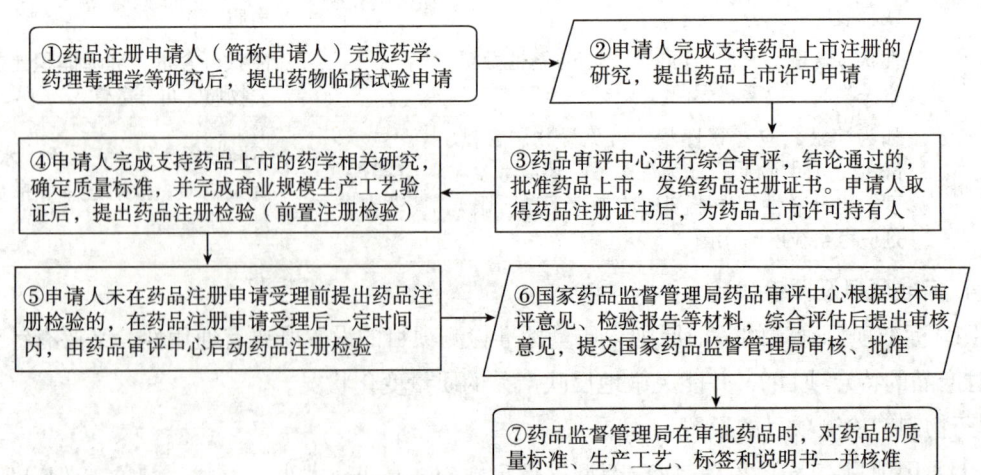

（2）变更及变更原则　标准修订原则主要应考虑：①持续改进；②实践验证；③技术驱

动；④市场需求；⑤工艺变更。

考点 6 药品质量检验 ★★

1. 检查检验 根据检验目的和处理方法，检查检验可分为抽查检验、注册检验、指定检验和复验等。

方法	类别	说明
抽查检验	监督抽检	指药品监督管理部门根据监管需要对质量可疑药品进行的抽查检验
	评价抽检	指药品监督管理部门为评价某类或一定区域药品质量状况而开展的抽查检验
注册检验	标准复核	指对申请人申报药品标准中设定项目的科学性、检验方法的可行性、质控指标的合理性等进行的实验室评估
	样品检验	指按照申请人申报或者药品审评中心核定的药品质量标准对样品进行的实验室检验
指定检验		指定检验的药品包括：①首次在中国销售的药品；②国家药品监督管理部门规定的生物制品；③国务院规定的其他药品
复验		复核检验简称复验，以示与注册检验的区别

2. 放行检验 放行检验是药品生产企业为确保产品符合预定质量属性，允许原辅料进厂验收；中间产品进入下一生产工序；或产品进入市场销售而进行的质量检验。

类别	说明
原辅料检验	①来自供应商或自产的生产用物料，包括药物制剂生产用的原料药（API）和辅料、生产工艺用物料等 ②药品包装材料（简称药包材）在进厂入库与投入生产之前
过程检验	①药品生产工艺的关键控制节点 ②某些过程检验结果也可以作为产品放行的依据
产品检验	①产品检验即为出厂放行检验 ②在药品生产过程中，成品在执行完最后的生产工艺后，检验并评价产品质量作为放行的依据

3. 异常检验结果调查

（1）OOS的定义 异常检验结果主要是指在药品生产过程中，起始原料、中间产物和终产品检验分析结果超出了质量标准规定限度范围的情况，即指一切与质量标准规定或期望结果之间具有明显差异的"非正常"检验结果。

异常检验结果类型	定义	说明
不合格检验结果	检验结果不符合质量标准规定的限度范围	所指的质量标准可以是企业的内控标准或申报标准，也可以是国家药品标准或药品监管部门核准颁发的药品注册标准
不符合趋势的检验结果	主要指在稳定性试验中，检验结果符合质量标准规定的限度要求，但与预期的稳定性趋势不相符合，或者检验结果与之前批次的稳定性结果趋势不相匹配	不符合趋势的检验结果一般会出现在产品稳定性考察中
异常检验结果	指检验结果仍然符合标准规定，但呈现异常、有疑问或者与预期值存在显著偏离	/

（2）OOS的调查　药品的质量控制实验室和药品生产企业对OOS结果调查的侧重点有所不同，出现OOS结果后，<u>药品质量控制实验室</u>是假定产品不存在质量问题，<u>对实验室本次检验的各个环节（人、机、料、法、环等）进行详细调查</u>，进一步提高实验室质量管理水平和检验检测能力，保证检验结果的准确可靠。<u>对于药品生产企业</u>，除对QC实验室进行全面调查外，还<u>需进一步对问题产品的整个生产环节进行详细调查</u>，以找出原因，提高产品质量。

考点7　药品质量管理 ★

1. 质量管理模式　企业质量管理模式可以分为三类：质量控制模式、质量保证模式和全面质量管理模式。

管理模式	目标	说明
质量控制模式	减少质量问题	在企业管理的初级阶段，主要通过检验和修正产品质量问题实现，即在产品的生产中发现问题、解决问题，并防止问题再出现
质量保证模式	减少质量问题发生的可能性	也称统计质量控制模式，是企业管理的发展阶段，主要通过建立质量保证体系来预防质量问题的发生
全面质量管理模式	实现产品质量和与之相关的所有生产和经营活动的全面的科学管理	企业管理发展的高级阶段，是以质量为中心，强调全员参与、全过程控制和全面改进的管理方式和理念

2. 全面质量管理

（1）全面质量管理的范围　药品生产的过程控制和终端产品的质量检验，<u>包括药品生产企业的产品放行检验和药品监管机构的市场抽查检验</u>，是保证药品外延化学质量属性的有效手段。除严格控制其化学质量属性外，更应强调<u>包括药品研发、生产、销售和临床使用等全生命周期各阶段的全面质量管理</u>。

（2）管理内容　①<u>质量策划与设计</u>；②<u>质量控制与保证</u>；③<u>质量改进与创新</u>。

考点8　药品质量管理体系-国际质量体系 ★★

国际标准化组织（简称"ISO"）与国际人用药品注册技术协调会（简称"ICH"）分别为标准化与药品注册管理的国际协调组织。其中，<u>ISO是目前全球最具权威的国际标准化机构</u>。中国国家标准化管理委员会于2008年正式成为ISO理事会常任理事。<u>ICH是目前全球最具权威的药品全生命周期管理规范与技术指南的国际协调组织</u>。国家药品监督管理局（NMPA）于2017年正式成为ICH全球第8个监管机构成员，并于2018年当选为ICH管理委员会成员。

1. ISO 质量体系　ISO 的主要活动是<u>制定和发布国际标准</u>，协调世界范围内的标准化工作，以及与其他国际组织共同研究有关标准化问题。ISO 的质量认证原理<u>被世界贸易组织（WTO）普遍接受</u>，我国于1992年宣布等同采用ISO 9000系列标准，形成国标 GB/T19000 系列标准。ISO 9000 系列标准的特点与核心见下表。

类别	主要内容	说明
特点	通用性和灵活性	标准规定的所有要求是通用的，标准<u>适用于各种类型、不同规模和提供不同产品和服务的组织</u>

续表

类别	主要内容	说明
特点	运用过程方法	对质量体系形成的全过程（全生命周期）进行控制，确保质量体系的全面和有效运行
	强调实践性	质量体系文件与实践活动相对应，所有执行的情况均须有客观真实的证据加以证实，并有一定的可追溯性
	强调人的关键作用	质量体系中各部门的职责和权限有明确的划分和协调，确保能高效、有序地开展各项活动，强调全员参与
	强调预防措施	采取纠正及预防措施（CAPA），消除产生不合格产品的潜在风险因素
	强调持续改进	建立审核及监督机制，对管理体系进行持续优化
	强调文化管理	保证管理系统运行的正规性、连续性
核心标准	ISO 9000《质量管理体系—基础和术语》	表述了质量管理体系的基本知识
	ISO 9001《质量管理体系—要求》	规定质量管理体系要求，用于证实组织具有稳定提供满足顾客要求及适用法律法规要求的产品和服务的能力
	ISO 9004《质量管理体系—组织的质量—实现持续成功指南》	提供质量管理体系的有效性和效率的指南
	ISO 19011《管理体系审核指南》	提供了管理体系审核的指南，本标准适用于需要策划和实施管理体系内部审核、外部审核和需要管理审核方案的所有组织

2. ICH 质量体系

（1）ICH 技术标准和规范分类

类别	标识	内容	应用举例
安全（safety）	S	包括药理试验、毒理试验、药代动力学试验和毒代动力学试验等	S6《生物制品的临床前安全性评价指导原则》
有效（efficacy）	E	包括临床试验中的设计、研究、安全与报告、GCP等	E6《药物临床试验管理规范》
质量（quality）	Q	包括稳定性试验、分析方法验证、杂质研究、质量标准、原料药GMP等	Q1A《稳定性试验：新原料药和制剂的稳定性试验》
综合学科（multidisciplinary）	M	包括术语、管理通讯等	M3《支持药物进行临床试验和上市的非临床安全性研究指导原则》

（2）药品质量体系　ICH Q10《药品质量体系》是基于国际标准化组织（ISO）质量理念阐述的一个有效的药品质量体系的综合模型，适用于药品生产质量管理规范（GMP），可在产品生命周期的不同阶段实施。ICH Q10中对现行的区域性GMP要求的补充内容是非强制性的。

1）适用范围　本指导原则适用于贯穿产品整个生命周期的、支持原料药（API）与制剂研发和生产的各个系统，亦适用于生物技术和生物制品；本指导原则涵盖了新产品和已上市产品在其生命周期中下列各阶段的技术活动：药品研发、技术转移、商业生产、产品终止。

2）ICH Q10与区域性GMP要求、ISO标准以及ICH Q7之间的关系　区域性GMP要求、

ICH Q7《原料药的生产质量管理规范指南》和ISO 9000《质量管理体系》指南构成了ICH Q10的基础。ICH Q10通过阐述明确而具体的质量体系要素和管理职责扩充了GMP。

3）ICH Q10与监管方法之间的关系　针对特定产品或生产企业的监管方法应与对产品和工艺的理解程度、质量风险管理的结果以及药品质量体系的有效性相适应。

4）ICH Q10的目标

目标	说明
确保产品实现	建立、实施和维护一个体系，保证交付使用的产品具有适宜的质量属性
建立和保持受控状态	开发并使用能有效监测和控制工艺过程和产品质量的系统，保证工艺的持续适用性和工艺能力
推动持续改进	明确和实施适当的（措施）提升产品质量、改进工艺、降低变异性、进行创新和强化药品质量体系

5）知识管理和质量风险管理

①知识管理：产品和工艺知识管理应贯穿于产品的整个商业生命周期。知识管理是收集、分析、储存和传递关于产品、生产工艺及组分信息的系统性方法。

②质量风险管理：是构成有效药品质量体系不可或缺的部分，它可以提供一种主动的方法来识别、科学评估和控制潜在的质量风险。

6）质量手册：应建立质量手册或同等的文件，阐述的内容包括①质量方针；②药品质量体系的范围；③确定药品质量体系的程序以及它们的顺序、联系和相互依赖的关系；④药品质量体系中的管理职责。

考点 9　质量体系要素 ★

药品质量体系要素包括：①质量监测系统；②纠正和预防系统；③变更管理系统；④管理回顾系统。

1. 质量监测系统　药品生产企业应设计并运行工艺性能和产品质量的监测系统，以确保维持受控状态。工艺性能和产品质量监测系统应包括：

内容	说明
控制策略	运用质量风险管理来建立控制策略，应有助于获得及时的反馈，以及适当的纠正和预防措施
适用工具	提供衡量和分析控制策略中所确定参数和属性的工具
控制参数	分析控制策略中所确定的参数和属性
变异来源	识别影响工艺性能和产品质量的变异的来源，减少或控制变异
质量反馈	包括来自内部和外部对产品质量的反馈
创新推进	提供知识来增加对工艺的理解，充实设计空间并推进创新方法运用于工艺验证

2. 纠正和预防系统　药品生产企业应具有实施纠正和预防措施（CAPA）的系统，来应对投诉、产品拒收、不合格品、召回、偏差、审计、监管机构的检查和调查结果、以及工艺性能和产品质量监测的趋势。

3. 变更管理系统　创新、持续改进、工艺性能和产品质量监测结果，以及CAPA均会导致变更。变更管理系统应包括：①变更评估工具；②变更评估方法；③变更评估标准；④变更后再评估。

4. 管理回顾系统　工艺性能和产品质量的管理回顾应保证在药品全生命周期内的工艺性能和产品质量均得到管理，应包括及时有效的沟通和上传程序。管理回顾系统应包括：

内容	类别	举例
监管机构的检查和调查、审计和其他评估以及对监管机构作出的承诺	/	
定期质量回顾	衡量顾客的满意度	如产品质量投诉和召回
	工艺性能和产品质量监测的结论	/
	工艺和产品变更的有效性	如由CAPA引发的变更
以往管理回顾的所有追踪措施	/	

考点10 质量管理体系构建 ★

1. 质量管理体系建立和实施步骤　①确定顾客和其他相关方的需求和期望；②建立组织的质量方针和质量目标；③确定实现质量目标必须的过程和职责；④确定和提供实现质量目标必须的资源；⑤规定测量每个过程的有效性和效率的方法；⑥应用这些测量方法确定每个过程的有效性和效率；⑦确定防止不合格并消除原因的措施；⑧建立和应用持续改进质量管理体系的过程。

2. 质量管理体系构成

（1）组织架构与职责

各级管理层	主要任务
最高管理者	①负责制定质量方针和质量目标，为质量管理体系的运行和改进提供必要的资源支持 ②定期进行管理评审，评估体系的有效性，确保体系持续改进 ③承诺企业所有活动符合产品上市区域的监管法规和GMP要求
质量受权人	①促进质量管理体系的建立、实施和维护，确保质量管理体系建设适用法律/法规或规范以及顾客的要求 ②负责评估和汇报质量管理体系的有效性，并且向最高管理者提出改进建议 ③确保每批已放行产品的生产、检验均符合相关法规、药品注册要求和质量标准
质量负责人	①确保管理体系所需的过程得到建立和保持 ②组织领导内审，组织质量管理体系有效运行并予以保持 ③审批管理程序文件
质量管理部	制定、维护质量管理体系文件，监督执行，处理质量问题
生产部	按照既定工艺规程进行生产，执行生产过程中的质量控制措施
供应链部	负责供应商的选择、评估与审计，以及物料的采购、储存与分发
质量检验部	负责物料、中间产品和产品的放行检验及产品稳定性考察，确保产品符合质量标准

（2）**质量管理体系文件**　企业应建立全面的质量管理体系文件，包括所有与药品生产、质量控制和安全管理相关的文件，并确保文件时效性、准确性和可追溯性。文件涵盖质量手册、程序文件、作业指导书及记录等。

文件类型	主要内容
质量手册	概述质量方针、质量目标、组织结构,以及资源管理、客户关系、产品实现、测量/分析/改进、文件管理等方面的管理流程
程序文件	包括管理标准文件、技术标准文件,详细规定各项质量活动的执行程序
作业指导书	操作标准文件,为具体操作提供详细指导
记录管理	所有与质量相关的活动均需有详细记录,以便追溯与审计

(3)供应商与物料管理

管理内容	相关要求
供应商选择	基于质量、价格、服务等标准,选择符合要求的供应商,建立合格供应商名单
审计与评估	定期对供应商进行质量审计,评估其质量管理体系的有效性,以达到供应商始终提供质量合格产品能力的确认
物料接收与储存	对到货物料进行质量检查,按照规定条件进行储存,防止污染、交叉污染和混淆

(4)生产过程控制:企业应实施严格的生产过程控制,以确保产品的生产过程符合法律法规要求,同时确保产品的质量始终保持稳定和一致。其控制内容包括①关键公用设施验证;②设备验证;③工艺验证;④关键点控制(CCP)与中间产品监测;⑤卫生、清洁与消毒。

(5)产品检验与放行 企业应实施严格的质量检验程序,确保每批产品均符合质量标准后放行。

检验内容	要求
检验标准	依据国家标准和注册标准制定企业内控标准以及操作规程
样品管理	应规范样品的采集、保存、运输和处理,确保检验结果的准确、可靠
检测设备的确认与校验	监测设备应评估确认必要性和级别,并经确认和定期校验
分析方法的验证	分析方法应评估确认/验证范围,并进行确认或验证。任何对已验证分析方法的改变应该按照变更程序管理
质量检验	应对成品进行质量检验,确保每一批产品均符合质量标准
放行程序	所有批次产品须经质量检验部门审核无误后,方可放行销售
稳定性考察	应制定稳定性考察计划,并确定产品的稳定性特征与储存有效期

(6)持续改进与CAPA机制 建立持续改进机制,对发现的问题及时采取纠正与预防措施(CAPA)。

1)质量回顾:定期对产品、生产过程、客户投诉等进行回顾分析,识别改进机会。

2)CAPA管理:对发现的问题进行深入的调查,制定并实施CAPA计划,跟踪验证效果,CAPA管理流程包括:识别、评估、调查、分析问题;制定、执行CAPA计划;CAPA跟踪;CAPA关闭。

3)变更控制:应建立完善的变更控制制度,通过对变更的评估、审核和实施等过程进行规范化管理,降低变更对药品质量的影响。

(7)风险管理与合规体系

1)风险评估:对可能影响产品质量的风险因素进行识别、评估和控制。常用的风险评估工具有FMEA（失效模式与影响分析）和风险评估矩阵（RAM）。

2）合规性检查：定期对生产活动进行检查，确保符合GMP等法规要求。

（8）药品追溯与召回机制

1）追溯系统：记录药品生产、流通、使用等关键信息，确保药品的全生命周期的可追溯性。

2）召回程序：制定召回预案，明确召回范围、流程、责任人及沟通机制，确保在发现问题时能迅速启动召回程序。

3. 质量管理体系的实现 PDCA是指管理程序的四个阶段性环节，即：策划（plane）、实施（do）、检查（check）和处置（action），是一种获得广泛应用的质量管理方式，能够应用于所有的过程和整个质量体系的管理。

（1）质量体系的策划与建立 策划是PDCA的P环节，是PDCA的核心。药品生产企业实施GMP质量管理，策划并建立质量管理体系包括以下步骤：

步骤	相关任务或要求
制定质量方针与目标	企业的最高管理者应充分理解和掌握GMP原则和要求，制定与企业环境相适应、与战略方向相一致的质量方针和质量目标
确定体系的过程与相互关系	明确并承诺提供GMP规范要求以及为达成质量目标进行的各管理过程的资源需求
建立风险管理制度	风险的应对可选择：①规避风险；②为寻求机遇承担风险；③消除风险源；④改变风险的可能性或后果；⑤分担风险；⑥通过信息充分的决策而保留风险
建立文件管理体系	质量管理文件应该设置不同层次的文件体系以保证质量体系的有效运行。文件包括GMP管理要求的文件和确保质量管理体系有效性所需的文件。具体文件管理见下表

文件质量管理体系的建立

内容	类别、管理要求	说明
文件的分类	技术标准文件（STP）	生产和质量管理需要遵循的含有技术指标的文件，由国家、地方、行业（或企业）所颁布、制定的技术性规范、准则、规定、办法、标准、规程等书面文件
	管理标准文件（SMP）	以工作为对象，为明确管理职能、划清工作范围和权限、规范管理工作过程而制定的制度、规定、方法等书面文件
	操作标准文件（SOP）	以人为对象，为明确工作方法及内容、操作要求及步骤而制定的规程、程序、方法等书面文件
文件的管理	质量管理体系和GMP要求的文件应受控管理	确保在需要的场合和时机均可获得并适用，并予以妥善保护（如防止泄密、不当使用或缺失）
	受控文件应有受控管理程序	包括文件的分发、访问、检索和使用；文件的保存和防护，包括保持可读性；文件的更改控制（如版本控制）；文件的存档和处置（如文件收回、销毁等）

（2）质量体系的运行 质量体系的建设是PDCA的D环节，即实施环节。当质量体系策划完成并形成标准文件后，即进入策划实施阶段。应根据文件要求，设计具体的执行方法、实施方案和计划布局，再根据设计和布局，进行具体运作、实施计划中的内容。

（3）**质量体系的审核** 质量体系的审核是PDCA的C环节，即检查环节，包括内部审核和外部审核。内部审核如企业内部的管理评审或管理回顾；外部审核如监管机构的注册核查和GMP符合性检查，或调查、审计和其他评估等。除对产品及其形成过程的质量检查外，应进行以下相关检查：

1）体系运行概况 企业内部通过年度管理评审或因重大事件临时管理评审，或监管机构通过现场核查，对质量管理体系运行的有效性进行评审。

2）人员及其培训情况 应对企业各层次、各岗位人员，尤其是关键岗位人员，按要求进行审查、培训（包括内部和外部培训）和考核。

（4）**质量体系的改进** 质量体系的改进是PDCA的A环节，即处置环节。是对检查的结果进行处置，是PDCA的最后环节，也可能是启动下一轮PDCA的触发环节。对于重大或不能解决的问题（即风险不可接受、规避、消除或降低），则应重新策划，启动下一轮PDCA。其具体步骤：查找原因；CAPA评估；预期验证。

4. 质量管理体系持续改进 ICH Q10阐述了为管理和持续改进药品质量体系而应实施的措施。

步骤	说明	主要内容
药品质量体系的管理回顾	管理应有正式程序来定期回顾分析药品质量体系	1）衡量是否达到药品质量体系的目的 2）评估绩效指标：①投诉、偏差、CAPA和变更管理程序；②对外包活动的反馈；③自评估程序，包括风险评估、趋势分析和审计；④外部评估等
影响药品质量体系的因素监测	该因素包括影响药品质量体系的内部或外部因素	可能影响药品质量体系的新法规、指导原则和质量缺陷；可能强化药品质量体系的创新；商业环境和目标的改变；产品所有权的变更
管理回顾和监测的结果	对药品质量体系的管理回顾分析以及对内部和外部因素监测的结果	对药品质量体系及相关程序的改进；资源的分配或再分配和/或人员培训；对质量方针和质量目标的修订；对管理回顾分析的结果及措施予以文件记录并进行及时、有效的沟通

考点11 药品质量管理原则 ★★

（一）ISO质量管理原则

ISO 9000标准推荐以下八项质量管理原则。

原则	说明
以顾客为关注焦点	组织应理解顾客当前和未来的需求，满足顾客要求并争取超越顾客期望
领导作用	领导者确立统一宗旨和方向，使员工参与实现组织目标的内部环境
全员参与	各级人员需充分参与，为组织获益
过程方法	将相关的活动和资源作为过程进行管理，可以更高效地得到期望的结果
管理的系统方法	组织实现其目标的效率和有效性
（持续）改进	组织总体业绩的持续改进，是组织的目标
循证决策	有效决策使建立在数据和信息分析基础上
关系管理	组织与其供应方是相互依存的

(二)药品质量管理原则

药品生产或经营质量管理目标是确保药品的关键质量属性受控。即,质量符合药品标准、过程符合法律法规。药品质量管理在参照ISO 9000标准八项原则的基础上,结合行业领域的特殊性,应遵循的以下基本原则:

1. 依法合规原则　药品生产或经营企业的各项活动应符合《中华人民共和国药品管理法》《药品注册管理办法》《药品生产质量管理规范》或《药品经营质量管理办法》等有关法律法规的要求。

2. 产品安全原则　产品安全包括质量安全和生产安全,即药品生产和经营企业应当依据国家相关标准和规定,制定并执行质量控制标准,确保药品质量符合标准要求,同时注重环境、人员卫生、操作流程等方面的安全标准,确保生产全过程安全可控。

3. 全员参与原则　鼓励企业内的所有员工参与到质量管理体系中来,强调团队合作和跨部门协作,以实现质量目标。

4. 风险防控原则　定期对药品全生命周期中可能出现的产品质量与合规性等风险进行充分的评估,并采取必要的风险管控措施,即制定相应的纠正与预防措施(CAPA),实现风险管控前置,确保药品的生产、经营活动及产品质量的稳定性和可靠性。

质量风险管理流程包括以下步骤。

步骤	说明
风险评估	对风险的产生及其危害的识别、分析和评价,并形成风险评估报告
风险控制	包括作出决策来降低和/或接受风险
沟通	决策部门和其他人员之间可以在任何阶段交换和共享有关风险和风险管理信息
风险回顾	应定期(至少每年一次)进行质量风险的审核回顾

物料的风险评估是识别高风险项的重要手段,可以包括以下几个方面。

内容	说明
物料来源评估	评估供应商的可靠性、资质和信誉,了解物料生产过程、质量控制措施等
物料质量特性评估	对物料的物理、化学、生物等质量特性进行评估,了解其对产品质量的影响
物料使用风险评估	评估物料在使用过程中可能带来哪些风险,如操作难度、安全性等
建立高风险物料识别机制	制定高风险物料清单。根据物料的风险评估结果,制定高风险物料清单,明确哪些物料需要特别关注和控制
	建立专门的质量控制点。对于高风险物料设立专门的质量控制点,进行更加严格的质量检验和监控
	加强供应商管理。对提供高风险物料的供应商进行更加严格的管理和审核,确保其产品质量和供应稳定性

5. 持续改进原则　强调在产品或服务的整个生命周期内进行持续改进,确保产品质量和服务水平的持续稳定,通常遵循PDCA循环原则,持续改进包括:①定期回顾和分析高风险物料清单;②持续改进质量控制措施;③不良反应监测;④信息追溯管理。

第二章　生命药学

第一节　人体生物分子的结构与功能

考点 1　细胞的结构与功能 ★★★

细胞是人体最基本的结构和功能单位。

（一）细胞的基本结构

辛格和尼克森于1972年提出液态镶嵌模型学说。

细胞结构	组成	功能
细胞膜	脂质 蛋白质 糖类	①维持细胞形态和流动性，支持膜蛋白相互作用 ②膜泡运输 ③细胞运动和分裂 ④整合膜蛋白参与物质转运 ⑤信号传递和细胞黏附
细胞质	①含水、蛋白质、糖、类脂质和无机盐等 ②内含细胞器：线粒体、内质网、高尔基复合体、溶酶体、中心体	①线粒体：能量储存和供应 ②内质网：粗面内质网合成蛋白质，滑面内质网合成脂类和固醇 ③高尔基复合体：参与蛋白质合成和分泌 ④溶酶体：消化细胞内物质 ⑤中心体：参与细胞分裂
细胞核	①核膜：具有选择性渗透作用 ②核仁：参与核糖体生物发生和rRNA合成 ③染色质：由DNA和碱性蛋白组成，细胞分裂时凝缩为染色体 ④核液	①储存遗传信息 ②控制细胞代谢、分化和增殖 ③DNA自我复制并控制蛋白质合成

（二）细胞的基本功能

1. 细胞膜的物质转运功能　物质跨膜转运的方式分为非载体转运、载体转运和膜动转运。非载体转运包括滤过和单纯扩散，属于被动转运。载体转运包括主动转运与易化扩散。膜动转运包括胞饮和胞吐。细胞膜物质转运的特点及影响因素详见"第三章 第二节 考点1 药物的跨膜转运"。

2. 细胞的信号转导功能　细胞的信号转导是指生物学信息（兴奋或抑制）在细胞间或细胞内转换和传递，并产生生物效应的过程，通常指跨膜信号转导，即生物活性物质（激素、神经递质、细胞因子等）通过受体或离子通道的作用而激活或抑制细胞功能的过程。

信号分子：参与完成信号转导的化学物质。

信使分子：专司生物信息携带功能的小分子物质。

信号转导通路：完成信号转导的信号分子链。

因此，细胞信号转导的核心在于通过特定信号转导通路进行生物信息的细胞内转换与传递过程，并可涉及对相关功能蛋白质的基因表达过程的调控。

受体：是指细胞中具有接受和转导信息功能的蛋白质。

配体：能与受体发生特异性结合的活性物质。

依据膜受体的特性可分为多种通路，主要是离子通道型受体、G-蛋白偶联受体、酶联型受体和招募型受体。

（三）细胞的生物电现象

种类	形成原因	产生机制	影响因素
静息电位	带电离子跨膜转运，取决于离子膜两侧浓度差及膜对其通透性	①细胞膜两侧离子浓度差与平衡电位 ②静息时细胞膜对离子的通透性 ③钠泵的生电作用	①细胞外液 K^+ 浓度 ②膜对 K^+ 和 Na^+ 的相对通透性 ③钠泵活动水平
动作电位	①升支（去极相） ②降支（复极相） ③后超极化	①"全或无"现象 ②不衰减传播变 ③脉冲式发放	①离子的电-化学驱动力 ②细胞膜离子的通透性

考点2 蛋白质结构与功能 ★★★

（一）蛋白质的分子组成

蛋白质种类繁多、结构各异，但元素组成类似，主要含碳（50%~55%）、氢（6%~7%）、氧（19%~24%）、氮（13%~19%）、硫（0~4%），部分含少量磷、碘或铁、铜等金属元素。各种蛋白质氮含量接近，平均为 16%。

1. 氨基酸 氨基酸是组成蛋白质的基本结构单位。存在于自然界的氨基酸有 300 余种，但构成天然蛋白质的氨基酸仅有 20 种，除甘氨酸外，蛋白质中的氨基酸均属 L-α-氨基酸。生物界中也发现了一些 D-氨基酸。

2. 氨基酸的分类 20 种天然氨基酸按侧链结构和理化性质分为 5 类：①非极性脂肪族氨基酸；②极性中性氨基酸；③芳香族氨基酸；④酸性氨基酸；⑤碱性氨基酸。有两种特殊氨基酸：①脯氨酸；②半胱氨酸。

3. 氨基酸的理化性质

（1）氨基酸的两性解离性质和等电点　氨基酸在溶液中的解离状态受溶液 pH 值影响，在某一 pH 值溶液中，正、负电荷的量相等呈电中性，此时溶液 pH 值为该氨基酸的等电点。

（2）氨基酸的紫外吸收特性　有共轭双键的物质具有紫外吸收。20 种基本氨基酸中，色氨酸、酪氨酸最大吸收峰在 280nm 波长附近，利用此特性可通过测量 280nm 波长的紫外吸光度对蛋白质溶液定量分析。

（3）茚三酮反应　α-氨基酸与茚三酮水合物在水溶液中加热反应生成蓝紫色物质，可在 570nm 波长下比色测定样品中氨基酸含量，也可在分离氨基酸时作为显色剂定性、定量测定氨基酸。

4. 蛋白质是由氨基酸残基组成的多肽链

（1）肽　氨基酸通过肽键（—CO—NH—）相连而形成的化合物称为肽。一个氨基酸的 α-羧基与另一个氨基酸的 α-氨基脱水缩合，形成肽键（酰胺键）。肽可分为四类：①二肽；②三肽；③寡肽；④多肽。

（2）生物活性肽　天然氨基酸以不同组成和排列方式构成的从二肽到复杂的线性、环形结构的不同肽类的总称。具有促进免疫、激素调节、抗菌、抗病毒、降血压、降血脂等作用。

(二) 蛋白质的分子结构

蛋白质为生物大分子物质，具有三维空间结构，执行复杂的生物学功能。蛋白质结构与功能之间的关系非常密切。

结构层次	定义	形式	特点
一级结构	蛋白质多肽链中氨基酸残基的排列顺序	/	由遗传信息决定，是蛋白质最基本的结构
二级结构	多肽链主链中各原子在各局部的空间排布	α-螺旋	①肽链局部盘曲成螺旋形结构 ②右手螺旋 ③每圈3.6个氨基酸残基，螺距0.54nm ④氢键维持稳定 ⑤受氨基酸侧链性质影响
二级结构	多肽链主链中各原子在各局部的空间排布	β-折叠	①肽链呈锯齿状结构 ②两段以上β-折叠平行排布，通过氢键形成β-片层 ③分为顺向平行和逆向平行结构
二级结构	多肽链主链中各原子在各局部的空间排布	β-转角	①多肽链中180°的转折 ②通常由4个氨基酸残基构成，通过氢键维持稳定
二级结构	多肽链主链中各原子在各局部的空间排布	无规卷曲	多肽链中规则性不强的区段构象
超二级结构	多肽链中邻近的二级结构在空间折叠中靠近，形成规则的二级结构聚集体	①α-螺旋组合（αα） ②β-折叠组合（ββ） ③α-螺旋、β-折叠组合（βαβ）	模体是特殊功能的超二级结构
三级结构	多肽链中各个二级结构的空间排布及侧链基团之间的相互作用关系	/	①结构域：三级结构层面上的局部折叠区，可能是活性部位 ②维系动力为疏水作用（主要动力）；其他动力还有氢键、盐键、范德瓦耳斯力、二硫键等
四级结构	由两条以上具有独立三级结构的肽链通过非共价键聚合而成，亚基的空间排布及相互接触称为蛋白质的四级结构	/	/

(三) 蛋白质结构与功能的关系

1. 蛋白质的一级结构与其构象及功能的关系 ①蛋白质一级结构是空间结构的基础；②特定空间构象主要由肽链和侧链R基团形成的次级键维持；③多肽链合成后，可根据一级结构特点自然折叠和盘曲形成空间构象。

2. 蛋白质空间构象与功能活性的关系 蛋白质的空间构象是功能活性的基础，构象变化会导致功能活性改变。变性时，空间构象破坏，功能活性丧失；复性后，构象恢复，活性恢复。

(1) 协同效应 此种一个亚基与其配体结合，促使另一亚基变构从而影响其与配体结合能力的现象称为协同效应。

（2）别构效应　在生物体内，当某种物质特异地与蛋白质分子的某个部位结合，触发该蛋白质的构象发生一定变化从而导致其功能活性的变化，这种现象称为蛋白质的别构效应。

考点3 核酸结构与功能 ★★★

（一）核酸的化学组成

1. 核酸的元素组成　组成核酸的元素有 C、H、O、N、P 等，与蛋白质比较，其组成上有两个特点：①核酸一般不含元素 S；②核酸中 P 的含量较多并且恒定，占 9%～10%。因此，核酸定量测定的经典方法，是以测定 P 含量来代表核酸量。

2. 核酸的基本单位　核酸包括脱氧核糖核酸（DNA）和核糖核酸（RNA）两大类。DNA 的基本组成单位是脱氧核糖核苷酸，而 RNA 的基本组成单位是核糖核苷酸。

（1）核苷酸的碱基组成　①碱基为含氮杂环化合物，分为嘌呤和嘧啶两类；②嘌呤碱：鸟嘌呤（G）、腺嘌呤（A）；嘧啶碱：胞嘧啶（C）、尿嘧啶（U）、胸腺嘧啶（T）；③DNA 含 G、A、C、T；RNA 含 G、A、C、U。

（2）核苷酸的形成　①戊糖的羟基与磷酸通过磷酸二酯键连接形成核苷酸；②大多数核苷酸是核糖或脱氧核糖C5′羟基被磷酸酯化，形成5′-核苷酸，进一步磷酸化可生成核苷二磷酸和核苷三磷酸。

（3）环化核苷酸　①主要形式：3′,5′-环化腺苷酸（cAMP）和3′,5′-环化鸟苷酸（cGMP）。②功能：在细胞代谢调节和跨细胞膜信号传递中起重要作用。

（二）DNA的空间结构与功能

基因组：细胞内遗传信息的携带者染色体所包含的DNA总体。

结构		特点
一级结构		①由 4 种核苷酸（dAMP、dCMP、dGMP、dTMP）通过3′,5′-磷酸二酯键连接形成的多聚核苷酸 ②核苷酸之间的差异仅在于碱基的不同 ③DNA分子具有方向性：5′端和3′端
二级结构		①双螺旋结构 ②链的骨架由脱氧核糖和磷酸基交替构成，位于外侧 ③碱基位于内侧，通过氢键形成碱基互补配对（A-T、C-G） ④两股链走向反平行（5′→3′和3′→5′） ⑤双螺旋表面形成大沟和小沟 ⑥稳定性由氢键和碱基堆积力维系
DNA的高级结构	DNA的超螺旋	①双螺旋DNA进一步扭曲盘绕形成超螺旋结构 ②原核生物DNA多为共价封闭环状分子，形成超螺旋 ③真核生物DNA与蛋白质结合，形成突环结构
	核小体	①核小体是染色质的基本结构单位 ②核心颗粒：组蛋白 H2A、H2B、H3、H4 构成的八聚体 ③连接区：约60bp DNA 和组蛋白H1 ④核小体使DNA压缩，进一步折叠成30nm纤维结构
	染色质	①真核生物染色体在细胞周期中以染色质形式存在 ②染色质由核小体成串排列形成纤维状结构 ③主要成分：DNA（占27%）、组蛋白和非组蛋白

（三）RNA的空间结构与功能

RNA：①RNA种类繁多，分子质量较小，通常以单链形式存在，可有局部二级结构；②含尿嘧啶（U），不含胸腺嘧啶（T），碱基配对为C-G、U-A；③RNA中稀有碱基较多，tRNA具有明确的三级结构。

类型		结构	功能
信使RNA（mRNA）		5'端有m7pGppp帽子，3'端有polyA尾巴，无内含子（成熟mRNA）	①mRNA是DNA遗传信息传递至细胞质的中间物，作为蛋白质合成的模板 ②mRNA的密码子序列决定合成蛋白质的氨基酸序列
核不均一RNA（hnRNA）		初级转录产物，含内含子和外显子，转录后修饰成成熟mRNA	经加工成为成熟mRNA
转运RNA（tRNA）		①二级结构呈三叶草形，包含DHU环、反密码子环、TΨC环和CCA-OH末端 ②三级结构呈倒L形 ③反密码子与mRNA密码子配对，确保氨基酸正确引入蛋白质合成位点	①tRNA是蛋白质合成中的接合器分子，携带氨基酸到核蛋白体上 ②tRNA分子由70~120个核苷酸组成 ③tRNA中含10%~20%稀有碱基
核蛋白体RNA（rRNA）		/	①rRNA是细胞中含量最多的RNA，与核糖体蛋白质共同构成核糖体 ②核糖体为蛋白质合成提供场所，募集mRNA、tRNA和蛋白质因子 ③原核和真核生物的核蛋白体均由大、小亚基组成
其他RNA分子	核小RNA（snRNA）	存在于真核细胞核内，是snRNP的组成成分	参与hnRNA成熟转变为mRNA的过程中参与RNA的剪接和mRNA从核到质的运输
	核酶（催化性RNA）	/	具有催化作用的小RNA，参与特殊RNA的剪接
	核仁小RNA	/	参与rRNA中核苷酸残基的修饰
	小干扰RNA（siRNA）、微小RNA（miRNA）	/	参与转录后调控，通过RNA-RNA相互作用，促进靶RNA降解，特异地拮抗基因的表达

考点4 酶的结构与功能★★

（一）酶的分子组成

类型	定义	特点
单纯酶	基本组成单位仅为氨基酸的一类酶	催化活性取决于蛋白质结构
结合酶	由酶蛋白和辅助因子组成，两者结合形成全酶，全酶具有催化活性	①酶蛋白：蛋白质部分，决定酶的特异性 ②辅助因子：非蛋白质部分。包括小分子有机化合物（辅酶）和金属离子

（二）酶的活性中心

（1）必需基团　酶分子中与酶活性相关的功能基团，包括—NH_2、—COOH、—SH、—OH等，但并非所有功能基团都与酶活性有关。

（2）活性中心　必需基团在空间结构上靠近，形成具的有一定空间结构的区域。活性中心与底物结合并将底物转化为产物。构成酶活性中心的必需基因包括结合基团和催化基团。

（三）同工酶

同工酶是指催化的化学反应相同，酶蛋白的分子结构、理化性质乃至免疫学性质不同的一组酶。这类酶存在于生物的同一种属或同一个体的不同组织甚至同一组织或细胞中。

（四）酶的分类

类别	功能	举例
氧化还原酶类	催化氧化还原反应	乳酸脱氢酶、琥珀酸脱氢酶、细胞色素氧化酶、过氧化氢酶、过氧化物酶
转移酶类	催化底物之间基团转移或交换	甲基转移酶、氨基转移酶、乙酰转移酶、转硫酶、激酶和多聚酶
水解酶类	催化底物发生水解反应	蛋白酶、核酸酶、脂肪酶和脲酶等
裂合酶类	催化从底物移去一个基团并形成双键的反应或其逆反应	脱水酶、脱羧酶、醛缩酶、水化酶
异构酶类	①催化分子内部基团位置互变 ②几何或光学异构体互变 ③醛酮互变	变位酶、表构酶、异构酶、消旋酶
合成酶类	催化两种底物形成一种产物，同时偶联高能键水解和释能	DNA 连接酶、氨基酰 - tRNA 合成酶、谷氨酰胺合成酶
易位酶类	将离子或分子从膜的一侧易位到另一侧	ABC 型硫酸转运体、线粒体蛋白质转运ATP 酶

第二节　人体代谢

考点1　柠檬酸循环★★

柠檬酸循环即三羧酸循环（TCA cycle），是由线粒体内一系列酶促反应构成的循环反应系统。柠檬酸循环反应过程中，首先由乙酰CoA（主要来自于三大营养物质的分解代谢）与草酰乙酸缩合生成含3个羧基的柠檬酸，再经过4次脱氢、2次脱羧，生成4分子还原当量和2分子CO_2，最终重新生成草酰乙酸再进入下一轮循环。

（一）柠檬酸循环由八步反应组成

1. 乙酰CoA与草酰乙酸缩合成柠檬酸。
2. 柠檬酸经顺乌头酸转变为异柠檬酸。
3. 异柠檬酸氧化脱羧转变为α-酮戊二酸。
4. α-酮戊二酸氧化脱羧生成琥珀酰CoA。

5. 琥珀酰CoA合成酶催化底物水平磷酸化反应。
6. 琥珀酸脱氢生成延胡索酸。
7. 延胡索酸加水生成苹果酸。
8. 苹果酸脱氢生成草酰乙酸。

柠檬酸循环的起始	2个碳原子的乙酰CoA与4个碳原子的草酰乙酸缩合,生成6个碳原子的柠檬酸
脱氢反应	循环中共发生4次脱氢反应: ①3次脱氢由NAD^+接受,生成3分子$NADH+H^+$ ②1次脱氢由FAD接受,生成1分子$FADH_2$ ③这些电子传递体将电子传给氧,生成ATP
CO_2的生成	1分子乙酰CoA进入柠檬酸循环后,生成2分子CO_2,是体内CO_2的主要来源
能量生成	每循环一轮,通过底物水平磷酸化生成1分子GTP
总反应式	总反应:$CH_3CO \sim SCoA + 3NAD^+ + FAD + GDP + Pi + 2H_2O \rightarrow 2CO_2 + 3NADH + 3H^+ + FADH_2 + HS-CoA + GTP$
碳原子的来源	脱羧生成的2个CO_2的碳原子来自草酰乙酸,而非乙酰CoA,这是由于中间反应过程中碳原子置换所致
中间产物的更新	①草酰乙酸的碳架被部分更新,但含量无增减 ②柠檬酸循环的中间产物在反应前后质量不变
草酰乙酸的来源	①主要来自丙酮酸的直接羧化,或通过苹果酸脱氢生成 ②其最终来源是葡萄糖的分解代谢
中间产物的限制	①可能通过柠檬酸循环从乙酰CoA合成草酰乙酸或其他中间产物 ②中间产物也不能直接在柠檬酸循环中被氧化成CO_2和H_2O

(二)柠檬酸循环的生理意义

(1)柠檬酸循环是三大营养物质分解产能的共同通路。糖、脂肪、氨基酸分解代谢最终生成乙酰CoA,进入柠檬酸循环氧化供能。

(2)柠檬酸循环是糖、脂肪、氨基酸代谢联系的枢纽。三大营养物质通过柠檬酸循环在一定程度上相互转变。

考点2 糖代谢★★

(一)糖代谢与血糖

糖是人类食物的主要成分,约占食物总量的50%以上。

功能:①主要生理功能是为生命活动提供能源和碳源;②参与组成结缔组织等机体结构;③调节细胞信息传递;④构成NAD^+、FAD、ATP等生物活性物质;⑤形成激素、酶、免疫球蛋白等具有特殊功能的糖蛋白。

1. 糖的分解代谢

途径类别	特点
糖酵解途径	①在缺氧时提供部分急需能量 ②红细胞等少数组织生理情况下的供能途径

续表

途径类别	特点
有氧氧化途径	①消耗氧，是供能的主要途径 ②1mol 葡萄糖生成 30mol 或 32molATP，并产生 CO_2 和 H_2O
磷酸戊糖途径	①提供磷酸核糖和 NADPH ②饱食后肝内合成脂质时活跃

2. 糖原的合成与分解 体内由葡萄糖合成糖原的过程称为糖原合成。糖原是动物体内储存糖的形式。

种类	占比	功能
肝糖原	占肝重的 5%，总量约 100g	维持空腹血糖浓度的恒定，供全身利用
肌糖原	占肌肉质量的 1%~2%，总量约为 300g	提供肌肉本身收缩所需的能量
肾糖原	含量极少	主要参与肾的酸碱平衡调节作用

3. 糖异生作用 非糖物质（乳酸、甘油、生糖氨基酸等）转变为葡萄糖或糖原的过程称为糖异生。糖异生进行的主要场所在肝，而肾在正常情况下糖异生能力只有肝的 1/10，长期饥饿时肾糖异生能力增强。

糖异生的生理意义包括：①饥饿情况下维持血糖浓度恒定；②回收乳酸能量，补充肝糖原；③调节酸碱平衡。

4. 血糖的来源与去路 血液中葡萄糖称为血糖。血糖是糖的运输形式，可供各组织器官利用。血糖浓度保持相对恒定具有重要的生理意义，特别是脑和红细胞，它们在生理条件下，主要靠血糖供能。

血糖的去路有 4 个：①有氧氧化分解供能；②合成肝糖原和肌糖原储备；③转变成其他糖；④转变成脂肪或者氨基酸。

（二）血糖水平的激素调节

血糖的平衡主要通过激素调控实现，主要调节激素包括胰岛素、胰高血糖素、肾上腺素和糖皮质激素等。

激素种类	分泌细胞	功能	作用机制
胰岛素	胰腺 β 细胞	降低血糖	①促进肌细胞、脂肪细胞摄取葡萄糖 ②激活磷酸二酯酶，降低 cAMP，促进糖原合成、抑制糖原分解 ③激活丙酮酸脱氢酶，加速糖的有氧氧化 ④抑制肝内糖异生 ⑤抑制脂肪组织内激素敏感性脂肪酶，减少脂肪动员而以葡萄糖分解来获取能量
胰高血糖素	胰腺 α 细胞	升高血糖	①诱导 cAMP 依赖的磷酸化反应，加速肝糖原分解 ②抑制磷酸果糖激酶-2，激活果糖二磷酸酶-2，抑制糖酵解、加速糖异生 ③抑制肝内丙酮酸激酶，促进糖异生 ④激活脂肪组织内激素敏感性脂肪酶，促进脂肪分解

续表

激素种类	分泌细胞	功能	作用机制
糖皮质激素	肾上腺皮质	升高血糖	①促进肌蛋白质分解,增加糖异生原料 ②抑制丙酮酸氧化脱羧,阻止葡萄糖分解利用 ③协同增强其他激素的脂肪动员效应,促进脂肪酸供能
肾上腺素	肾上腺髓质	升高血糖(主要在应激状态下)	①引发肝和肌细胞内cAMP依赖的磷酸化级联反应,加速糖原分解 ②肝糖原分解为葡萄糖补充血糖 ③肌糖原无氧氧化生成乳酸,为肌收缩供能 ④对经常性血糖波动无显著影响

(三)糖代谢障碍与损伤

1. 葡萄糖耐受　正常人体内存在精细调节糖代谢的机制,一次性摄入大量葡萄糖后,血糖水平不会持续升高或大幅波动,人体对摄入葡萄糖的耐受能力称为葡萄糖耐受。

2. 糖代谢障碍与损伤　神经系统疾病、内分泌失调、肝肾功能障碍及某些酶的遗传缺陷等,均可影响血糖调节或导致糖代谢障碍。缺乏某些酶可引起先天性糖代谢障碍病。

疾病	定义	症状	病因
低血糖	血糖浓度低于2.8mmol/L	脑细胞依赖葡萄糖氧化供能,低血糖会导致头晕、倦怠无力、心悸,严重时发生低血糖休克,甚至死亡	①胰性:胰岛β细胞功能亢进、胰岛α细胞功能低下 ②肝性:肝癌、糖原累积病 ③内分泌异常:垂体功能低下、肾上腺皮质功能低下 ④肿瘤:胃癌等 ⑤饥饿或不能进食
高血糖	①空腹血糖浓度高于7.1mmol/L时称为高血糖 ②血糖浓度高于8.89~10.00mmol/L时超过肾糖阈,形成糖尿	持续性高血糖和糖尿,空腹血糖和糖耐量曲线高于正常范围	①遗传性胰岛素受体缺陷 ②肾疾病:慢性肾炎、肾病综合征等导致肾重吸收糖障碍 ③情绪激动:交感神经兴奋,肾上腺素分泌增加,肝糖原大量分解 ④临床操作:静脉滴注葡萄糖速度过快
糖尿病	糖尿病是最常见的糖代谢紊乱疾病	①高血糖和糖尿 ②并发症:糖尿病视网膜病变、糖尿病性周围神经病变、糖尿病周围血管病变、糖尿病肾病等	部分或完全胰岛素缺失、胰岛素抵抗

3. 糖尿病分型　①1型糖尿病:多发生于青少年,因自身免疫导致胰岛β细胞功能缺陷,胰岛素分泌不足;②2型糖尿病:与肥胖关系密切,可能由细胞膜上胰岛素受体功能缺陷引起;③妊娠糖尿病(3型);④特殊类型糖尿病(4型)。

考点 3　脂质代谢 ★★

脂质是脂肪和类脂的总称。脂肪又称甘油三酯。类脂主要包括磷脂、糖脂、胆固醇及胆固醇酯等。脂质既参与机体的物质和能量代谢,也广泛参与机体代谢的调节。

(一)脂质吸收与功能

1. 脂质的吸收　膳食脂质组成主要为甘油三酯,少量磷脂和胆固醇。

胃内消化:①胃脂酶水解短链、中链和不饱和长链脂肪酸的甘油三酯,生成游离脂肪酸和甘油二酯;②短链和中链脂肪酸经胃壁吸收进入门静脉,长链脂肪酸进入十二指肠。

小肠消化:①胰液含胰脂酶、磷脂酶A_2、胆固醇酯酶和辅脂酶等消化酶;②胆汁含胆汁酸盐,中和胃酸并乳化脂质,促进消化;③消化酶以酶原形式分泌,经蛋白酶水解激活。

吸收过程:消化产物形成混合微粒,穿过小肠黏膜细胞被吸收。

2. 脂质的生理功能

类别	生理功能
供能与储能	①脂肪是重要的供能和储能物质 ②脂肪储存量远多于糖原,是有效的储能形式
生物膜结构	类脂是生物膜的重要结构成分,磷脂双层流动镶嵌结构决定生物膜功能差异
代谢调节	磷脂酰肌醇-4,5-二磷酸水解生成1,4,5-三磷酸肌醇和甘油二酯,作为第二信使调节细胞代谢
胆固醇的功能	胆固醇是许多生物活性物质的前体。机体内许多重要化合物是由胆固醇转化生成,包括维生素D_3、类固醇激素、胆汁酸
其他功能	磷脂是血浆脂蛋白的重要结构成分,连接载脂蛋白与非极性脂质②脂质是脂溶性维生素消化、吸收和运转的必需条件

(二)甘油三酯代谢

1. 甘油三酯动员

(1)甘油三酯动员　甘油三酯在各种脂肪酶作用下被水解为游离脂肪酸和甘油释放入血并被机体组织利用的过程。

(2)甘油三酯脂肪酶是限速反应酶,受多种激素调节。

(3)调节激素　①促脂解激素:肾上腺素、胰高血糖素、促肾上腺皮质激素等增强甘油三酯脂肪酶活性;②抗脂解激素:胰岛素、前列腺素等抑制脂肪动员。

2. 脂肪酸的分解代谢

阶段	特点
活化	脂肪酸与CoA硫酯反应生成脂酰CoA,消耗1分子ATP和2分子高能磷酸键
转移	肉碱介导长链脂酰CoA转运进入线粒体,肉碱脂酰转移酶Ⅰ是调节酶
β-氧化	①包括脱氢、加水、再脱氢和硫解4步反应,生成乙酰CoA和少2个碳原子的脂酰CoA ②每轮β-氧化生成1分子$FADH_2$、1.5分子ATP和1分子NADH、2.5分子ATP
ATP生成	乙酰CoA进入三羧酸循环彻底氧化,生成大量ATP

3. 酮体的生成和利用

(1)酮体是脂肪酸在肝中不完全氧化的中间产物,包括乙酰乙酸、β-羟丁酸和丙酮,前二者为主要成分。

(2)酮体的生成　脂肪酸β-氧化生成的乙酰CoA在肝中合成酮体,主要反应包括乙酰

CoA缩合、HMG-CoA生成和裂解。

（3）酮体的利用　肝外组织利用酮体，将其转化为乙酰CoA进入三羧酸循环供能。

（4）酮血症、酮尿症与酸中毒　①酮体生成超过利用能力时，导致酮血症、酮尿症和酮症酸中毒；②常见于饥饿、糖尿病或高脂膳食后；③严重酮症酸中毒可威胁生命，需恢复糖代谢和纠正酸碱平衡。

（三）胆固醇代谢

1. 胆固醇的结构与生理功能

结构	存在形式	生理功能
以环戊烷多氢菲为骨架的含27个碳原子的复杂有机化合物	游离胆固醇和酯化胆固醇	①生物膜的重要结构成分 ②重要化合物的前体

2. 胆固醇的内源性合成和调节

合成原料	合成部位	合成反应	合成调节
乙酰CoA和NADPH	①前期反应在细胞液中进行 ②HMG-CoA合成后进入微粒体完成胆固醇合成	①乙酰CoA到HMG-CoA ②HMG-CoA还原为羟甲戊酸 ③MVA最终合成胆固醇	①HMG-CoA还原酶是胆固醇合成的关键调节酶 ②他汀类药物通过竞争性抑制HMG-CoA还原酶的活性减少胆固醇合成，降低血浆胆固醇水平

3. 胆固醇的酯化

（1）酯化过程　游离胆固醇可酯化为胆固醇酯。

（2）催化酶　①血浆中的磷脂酰胆碱-胆固醇脂酰基转移酶（LCAT）；②细胞液中的脂酰CoA-胆固醇脂酰基转移酶（ACAT）。

（3）胆固醇酯的水解　血浆和细胞液中的胆固醇酯可在胆固醇酯酶催化下水解为游离胆固醇和脂肪酸。

4. 胆固醇的转化与排泄

（1）维生素D_3的生成　①皮肤细胞内的胆固醇经脱氢可生成7-脱氢胆固醇，在紫外线作用下转化为维生素D_3；②维生素D_3需经肝、肾代谢转化为活性形式$1,25-(OH)_2D_3$，调节钙磷代谢。

（2）类固醇激素的生成　①所有类固醇激素均由胆固醇转化产生；②类固醇激素依其合成部位可分为肾上腺皮质激素和性激素。

（3）胆汁酸　①胆汁酸是胆固醇最主要的转化产物；②作为表面活性剂，促进脂质和脂溶性维生素的消化吸收；③是胆固醇排泄的主要形成和途径；④限速反应：胆固醇的7α-羟化反应。

（四）血浆脂蛋白代谢

1. 血浆脂蛋白的分类

（1）血浆中的脂质统称为血脂，其共同的物理性质是难溶于水，血浆脂蛋白是由血浆脂质和特殊蛋白质所组成的可溶性生物大分子。

（2）超速离心法和电泳法是常用的血浆脂蛋白分离方法。

分类	说明
超速离心法	①乳糜微粒（CM） ②极低密度脂蛋白（VLDL） ③低密度脂蛋白（LDL） ④高密度脂蛋白（HDL）
电泳法	①乳糜微粒 ② β-脂蛋白：对应LDL ③前 β-脂蛋白：对应VLDL ④ α-脂蛋白：对应HDL

（3）各类血浆脂蛋白的组成、性质和主要生理功能

分类	密度法 电泳法	乳糜微粒	极低密度脂蛋白 前 β-脂蛋白	低密度脂蛋白 β-脂蛋白	高密度脂蛋白 α-脂蛋白
性质	密度	<0.95	0.95~1.006	1.006~1.063	1.063~1.210
	S_f值	>400	20~400	0~20	沉降
	电泳位置	原点	$α_2$-球蛋白	β-球蛋白	$α_1$-球蛋白
	颗粒直径（nm）	80~500	25~80	20~25	5~17
组成（%）	蛋白质	0.5~2	5~10	20~25	50
	脂质	98~99	90~95	75~80	50
	甘油三酯	80~95	50~70	10	5
	磷脂	5~7	15	20	25
	胆固醇	1~4	15	45~50	20
	游离胆固醇	1~2	5~7	8	5
	酯化胆固醇	3	10~12	40~42	15~17
载脂蛋白 组成（%）	Apo A I	7	<1	/	65~70
	Apo A II	5	/	/	20~25
	Apo A IV	10	/	/	/
	Apo B100	/	20~60	95	/
	Apo B48	9	/	/	/
	Apo C I	11	3	/	6
	Apo C II	15	6	微量	1
	Apo C III 0~2	41	40	/	4
	Apo E	微量	7~15	<5	2
	Apo D	/	/	/	3
合成部位	/	小肠黏膜细胞	肝细胞	血浆	肝、肠、血浆
功能	/	转运外源性甘油三酯及胆固醇	转运内源性甘油三酯及胆固醇	转运内源性胆固醇	逆向转运性胆固醇

2. 不同来源脂蛋白的功能和代谢途径

分类	功能	代谢途径
乳糜微粒（CM）	主要转运外源性甘油三酯及胆固醇	①小肠黏膜细胞合成新生CM，经淋巴道入血 ②从HDL获得Apo C及E，形成成熟CM ③Apo CⅡ激活LPL，水解CM中的甘油三酯及磷脂 ④CM残粒被肝细胞摄取并降解 ⑤半衰期：5~15分钟
极低密度脂蛋白（VLDL）	转运内源性甘油三酯	①肝细胞合成VLDL，分泌入血后从HDL获得Apo C ②Apo CⅡ激活LPL，水解VLDL中的甘油三酯 ③VLDL转变为IDL，部分被肝细胞摄取，其余进一步水解为LDL ④半衰期：6~12小时
低密度脂蛋白（LDL）	转运内源性胆固醇	①通过LDL受体途径或单核-吞噬细胞系统降解 ②LDL受体识别Apo B100或Apo E，内吞后与溶酶体融合，释放游离胆固醇 ③游离胆固醇调节细胞胆固醇代谢 ④半衰期：2~4天
高密度脂蛋白（HDL）	逆向转运胆固醇	①新生HDL由肝和小肠合成，或从CM及VLDL代谢中形成 ②胆固醇逆向转运（RCT）：胆固醇从肝外细胞移出至HDL；HDL中的胆固醇酯化并转运至肝，肝将胆固醇转化为胆汁酸排出 ③HDL是Apo CⅡ的贮存库

3. 异常脂蛋白血症

（1）高脂血症　血脂水平高于正常范围上限即高脂血症。

（2）高脂蛋白血症　血脂的异常必然反映为血浆脂蛋白的异常。

（3）1970年，世界卫生组织将高脂蛋白血症分为6型，其血浆脂蛋白及血脂的改变见下表。

分型	血浆脂蛋白变化	血脂变化	
Ⅰ	乳糜微粒增高	甘油三酯↑↑↑	胆固醇↑
Ⅱa	低密度脂蛋白增加	胆固醇↑↑	
Ⅱb	低密度脂蛋白及极低密度脂蛋白同时增加	胆固醇↑↑	甘油三酯↑↑
Ⅲ	中间密度脂蛋白增加（电泳出现β带）	胆固醇↑↑	甘油三酯↑↑
Ⅳ	极低密度脂蛋白增加	甘油三酯↑↑	
Ⅴ	低密度脂蛋白及乳糜微粒同时增加	甘油三酯↑↑↑	胆固醇↑

注：箭头个数越多，表明升得越高

考点 4 氨基酸代谢 ★★

营养必需氨基酸：人体内有9种氨基酸不能合成，必须由食物供应的氨基酸，包括缬氨酸、异亮氨酸、亮氨酸、苏氨酸、甲硫氨酸、赖氨酸、苯丙氨酸、色氨酸和组氨酸。

营养非必需氨基酸：其余11种氨基酸体内可以合成，不一定需要由食物供应的氨基酸。

分类	功能
氨基酸	①合成蛋白质，蛋白质的基本组成单位，满足机体生长发育及组织修复更新的需要 ②合成含氮化合物 ③生物转化 ④氧化供能

续表

分类	功能
蛋白质	①维持细胞和组织的生长、更新、修补 ②参与催化、运输、代谢调节等生命活动 ③可分解为氨基酸，作为能源物质氧化分解释放能量

（一）体内蛋白质分解代谢

蛋白质是具有高度种属特异性的大分子化合物，不易被吸收，若未经消化而直接进入体内，常会引起免疫反应。

1. 外源性蛋白质消化成寡肽和氨基酸后被吸收

（1）通过转运蛋白完成氨基酸和小肽的吸收　不仅存在于小肠黏膜细胞，也存在于肾小管细胞和肌细胞等细胞膜上。

（2）通过γ-谷氨酰基循环完成氨基酸的吸收　可通过γ-谷氨酰基循环进行。

2. 未消化吸收蛋白质在大肠下段发生腐败作用

（1）肠道细菌通过脱羧基作用产生胺类。

（2）肠道细菌通过脱氨基作用产生氨。

（3）腐败作用产生其他有害物质。

（二）氨基酸的分解代谢

1. 体内蛋白质的分解

（1）蛋白质降解的一般情况　人体内蛋白质处于动态平衡，每天有1%~2%被降解。降解产生的氨基酸中，70%~80%被重新利用合成新蛋白质。

（2）蛋白质降解途径　①不依赖ATP的过程：降解细胞外来源的蛋白质、膜蛋白和长寿命的细胞内蛋白质；②依赖ATP和泛素的过程：在细胞质中降解异常蛋白质和短寿命蛋白质。

2. 氨基酸的脱氨基作用

分类	过程	特点
转氨基脱氨基作用	转氨酶催化α-氨基酸将氨基转移给α-酮酸，生成新的氨基酸和相应的α-酮酸	反应可逆，平衡常数接近1.0
L-谷氨酸氧化脱氨基作用	L-谷氨酸脱氢酶催化L-谷氨酸氧化脱氨生成α-酮戊二酸和氨	L-谷氨酸是唯一能进行氧化脱氨基反应的氨基酸，辅酶为NAD^+或$NADP^+$
联合脱氨基作用	转氨酶与L-谷氨酸脱氢酶协同作用，将氨基酸转变成氨及相应的α-酮酸	是体内主要的脱氨基方式
嘌呤核苷酸循环脱氨基作用	心肌和骨骼肌中，氨基酸通过转氨基作用生成天冬氨酸，天冬氨酸与次黄嘌呤核苷酸（IMP）反应生成腺苷酸代琥珀酸，最终释放氨	适用于L-谷氨酸脱氢酶活性较低的组织
氨基酸氧化酶催化的脱氨基作用	L-氨基酸氧化酶催化氨基酸氧化成α-亚氨基酸，再水解为α-酮酸，并释放铵离子，同时生成过氧化氢，被过氧化氢酶分解为氧和水	主要存在于肝肾组织中

（三）氨基酸碳链骨架的转换与分解

氨基酸脱氨基后生成的 α-酮酸可以进一步代谢，主要有三方面的代谢途径。

分类	过程	说明
α-酮酸的彻底氧化分解	α-酮酸通过柠檬酸循环与生物氧化体系彻底氧化生成 CO_2 和 H_2O	可释放能量，供机体生理活动需要
α-酮酸氨基化生成非必需氨基酸	α-酮酸经氨基化生成营养非必需氨基酸	α-酮酸可来自糖代谢和柠檬酸循环的产物
α-酮酸转变成糖和脂类化合物	①生糖氨基酸；②生酮氨基酸；③生糖兼生酮氨基酸	/

考点5 核苷酸代谢 ★★

核苷酸不仅是构成核酸的基本单位，也参与如下多种生物化学的关键反应过程：①合成能量代谢的关键物质；②作为生物合成过程中活性代谢物质的转运体；③作为辅酶结构的组成部分；④作为代谢信号的调节分子；⑤ATP的共价修饰作用可改变很多酶的活性。

（一）嘌呤核苷酸的合成与分解代谢

1. 嘌呤核苷酸的合成

类别	内容
从头合成途径	①原料：磷酸核糖、氨基酸、一碳单位等简单物质 ②合成次黄嘌呤核苷酸（IMP），由11步反应完成；IMP进一步转化为AMP和GMP，再生成ATP和GTP ③关键酶：磷酸核糖焦磷酸合成酶和酰胺转移酶
补救合成途径	①依赖PRPP的磷酸核糖化反应：APRT催化腺嘌呤生成AMP，HGPRT催化次黄嘌呤/鸟嘌呤生成IMP/GMP ②嘌呤核苷的磷酸化：腺苷激酶催化腺苷生成AMP ③特点：反应简单，耗能少，主要在肝脏进行
嘌呤核苷酸的抗代谢物	①叶酸类似物：如甲氨蝶呤，竞争性抑制二氢叶酸还原酶，干扰嘌呤碱合成 ②次黄嘌呤类似物：如6-巯基嘌呤，竞争性抑制嘌呤核苷酸合成 ③谷氨酰胺类似物：如氮杂丝氨酸，干扰谷氨酰胺参与的反应

2. 嘌呤核苷酸的分解代谢

（1）分解过程　①AMP和GMP脱磷酸；②释放核糖与嘌呤碱，次黄嘌呤和鸟嘌呤氧化为黄嘌呤，最终生成尿酸；③关键酶为黄嘌呤氧化酶。

（2）尿酸与疾病　高尿酸血症是尿酸盐浓度增高，导致尿酸盐结晶沉淀于软组织和关节腔，引发痛风性关节炎，可用别嘌醇治疗。

（二）嘧啶核苷酸的合成与分解代谢

1. 嘧啶核苷酸的合成

分类	内容
嘧啶核苷酸的从头合成	①前体物：氨基甲酰磷酸与天冬氨酸 ②特点：先合成嘧啶环，再转移磷酸核糖部分生成嘧啶核苷酸；合成路径不分支 ③合成过程：第一步：合成氨基甲酰磷酸，由谷氨酰胺提供氮，CPS Ⅱ 催化；第二步：6步反应生成尿嘧啶核苷酸；第三步：UMP经激酶催化生成UDP和UTP，UTP生成CTP

续表

分类	内容
脱氧核糖核苷酸的生成	①核糖核苷酸还原酶催化ADP、GDP、UDP、CDP还原为dADP、dGDP、dUDP、dCDP，再经激酶催化上述4种磷酸脱氧糖苷的磷酸化反应，生成三磷酸脱氧核糖核苷 ② dTMP生成：dUMP甲基化生成TMP，再生成dTDP和dTTP
嘧啶核苷酸的补救合成	①途径1：嘧啶磷酸核糖转移酶催化嘧啶碱基与PRPP生成嘧啶核苷酸 ②途径2：核苷磷酸化酶催化嘧啶碱基与一磷酸核糖生成嘧啶核苷，再经激酶催化生成嘧啶核苷酸
嘧啶核苷酸的抗代谢物	①胸苷酸合酶抑制剂：5-氟尿嘧啶（5-FU） ②叶酸类似物：甲氨蝶呤和氨蝶呤抑制二氢叶酸还原酶

2.嘧啶核苷酸的分解代谢

分类	内容
胞嘧啶的分解	胞嘧啶脱氨基生成尿嘧啶，尿嘧啶还原为二氢尿嘧啶，水解开环后分解为β-丙氨酸、CO_2和NH_3
胸腺嘧啶的分解	①过程：胸腺嘧啶降解为β-氨基异丁酸、CO_2和NH_3 ②后续反应：β-氨基异丁酸经转氨基反应生成甲基丙二酸半醛，最终形成琥珀酰CoA
氨的代谢	嘧啶碱分解生成的NH_3经转氨基作用与谷氨酸结合生成谷氨酰胺

第三节　感染与免疫

考点1 细菌★★

　　细菌是属原核生物界的一种单细胞微生物，形体微小，结构简单，具有细胞壁和原始核质，无核仁和核膜，除核糖体外无其他细胞器。广义的细菌泛指各类原核细胞型微生物，包括细菌、放线菌、支原体、衣原体、立克次体、螺旋体。

（一）细菌的形态

　　细菌的基本形态主要有球菌、杆菌和螺形菌三大类。

	形态	分类
球菌	球形或近似球形，直径约1μm	双球菌、链球菌、葡萄球菌
杆菌	直杆状或稍弯，大小、长短、粗细不一	链杆菌、棒状杆菌、球杆菌、分枝杆菌、双歧杆菌等
螺形菌	①弧菌：菌体呈弧形或逗点状 ②螺菌：菌体有数个弯曲 ③螺杆菌：菌体细长弯曲呈弧形或螺旋形	/

（二）细菌的结构

类别	结构	内容
基本结构	细胞壁	维持菌体形态，保护细菌，参与物质交换，诱发免疫应答
	细胞膜	参与物质交换、呼吸、生物合成和细胞分裂

续表

类别	结构	内容
基本结构	细胞质	细菌的内环境,含丰富酶类,是代谢的主要场所
	核质	细菌的遗传物质,无核膜、核仁和有丝分裂器
特殊结构	荚膜	黏液性物质,具有抗吞噬作用和抗原性,与致病性相关
	鞭毛	丝状物,具有运动功能,与致病性相关,具有免疫原性
	菌毛	①普通菌毛:具有黏附功能,与致病性相关芽孢关 ②性菌毛:传递质粒,传递毒性和耐药性
	芽孢	休眠体,抗性强,是灭菌指标

用革兰染色法可将细菌分为两大类,即革兰阳性菌和革兰阴性菌。两类细菌细胞壁的共有组分为肽聚糖,但各自有其特殊组分。

①肽聚糖:细菌细胞壁的主要组分,为原核细胞特有。
②革兰阳性菌:细胞壁较厚,含大量磷壁酸和特殊表面蛋白质。
③革兰阴性菌:细胞壁较薄,含外膜。

(三)细菌生理

细菌的生理活动包括摄取和合成营养物质,进行新陈代谢及生长繁殖。

细菌的细胞壁和细胞膜都有半透性,允许水及部分小分子物质通过,有利于吸收营养和排出代谢产物,细菌体内含有高浓度的营养物质和无机盐,一般革兰阳性菌的渗透压高达20~25kPa,革兰氏阴性菌为5~6kPa。

细菌所处一般环境相对低渗,但有坚韧细胞壁的保护不致崩裂。若处于比细菌内渗透压更高的环境中,菌体内水分逸出,胞质浓缩,细菌就不能生长繁殖。

1. 细菌的营养物质及转运方式

	分类	功能/特点
营养物质	碳源	合成含碳物质及细胞骨架,为细菌生长繁殖提供能量
	氮源	为细菌细胞合成蛋白质、核酸等生命大分子提供氮素
	无机盐	①作为酶或辅酶的组成部分,或调节酶的活性 ②调节并维持细菌细胞内的渗透压、氧化还原电位 ③作为某些细菌的能源 ④维持生物大分子和细胞结构的稳定性
	生长因子	细菌自身不能合成或合成不足,需外源补充
	水	①维持细胞结构和生存 ②提供代谢的液体介质环境 ③直接参与代谢 ④降低细胞内温度,维持生物化学反应的适宜温度 ⑤维持蛋白质、核酸的天然构象稳定
转运方式	单纯扩散	顺浓度梯度,不消耗能量
	易化扩散	借助载体蛋白顺浓度梯度,不消耗能量
	主动转运	逆浓度梯度,消耗能量
	基团转移	物质在转运过程中被化学修饰,消耗能量

2. 细菌的生长繁殖

（1）方式为二分裂，多数细菌代时为20~30分钟，结核分枝杆菌代时为18~20小时。

（2）细菌的群体生长繁殖可分为四期。

阶段	特点	表现
迟缓期	细菌进入新环境后的适应阶段，持续1~4小时	①菌体增大 ②代谢活跃，合成酶、辅酶和中间代谢产物，分裂迟缓，繁殖极少
对数期	细菌生长迅速，活菌数以几何级数增长，持续8~18小时	①形态、染色性、生理活性典型，对外界环境敏感 ②研究细菌生物学性状的最佳时期
稳定期	营养物质消耗，有害代谢产物积聚，繁殖速度减慢，死亡数增加	细菌形态、染色性和生理性状改变，芽孢、外毒素和抗生素等代谢产物在此期产生
衰亡期	细菌繁殖进一步减慢，死亡数超过活菌数	生理代谢活动趋于停滞

3. 细菌合成代谢产物

细菌利用分解代谢中的产物和能量不断合成菌体自身成分，同时还合成一些具有重要临床意义的代谢产物。

（1）**热原** 细菌合成的一种注入人体或动物体内能引起发热反应的物质。产生热原的细菌大多是革兰阴性菌，热原即为其细胞壁的脂多糖。

（2）**毒素** 细菌产生外毒素和内毒素两类毒素，在细菌致病作用中甚为重要。外毒素毒性强于内毒素，一般具有很强的免疫原性。外毒素和内毒素的区别见下表。

区别项目	外毒素	内毒素
微生物	革兰阳性菌和革兰阴性菌	革兰阴性菌
化学性质	蛋白质	脂多糖
热稳定性（100℃）	不稳定	稳定
甲醛脱毒作用	脱毒	不脱毒
同型抗体中和作用	完全	部分
生物学活性	个体性	所有内毒素相同

（四）临床常见致病菌

1. 致病菌种类繁多，对人类生命健康危害很大，常见致病菌及其所致疾病见下表。

病原微生物		传播途径	所致疾病	可选用的治疗药物
类别	菌名			
革兰阳性球菌	葡萄球菌	创口感染、消化道感染、呼吸道感染	疖痈、蜂窝织炎、麦粒肿、结膜炎等化脓性炎症	对青霉素、头孢菌素、红霉素敏感；对磺胺类药物中度敏感
革兰阳性球菌	链球菌	皮肤及皮下组织感染、呼吸道感染	伤口感染、淋巴结炎、淋巴管炎、丹毒、扁桃体炎、鼻窦炎、咽炎、产褥热、猩红热	青霉素+链霉素或庆大霉素
革兰阴性球菌	脑膜炎奈瑟菌	飞沫传染	流行性脑脊髓膜炎	青霉素或磺胺嘧啶
革兰阴性球菌	淋病奈瑟菌	性传染等	淋病、心内膜炎	青霉素

续表

病原微生物 类别	病原微生物 菌名	传播途径	所致疾病	可选用的治疗药物
革兰阴性杆菌	大肠埃希菌	条件致病菌	一般情况下不致病，当改变寄生部位侵入某些器官时，可导致阑尾炎、胆囊炎、腹膜炎、泌尿系统感染等	庆大霉素
	伤寒沙门菌	污染的食物、饮用水经口传染	伤寒、副伤寒	氯霉素
	铜绿假单胞菌	条件致病菌	创面感染、中耳炎、泌尿系统感染等	庆大霉素、多黏菌素B
	痢疾杆菌	污染的食物、饮用水经口传染	痢疾	氯霉素、磺胺类药物
	百日咳杆菌	飞沫传染	百日咳	对四环素、氯霉素敏感
革兰阳性杆菌	白喉杆菌	飞沫、食物传染	白喉	白喉抗毒素与青霉素合用
	破伤风梭菌	创伤感染	破伤风	万古霉素与青霉素合用
	气性坏疽病原菌	伤口感染	气性坏疽	相应抗毒素
分枝杆菌	结核分枝杆菌	消化道、呼吸道、皮肤、黏膜感染	肺结核、骨结核、肠结核等	异烟肼、链霉素、利福平、乙胺丁醇等
	麻风杆菌	接触传染	麻风病	氨苯砜、利福平

2. 非典型细菌

菌名	基本特性	传播途径	所致疾病
支原体	缺乏细胞壁，高度多形性，能通过滤菌器，最小的原核细胞型微生物	①肺炎支原体：呼吸道传播 ②溶脲脲原体：性接触传播、母-婴传播	原发性非典型肺炎、非淋球菌性尿道炎、膀胱炎、早产、流产、死胎
立克次体	以吸血节肢动物为传播媒介，严格细胞内寄生	吸血节肢动物叮咬或粪便污染伤口，或经呼吸道、消化道感染	流行性斑疹伤寒、地方性斑疹伤寒、恙虫病
衣原体	严格真核细胞寄生，有独特发育周期，能通过滤菌器	性接触和密切接触	沙眼、包涵体结膜炎、性病淋巴肉芽肿、呼吸道感染
螺旋体	细长、柔软、螺旋状，运动活泼	/	钩端螺旋体病、梅毒、回归热

（五）抗菌药物的作用机制

类别	靶点	药物	机制
抑制细菌细胞壁合成	革兰阳性菌细胞壁的黏肽	β-内酰胺类抗生素	抑制转肽酶，阻碍黏肽交叉联结，导致细胞壁缺损，菌体水分内渗，细菌肿胀、变形，最终破裂溶解而死亡

续表

类别	靶点	药物	机制
增加细菌胞浆膜通透性	细菌和真菌的胞浆膜	多黏菌素类、制霉菌素、两性霉素B、唑类	与膜成分结合或抑制固醇合成，增加膜通透性，导致菌体内物质外漏，细菌死亡
抑制细菌蛋白质合成	细菌核糖体	四环素类、氨基糖苷类、氯霉素、林可霉素、大环内酯类	作用于核糖体亚单位，抑制蛋白质合成的不同阶段，产生抑菌或杀菌作用
抗叶酸代谢	细菌叶酸合成途径	磺胺类药、甲氧苄啶	干扰叶酸合成，影响核酸合成，抑制细菌生长繁殖
抑制核酸代谢	细菌DNA和RNA合成	利福平、喹诺酮类	利福平：抑制DNA依赖的RNA多聚酶，阻碍mRNA合成 喹诺酮类：抑制DNA回旋酶，阻碍DNA复制和mRNA转录，杀灭细菌

考点2 病毒 ★★

病毒是一类形态最微小，结构最简单，只含单一核酸类型，必须在活细胞寄生以复制的方式增殖的非细胞型微生物。其主要特点是：①严格的细胞内寄生性，只能在一定种类的活细胞中增殖；②对抗菌药不敏感、但对干扰素敏感。

（一）病毒的结构与分类

1. 病毒的结构 病毒体是指有一定形态结构和感染性的完整病毒颗粒，测量单位为纳米。各种病毒体大小差别悬殊，最大约为300nm，最小约为30nm。病毒形态：呈球形或近似球形、杆状、子弹状、砖块状和蝌蚪状。引起人和动物疾病的病毒多为球形。

无膜病毒由核心和衣壳构成，称为核衣壳。有膜病毒核衣壳外还有一层包膜。

结构	成分	功能	其他
病毒的核心	DNA或RNA，分为DNA病毒和RNA病毒	携带病毒的全部遗传信息，决定病毒的遗传、变异、感染和复制	/
病毒的衣壳	由许多壳粒组成	①保护病毒核酸免受破坏 ②参与感染过程 ③具有免疫原性，诱导机体产生免疫应答	排列方式：螺旋对称型、20面体对称型、复合对称型
病毒的包膜	病毒成熟时通过宿主细胞膜或核膜获得	①维护病毒体结构的完整性 ②参与病毒的吸附、亲嗜性有关 ③糖蛋白具有免疫原性，诱导免疫应答	来源：病毒成熟时通过宿主细胞膜或核膜获得

2. 病毒的分类

分类	基因组	特点	示例
DNA病毒	大多数为双链DNA	DNA在细胞核内合成，蛋白质在胞质内合成	疱疹病毒、腺病毒
RNA病毒	大多数为单链RNA	人和动物细胞核的mRNA对流感病毒的转录有启动作用	流感病毒、副黏病毒
反转录病毒	单链RNA	携带反转录酶，以RNA为模板合成互补的DNA链，形成RNA-DNA中间体，最终整合到宿主细胞染色体DNA中成为前病毒	人类T淋巴细胞白血病病毒、HIV

(二)病毒的增殖

1. 病毒的复制周期

(1)复制周期　吸附、穿入、脱壳、生物合成及组装、成熟和释放。

(2)病毒的分类　①无包膜病毒：核衣壳即为成熟病毒体；②有包膜病毒：核衣壳以出芽方式释放，获得宿主细胞膜或核膜，形成包膜，包膜蛋白由病毒编码，具有特异性和抗原性。

2. 病毒增殖的细胞效应

(1)病毒在复制过程中拮抗或抑制宿主细胞的正常代谢，可致细胞损伤、裂解并释放出大量的子代病毒。

(2)①出芽释放的病毒不直接裂解细胞，但可因细胞代谢的改变最终导致细胞死亡；②巨细胞病毒可通过细胞间桥或细胞融合方式侵入新的细胞；③逆转录病毒则一方面可以出芽方式释放子代病毒，另外还可通过整合有病毒基因的细胞分裂后，将病毒基因传递入子代病毒。

3. 病毒的干扰现象

①干扰现象：当两种病毒同时感染同一细胞时，可发生一种病毒的增殖抑制了另一种病毒增殖的现象。

②机制：第一种病毒感染后，宿主细胞表面的受体被结合或细胞发生了代谢途径的变化，从而阻止另一种病毒的吸附、穿入细胞或生物合成，也可能与干扰素的产生有关。

(三)临床常见的致病性病毒

病毒名称	主要生物学性状	致病性、免疫性
流行性感冒病毒	病毒颗粒呈球形，核酸类型为单股负链RNA，分八个片段；病毒结构由内向外分三层（核心、内膜、外膜）	通过呼吸道传播；传染源是急性期患者；患者全身反应重；病毒易变异，病后免疫力不强
肝炎病毒	甲型、戊型：无包膜的小球形颗粒	通过粪-口途径传播；显性感染表现为急性黄疸性肝炎，一般不转化为慢性。感染后获牢固免疫力
	乙型、丙型、丁型：球形薄膜病毒体。抗原有三种：HbsAg、HbcAg、HbeAg	传染源是病人和抗原携带者，三者均通过血液及血制品传播
人类免疫缺陷病毒（HIV）	正链RNA病毒，带有逆转录酶	传染源为HIV感染者、ADIS患者。传播途径为带有HIV的血液和血液制品、性传播、垂直传播、免疫细胞受损，一旦感染终身带毒
脊髓灰质炎病毒	单股正链RNA病毒	通过粪-口途径传播；无论隐性或显性感染机体对同型病毒都可产生持久免疫力；6个月内婴儿有母体抗体的保护而较少感染。保护性免疫以体液免疫为主
流行性乙型脑炎病毒	单股正链RNA病毒	蚊既是该病毒的传播媒介，又是储存宿主。幼猪是最主要的传播源
流行性出血热病毒	单股负链RNA病毒	传播源是鼠类。途径是人与感染鼠的血液及其排泄物接触而感染。临床特点：起病急骤；主要症状是高热、皮下出血、肾损害

续表

病毒名称	主要生物学性状	致病性、免疫性
狂犬病毒	单股负链RNA病毒	宿主范围广，重要的传染源和传播途径是疯狗，病毒存在于病兽的唾液中。病毒若已经侵入中枢神经则无保护作用
疱疹病毒	病毒呈球形；线性双链DNA病毒	病毒感染可表现为增殖性感染和潜伏性感染

考点3 真菌★★

（一）真菌类型与致病性

（1）真菌是一种真核细胞型微生物。真菌感染的发生与机体的天然免疫状态有关，最主要的是皮肤黏膜屏障。皮脂腺分泌饱和、不饱和脂肪酸均有杀真菌作用。

（2）长期应用广谱抗菌药破坏菌群间的比例，或因恶性疾病以及长期服用免疫抑制剂后，机体免疫力降低，均可引起继发性真菌感染，某些内分泌功能失调也是促使某种真菌感染的一种因素。

（3）真菌的种类繁多，按其侵犯组织的部位可分为浅部感染真菌和深部感染真菌。不同的真菌可通过下列几种形式致病。

类别	内容
致病性真菌感染	①浅部感染机制：皮肤癣菌嗜角质性，产生角蛋白酶水解角蛋白，引起局部炎症和病变 ②深部感染机制：吞噬细胞中生存、繁殖，引起慢性肉芽肿或组织溃疡坏死
条件致病性真菌感染	①示例：假丝酵母菌、曲霉、毛霉 ②感染条件：机体免疫力降低
真菌超敏反应性疾病	①机制：吸入或食入菌丝或孢子引起超敏反应 ②表现：荨麻疹、变应性皮炎、哮喘等
真菌性中毒症	①原因：摄入霉变粮食中的真菌或其毒素 ②表现：急慢性中毒，可导致肝、肾损害，血液系统变化，或神经系统症状
真菌毒素与肿瘤	①特性：双呋喃氧杂萘邻酮衍化物，毒性强，小剂量即可致癌 ②污染情况：肝癌高发区的花生、玉米、油粮作物中黄曲霉污染率高 ③其他因素：肝瘤可能与乙型肝炎感染有关

（二）真菌结构与药物作用机制

1. 真菌结构

（1）真菌比细菌大几倍至几十倍，结构比细菌复杂。细胞壁不含肽聚糖，主要由多糖与蛋白质组成。

（2）多糖主要为几丁质的微原纤维，缺乏肽聚糖，故真菌不受青霉素或头孢菌素的作用。

（3）真菌的细胞膜与细菌的区别在于真菌含固醇而细菌不含固醇。灰黄霉素、制霉菌素B、克霉唑、酮康唑、伊曲康唑等对多种真菌有抑制作用。

2. 主要药物作用机制

类别	机制	应用
抗生素类抗真菌药	两性霉素B与真菌细胞膜的脂质麦角固醇结合，形成"微孔"，增加膜通透性，导致细胞内物质外漏，真菌死亡	①对哺乳动物细胞膜胆固醇酯有作用，毒副作用大 ②抗真菌作用强
唑类抗真菌药	抑制真菌细胞膜依赖CYP的14α-去甲基酶，导致14α-甲基固醇蓄积，拮抗麦角固醇合成，增加膜通透性，损伤ATP酶和电子传递系统酶功能	抑制真菌生长
嘧啶类抗真菌药	①通过渗透酶进入真菌细胞，脱氨为5-氟尿嘧啶，掺入RNA干扰蛋白质合成 ②代谢为5-氟嘧啶脱氧核苷，抑制胸腺嘧啶核苷合成酶，拮抗DNA合成	哺乳动物细胞不受影响
丙烯胺类抗真菌药	抑制角鲨烯环氧化酶，拮抗麦角固醇合成，导致真菌细胞膜成分合成障碍，产生抑菌或杀菌效应	/
棘白菌素类抗真菌药	①非竞争性抑制葡聚糖合成酶，导致真菌细胞壁葡聚糖缺乏，渗透压失常，细胞溶解 ②减少酵母细胞膜麦角固醇含量，抑制烯醇化酶整合	对大多数念珠菌有快速杀菌作用，对大多数曲霉菌有抑制作用，对新型隐球菌、镰刀菌、接合菌和毛孢子菌无效

考点4 免疫学基础 ★★★

（一）免疫系统的构成与功能

1. 免疫系统的组成

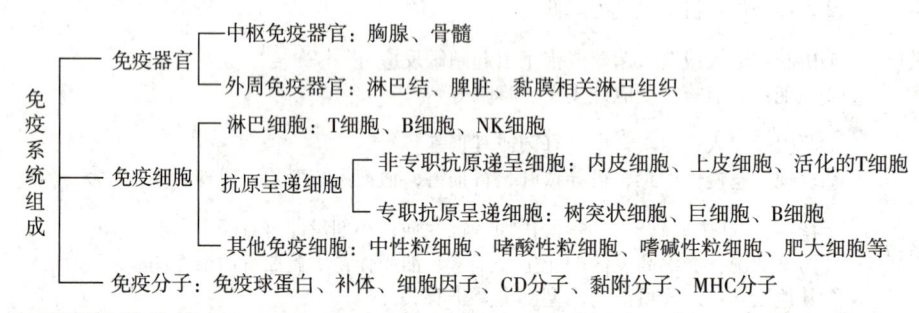

```
            ┌─ 免疫器官 ┬─ 中枢免疫器官：胸腺、骨髓
            │          └─ 外周免疫器官：淋巴结、脾脏、黏膜相关淋巴组织
免疫系统组成 ┤
            │          ┌─ 淋巴细胞：T细胞、B细胞、NK细胞
            ├─ 免疫细胞 ┼─ 抗原呈递细胞 ┬─ 非专职抗原递呈细胞：内皮细胞、上皮细胞、活化的T细胞
            │          │              └─ 专职抗原呈递细胞：树突状细胞、巨细胞、B细胞
            │          └─ 其他免疫细胞：中性粒细胞、嗜酸性粒细胞、嗜碱性粒细胞、肥大细胞等
            └─ 免疫分子：免疫球蛋白、补体、细胞因子、CD分子、黏附分子、MHC分子
```

2. 免疫系统的功能

功能名称	生理功能	病理表现
免疫防御	清除病原体及其他抗原物质	超敏反应（高）、免疫缺陷（低）
免疫自稳	清除损伤和衰老细胞	自身免疫病
免疫监视	清除突变或畸变细胞，防止肿瘤发生，破坏病毒感染细胞	肿瘤发生、病毒持续感染

（二）抗原、抗体

1. 抗原

（1）定义　抗原是一种能引起特异性免疫应答的物质。

（2）基本特性　①免疫原性：抗原在免疫应答中可激发机体免疫系统产生相应的抗体或

致敏淋巴细胞的能力；②免疫反应性：抗原可与免疫应答的产物抗体或T细胞发生特异性结合的能力。

（3）分类 ①完全抗原：既具有免疫原性，又拥有抗原性的物质；②半抗原：不具有免疫原性，而拥有抗原性的物质。

（4）按其来源可分为天然抗原和人工抗原。

类别		内容
天然抗原	自身抗原	①正常组织或细胞抗原；②被隔离的自身抗原；③自身修饰抗原
	非己抗原	①微生物抗原；②植物抗原；③动物抗原
人工抗原	胸腺依赖性抗原	在免疫应答中依赖Th细胞的辅助
	胸腺非依赖性抗原	在免疫应答中不依赖Th细胞的辅助
	普通抗原	只能激活少数抗原特异性T细胞
	超抗原	极低浓度下能与多数T细胞结合，提供活化信号，产生强免疫应答

2. 抗体

（1）定义 能与抗原特异性结合的大分子球蛋白，包括可溶性抗体和膜性抗体。

（2）免疫球蛋白 具有抗体活性或化学结构与抗体相似的球蛋白。

（3）抗体的功能 ①特异性结合：与相应抗原特异性结合；②激活补体：与补体结合，产生多种生物学效应；③调理作用：增强吞噬细胞的吞噬作用；④ADCC：抗体依赖的细胞介导的细胞毒作用；⑤介导Ⅰ型超敏反应：IgE诱导细胞脱颗粒，释放组胺、合成由细胞质来源的介质；⑥通过胎盘：IgG可通过胎盘，提供新生儿被动免疫。

（4）五类免疫球蛋白的特性与功能。

分类	特点	功能
IgG	血清中含量最高，半衰期最长	①抗感染 ②中和细菌毒素 ③激活补体，调理吞噬作用 ④唯一可通过胎盘的Ig，参与新生儿抗感染
IgM	初级免疫后最先形成的抗体，五聚体结构	①激活补体 ②在血管间隙内起保护作用 ③凝集作用，单体IgM可作为B细胞膜上的受体
IgA	血清IgA和分泌型IgA	①血清IgA抗感染 ②分泌型IgA在黏膜分泌物中起局部免疫作用
IgD	血清中含量低，存在于B细胞表面	调节B细胞生长和发育，作为B细胞抗原受体
IgE	血清中含量极微，主要存在于呼吸道和胃肠道黏液分泌物中	介导Ⅰ型超敏反应，抗寄生虫感染

（三）免疫应答

抗原特异性淋巴细胞接受抗原刺激后，自身活化、增殖、分化或无能、凋亡，表现出生物学效应的全过程。

双重性包括①正面作用：清除抗原性异物，维持内环境稳定；②负面作用：可能引起超敏反应性疾病或其他免疫相关性疾病。

适应性免疫应答具有特异性、记忆性、排异性和耐受性，可分为细胞免疫应答和体液免疫应答，其场所主要在脾、淋巴结、皮肤黏膜相关淋巴组织。

免疫应答过程可人为地划分为3个阶段，具体见下表。

阶段	过程
识别启动阶段	①抗原提呈细胞摄取、加工、处理、提呈抗原 ②T/B细胞识别特异性抗原
增殖和分化阶段	①T/B细胞特异性识别抗原后，在细胞间黏附分子和细胞因子协同下，活化、增殖、分化为效应性T细胞或浆细胞，分泌免疫效应分子 ②部分活化的T/B细胞转变为长寿记忆细胞
效应阶段	免疫效应细胞和效应分子共同发挥作用，产生体液免疫和细胞免疫效应

1. T细胞介导的细胞免疫应答　细胞免疫应答：T细胞接受抗原刺激后，分化成为效应T细胞释放细胞因子，所发挥的特异性免疫效应。

（1）$CD4^+$ Th1细胞介导的应答

类别	内容
抗原识别阶段	①过程：初始T细胞受体识别并结合APC提呈的抗原肽-MHC Ⅱ复合物，CD4分子识别并结合MHC Ⅱ类分子，增强TCR与pMHC Ⅱ的亲和力 ②T细胞仅识别同一个体APC表面的MHC分子提呈的抗原肽
T细胞的活化、增殖和分化阶段	①第一信号：TCR与pMHC Ⅱ特异性结合，激活CD3和CD4分子，启动激酶级联反应 ②第二信号：T细胞与APC表面的协同刺激分子相互作用，提供共刺激信号 ③细胞因子：IL-1、IL-2、IL-4、IL-6、IL-10、IL-12、IL-15、IFN-γ等促进T细胞活化、增殖和分化
Th1细胞介导的免疫效应	（1）对巨噬细胞的作用： ①IFN-γ激活巨噬细胞，增强其抗原提呈能力和分泌细胞因子 ②IL-12促进Th0细胞向Th1细胞分化 ③IL-3和GM-CSF诱生并募集巨噬细胞 ④TNF-α、LTα和MCP-1促进单核细胞和淋巴细胞趋化到局部组织 （2）对淋巴细胞的作用： ①IL-2促进Th1、Th2、CTL和NK细胞的活化和增殖 ②IFN-γ促进B细胞产生调理抗体，增强巨噬细胞吞噬能力 （3）对中性粒细胞的作用：淋巴毒素和TNF-α活化中性粒细胞，增强其杀伤病原体的能力

（2）$CD8^+$ Tc细胞介导的应答

类别	内容
抗原识别阶段	①识别对象：MHC Ⅰ类分子提呈的内源性抗原 ②内源性抗原来源：病毒感染细胞合成的病毒蛋白、肿瘤细胞内合成的肿瘤抗原等 ③抗原加工：蛋白酶体降解内源性抗原，抗原加工相关转运物将多肽转运至内质网与MHC Ⅰ类分子结合 ④提呈过程：经高尔基体转运至细胞膜，提呈给$CD8^+$ T细胞 ⑤CD8分子作用：增强TCR与pMHC Ⅰ结合的亲和力
T细胞的活化、增殖和分化阶段	①激活信号：抗原信号、协同刺激信号及相关的细胞因子 ②激活方式：靶细胞直接提呈或树突状细胞交叉提呈

类别	内容
CD8⁺ Tc细胞的免疫效应	（1）杀伤对象：病毒感染细胞、肿瘤细胞等 （2）杀伤特点：特异性、MHC I 类分子限制性、连续性 （3）效应过程： ①效-靶细胞结合：TCR识别pMHC I，增强效-靶细胞黏附，形成局部高浓度效应分子 ②CTL极化：TCR、CD8及细胞器向效-靶细胞接触部位聚集 ③致死性攻击：穿孔素/颗粒酶途径；Fas/FasL途径

（3）记忆性T细胞

①记忆性T细胞（Tm）：对特异性抗原有记忆能力、寿命较长的T细胞。

②Tm细胞更易被激活，相对较低浓度的抗原即可激活Tm细胞；Tm细胞的再活化对协同刺激信号的依赖性较低，Tm细胞分泌更多的细胞因子，且对细胞因子作用的敏感性更高。

（4）细胞免疫的生物学意义

意义	内容
抗感染	作用对象：胞内感染的病原体、真菌、寄生虫
抗肿瘤	①CTL的特异性杀伤作用；②分泌细胞因子直接或间接发挥杀瘤效应；③细胞因子激活巨噬细胞和NK细胞的细胞毒作用
免疫损伤作用	参与疾病：Ⅳ型超敏反应、移植排斥反应、某些自身免疫病的发生和发展

2.B细胞介导的体液免疫应答

体液免疫应答：抗原进入机体后诱导抗原特异性B细胞活化、增殖、分化为浆细胞，产生特异性抗体发挥免疫效应。

根据B细胞识别的抗原不同，体液免疫应答可分为：①B细胞对胸腺依赖性抗原（TD-Ag）的应答；②B细胞对非胸腺依赖性抗原（TI-Ag）的应答。

（1）B细胞对TD-Ag的应答

类别	内容
B细胞对TD-Ag的识别	①识别方式：BCR直接识别天然抗原表位，无需APC加工处理，无MHC限制性 ②作用：产生B细胞活化的第一信号；B细胞内化抗原，加工成pMHC Ⅱ复合物，提呈给Th细胞
B细胞活化需要的双信号	①第一信号：BCR与抗原表位结合 ②第二信号：CD40L与B细胞表面的CD40相互作用
T、B细胞相互作用	①B细胞作为APC活化T细胞 ②活化的Th细胞辅助B细胞对TD抗原的应答
浆细胞	①B细胞分化的终末细胞，胞质中大量粗面内质网，合成和分泌特异性抗体 ②分泌大量抗体，不再与抗原反应，失去与Th细胞相互作用的能力 ③大部分迁入骨髓，持续产生抗体
记忆性B细胞	①长寿细胞，不产生Ig，参与再循环 ②再次遇到同一抗原时迅速活化，产生大量抗原特异性Ig

（2）B细胞对TI-Ag的应答　TI抗原又可分为TI-1Ag和TI-2Ag两类。

类型	内容
TI-1Ag	①B细胞抗原表位与BCR结合产生第一信号 ②丝裂原成分与B细胞丝裂受体结合产生第二信号，引起B细胞增殖、分化，产生低亲和力IgM，无记忆性B细胞形成
TI-2Ag	①高度重复抗原表位使B细胞的mIg广泛交联而被激活 ②增强B-1细胞应答，促进抗体类型转换，产生IgM及IgG类抗体 ③其可发挥调理作用，促进吞噬细胞吞噬病原体，并且有利于巨噬细胞提呈抗原给T细胞 ④由于人体B-1细胞5岁左右发育成熟，故婴幼儿易感染含TI-2Ag的病原体

（3）抗体产生的一般规律

1）个体发育中抗体产生规律　①IgM：出生后首先生成，胚胎晚期胎儿可合成；②IgG：新生儿约第3个月开始合成；③IgA：第4~6个月出现。

2）初次应答与再次应答的规律

类别	特点
初次应答	①潜伏期：较长，数日至数周；②抗体浓度：较低；③抗体维持时间：数天至数周；④抗体类别：主要为IgM，少量IgG、IgA，亲和力低，不均一
再次应答	①潜伏期：较短，约为初次应答的一半；②抗体合成：快，浓度高；③抗体维持时间：长；④抗体类别：主要为IgG，亲和力高，较均一

（4）体液免疫的生物学效应　B细胞应答的主要效应分子为特异性抗体，它可通过多种机制发挥免疫效应，以清除"非己"抗原。

（四）抗感染免疫

1. 细菌感染与免疫　细菌侵入宿主机体后，在一定部位生长繁殖、释放毒性物质，引起病理过程。

（1）感染的分类

1）隐性感染　不出现临床症状，机体获得特异性免疫力。

2）潜伏感染　病原菌与机体暂时平衡，免疫力下降时发病。

3）显性感染　出现病理改变和临床表现，存在轻、重、缓、急等不同模式。

分类	特点
按病情缓急	①急性感染：发作突然，病程短，一般是数日至数周 ②慢性感染：病程缓慢，常持续数月至数年
按感染部位	①局部感染：致病菌局限在一定部位 ②全身感染：致病菌或其毒性产物向全身播散，包括：毒血症，内毒素血症，菌血症，败血症，脓毒血症

4）带菌感染　①致病性：细菌引起感染的能力，针对特定宿主；②毒力：致病性的强弱程度，因菌种、菌株、宿主不同而异；③致病机制：与毒力、侵入菌量、侵入部位密切相关。

2. 病毒感染与免疫

（1）病毒感染对宿主细胞的直接作用

类别	机制	特点
杀细胞效应	病毒在宿主细胞内大量复制并释放子代病毒，导致细胞裂解死亡	①多见于无包膜、杀伤性强的病毒；②拮抗细胞核酸与蛋白质合成，导致细胞代谢紊乱；③溶酶体膜通透性增高，引发细胞自溶
稳定状态感染	有包膜病毒以出芽方式缓慢释放子代病毒	细胞膜发生改变，可形成多核巨细胞；细胞最终死亡
细胞凋亡	病毒感染后，病毒或其编码蛋白作为诱导因子，激活细胞凋亡	①细胞膜鼓泡；②核浓缩；③DNA降解
细胞转化	少数病毒促进细胞DNA合成	病毒编码蛋白与细胞DNA复制起始点及DNA多聚酶结合，促进细胞增殖
病毒基因的整合	①反转录病毒以双链DNA整合入细胞染色体DNA；②DNA病毒通过失常式整合，病毒DNA片段与细胞染色体DNA随机重组	整合的病毒DNA随细胞分裂传递给子细胞

（2）病毒感染的免疫病理作用　①抗体介导的免疫病理作用；②细胞介导的免疫病理作用；③病毒对免疫系统的损伤作用。

（五）超敏反应

超敏反应：又称变态反应，指已经免疫的机体再次接触相同抗原或半抗原刺激后，所引起的组织损伤和（或）功能紊乱，本质上属于异常或病理性免疫应答，具有特异性和记忆性。

超敏反应分型：①Ⅰ型：速发型超敏反应，由抗体介导；②Ⅱ型：细胞溶解型超敏反应，由抗体介导；③Ⅲ型：免疫复合物型超敏反应，由抗体介导；④Ⅳ型：迟发型超敏反应，由效应T细胞介导。

1. Ⅰ型超敏反应

（1）类别　①速发相反应。②迟发相反应。

（2）主要特征　①发生快，消退也快。②引起生理功能紊乱，极少造成严重组织损伤。③具有个体差异和遗传倾向。

（3）发生机制　①变应原：植物花粉、抗毒素血清、动物皮毛、真菌孢子等。②IgE抗体：由黏膜固有层浆细胞合成，具有亲细胞性，与肥大细胞或嗜碱性粒细胞结合，使机体致敏。③肥大细胞和嗜碱性粒细胞：主要效应细胞，表面表达高亲和力IgE Fc受体，含大量颗粒。④生物活性介质：a.预先合成并储存介质如组胺、激肽原酶、嗜酸性粒细胞趋化因子等；b.新合成介质如白三烯、前列腺素D_2、血小板激活因子等；c.作用：扩张血管、增加通透性；刺激平滑肌收缩；促进腺体分泌；趋化炎症细胞和促进局部炎症反应。

（4）发生过程　①致敏阶段：变应原刺激B细胞产生IgE，IgE与肥大细胞和嗜碱性粒细胞结合，使机体致敏。②发敏阶段：相同变应原再次进入机体，与致敏靶细胞表面IgE抗体结合，触发脱颗粒，释放生物活性介质。

（5）临床常见疾病

1）过敏性休克　①药物过敏性休克：以青霉素过敏性休克最为常见。②血清过敏性休克：临床上应用动物免疫血清如破伤风抗毒素、白喉抗毒素，治疗或紧急预防时可能发生过敏性休克。

2）呼吸道过敏反应　①最常见的为过敏性哮喘和变应性鼻炎，常因吸入花粉、尘螨、真菌和毛屑等变应原或呼吸道病原微生物感染引起。②过敏性哮喘类型，早期反应：发生快，消退快；晚期反应：发生慢，持续时间长，伴嗜酸性粒细胞和中性粒细胞浸润。

3）消化道过敏反应　①易患因素：胃肠道分泌型IgA减少，蛋白水解酶缺乏，肠黏膜防御减弱，食物蛋白未完全分解即被吸收；②症状：恶心、呕吐、腹泻、腹痛。

4）皮肤过敏反应　①常见疾病：荨麻疹、特应性皮炎、血管神经性水肿；②诱因：药物、食物、肠道寄生虫、冷热刺激等。

2. Ⅱ型超敏反应　Ⅱ型超敏反应是由抗体IgG、IgM与细胞膜表面相应抗原或半抗原结合，在补体、吞噬细胞和NK细胞参与下，引起以细胞溶解或组织损伤为主的病理性免疫反应。

（1）发生机制

类别	内容
靶细胞及其表面抗原	①靶细胞：主要为血细胞和某些组织成分；②靶细胞表面抗原：同种异型抗原；共同抗原；修饰的自身抗原；吸附的外来抗原、药物半抗原或抗原-抗体复合物
靶细胞损伤机制	①补体介导的细胞溶解；②Mφ的吞噬作用；③ADCC效应

（2）临床常见疾病

疾病	原因	机制
自身免疫性溶血性贫血	病毒、支原体感染或长期服用药物使红细胞膜抗原改变	产生抗自身红细胞的IgG抗体，通过补体激活、调理吞噬、ADCC等机制导致红细胞溶解
抗基底膜型肾小球肾炎和风湿性心肌炎	A群乙型溶血性链球菌与肾小球基底膜及心肌细胞存在共同抗原	链球菌感染后产生的抗体与肾小球基底膜或心肌细胞发生交叉反应，引起肾炎和心肌炎
肺出血-肾炎综合征	产生抗基底膜抗原的自身IgG抗体	抗体与肺泡基底膜和肾小球基底膜结合，激活补体或通过调理吞噬作用，导致肺出血和肾炎
药物过敏性血细胞减少症	药物半抗原与血细胞结合，刺激产生药物特异性IgG抗体，通过补体激活或ADCC等机制导致血细胞破坏	
输血反应	①溶血性反应：ABO血型不符，天然抗血型IgM抗体激活补体，导致红细胞溶解 ②非溶血性反应：反复输入异型HLA血液，诱发抗白细胞、抗血小板或抗血浆蛋白抗体，导致白细胞和血小板破坏	
新生儿溶血症	①Rh血型不符：Rh-母亲产生抗Rh抗体，通过胎盘进入Rh+胎儿体内，引起溶血 ②预防：第一胎产后72小时内给母体注射Rh抗体 ③ABO血型不符：症状较轻，尚无有效预防方法	

3. Ⅲ型超敏反应　Ⅲ型超敏反应又称免疫复合物型，即抗原与相应抗体结合形成中等大小可溶性免疫复合物，在一定条件下免疫复合物沉积于局部或全身多处毛细血管基底膜，通过激活补体引起的组织炎症性损伤。病理特征是以中性粒细胞浸润为主的血管炎症反应和

组织损伤。

（1）发生机制

1）可溶性免疫复合物的形成与沉积是该型反应发生的关键。

2）可溶性免疫复合物的形成与沉积：①免疫复合物量过大；②吞噬细胞功能异常或缺陷；③高浓度血管活性物质增加血管通透性；④血管内高压及涡流。

3）免疫复合物沉积的后果：①补体激活；②炎症反应；③组织损伤；④血小板激活。

（2）临床常见疾病

类别	疾病种类	临床表现
局部免疫复合物病	Arthus反应	实验性Ⅲ型超敏反应，多次给家兔注射马血清后局部出现细胞浸润，再次注射引发水肿、出血、坏死
	类Arthus反应	见于胰岛素依赖型糖尿病患者，反复注射胰岛素后局部出现红肿、出血、坏死
全身免疫复合物病	血清病	初次大量注射异种动物免疫血清后7~14天发生，表现为皮疹、关节肿痛、淋巴结肿大、发热、蛋白尿
	链球菌感染后肾小球肾炎	链球菌感染后2~3周发生，链球菌胞壁抗原与抗体形成免疫复合物沉积于肾小球基底膜
	类风湿关节炎	病原体或其代谢产物使IgG变性，刺激产生抗变性IgG的自身抗体，形成可溶性复合物沉积于小关节滑膜，引发类风湿关节炎

4. Ⅳ型超敏反应 Ⅳ型超敏反应又称迟发型超敏反应，是效应T细胞再次接触相同抗原后所介导，表现为以单核细胞、淋巴细胞浸润为主的病理损伤。其特点是：①反应发生慢（24~72h），消退也慢；②无抗体和补体参与；③炎症细胞因子可参与致病；④病变特征是单个核细胞浸润为主的炎症反应；⑤无明显个体差异。

（1）发生机制

1）Ⅳ型超敏反应本质是以细胞免疫为基础而导致的免疫病理损伤，诱发此型超敏反应的抗原主要有病毒、胞内寄生菌、细胞抗原和某些化学物质等。

2）致敏$CD4^+$ Th1细胞再次与相应抗原作用后，可释放IFN-γ、TNF-β、IL-2等细胞因子，引起以单个核细胞浸润为主的免疫损伤，其机制是：①招募单核巨噬细胞聚集于抗原部位，IFN-γ活化单核细胞/Mφ，释放溶酶体酶等炎性介质，引起组织损伤；②TNF-β和TNF-α直接损伤靶细胞及周围组织，促进血管内皮细胞表达黏附分子，扩大炎症反应。

3）致敏$CD8^+$ Tc细胞与靶细胞表面相应抗原结合后，可脱颗粒释放穿孔素和颗粒酶等介质，其机制是：①穿孔素形成管道，使水进入靶细胞，导致溶解破坏；②颗粒酶进入靶细胞，使DNA断裂，诱导凋亡；③FasL与靶细胞表面Fas结合，诱导靶细胞凋亡。

（2）Ⅳ型超敏反应性疾病

1）传染性超敏反应 某些胞内寄生微生物、真菌及某些原虫可作为过敏原，在感染过程中引起以细胞免疫为基础的Ⅳ型超敏反应。

2）接触性皮炎 机体再次接触相同致敏原所引发的以皮肤损伤为主要特征的迟发型超敏反应。致敏原多为小分子化学物质。

第四节 病理生理

考点 1 水电解质紊乱 ★★

体液的功能：①内环境：细胞外液构成人体内环境，沟通组织细胞与外界环境；②稳态维持：维持内环境相对稳定，保证新陈代谢和生理活动正常进行。

类别	成分
细胞内液	①阳离子：K^+（主要）、Na^+、Ca^{2+}、Mg^{2+} ②阴离子：HPO_4^{2-}（主要）、蛋白质、HCO_3^-、Cl^-、SO_4^{2-} ③渗透压维持：K^+ 与 HPO_4^{2-}（尤其是 K^+）
细胞外液	①阳离子：Na^+（主要）、K^+、Ca^{2+}、Mg^{2+} ②阴离子：Cl^-（主要）、HCO_3^-、HPO_4^{2-}、SO_4^{2-}

细胞外液与细胞内液的渗透压基本相等。血浆渗透压为 280～310mOsm/（kg·H_2O）为等渗，低于 280mOsm/（kg·H_2O）为低渗，高于 310mOsm/（kg·H_2O）为高渗。

（一）水、钠代谢紊乱

类别	体液容量		
	容量降低	容量正常	容量增高
低钠血症	低容量性低钠血症（低渗性脱水）	等容量性低钠血症	高容量性低钠血症（水中毒）
血钠正常	血钠正常性细胞外液减少（等渗性脱水）	正常	血钠正常性细胞外液增多（水肿）
高钠血症	低容量性高钠血症（高渗性脱水）	等容量性高钠血症	高容量性高钠血症（盐中毒）

1. 脱水 指由于体液丢失过多或水摄入不足，导致细胞外液减少并伴有功能、代谢变化的病理过程。脱水常伴有血钠和渗透压的变化，故可分为：①低渗性脱水；②高渗性脱水；③等渗性脱水。

种类	定义	常见原因	对机体的影响
低渗性脱水（低容量性低钠血症）	失钠多于失水，血清钠<135mmol/L，血浆渗透压<280mOsm/（kg·H_2O），伴有细胞外液减少	①经肾丢失：长期使用利尿药、肾上腺皮质功能不全、醛固酮分泌不足、肾疾病、肾小管性酸中毒 ②肾外丢失：经消化道丢失、体液在第三间隙积聚、经皮肤丢失	①细胞外液减少：易发生低血容量性休克 ②脱水体征明显 ③细胞内液增多：细胞肿胀，导致细胞功能和代谢障碍 ④尿的变化
高渗性脱水（低容量性高钠血症）	失水多于失钠，血清钠>150mmol/L，血浆渗透压>310mOsm/（kg·H_2O），细胞外液和细胞内液均减少	①水摄入减少 ②水丢失过多：经呼吸道丢失、经皮肤丢失、经肾丢失、经胃肠道丢失	①口渴 ②尿的变化 ③细胞内、外液减少 ④中枢神经系统功能障碍 ⑤脱水热

续表

种类	定义	常见原因	对机体的影响
等渗性脱水	①水、钠成比例丢失，血容量减少②血清钠浓度和血浆渗透压均在正常范围	抗体与肺泡基底膜和肾小球基底膜结合，激活补体或通过调理吞噬作用，导致肺出血和肾炎	①转化为高渗性脱水：通过皮肤和呼吸的不感蒸发，持续丢失水分②转化为低渗性脱水：只补充水或给予过多低渗溶液

2. 水中毒

1）水中毒　水在体内潴留，体液量明显增多，血清钠浓度<135mmol/L，血浆渗透压<280mOsm/（kg·H_2O），体内钠总量正常或增多。

2）原因　①水摄入过多：短时间内大量饮水或输液；②水排出过少：肾功能不全、心力衰竭、术后患者排水能力下降。

3）预防与治疗　①预防：急性肾衰竭、心力衰竭及术后患者严格限制水的摄入；②治疗：轻症者停止或限制水分摄入，造成水的负平衡，即可自行恢复；重症或急症者严格限制进水，给予高渗盐水，纠正脑细胞水肿，使用甘露醇或呋塞米促进排水。

3. 水肿　过多的液体在组织间隙或体腔内积聚。如发生于体腔内，称为积水或积液。

按水肿波及的范围可分为：①全身性水肿；②局部水肿。

按水肿的发生原因可分为：①肾性水肿；②肝性水肿；③心性水肿；④营养不良性水肿；⑤淋巴性水肿；⑥炎性水肿等。

按照发生水肿的器官组织可分为：①皮下水肿；②脑水肿；③肺水肿等。

水肿的原因：①全身性水肿：见于充血性心力衰竭、肾病综合征或肾炎、肝脏疾病、营养不良和某些内分泌疾病；②局部水肿：见于器官组织的局部炎症、静脉阻塞及淋巴管阻塞。

（1）水肿的发生机制

机制	特征
血管内外液体交换平衡失调	①有效流体静压增高；②血浆胶体渗透压下降；③微血管壁通透性增高；④淋巴回流受阻或不能代偿性加强
体内外液体交换平衡失调——水、钠潴留	①肾小球滤过率下降；②肾小管重吸收增强

（2）水肿的特点

类别	内容
水肿液的性状	①漏出液：比重<1.015，蛋白质含量<25g/L，细胞数<100个/μl②渗出液：比重>1.018，蛋白质含量>30g/L，细胞数>500个/μl，见于炎性水肿
水肿的皮肤特点	①皮下水肿：皮肤肿胀、弹性差、皱纹变浅②凹陷性水肿：按压皮肤出现凹陷③隐性水肿：组织液增多达原体重的10%，但未出现明显皮肤凹陷
全身性水肿的分布特点	①心性水肿：首先出现在低垂部位②肾性水肿：先表现为眼睑或面部水肿③肝性水肿：以腹腔积液多见

（3）水肿对机体的影响

1）细胞营养障碍　①机制：过量液体在组织间隙积聚，增加营养物质在细胞间的弥散距离；②影响：受坚实包膜限制的器官在急速重度水肿时，微血管受压，细胞营养障碍加重。

2）器官组织功能障碍　①急性重度水肿：引起严重功能障碍，尤其是生命重要器官；②脑水肿：颅内压升高，可引发脑疝导致死亡；③喉头水肿：气道阻塞，严重者窒息死亡。

（二）钾、镁、钙、磷代谢紊乱

1. 钾代谢紊乱　正常人体内钾总量约为50～55 mmol/kg体重，其中约90%在细胞内，骨钾约占7.6%，跨细胞液约占1%，仅约1.4%存在于细胞外液中。

维持血钾的恒定的途径：①通过细胞膜Na^+-K^+泵，改变钾在细胞内外液的分布；②通过细胞内外的H^+-K^+交换，影响细胞内外液钾的分布；③通过肾小管上皮细胞内外跨膜电位的改变影响肾排钾量；④通过醛固酮和远端小管尿液的流速，调节肾排钾量；⑤通过结肠及出汗排钾。

钾的生理功能：①参与细胞新陈代谢；②维持细胞静息电位；③调节细胞内外的渗透压和酸碱平衡。

血清钾浓度的正常范围为3.5～5.3mmol/L，按血钾浓度的高低，钾代谢紊乱通常可分为低钾血症和高钾血症两大类。

疾病	定义	原因	影响	防治原则
低钾血症	血清钾<3.5mmol/L	①钾摄入不足②钾丢失过多③细胞外钾转移至细胞内	①膜电位异常：兴奋性增高、自律性增高、传导性降低、收缩性改变②细胞代谢障碍：骨骼肌和肾脏损害③酸碱平衡异常：代谢性碱中毒，反常性酸性尿④心电图变化：ST段压低、T波低平、U波出现、Q-T间期延长、P波增高、P-Q间期延长、QRS波群增宽⑤心肌功能损害	①防治原发病②补钾③纠正水和其他电解质代谢紊乱
高钾血症	血清钾>5.3mmol/L	①钾摄入过多②钾排出减少③细胞内钾转移至细胞外④组织分解⑤缺氧⑥高钾性周期性麻痹	①膜电位异常：兴奋性改变、自律性降低、传导性降低、收缩性减弱②酸碱平衡异常：代谢性酸中毒，反常性碱性尿③心电图变化：T波高耸、Q-T间期缩短、P波压低、增宽或消失、P-R间期延长、R波降低、QRS波增宽④心肌功能损害：传导延缓、单向阻滞、兴奋折返，导致严重心律失常	①防治原发病②降低体内钾总量③促进钾向细胞内转移④拮抗心肌毒性⑤纠正其他电解质紊乱

2. 镁代谢紊乱

（1）镁的生理功能　①骨盐组成成分；②调节离子通道电流；③参与酶激活；④参与ATP代谢；⑤调控细胞生长和再生；⑥降低细胞膜通透性；⑦调节神经肌肉兴奋性。

（2）镁的平衡调节　①肾调节：近曲小管重吸收25%；髓袢升支粗段重吸收50%～60%；远曲小管重吸收2%～5%；肾排出3%～6%。②影响因素：高血镁、高血钙、甲状腺激素、醛固酮减少对镁的重吸收，增加排镁；低血镁、甲状旁腺激素、胰高血糖素、降钙素、抗利尿激素增加对镁的重吸收，减少排镁。

疾病	定义	原因	影响	防治原则
低镁血症	血清镁<0.75mmol/L	①镁摄入不足 ②镁排出过多	①神经肌肉兴奋性增高：肌肉震颤、手足搐搦、Chvostek征阳性、反射亢进 ②心律失常：以室性心律失常为主 ③伴发疾病：高血压、冠心病、低钾血症、低钙血症	①防治原发病 ②补镁 ③注意事项：监测血压、肾功能，处理低钙、低钾血症
高镁血症	血清镁>1.25mmol/L	①镁摄入过多 ②镁排出过少 ③细胞内镁转移至细胞外	①肌无力或弛缓性瘫痪：严重时呼吸肌麻痹 ②心律失常：心动过缓、传导阻滞 ③血压下降	①防治原发病 ②排镁 ③拮抗心肌抑制：静脉注射钙剂 ④纠正水和其他电解质紊乱

3. 钙、磷代谢紊乱

（1）钙和磷　①调节激素：甲状旁腺激素、1,25-$(OH)_2D_3$、降钙素；②靶器官：肾脏、骨骼、小肠。

（2）低钙血症和高钙血症

疾病	定义	原因	影响	防治原则
低钙血症	血清总钙<2.25mmol/L，或血清Ca^{2+}<1 mmol/L	①维生素D代谢障碍 ②甲状旁腺功能减退 ③慢性肾衰竭 ④低镁血 ⑤急性胰腺炎	①神经、肌肉兴奋性增加 ②佝偻病（儿童） ③成人慢性低钙血症 ④心肌影响	①病因治疗 ②补充钙剂和维生素D
高钙血症	血清总钙>2.75mmol/L，或血清Ca^{2+}>1.25 mmol/L	①甲状旁腺功能亢进 ②恶性肿瘤及骨转移 ③维生素D中毒 ④甲状腺功能亢进、肾上腺皮质功能不全、应用噻嗪类利尿药	①神经、肌肉兴奋性降低 ②心肌影响 ③肾损伤：肾小管水肿、坏死、基底膜钙化 ④高钙血症危象	①病因治疗 ②支持疗法和降钙治疗

（3）低磷血症和高磷血症

疾病	定义	原因	影响	防治原则
低磷血症	血清无机磷<0.8mmol/L	①小肠磷吸收减少 ②尿磷排泄增加 ③磷向细胞内转移	①ATP合成不足 ②红细胞内2,3-二磷酸甘油酸减少	①治疗原发病 ②适当补磷
高镁血症	成人血清无机磷>1.6mmol/L，儿童>1.9mmol/L	①急、慢性肾功能不全 ②甲状旁腺功能低下、甲状腺功能亢进 ③维生素D中毒 ④磷向细胞外移出	①抑制肾脏1α-羟化酶和骨重吸收 ②临床表现：与低钙血症和异位钙化有关	①治疗原发病 ②降低肠吸收磷 ③必要时透析疗法

考点 2 酸碱平衡和酸碱平衡紊乱★★

机体自动调节酸碱物质的含量和比例,维持体液pH相对稳定的过程称为酸碱平衡;适宜的酸碱度是维持正常代谢和生理功能的基础;正常范围pH 7.35~7.45,平均值7.40。病理情况下,酸碱负荷过度、严重不足或调节机制障碍导致体液酸碱度稳态破坏称为酸碱平衡紊乱。

(一)酸碱平衡的调节

类型	内容
血液的缓冲作用	①碳酸氢盐缓冲系统;②磷酸盐缓冲系统;③蛋白质缓冲系统
组织细胞的调节作用	①离子交换:H^+-K^+、H^+-Na^+、Na^+-K^+交换维持电中性 ②酸中毒:H^+进入细胞,K^+移出,伴高血钾 ③碱中毒:H^+移出细胞,K^+进入,伴低血钾 ④Cl^--HCO_3^-交换:红细胞Cl^--HCO_3^-阴离子交换体调节急性呼吸性酸碱紊乱 ⑤肝和骨骼的调节:肝通过合成尿素清除NH_3,骨骼钙盐分解缓冲H^+
肺的调节作用	通过改变CO_2排出量调节血浆碳酸浓度,维持pH相对恒定,包括中枢调节和外周调节
肾脏的调节作用	①近曲小管:H^+-Na^+交换重吸收HCO_3^- ②远曲小管及集合管:通过H^+-ATP酶泌H^+,Cl^--HCO_3^-交换重吸收HCO_3^- ③NH_4^+的排出:近曲小管产NH_4^+,酸中毒时远曲小管和集合管泌NH_3中和H^+;并结合成NH_4^+从尿中排泄

(二)酸碱平衡紊乱的分类和临床意义

酸碱平衡紊乱基本分类:①酸中毒:pH降低;②碱中毒:pH升高。

疾病	定义	原因	临床意义	防治原则
代谢性酸中毒	固定酸增多和/或HCO_3^-丢失引起pH下降,血浆HCO_3^-原发性减少	①肾排酸保碱功能障碍 ②HCO_3^-直接丢失过多 ③代谢功能障碍 ④外源性固定酸摄入过多、高钾血症、血液稀释	①心血管系统:致死性心律失常、心肌收缩力降低、血管对儿茶酚胺反应性降低 ②中枢神经系统:意识障碍、乏力、知觉迟钝、嗜睡、昏迷 ③骨骼系统:慢性酸中毒导致骨钙释放,影响骨骼发育,引起纤维性骨炎、肾性佝偻病、骨软化症	①防治原发病 ②应用碱性药物 ③纠正低血钾和低血钙
呼吸性酸中毒	CO_2排出障碍或吸入过多引起pH值下降,血浆H_2CO_3浓度原发性升高	①通气障碍 ②CO_2吸入过多	①心血管系统:心律失常、心肌收缩力减弱、外周血管扩张、血钾升高 ②神经系统:$PaCO_2$升高引起血管运动和神经精神障碍	①治疗原发病 ②改善通气功能 ③慎用碱性药物
代谢性碱中毒	细胞外液碱增多和/或H^+丢失引起pH值升高,血浆HCO_3^-原发性增多	①酸性物质丢失过多 ②HCO_3^-负荷过量 ③低钾血症	①中枢神经系统:烦躁不安、精神错乱、谵妄、意识障碍 ②神经肌肉兴奋性增高:腱反射亢进、肌肉抽动、手足搐搦 ③低钾血症:心律失常 ④上消化道出血:胃肠黏膜缺血、缺氧	①去除维持因素:促使HCO_3^-从尿中排出 ②治疗基础疾病

续表

疾病	定义	原因	临床意义	防治原则
呼吸性碱中毒	肺通气过度引起$PaCO_2$降低、pH升高，血浆H_2CO_3浓度原发性减少	①低氧血症和肺疾病 ②呼吸中枢受刺激或精神性过度通气 ③机体代谢旺盛 ④人工呼吸器使用不当	①神经系统：眩晕、感觉异常、意识障碍、抽搐 ②脑血流量减少：低碳酸血症引起脑血管收缩	①防治原发病 ②吸入含CO_2的气体 ③纠正低血钙

考点3 缺氧★★

组织氧供减少或不能充分利用氧，导致组织代谢、功能和形态结构异常变化的病理过程。正常成人静息时的耗氧量约为250ml/min，剧烈运动时可增加8~9倍，而人体内储氧量仅为1500ml，一旦呼吸、心跳停止，数分钟内大脑组织就可能死于缺氧。

类型	定义	原因	特点
低张性缺氧	以动脉血氧分压降低、血氧含量减少为基本特征的缺氧	①吸入气氧分压过低 ②外呼吸功能障碍 ③静脉血分流入动脉	①PaO_2降低 ②血氧容量多为正常或增高 ③动脉血氧含量降低 ④动脉血氧饱和度降低 ⑤动-静脉血氧含量差降低或正常
血液性缺氧	由于血红蛋白含量减少，或血红蛋白性质改变，使血液携氧能力降低或与血红蛋白结合的氧不易释出引起的缺氧	①血红蛋白含量减少 ②一氧化碳中毒 ③高铁血红蛋白血症 ④血红蛋白与氧的亲和力异常增高	①PaO_2正常 ②血氧容量和血氧含量可正常或降低 ③血氧饱和度正常或降低 ④动-静脉血氧含量差小于正常
循环性缺氧	因组织血流量减少使组织供氧量不足所引起的缺氧	①全身性循环障碍 ②局部性循环障碍	①PaO_2和动脉血氧饱和度均正常 ②血氧容量和血氧含量正常 ③动-静脉血氧含量差增大
组织性缺氧	在组织供氧正常的情况下，因组织、细胞氧利用障碍，引起ATP生成减少	①线粒体氧化磷酸化受抑制 ②呼吸酶合成减少 ③线粒体损伤	①动脉血氧分压、血氧容量、血氧含量和血氧饱和度均正常 ②动-静脉血氧含量差减小
混合性缺氧	临床上有些患者常发生混合性缺氧	例如，失血性休克患者	因血液循环障碍有循环性缺氧，又可因大量失血加上复苏过程中大量输液使血液过度稀释，引起血液性缺氧，若并发急性呼吸窘迫综合征，则还可出现低张性缺氧

2. 缺氧的临床意义

（1）缺氧的影响 对多个系统组织器官产生广泛、非特异性影响，影响程度取决于缺氧的速度、程度、部位、持续时间及机体耐受性。

（2）功能代谢改变 ①代偿性反应：轻度缺氧主要引起代偿性反应，细胞利用氧能力增强、糖酵解增强、携氧蛋白表达增加、低代谢状态；②损伤性反应：严重缺氧且代偿不全时，导致功能代谢障碍和组织细胞损伤，细胞膜、线粒体及溶酶体损伤等。

（3）系统变化　①呼吸系统：肺通气量增大、高原肺水肿、中枢性呼吸衰竭；②循环系统：心脏功能和结构变化、器官血流分布改变、缺氧性肺血管收缩和肺动脉高压、组织毛细血管增生；③血液系统：红细胞和血红蛋白增多、红细胞内2,3-二磷酸甘油酸增多、红细胞释氧能力增强；④中枢神经系统：脑细胞肿胀、变形、坏死及间质脑水肿。

（4）缺氧治疗原则　①针对病因治疗、纠正缺氧、调整组织氧供需平衡；②去除病因；③纠正缺氧：通过氧疗提高血氧、改善氧供、降低呼吸功和减少心肌做功。

（5）氧疗副作用：氧中毒、肺不张、呼吸抑制。

考点 4　发热 ★★

正常生理情况下，体温调节系统通过调控产热和散热的平衡维持体温相对稳定，正常成人体温维持在37℃左右。

调节中枢：①高级中枢：视前区下丘脑前部；②次级中枢：延髓、脊髓等；③大脑皮质参与行为性调节。

调定点学说：体温调节中枢设定"调定点"，当体温偏离调定点时，通过调控机体产热和散热维持中心温度与调定点一致。

体温升高的分类：①调节性体温升高：即发热，调定点上移所致；②非调节性体温升高：调定点未移动，因体温调节障碍、散热障碍或产热器官功能异常导致被动性体温升高。

（一）发热激活物与内生致热原

发热由发热激活物作用于机体，激活产内生致热原细胞，使其产生和释放内生致热原，再经一些后续环节引起体温升高。

1. 发热激活物

分类	特点
外致热原	①细菌及其毒素；②全病毒体；③真菌全菌体；④钩端螺旋体；⑤回归热螺旋体；⑥梅毒螺旋体；⑦疟原虫
体内产物	①抗原抗体复合物；②某些类固醇产物；③体内组织的大量破坏产物

2. 内生致热原

内生致热原是指在发热激活物的作用下，由产内生致热原细胞产生和释放的能引起体温升高的物质，包括白细胞介素-1、肿瘤坏死因子、干扰素等。

（1）产内生致热原细胞包括：①单核细胞；②巨噬细胞；③内皮细胞；④淋巴细胞；⑤星状细胞；⑥肿瘤细胞。

（2）经典细胞活化方式：①Toll样受体（TLR）介导的细胞活化；②T细胞受体（TCR）介导的T淋巴细胞活化途径。

3. 发热时的体温调节机制

类别	机制
体温调节中枢	①视前区下丘脑前部含有温度敏感神经元，整合外周和深部温度信息 ②损伤该区可导致体温调节障碍 ③中杏仁核、腹中膈区和弓状核对发热时的体温产生负向影响 ④外周致热信号传入中枢后，启动正负调节机制 ⑤正负调节相互作用决定调定点上移水平及发热幅度和时程

续表

类别	机制
致热信号传入中枢的途径	①外周血中的内生致热原通过血脑屏障转运入脑 ②通过终板血管器（OVLT）入脑，作用于体温调节中枢
发热中枢调节介质	①内生致热原作用于体温调节中枢，引起发热中枢介质释放，改变调定点 ②正调节介质：前列腺素E、花生四烯酸等；负调节介质：精氨酸升压素等
体温调节的方式及发热的时相	①调定点正常设定值：37℃左右 ②发热过程 ③发热时相：体温上升期：减少散热，增加产热，体温升高；高温持续期：产热与散热在高水平保持相对平衡；体温下降期：散热增强，产热减少，体温逐渐恢复至正常调定点水平

考点5 应激★★

在体内、外各种因素的强烈刺激下，机体稳态发生改变与重塑，从而导致生理和心理行为的适应性反应称为应激。

1. 应激原分类

（1）应激原　引起机体应激反应的各种因素统称为应激原。

（2）根据性质分类　①物理性应激原；②化学性应激原；③生物性应激原；④心理社会性应激原。

（3）根据来源分类　①外环境因素；②内环境因素；③社会心理因素。

2. 应激反应的分类

（1）分类

类型	特点
躯体性应激和心理社会性应激	①躯体性应激：由体外各种理化、生物学因素和机体内环境紊乱等躯体性应激原导致的应激反应 ②心理社会性应激：由心理社会性应激原引起，是机体在遭遇不良事件或主观感到压力和威胁时，产生的伴有生理、情绪和行为改变的心理紧张状态
急性应激和慢性应激	①急性应激：由突然刺激引起，过强时可诱发心源性猝死等 ②慢性应激：由应激原长时间作用引起，可导致体重变化、影响生长发育，并引发抑郁和高血压等疾病
生理性应激和病理性应激	①生理性应激：适度、持续时间不长的应激反应，可促进物质代谢、调动器官储备功能、提高认知、判断和应对能力，也称为良性应激 ②病理性应激：由强烈或持续时间过长的应激原引起，可导致代谢紊乱、器官功能障碍及疾病，也称为劣性应激

（2）应激反应的影响因素　①应激原的种类、作用强度和时程；②遗传因素、个性特点、生活阅历等个体因素；③不同个体对应激原的敏感性和耐受性不同，表现出不同程度的应激反应。

3. 应激时的躯体反应　应激是复杂的全身性反应，包括多系统的功能代谢改变和心理行为反应，其机制涉及整体、器官和细胞等多个层面。

续表

类型	特点/机制
神经内分泌反应	①蓝斑-交感-肾上腺髓质系统（LSAM）：中枢效应、外周效应 ②下丘脑-垂体-肾上腺皮质系统（HPAC）：中枢效应、外周效应
免疫反应	神经内分泌调节与免疫系统相互作用，应激对免疫功能的影响是双向的
急性期反应	①急性期蛋白（APP）：含量发生急剧变化的血浆蛋白 ②产生机制：单核巨噬细胞释放炎性细胞因子刺激肝细胞合成APP ③功能：抗感染、抗损伤、调节凝血与纤溶功能、结合与运输功能
细胞应激反应	①分类：热应激、低氧应激、氧化应激、基因毒性应激、渗透性应激、内质网应激、代谢性应激等 ②机制：ROS作为第二信使启动细胞应激反应，通过转录因子调节蛋白表达，抗损伤或诱导细胞死亡 ③分类：热休克反应（HSR）；未折叠蛋白反应（UPR）；氧化应激

考点6 凝血与抗凝血平衡紊乱 ★★★

正常机体的凝血、抗凝和纤溶系统之间处于动态平衡，如打破平衡，会导致出血性疾病、血栓形成性疾病。

紊乱原因：凝血系统、抗凝系统和纤溶系统的功能发生障碍、血管结构或功能出现异常，以及血细胞特别是血小板的质或量发生改变。

（一）凝血系统、抗凝系统和纤溶系统功能

在机体维持正常血液循环或生理性止血的过程中，凝血系统、抗凝系统、纤溶系统、血管以及血细胞（尤其是血小板）构成了调节凝血与抗凝血平衡的五个基本环节。

系统	内容
凝血系统	①外源性凝血途径；②内源性凝血途径；③共同凝血途径；④凝血酶的作用
抗凝系统	生理性抗凝物质：蛋白C系统、组织因子途径抑制物、丝氨酸蛋白酶抑制物
纤溶系统	纤溶酶原；纤溶酶；纤溶酶原激活物；纤溶酶原激活物抑制物；纤溶酶抑制物

（二）凝血系统功能异常

（1）凝血系统功能异常

①原因：先天性/遗传性或获得性因素导致血管壁结构异常或损伤、血小板数量减少或功能缺陷、凝血因子缺乏或活性降低、纤溶功能亢进、循环中出现病理性抗凝物质。

②表现：止血与凝血功能降低和/或抗凝功能异常增强，导致皮肤、黏膜和内脏自发性出血或轻微损伤后出血不止。

（2）血栓形成　血液在活体心脏或血管内发生凝集，形成病理性固体团块的过程称为血栓。血管局部或完全堵塞，影响血液流动及脏器血液供应，导致组织细胞缺血缺氧、结构和功能损害。

相关因素：血管内皮细胞损伤、血小板增多或功能增强、凝血因子增多或活性增高、抗凝物质减少、纤溶功能抑制、血液流变学异常。

（3）弥散性血管内凝血（DIC）

1）继发于基础疾病的凝血系统异常激活和微血管广泛损伤，导致弥散性微血栓形成，

凝血因子大量消耗并伴有继发性纤溶亢进。

2）临床表现　出血、循环衰竭、器官功能障碍及溶血性贫血。

3）特点　①基础疾病各异，发生机制复杂；②临床表现形式多样，诊断与治疗难度大。

考点 7 休克 ★★★

机体在严重失血、失液、感染、创伤等强烈致病因子的作用下，有效循环血量急剧减少，微循环血液灌流量严重不足，引起细胞代谢异常和结构损伤，以致各重要器官功能障碍的全身性危重病理过程。

（一）休克的病因与分类

影响因素	病因	类型	机制
血容量减少	①失血；②失液；③烧伤；④创伤	低血容量性休克	中心静脉压、心排血量及动脉血压降低，外周阻力增高
血管床容量增加	①感染 ②过敏 ③强烈的神经刺激	分布性休克（血管源性休克）	严重感染、过敏等引起外周血管扩张，血管床容量增加，大量血液淤滞在扩张的小血管内，有效循环血量减少
心泵功能障碍	①心脏病变 ②肺部阻塞性或压力性疾病	①心源性休克 ②阻塞性休克	①心排血量急剧减少，有效循环血量严重不足 ②心排血量急剧下降，微循环灌流量减少

（二）休克的发生机制

休克发病机制的核心是微循环灌流量减少和细胞缺氧损伤相互促进形成的恶性循环。以典型的失血性休克为例，将休克病程分为三期：缺血缺氧期、淤血缺氧期和衰竭期。

阶段	特点	机制	临床表现	其他
缺血缺氧期	①微循环血液灌流量减少，组织细胞缺氧 ②微循环灌流特点：少灌少流，灌少于流，组织呈缺血缺氧状态	交感神经强烈兴奋，全身小血管收缩痉挛，真毛细血管网关闭，血流通过直捷通路或动静脉短路回流	①血压可骤降 ②血压也可略降 ③正常或轻度升高 ④脉压明显缩小	①具有代偿意义 ②治疗原则：尽早去除病因，补充血容量，防止进入淤血缺氧期
淤血缺氧期	①组织缺血缺氧持续存在 ②微循环灌流：灌而少流，灌大于流，组织呈淤血性缺氧状态	①酸中毒 ②扩血管物质生成增多 ③白细胞黏附改变，微静脉扩张但血液流速减慢，毛细血管后阻力大于前阻力	①血压进行性下降，脉搏细速，浅表静脉塌陷 ②中枢神经系统功能障碍 ③肾血流量不足 ④皮肤、黏膜发绀或出现花斑	又称休克失代偿期、休克进展期
衰竭期	①循环淤滞严重，细胞损伤加重，可并发DIC，多器官功能障碍 ②微循环灌流：不灌不流，组织细胞几乎不能进行物质交换	微血管麻痹性扩张，毛细血管大量开放，微血栓形成，血流停止，毛细血管无复流现象	①循环衰竭 ②DIC ③多器官功能障碍或衰竭，患者濒临死亡	①严重酸中毒炎症反应代谢产物释放加重血管损伤 ②微循环无复流现象及微血栓形成 ③溶酶体酶、炎性细胞因子、活性氧释放导致器官功能损伤

（三）常见休克的特点

类别	特点	机制	类型	临床表现
脓毒症休克	①病原微生物及其毒素刺激单核巨噬细胞、中性粒细胞等释放炎症介质和血管活性物质 ②增加毛细血管通透性，血浆外渗，血容量减少 ③引起血管扩张，血管床容量增加，有效循环血量相对不足 ④细菌毒素及炎症介质直接损伤心肌细胞，导致心泵功能障碍		①高动力型休克（暖休克） ②低动力型休克（冷休克）	在充分液体复苏后仍需缩血管药物维持平均动脉压≥65mmHg
心源性休克	血压在休克早期显著下降		①低排高阻型；②低排低阻型	
过敏性休克	发病急骤，血容量和回心血量急剧减少，动脉血压迅速显著下降	①过敏原刺激机体产生IgE，吸附在肥大细胞、嗜碱性粒细胞和血小板表面 ②再次接触过敏原时，形成抗原-抗体复合物，引起靶细胞脱颗粒，释放组胺、5-羟色胺等血管活性物质 ③后微动脉和毛细血管前括约肌舒张，外周阻力降低，真毛细血管大量开放 ④血管通透性增加，血浆外渗，血容量减少		
神经源性休克	血管床容量增大，有效循环血量减少			

考点8 缺血-再灌注损伤 ★★

缺血性损伤：因组织血液灌注减少导致细胞损伤。缺血时间延长可导致细胞不可逆损伤，引起器官、系统功能障碍。

缺血-再灌注损伤：恢复缺血组织、器官的血液灌注及氧供后，反而加重组织损伤的现象。常见病理过程包括心肌梗死、缺血性卒中、循环骤停、睡眠呼吸暂停等。相关治疗或操作可以采用溶栓疗法、经皮冠状动脉介入治疗、体外循环、器官移植、断肢再植后血流恢复会引起心、脑、肝、肾及多器官损伤。

（一）缺血-再灌注损伤的原因及条件

1.缺血-再灌注损伤的原因 ①组织器官缺血后恢复血液供应；②医疗技术应用；③体外循环条件下的手术。

2.影响缺血-再灌注损伤的因素

（1）缺血时间 ①缺血时间短：恢复血流后无明显再灌注损伤；②缺血时间长：易发生再灌注损伤；③缺血时间过长：器官不可逆损伤或坏死，无再灌注损伤；④不同器官再灌注损伤所需缺血时间不同。

（2）侧支循环 缺血后侧支循环易形成者，缺血时间缩短、程度减轻，不易发生再灌注损伤。

（3）需氧程度 心、脑等高需氧器官易发生再灌注损伤。

（4）再灌注条件 ①影响因素：再灌注液的压力、温度、pH及电解质浓度；②减轻损伤的措施：降低再灌注液速度、压力、温度、pH及Ca^{2+}、Na^+含量；适当增加K^+、Mg^{2+}含量。

（二）缺血-再灌注损伤的发生机制

类别	发生机制	其他
自由基增多	①线粒体损伤 ②吞噬细胞聚集及激活 ③黄嘌呤氧化酶形成增多 ④儿茶酚胺自身氧化增加	①破坏多糖 ②氧化蛋白质 ③使不饱和脂肪酸过氧化，导致细胞结构及功能障碍
钙超载	①促进ROS产生 ②能量代谢障碍 ③细胞膜及结构蛋白分解 ④加重酸中毒	①发生时间：主要发生在再灌注期 ②原因：钙内流增加
炎症反应过度激活	缺血-再灌注引起的细胞无菌性坏死激活免疫反应，特别是无菌性炎症反应	①主要过程：固有及适应性免疫系统免疫细胞聚集与活化，补体系统激活 ②关键作用：中性粒细胞聚集、激活介导的微血管损伤在脏器缺血-再灌注损伤中起重要作用

考点9 器官功能不全 ★★

（一）肺功能不全

肺的功能：①主要功能：与外界进行气体交换，提供 O_2 并排出 CO_2，维持血气平衡和内环境稳态；②非呼吸功能：屏障防御、免疫、代谢、分泌。

肺功能不全：①病理性因素可导致肺功能改变，引起呼吸困难、PaO_2 降低，甚至 $PaCO_2$ 升高；②严重时可出现呼吸衰竭。

呼吸衰竭的分类：①根据动脉血气特点：Ⅰ型呼吸衰竭和Ⅱ型呼吸衰竭；②根据发病机制：通气性呼吸衰竭和换气性呼吸衰竭；③根据发病缓急：慢性呼吸衰竭和急性呼吸衰竭。

1. 肺通气功能障碍

类别	定义	原因	其他
限制性通气不足	吸气时肺泡扩张受限引起的肺泡通气不足	①呼吸肌活动障碍；②胸廓顺应性降低；③肺顺应性降低；④胸腔积液和气胸	/
阻塞性通气不足	气道狭窄或阻塞导致的通气障碍	①气管痉挛 ②管壁肿胀或纤维化 ③管腔被黏液或异物阻塞 ④肺组织弹性降低	①分类：中央性气道阻塞、外周性气道阻塞 ②影响因素：气道内径、长度、形态、气流速度和形式，最主要为气道内径

2. 肺换气功能障碍

类别	定义	其他
弥散障碍	肺泡膜面积减少或增厚、弥散时间缩短导致的气体交换障碍	①影响因素：肺泡膜两侧气体分压差、气体分子量和溶解度、肺泡膜面积和厚度、血液与肺泡接触时间 ②常见原因：肺泡膜面积减少、肺泡膜厚度增加、弥散时间缩短
肺泡通气血流比例失调	肺泡通气量与血流量比例失调导致气体交换障碍	部分肺泡通气不足、部分肺泡血流不足

续表

类别	定义	其他
解剖分流增加	静脉血经支气管静脉或肺内动静脉吻合支直接流入肺静脉	①生理情况：解剖分流量约占心排血量2%~3% ②病理情况：支气管扩张症、肺实变和肺不张 ③鉴别方法：吸入纯氧可提高功能性分流的PaO_2，但对真性分流的PaO_2无明显作用

3. 呼吸功能衰竭的机制

类别	病因	发病	呼吸衰竭机制	临床
急性呼吸窘迫综合征（ARDS）	①全身性病理过程 ②直接肺部损伤因素：化学性因素、物理性因素、生物性因素	①致病因子直接损伤肺泡膜，增加通透性 ②炎症细胞释放炎症介质和细胞因子，导致肺损伤 ③血管内膜损伤和微血栓形成，进一步加重肺损伤	①肺泡-毛细血管膜损伤导致渗透性肺水肿和透明膜形成，引起弥散功能障碍 ②肺泡Ⅱ型上皮细胞损伤导致表面活性物质减少，肺顺应性降低，肺不张 ③肺泡通气量降低和功能性分流增加，无效腔样通气增加 ④主要发病机制：肺泡通气血流比例失调	①Ⅰ型呼吸衰竭 ②严重者可发展为Ⅱ型呼吸衰竭
慢性阻塞性肺疾病（COPD）	①有害颗粒或气体暴露 ②遗传易感性 ③炎症反应异常 ④肺发育异常等	①炎症反应 ②氧化应激 ③蛋白酶和抗蛋白酶失衡 ④其他机制：营养不良、自主神经功能失调、气温变化等	①阻塞性通气障碍 ②限制性通气障碍 ③弥散功能障碍 ④肺泡通气血流比例失调	/

（二）心功能不全

心脏由心脏传导系统、心肌细胞、非心肌细胞及细胞外基质组成。

功能：①生理状态下，心排血量可满足机体静息或运动时代谢需求，维持稳态；②心脏细胞分泌生物活性物质，调节心脏及器官功能，维持稳态平衡。

心功能不全：各种病因引起心脏结构和功能改变，心排血量不能满足机体组织代谢需求。临床表现为呼吸困难、水肿、静脉压升高等静脉淤血和心排血量减少的综合征。分为代偿期和失代偿期（心力衰竭）。

1. 心功能不全的病因与诱因
（1）心功能不全的病因

病因	内容
心肌收缩性降低	①心肌梗死、心肌炎、心肌病导致心肌细胞变性、坏死及纤维化 ②心肌缺血和缺氧引起能量代谢障碍及结构异常 ③药物、乙醇损害心肌代谢和结构 ④交感神经、儿茶酚胺、电解质变化导致心肌收缩性降低
心室负荷过重	①前负荷过重（容量负荷）；②后负荷过重（压力负荷）

续表

病因	内容
心室舒张及充盈受限	①心肌缺血引起能量依赖性舒张功能异常 ②左心室肥厚、纤维化、限制型心肌病降低心肌顺应性 ③二尖瓣狭窄导致左心室充盈减少 ④三尖瓣狭窄导致右心室充盈减少 ⑤急性心包炎、慢性缩窄性心包炎限制心室充盈
心律失常	①严重心动过速或过缓、频发期前收缩、房室传导阻滞、心房或心室颤动等导致心脏舒缩活动紊乱 ②长期心律失常引起心肌变性 ③心律失常是心源性猝死的常见病因

（2）心功能不全的诱因

1）常见诱因　感染（最常见）、妊娠与分娩、水电解质紊乱与酸碱平衡失调、强心苷中毒、过快过量输液、体力活动过度、情绪过度激动、贫血、酗酒、高血压控制不良、糖尿病、使用负性肌力药物等。

2）机制　增加心脏负荷、损伤心肌结构、影响代谢。

3）预防　及时识别和去除诱因，预防心力衰竭和减缓心功能恶化。

2. 心力衰竭的分类

类别	分类
按发生部位分类	①左心衰竭；②右心衰竭；③全心衰竭
按左室射血分数分类	①射血分数降低的心力衰竭（HFrEF） ②射血分数中间范围的心力衰竭（HFmrEF） ③射血分数保留的心力衰竭（HFpEF）
按心排血量分类	①低排血量性心力衰竭；②高排血量性心力衰竭
按病变程度分类	NYHA分级： Ⅰ级：无症状，体力活动不受限 Ⅱ级：静息无症状，轻度活动受限，日常活动引起呼吸困难、疲乏、心悸 Ⅲ级：静息无症状，轻度活动即感不适，体力活动明显受限 Ⅳ级：静息时有症状，任何活动均严重受限
按发生速度分类	急性心力衰竭、慢性心力衰竭

3. 心力衰竭的发生机制　心脏泵血功能依赖三个关键环节：①正常的心脏结构；②充足的能量供给；③心肌兴奋-收缩偶联。

类别	发生机制
心肌收缩功能降低	①心肌收缩相关蛋白改变；②心肌能量代谢障碍；③心肌兴奋-收缩偶联障碍
心肌舒张功能障碍	①心室充盈量减少；②心室僵硬度增加；③弹性回缩力降低
心脏各部分舒缩活动不协调	①区域性病变导致不协调；②心肌梗死；③心室颤动；④房室活动不协调；⑤两侧心室不同步舒缩

（三）肝功能不全

肝脏：①构成：肝脏是人体最大的代谢器官，由肝实质细胞和非实质细胞构成；②功能:承担合成、降解、解毒、贮存、分泌及免疫等功能,特别是胃肠道吸收的物质几乎全部经肝脏处理后进入血液循环。

肝功能不全:各种致损伤因素损害肝脏细胞,致其功能障碍,机体可出现黄疸、出血、感染、肾功能障碍及肝性脑病等临床综合征。

肝衰竭:肝功能不全晚期一般称为肝衰竭,主要临床表现为肝性脑病及肝肾综合征。

1. 肝功能不全的病因及分类 ①急性肝功能不全:起病急骤,进展迅速,发病数小时后出现黄疸,很快进入昏迷状态,具有明显的出血倾向,常伴发肝衰竭;②慢性肝功能不全:病程较长,进展缓慢,呈迁延性过程。常因上消化道出血、感染、碱中毒、服用镇静药等诱因使病情突然恶化,进而发生昏迷。

类别	病因
生物性因素	①多种病毒可导致病毒性肝炎 ②某些细菌、真菌、寄生虫也可累及肝脏,造成肝损伤
药物及肝毒性物质	①药物或毒物经肝脏代谢或解毒 ②药(毒)物过量或解毒功能失效 ③酒精性肝中毒 ④黄曲霉素、亚硝酸盐和毒蕈等也可促进肝病的发生发展
其他	①免疫反应可导致肝细胞受损 ②多种肝病的发生发展与遗传因素有关 ③单纯营养缺乏

2. 肝性脑病及肝肾综合征

疾病	定义	机制	其他
肝性脑病	在排除其他已知脑疾病前提下,继发于肝功能障碍的一系列神经精神综合征	尚不完全清楚	①分期:第一期(前驱期);第二期(昏迷前期);第三期(昏睡期);第四期(昏迷期) ②门-体分流是肝性脑病最常见的病因,常见于肝硬化患者
肝肾综合征	在严重肝病时发生的功能性急性肾功能衰竭,常见于失代偿期肝硬化或重症肝炎伴大量腹水时	尚未完全阐明,可能与周围动脉血管扩张及选择性肾血管收缩有关。涉及神经体液因素变化: ①交感神经兴奋性增高,去甲肾上腺素分泌增加 ②肾素-血管紧张素系统活动增强,肾血流量与肾小球滤过率降低 ③肾前列腺素合成减少,血栓素A_2增加 ④内毒素血症增加肾血管阻力 ⑤白三烯产生增加,引起肾血管收缩	发生率:占失代偿期肝硬化的50%~70%,一旦发生,治疗困难,存活率很低

(四)肾功能不全

肾脏的功能：肾单位是肾脏的基本结构与功能单位。功能包括：①排泄功能；②调节功能：调节水、电解质和酸碱平衡，并参与血压的调控；③内分泌功能：产生肾素、促红细胞生成素、1,25-二羟维生素D_3和前列腺素，灭活甲状旁腺激素和胃泌素等。

1. 肾功能不全的基本发病环节

环节	因素	内容
肾小球滤过功能障碍	GFR降低	①肾血流量减少；②肾小球有效滤过压降低；③肾小球滤过面积减少
	滤过膜通透性改变	炎症、损伤和免疫复合物可破坏滤过膜的完整性或降低其负电荷，导致通透性增加，引起蛋白尿和血尿
肾小管重吸收、分泌功能障碍	近曲小管功能障碍	①重吸收功能障碍；②排泄功能障碍
	髓袢功能障碍	髓袢升支粗段对Cl^-和Na^+重吸收障碍，破坏肾髓质高渗环境，导致多尿、低渗尿或等渗尿
	远曲小管和集合管功能障碍	①分泌功能障碍；②尿液浓缩和稀释功能障碍
肾脏内分泌功能障碍	肾素分泌增多	肾素催化血管紧张素原生成血管紧张素Ⅰ，再经肺等部位的转化酶作用生成血管紧张素Ⅱ，导致血管收缩和醛固酮分泌增加
	肾激肽释放酶-激肽系统功能障碍	激肽释放酶生成减少，导致激肽生成不足，促发高血压
	前列腺素合成不足	PGE_2和PGA_2合成减少，可能导致肾性高血压
	EPO合成减少	慢性肾脏病患者EPO生成减少，导致肾性贫血
	1,25-二羟维生素D_3减少	肾脏损害导致1α-羟化酶生成障碍，$1,25-(OH)_2D_3$生成减少，诱发肾性骨营养不良

2. 急性肾功能衰竭的发病机制

急性肾衰竭（ARF）：各种原因引起的双肾泌尿功能在短期内急剧下降，导致代谢产物在体内迅速积聚，水、电解质和酸碱平衡紊乱，出现氮质血症、高钾血症和代谢性酸中毒，并由此发生机体内环境严重紊乱的临床综合征。可分为少尿型ARF和非少尿型ARF。

根据发病环节可分为肾前性、肾性和肾后性三大类。

类别	定义	原因	特点
肾前性肾衰竭	肾脏血液灌流量急剧减少所致的急性肾衰竭，肾脏无器质性病变，肾灌流量恢复后肾功能迅速恢复	各型休克早期，有效循环血量减少和肾血管强烈收缩，导致GFR显著降低	①少尿 ②尿钠浓度低（<20mmol/L） ③尿比重较高（>1.020） ④氮质血症 ⑤尿肌酐/血肌酐比值>40
肾性急性肾衰竭	由肾实质病变引起的急性肾衰竭	①肾小球、肾间质和肾血管疾病；②急性肾小管坏死	/
肾后性急性肾衰竭	由肾以下尿路梗阻引起的肾功能急剧下降	双侧输尿管结石、盆腔肿瘤和前列腺肥大等引起的尿路梗阻	早期无肾实质损害，及时解除梗阻后肾功能可迅速恢复

3. 慢性肾功能衰竭的发病机制　慢性肾功能衰竭（CRF）：各种慢性肾脏疾病引起肾单位慢性、进行性、不可逆性破坏，残存肾单位不足以充分排出代谢废物和维持内环境恒定，导致水、电解质和酸碱平衡紊乱，代谢产物积聚，肾内分泌功能障碍，并伴有一系列临床症状的病理生理学过程。

（1）病因　①原发性肾脏疾病；②继发性肾脏疾病。

（2）临床特点　①病程：渐进性，病程迁延，常以尿毒症为最终转归并导致死亡；②慢性肾脏病（CKD）：肾脏损害和/或GFR下降＜60ml（min·1.73m^2）持续3个月以上；③CKD分期依据美国肾脏病基金会指南分为5期：CKD1期：GFR≥90 ml/min，伴有肾损伤表现；CKD2～5期：GFR逐渐下降，终末期肾病为GFR＜15ml/min。

第三章 药物的体内过程

第一节 药物与机体的相互作用

考点1 机体对药物的作用 ★

（一）药物溶出和溶出速度及影响因素

影响药物溶解度的因素	增加药物溶解度的方法
①药物分子结构与溶剂；②温度；③药物晶型；④药物粒子大小	①增溶；②助溶；③潜溶；④成盐；⑤共晶

（二）固体制剂的崩解和溶出

参数	定义
溶出速度	指单位时间药物溶解进入介质的量
溶出度	指普通固体制剂在规定条件下药物溶出的速度和程度
释放度	与溶出度相似，其区别在于释放度通常是针对固体缓控释制剂

固体药物的溶出速度主要受扩散控制，可用Noyes-Whitney方程表示：

$$dC/dt = KS(C_s - C) \tag{3-1}$$

式（3-1）中，dC/dt 为溶出速度，S 为固体的表面积，C_s 为溶质在溶出介质中的溶解度，C 为 t 时间溶液中溶质的浓度，K 为溶出速度常数。

相同重量的固体药物，粒径越小，表面积越大；相同体积的固体药物，孔隙率越高，表面积越大；温度升高，大多数药物溶解度增大、扩散增强、黏度降低，溶出速度加快。溶出介质的体积增加，溶液中药物浓度下降，溶出速度加快；反之则溶出速度下降。

（三）口服制剂在胃肠道的最初变化

制剂	胃肠道过程
普通固体制剂（片剂、胶囊剂、颗粒剂、散剂）	①需经过崩解过程（散剂除外）和药物溶出过程，药物以溶解状态被吸收 ②崩解和溶出过程可能顺序发生，也可能同时进行
缓控释固体制剂	在胃肠道经历药物释放过程，药物以溶解状态被吸收
口服溶液剂	与胃肠液混合，药物以溶解状态被吸收
口服混悬剂和乳剂	与胃肠液混合，药物溶解或以乳滴微粒形式被吸收

考点2 药物理化因素对药物口服吸收的影响 ★★★

（一）脂溶性和解离度

胃肠道上皮细胞膜是药物被动扩散吸收的屏障，脂溶性大且未解离的药物更易透过细胞膜，因此已溶解的药物吸收速度受非解离型药物比例和脂溶性影响。脂溶性与药物的脂水分配系数相关，而非解离型药物的比例受吸收部位pH控制。食物对药物吸收的影响见下表。

影响结果	相关药物
增加吸收量	维生素C、头孢呋辛、维生素B_2、异维A酸、对氯苯氧基异丁酸、普萘洛尔、更昔洛韦、地丙苯酮、三唑仑、咪达唑仑、特非拉定
降低吸收速率	非诺洛芬、吲哚美辛
降低吸收速率与吸收量	卡托普利、乙醇、齐多夫定、利福平、普伐他汀、林可霉素、异烟肼、溴苄胺托西酸盐、卡托普利、头孢菌素、红霉素
降低吸收速率,不影响吸收量	阿司匹林、卡普脲、头孢拉定、克林霉素、氯巴占、地高辛、甲基地高辛、奎尼丁、西咪替丁、格列本脲、氧氟沙星、环丙沙星
降低吸收速率,增加吸收量	呋喃妥因、酮康唑
不影响吸收速率,增加吸收量	芬维A胺
无影响	保泰松、甲基多巴、磺胺异二甲嘧啶、丙基硫胺嘧啶

（1）药物吸收 受酸碱性和亲脂性影响：弱酸性药物在胃液中不易解离，易被吸收；弱碱性药物解离度高，吸收差。小肠吸收中，碱性药物吸收较好，酸性药物吸收差。

（2）pK_a值影响 $pK_a>3.0$的酸和$pK_a<7.8$的碱易吸收。亲脂性药物通常易吸收，但过强的亲脂性可能不利吸收。脂水分配系数的对数值（lgP）应为正数，小于5以提高吸收。

（二）溶出速度及影响因素

溶出速度能直接影响药物起效时间、药效强度和持续时间，它比崩解更能反映制剂质量的本质。多数情况下，在水中的溶解度和溶解的速度是以水合物＜无水物＜有机溶剂化物的增加。

影响因素	作用效果	实例
粒子大小	药物粒子的大小直接影响溶出速度。粒子越小，则与介质接触的表面积越大，药物的溶出和吸收速度加快	螺内酯的微粉化显著提高了其吸收量
湿润性	药物的疏水性影响其溶出	加入表面活性剂可以提高药物表面的润湿，从而促进溶出
多晶型	药物的不同晶型（如稳定型、亚稳定型和无定型）影响其溶解度和溶出速度	亚稳定型通常具有较高的溶解度和溶出速度，但可能会转变为稳定型
溶剂化物	带有溶剂的药物（如水合物和无水物）对溶解度和溶出速度有不同影响	无水物通常具有更高的溶解度和更快的吸收

考点3 剂型因素对药物口服吸收的影响 ★★★

不同口服剂型，药物从制剂中的溶出速度不同，其吸收的速度和程度也往往相差很大。一般认为口服剂型药物的生物利用度的顺序为：溶液型液体制剂＞混悬剂＞胶囊剂＞片剂＞包衣片。

剂型	特点
溶液型液体制剂	①口服溶液型药物吸收较快且完全，生物利用度高 ②吸收受溶液的黏度、渗透压等因素影响 ③某些药物使用混合溶剂，加入助溶剂或增溶剂，但服用后药物通常不受影响，仍能快速溶解 ④与水不相混的溶液（如油溶液）吸收较慢，受油相分配速度影响

续表

剂型	特点
乳剂	①乳剂通过分散油相帮助药物溶解和吸收 ②油脂可促进胆汁分泌和药物吸收 ③乳化剂也改善胃肠黏膜性能，加快吸收
混悬剂	①混悬剂中药物吸收慢于溶液，但优于固体制剂 ②吸收速度取决于药物的溶出速度、脂水分配系数 ③微粉化能加速溶出，混悬剂的储存可能导致晶型改变，影响生物利用度
散剂	①散剂易分散，比表面积大，生物利用度优于其他固体制剂 ②吸湿后会影响药物的稳定性和有效性，影响药物吸收
胶囊剂	①胶囊剂吸收优于片剂，药物颗粒直接分散在胃肠液中 ②颗粒大小、晶型等影响其吸收 ③贮藏湿度也会影响崩解性
片剂	片剂吸收受颗粒大小、晶型、pK_a、脂溶性、片剂的崩解及溶出等剂型因素影响，崩解后药物的溶出速度加快

考点 4 制剂因素对药物口服吸收的影响 ★★★

（一）液体制剂中药物和辅料的理化性质对药物吸收的影响

影响因素	作用效果	实例
增黏剂	通过改变黏度影响药物的溶出度和吸收	黏度升高可能减缓药物的溶出速度，特别是当溶出速率限制吸收时
络合物与络合作用	药物可能与辅料形成络合物，影响药物的溶解度、分子大小、扩散性及脂水分配系数	络合物中的药物以不易吸收的形式存在，降低了药物的有效浓度，但这种作用是可逆的
吸附剂与吸附作用	药物可被吸附到"活性"固体表面，影响药物的吸收。物理吸附会有平衡，而化学吸附则为不可逆的	某些吸附剂如活性炭和蒙脱石散可减少药物的吸收或延缓其作用，蒙脱石散与抗菌药物同服时间隔1小时
表面活性剂	表面活性剂不仅降低表面张力，还能形成胶团并影响药物的吸收	浓度高时，胶团中的药物转变为游离药物，有时可减少吸收速度，但也能通过改变细胞膜的通透性促进吸收

（二）固体制剂中药物和辅料的理化性质对药物吸收的影响

1. 药物粒子的大小 减小药物粒径可加快药物的溶出速率和吸收。有些难溶性或溶解慢的药物，经微粉化处理，采用微粉化原料制备制剂产品，可产生较快或更完全的吸收。

2. 固体制剂辅料 ①稀释剂：若不溶且吸附性强，可能影响小剂量药物的释放和疗效。②黏合剂：延缓片剂崩解，其类型和用量影响固体制剂的溶出。③崩解剂：促进片剂崩解，类型和用量同样影响药物溶出。④润滑剂：多为疏水性物质，可能影响药物与溶出介质的接触，从而影响崩解和溶出。

3. 制剂包衣 包衣制剂中，药物的吸收过程需要衣层的溶解，包衣材料和衣层的厚度可能会影响药物的吸收。

(三)制剂制备工艺对药物吸收的影响

制剂的制备工艺对成品的质量有很大影响。由于片剂制备过程比较复杂,影响疗效的因素很多,各个制备工艺都可能影响药物的吸收。

如原辅料混合方法、制粒操作和颗粒质量、压片时的压力等,上述因素可能会引起药物溶出速度的差异。即使是崩解相同的片剂,其溶出速度和生物利用度也可产生很大的差别。

考点5 药物的体内药代动力学 ★★

(一)药代动力学的定义及理解

药代动力学(PK)简称药动学,又称药物动力学。是应用动力学原理和数学方法,研究药物在体内的吸收(A)、分布(D)、代谢(M)和排泄(E)诸过程的规律,及这些过程与药理学效应、毒副作用间关系的学科。

1. 药物体内过程概述 药物的体内过程包括吸收、分布、代谢和排泄。药物的体内过程决定药物的血液浓度和靶部位的浓度,进而影响疗效。

过程	定义	意义
吸收	药物从给药部位进入体循环的过程	决定药物进入体循环的速度与量
分布	药物进入体循环后向各组织、器官或者体液转运的过程	影响药物是否能及时到达与疾病相关的组织和器官
代谢	药物在吸收过程或进入体循环后,受体内酶系统的作用,结构发生转变的过程	关系到药物在体内存在的时间
排泄	药物及其代谢产物排出体外的过程	/
转运	药物的吸收、分布和排泄过程	/
处置	分布、代谢和排泄过程称	/
消除	代谢与排泄过程	/

2. ADME过程随时间的动态变化 ADME过程是动态变化的,药物在体内的量随时间变化。静脉给药时药物浓度逐渐减少,而口服药物初期吸收大于消除,浓度先上升后下降。随着时间推移,药物会被完全清除,慢性病需要多次给药以维持疗效。

3. 血药浓度随时间的变化 血药浓度-时间曲线(C-t曲线)用于反映药物在体内的动态变化。具体而言,药动学研究体内药物浓度(主要是血药浓度,多指血浆药物浓度)的时间过程,体现在血药浓度-时间曲线(C-t曲线)上,反映了药物在体内的速度过程。

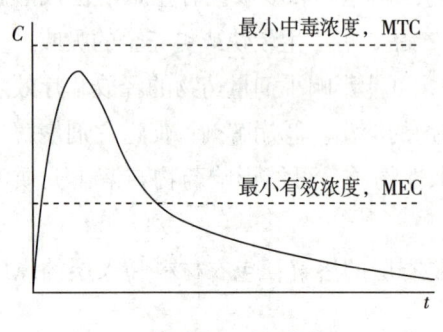

绝大多数药物的血药浓度与药理效应(药效和安全性)存在密切相关性。在血药浓度-时间曲线中,MEC表示药物的最小有效浓度,MTC则表示药物最小中毒浓度。血药浓度只有达到MEC,才会发挥药物效应;但当浓度达到MTC

时，药物对机体会发生毒副作用。最小有效浓度（MEC）和最小毒性浓度（MTC）之间的范围是治疗窗。药物浓度在治疗窗内越长，疗效越好。不同个体的ADME差异可能导致药物疗效和安全性的差异，因此，研究药物的pK学行为对药物发挥药效和保证用药安全至关重要。

4. 动力学理论定量描述药物在体内的动力学过程　通常某个过程的动力学是指该过程的速度规律，可用微分形式 dX/dt 表示，这里 t 表示时间，是自变量；X 表示随时间改变的因变量，dX/dt 则表示因变量 X 随时间变化的动态过程。根据变化速率 dX/dt 与 X 之间的关系，常分为零级动力学、一级动力学等。

类别	数学表达式
零级动力学	$\dfrac{dX}{dt}=-k \cdot X^0=-k$
一级动力学	$\dfrac{dX}{dt}=-k \cdot X^1=-kX$

考点 6　药物对机体的作用 ★★★

（一）产生药理效应

药理效应可以是治疗性作用（如抗菌药物抑制或杀灭病原菌）或辅助性作用（如缓解疼痛的镇痛药）。药物的治疗范围和剂量调整通常基于药理效应的强度和持续时间。

作用	效果	实例
靶向作用	药物通过与特定的靶点（如受体、酶或离子通道）结合，调节信号传导通路或生物化学反应	β受体拮抗药通过拮抗心肌细胞 $β_1$ 受体，减慢心率，降低血压，用于治疗高血压和心绞痛
生物调节	药物可以增强或抑制机体的内源性生理过程	胰岛素注射用于补充体内胰岛素不足，从而降低血糖水平
物理化学作用	一些药物通过物理或化学性质直接作用于机体	抗酸药通过中和胃酸缓解胃灼热和消化不良
基因调控	一些药物通过调控基因表达产生药理效应	siRNA或CRISPR技术用于基因治疗

（二）引起不良反应

反应	效果	实例
剂量相关性不良反应	由于药物剂量过高或个体对药物代谢的差异引起	氨基糖苷类抗生素的高剂量使用可能导致耳毒性或肾毒性
特异性不良反应	一些药物在特定人群中可能引发变态反应或特定的毒性	青霉素可导致过敏性休克，特定遗传背景的个体可能对某些药物（如硫唑嘌呤）表现出显著毒性
药物相互作用	药物与其他药物、食物或疾病状态的相互作用可能导致不良反应	维生素K摄入过量可能降低华法林抗凝效果
长期使用的累积效应	长期或过度使用某些药物可能引发累积毒性或依赖性	长期使用阿片类药物可能导致耐受性和依赖性

第二节 药物的吸收

考点1 药物的跨膜转运★★★

(一)非载体转运

非载体转运包括滤过和单纯扩散,属于被动转运。

途径	定义
滤过	滤过是小分子、水溶性的极性或非极性物质在流体静压或渗透压作用下通过亲水膜孔蛋白进行跨膜转运的方式,也称水溶性扩散
单纯扩散	单纯扩散是指脂溶性药物溶解于细胞膜的脂质层,顺浓度差通过细胞膜,又称脂溶性扩散

(二)载体转运

1. 主动转运

分类	内容
定义	主动转运是指药物逆浓度梯度或逆电化学梯度的跨细胞膜转运,过程可从低浓度或低电位一侧向高浓度或高电位一侧转运
特点	①能量消耗:需要消耗能量才能完成转运 ②竞争性抑制:存在其他物质竞争转运的情况 ③饱和现象:转运有最大速率,达到饱和后无法继续增加速率
实例	①Na^+转运:细胞内Na^+向细胞外转运 ②葡萄糖重吸收:葡萄糖在肾小管中的重吸收 ③药物分泌:弱酸性与弱碱性药物从肾小管分泌 ④药物转运:药物从肝细胞向外转运
相关转运蛋白	①P-糖蛋白;②乳腺癌耐药蛋白;③肺耐药蛋白;④多药耐药蛋白

2. 易化扩散

类别	内容
特点	①与主动转运相似,具有饱和现象和竞争性抑制等特征 ②易化扩散不能逆浓度梯度移动 ③不需要消耗能量
转运方向	多数情况下,易化扩散将药物从细胞外转运至细胞内
实例	①在小肠上皮细胞、脂肪细胞、血-脑屏障血液侧细胞膜中,单糖类、氨基酸、季铵盐类药物的转运属于易化扩散 ②甲氨蝶呤进入白细胞、葡萄糖进入红细胞

3. 膜动转运 膜动转运是指大分子物质通过膜的运动而转运,包括胞饮和胞吐。

类别	方式
胞饮	是指某些液态蛋白质或大分子物质进过细胞膜的内陷形成吞饮小泡而进入细胞内
胞吐	是指胞内的大分子物质以外泌囊泡形成排出

考点 2 药物的胃肠道吸收及影响因素 ★★★

（一）药物的胃肠道吸收

口服给药的吸收部位是胃肠道。胃肠道由胃、小肠和大肠三部分组成。其功能见下表。

吸收部位	特点	药物吸收情况
胃	①胃液酸性（pH值约1.4） ②吸收面积小	①弱酸性药物在胃内吸收较好，如丙磺舒（pK_a=3.4），在酸性环境中几乎不解离，99%为非解离型药物，通过胃黏膜扩散进入血 ②弱碱性药物如茶碱，在酸性环境中大部分解离，难于吸收
小肠	①吸收面积约200m^2，远超胃的1m^2 ②蠕动快，血管和淋巴管丰富	①主要吸收部位，具有主动转运过程 ②维生素B_1、B_2、B_6以及氟尿嘧啶、甲基多巴等与内源性物质结构相似的药物通过主动转运被吸收
大肠	①大肠长约1.7m，黏膜无绒毛，吸收面积较小 ②结肠常用于治疗结肠疾病的释药部位 ③直肠血液供应充足	①药物吸收较差，但直肠吸收快 ②直肠给药（如硫喷妥钠）可避免首过效应，药物可直接进入体循环

（二）影响药物胃肠道吸收的生理因素

1. 胃肠液的成分和性质 ①胃液 pH 值为 1.0～3.0，肠液 pH 值为 4.8～8.2，肠段愈下，pH 值越高。消化道的 pH 值变化影响药物的解离状态，从而影响吸收。②弱酸性药物在胃吸收较好，弱碱性药物则在小肠吸收较佳。③药物的主动转运通常不受 pH 影响。④肠液中的胆盐有助于提高药物溶解度，但也可能与某些药物形成难溶性盐，降低吸收。⑤胃肠黏液中的黏蛋白也可能影响药物吸收。

2. 胃排空和肠蠕动速度 ①胃排空速度影响药物吸收，如疼痛、糖尿病,某些药物(如阿托品)可延长胃排空时间，而拟胆碱药则可缩短胃排空时间。②肠蠕动加速会减少药物在肠内的停留时间，降低吸收。例如，甲氧氯普胺可促进肠蠕动，减少地高辛吸收，而溴丙胺太林则相反。

3. 首过消除 首过消除是药物通过肠壁或经门静脉进入肝脏时被其中的酶所代谢，致使进入体循环量减少的现象。①口服药物如异丙肾上腺素与肠黏膜细胞为硫酸结合。普萘洛尔在肝脏代谢严重，进入体循环的药量大幅减少。②首过消除可能减弱或增强药物的效果，取决于代谢物的活性。③临床上需根据此现象调整剂量或给药途径。

4. P糖蛋白 P-糖蛋白（P-gp）是一种 ATP 依赖性的跨膜转运蛋白，属于 ABC 转运蛋白超家族成员之一，存在于细胞膜上，通过主动转运将药物从细胞内泵出，从而降低药物的细胞内浓度。因此，P-糖蛋白本身并不具有逆转吸收作用，而是通过减少药物的吸收来降低其效果。

（三）食物对药物吸收的影响

1. 不同食物对药物吸收的影响

食物来源	对药物吸收的影响	实例
高脂食物	①高脂肪饮食可延缓胃排空，影响药物吸收 ②脂肪可增强脂溶性药物（如环孢素、灰黄霉素）的吸收，但可能降低胃酸敏感药物的吸收	异维A酸在高脂饮食下 C_{max} 和 AUC 增加。脂肪还促进胆汁和胰液分泌，提高药物溶解度

续表

食物来源	对药物吸收的影响	实例
高蛋白食物	①高蛋白食物促进血流，有利于药物吸收 ②蛋白质代谢产物与药物竞争转运蛋白，可能降低某些药物的吸收	左旋多巴吸收降低。高蛋白食物可增加某些药物代谢酶活性，如茶碱的代谢增加
高膳食纤维食物	①膳食纤维能吸附胆汁酸，减少亲脂性药物吸收 ②同时，膳食纤维可延缓胃排空并增加消化道黏度，影响药物溶解	高纤维食物可能与药物结合，减少其吸收，如洋车前子壳纤维对地高辛和华法林的吸收有抑制作用
富含矿物质的食物	含钙、铁、锌等二价金属的食物可能与药物形成络合物，降低其吸收	四环素、喹诺酮类抗生素与药物结合形成络合物
高嘌呤食物	高嘌呤食物与药物通过相同的转运体吸收，可能竞争吸收，降低药物效果，需调整剂量	动物内脏、海鲜与利巴韦林通过相同的转运体吸收，产生竞争吸收
高碳水化合物食物	高碳水化合物食物对药物吸收影响较难预测	部分药物，如吡喹酮、他克莫司，与碳水化合物食物同服时吸收增加
高酪胺饮食	单胺氧化酶抑制剂与高酪胺食物同服可导致血压急剧上升，可能引发高血压危象，危及生命	单胺氧化酶抑制剂如奶酪、红酒同服可导致血压急剧上升

2. 食物对胃肠道 pH 值的影响　酸性食物如柑橘类水果，可能降低胃 pH 值，从而促进弱酸性药物的吸收。碱性食物如乳制品，可能中和胃酸，降低胃酸依赖性药物（如酮康唑）的溶解和吸收效率。

3. 食物效应的影响　如进餐前后用药的差异，空腹状态下，胃肠道环境相对稳定，某些药物的吸收更高效；而进餐后，食物可能稀释药物或改变胃肠动力，延迟其吸收。如食物对缓释制剂的影响，缓释制剂通常设计用于缓慢释放药物，食物可能干扰释放机制，改变药物在体内的吸收曲线。

考点 3 药物化学结构对药物吸收和转运的影响 ★★★

（一）药物亲脂性、氢键、极性表面积对药物吸收和转运的影响

1. 药物理化性质与药物吸收的关系　①水溶性与亲水性：药物的水溶性是口服药物的前提，体液、血液和细胞浆液大部分是水相环境，药物需要溶解在水中才能顺利转运。过高或过低的亲水性都可能对药效产生不利影响。②脂溶性与亲脂性：药物需要通过胃肠道的细胞膜等生物膜，这些膜是由磷脂组成，因此药物需具备一定的脂溶性（亲脂性）。过高或过低的亲脂性会影响药物的吸收和转运。

2. 脂水分配系数（P）与药物的吸收　①脂水分配系数（P）是药物在生物非水相与水相中的浓度比值，反映药物的亲脂性与亲水性。②P 值较大表示药物脂溶性较高，$\log P$ 值用于客观反映脂水分配系数的影响。③药物的吸收性与脂溶性呈抛物线形变化：脂溶性过低或过高都可能影响药物吸收。④脂溶性较低时，增加脂溶性会提升药物的吸收性，但过高的脂溶性反而降低在水相体液中的转运，进而降低吸收性。

3. 影响药物水溶性与脂溶性的因素　①氢键：形成氢键的能力是影响药物水溶性的重要因素，氢键受体和氢键供体的强度决定了药物与水的结合能力。具有较强氢键受体的官

能团如羧酸氧原子等，会增强水溶性。②极性表面积（PSA）：药物分子的极性表面积反映分子中极性原子的表面总和，极性表面积通常可用作药物透膜性的评价指标。PSA 值超过 140 Å² 表示药物难以透过细胞膜，口服吸收较差。

4. 分子结构与药物理化性质的关系 引入不同的官能团会显著影响药物的水溶性和脂溶性：如羟基能增加水溶性，脂水分配系数会下降。如卤素原子、硫原子等非极性结构则会增加脂溶性，脂水分配系数上升；在有多官能团的分子中，官能团的种类和数量直接影响药物的溶解能力。如：阿尼利定中的多个官能团和不同的离子化程度使得它的水溶性增加。

5. 药物溶解性与吸收性之间的平衡 ①水溶性与亲脂性平衡：药物吸收过程中，既要具备足够的亲水性以便溶解在水相中，又要具备适当的亲脂性以便穿越细胞膜。药物溶解性与过膜性之间的平衡十分重要。②生物药剂学分类系统（BCS）：根据药物的水溶性和肠壁的渗透性，BCS 将药物分为四类，有助于评估药物的口服吸收特性。

类别	药物分子特点	代表药物
BCS Ⅰ	水溶解度和渗透性均较大的两亲性分子药物，通常药物吸收良好，其体内吸收取决于溶出速率	普萘洛尔、美托洛尔、依那普利、地尔硫䓬、去甲替林等
BCS Ⅱ	①水溶解度较低但渗透性高的亲脂性分子药物，药物的溶出是吸收的限速过程 ②可通过增加溶解度和溶出速度的方法，改善药物的吸收	双氯芬酸、卡马西平、吡罗昔康、萘普生、苯妥英等
BCS Ⅲ	①水溶解度较高但渗透性较低，生物膜是吸收的屏障 ②药物的跨膜转运是药物吸收的限速过程，药物可能存在主动转运和特殊转运过程 ③可通过增加药物的脂溶性来改善药物的渗透性，或选用渗透促进剂及合适的微粒给药系统增加药物的吸收	雷尼替丁、法莫替丁、西咪替丁、纳多诺尔、阿替洛尔等
BCS Ⅳ	水溶解度和渗透性均较低的疏水性分子药物，其体内吸收比较困难。可考虑采用微粒给药系统或制备前体药物改善药物的溶解度或（和）渗透性	特非那定、酮洛芬、呋塞米、氢氯噻嗪等

（二）药物的酸碱性、解离度和pK_a对药物吸收和转运的影响

1. 药物的酸碱性质与解离 ①大多数有机药物是弱酸或弱碱，在体液中既有解离的离子型，也有非解离的分子型存在。②药物通常以分子型进入细胞，在细胞内水介质中解离成离子型发挥作用。③药物的酸碱性质影响其解离程度、吸收效率和与其他药物的相互作用。

2. 酸碱理论与药物的解离 ①广义酸碱理论：酸是能解离产生 H^+ 质子的物质，碱是能接受 H^+ 质子的物质。酸与碱在解离后会转变为共轭酸或共轭碱。②药物分子通常含有多个有机官能团，这些官能团可能具有酸性、碱性或中性特性。不同官能团的酸碱性质决定药物的整体酸碱行为。例如，环丙沙星含有酸性和碱性官能团，在不同 pH 条件下呈现不同的解离状态。

3. pK_a与药物解离状态 pK_a 是酸度系数的负对数值，表示酸性物质解离氢离子的能力。pK_a 值大于体液 pH 时，药物呈分子型，易被吸收；当 pH 值大于 pK_a 时，药物呈离子型，吸收减少。

药物分类	代表药物	在胃肠道吸收程度
弱酸性药物	水杨酸和巴比妥类药物	在胃液中未解离的分子型比例较高,易于吸收
弱碱性药物	奎宁和麻黄碱	因胃液的酸性环境下大部分为离子型,吸收较差,但在肠道中容易被吸收
强碱性药物	胍乙啶和季铵盐类药物	由于在胃肠道中大多以离子型存在,吸收差

考点 4 药物的非胃肠道吸收及影响因素 ★★

(一)注射给药

1. 注射途径与药物吸收的关系

注射途径	特点
静脉注射	可使药物迅速完全入血,无吸收过程,血药浓度可立即达到较高水平
皮下注射	①注射部位的毛细血管具有较大孔道(直径60~120Å),吸收速度远比胃肠道黏膜快 ②药物经皮下或肌内注射的吸收速率取决于药物的水溶性以及注射部位的血流量
动脉注射	可将药物输送至该动脉分布部位而发挥局部作用并减少全身反应

(二)皮肤药物吸收与影响药物经皮渗透吸收的因素

1. 皮肤药物吸收　①完整皮肤吸收能力很差,在涂布面积有限时,药物吸收很少。②皮肤角质层仅能通过脂溶性较高的药物,亲水性物质则因皮脂腺分泌物的覆盖而不易通过皮肤吸收。③一些经皮吸收促进剂如氮酮可与药物制成贴剂,透皮给药后产生局部或全身作用,如硝苯地平贴剂可预防心绞痛发作。④其他常见的经皮给药制剂包括缓解中度至重度疼痛的丁丙诺啡贴剂、用于阿片类药物耐受患者疼痛治疗的芬太尼透皮贴剂、用于早期帕金森病的罗替高汀贴片等。

2. 影响药物经皮吸收的因素

影响因素	分类
生理因素	①皮肤温度;②湿润的皮肤,可增强角质层的水合作用,使其疏松而增加药物的渗透;③皮肤的清洁程度;④角质层的厚度;⑤皮肤病变状况
药物的性质	①药物的分子量、熔点和药理作用强度决定了其在皮肤内的转运速度。通常,低分子量、低熔点、药理作用强的小剂量药物更易透过皮肤 ②由于角质层具有类脂膜性质,适中的油/水分配系数有利于药物渗透皮肤。若药物在油水中均难溶,则难以透过皮肤 ③高溶解度的水溶性药物可能仍具有较高的皮肤渗透速率
给药系统	①第一代经皮给药用于小剂量、亲脂的药物 ②第二代采用超声、离子导入和化学增强剂 ③第三代则利用微针、电穿孔、热消融、微晶磨皮等技术,特别是微针技术,已突破皮肤物理屏障,形成孔道释放药物,并推动可穿戴生物传感器的控制传输

(三)眼部的生理环境与影响药物吸收的因素及临床应用

1. 眼部药物吸收途径　眼部药物吸收途径分为角膜途径和非角膜途径。药物通过结膜、巩膜等组织吸收后进入前房,部分通过房水和扩散作用进入体循环。药物还可通过结膜注射或玻璃体注射直接作用于眼内特定部位。

2. 影响眼部药物吸收的因素

影响因素	作用效果
角膜通透性	角膜上皮是亲水性药物的屏障，亲脂性药物难以透过角膜实质层。损伤的角膜可能导致药物过量吸收，引发不良反应
制剂角膜前流失	大部分药物会溢出眼外或通过鼻泪管流失。提高药物黏度、减少给药体积或应用软膏、膜剂等可以减少流失并延长药效
药物理化性质	脂溶性药物容易通过角膜吸收，亲水性药物主要通过结膜途径吸收
制剂的pH值和渗透压	适当调节药物的pH值和渗透压能改善吸收，过高渗透压会增加药物流失

3. 眼部给药的临床应用 眼科局部治疗主要包括抗感染药物、皮质类固醇、抗病毒药物、抗青光眼药物、抗过敏药物、眼用麻药、润滑剂、诊断剂、治疗白内障药及抗新生血管药物等。

（四）鼻腔黏膜的生理环境与影响药物吸收的因素

1. 鼻腔黏膜的生理环境

部位	功能
鼻前庭	由鳞状和角化的皮脂腺上皮覆盖，药物难以渗透，通常不作为药物吸收部位
鼻呼吸区	①为最大部分，黏膜占总面积的80%以上，血管丰富，是药物递送系统最重要的吸收部位 ②常用于局部药物，如布地奈德、莫米松等喷雾剂，也可吸收药物进入体循环，如地西泮、布托啡诺等
鼻嗅区	占总表面积的3%~5%，对全身药物吸收影响较小，但可绕过血脑屏障，直接进入脑脊液，成为治疗脑部疾病（如阿尔茨海默病、帕金森病）的更具潜力的给药途径

2. 影响鼻腔黏膜药物吸收的因素

影响因素	作用效果
鼻腔黏膜结构与功能	①微绒毛增加接触面积，有利于吸收，但纤毛的清除作用限制药物停留时间 ②感染、阻塞和纤毛运动等生理因素也会影响吸收和治疗效果 ③带正电荷的药物更易透过带负电荷的黏膜
酶降解作用	如氨基肽酶和蛋白酶等可降解许多药物，尤其是肽类和蛋白质药物，降低有效性
药物性质	药物的分子量、亲脂性和电离程度等影响其吸收。小分子药物通过被动扩散吸收更容易，大分子药物如蛋白质和多肽的生物利用度较低
制剂性质	药物的制剂形式（如溶液、喷雾、凝胶等）、pH值、黏度、表面张力和给药装置等都影响药物的滞留时间和吸收效率

（五）影响口腔黏膜药物吸收的因素及临床应用

1. 影响口腔黏膜药物吸收的因素

影响因素	作用效果
口腔生理因素	①渗透屏障（口腔上皮外侧200μm处）；②扩散屏障（黏液和唾液）；③酶屏障（消化酶及上皮细胞浆内的酯酶、氨肽酶、羧肽酶）
药物理化性质	如分子质量、解离度、脂溶性和水溶性等
剂型	不同剂型（如舌下片、舌下膜、口腔黏膜贴片）影响药物吸收，选择合适剂型可提高药物吸收率

续表

影响因素	作用效果
处方因素	加入促渗剂、黏膜黏附剂或酶抑制剂可改善药物吸收
疾病因素	如发热、溃疡、组织纤维化等可改变黏液性质或分泌量，影响药物吸收
组织活动	说话、舌头运动等影响黏膜黏附聚合物的停留时间

2. 临床应用 口腔黏膜是重要的给药途径，能够避开胃肠酶解和首过效应。常见剂型包括口腔喷雾剂、舌下片、舌下膜、口腔黏膜贴片等，适用于局部或全身治疗。

（六）肺部药物吸收特点与影响肺部药物吸收的因素

1. 肺部药物吸收特点 ①是无创、快速且有效的局部与系统给药方式。②肺部具有大表面积、丰富的血管系统和薄肺泡膜，药物易于通过血液吸收。③肺部给药避免肝首过效应，且具有较低的酶活性和较高的膜通透性，已成为蛋白质多肽类药物的重要给药途径。④肺泡为药物吸收的主要部位，气体交换发生在肺泡与毛细血管之间。

2. 影响肺部药物吸收的因素

影响因素	实例
肺部生理病理条件	①呼吸道感染或慢性气道疾病（如哮喘、COPD）会影响药物沉积 ②黏液过多或气道狭窄可能导致药物截留
患者因素	患者的呼吸量、呼吸频率和类型影响药物沉积部位
药物理化性质	①药物的亲脂性、分子量大小、溶解度、粒径大小等影响肺部吸收 ②脂溶性药物更易通过脂质膜吸收 ③粒径大小直接影响沉积部位。粒径过大或过小均不利于肺部吸收
吸入制剂的剂型因素	气雾剂操作不当可能影响吸入量，而喷雾剂能有效将药物送至肺深部
给药装置	给药装置的性能、操作协调性等会影响药物的沉积效果。使用干粉吸入器或雾化器时，药物到达肺深部的量较多

（七）阴道及直肠的生理环境与影响药物吸收的因素

1. 阴道给药

组成	特点
外层疏松结缔组织 中层肌层 内层黏膜层	①正常情况下阴道呈酸性，绝经后变为碱性 ②阴道血管丰富，药物吸收通过会阴静脉流向腔静脉，避开肝脏首过效应 ③药物吸收过程包括溶解和透过阴道黏膜 ④受生理因素（如阴道液分泌量、pH等）、药物理化性质（如分子量、亲脂性）和剂型因素（如局部或全身疗效）影响。材料的黏附性也会影响吸收

2. 直肠给药

特点	吸收的途径
①直肠长约10~14cm ②吸收面积小（0.02~0.04m^2） ③pH值为7~8 ④分泌液缓冲容积小	①通过上静脉进入肝脏，再进入全身 ②通过下腔静脉绕过肝脏进入血液循环 ③通过淋巴系统进入血液循环

第三节 药物的分布、代谢与排泄

考点 1 药物分布★★★

(一)药物的分布及其影响因素与临床应用

药物分布是指吸收入血的药物通过血液转运至器官和组织的过程。影响药物分布的因素包括药物的理化性质、剂型、血流量、毛细血管通透性等。大部分药物通过被动转运分布,少数为主动转运。

影响因素	作用效果	实例
器官血流量	①药物分布速率在不同器官差异明显 ②血流量大的器官(如肝、肾、脑、肺)分布较快 ③血流量小的器官(如肌肉、皮肤)较慢	硫喷妥钠在脑中快速分布后,再转移到脂肪组织
血浆蛋白结合率	①药物与血浆蛋白结合形成结合药物,游离药物能穿透细胞膜并发挥药理作用 ②结合药物的解离可维持游离药物浓度的平衡,影响药物的生物效应	磺胺异噁唑通过置换胆红素,可能引发新生儿的致死性胆红素脑病
体液pH值	体液的pH值影响药物的分布,弱酸性药物在碱性环境中转运至细胞外,而弱碱性药物在酸性环境中更容易进入细胞	临床上通过调整血液pH可影响药物的分布与排泄
组织细胞结合	药物在某些组织中的浓度可远高于血浆游离药物浓度	碘在甲状腺的浓度比其他组织高10000倍。脂溶性药物也常在脂肪和骨骼肌中作为贮存

(二)药物淋巴转运的特点

药物淋巴转运指药物通过淋巴系统分布,适合大分子药物或脂溶性分子。淋巴系统具有较大的分子通透性,并有助于药物靶向治疗。

药物的特性要求	说明	吸收途径
疏水性	高疏水性的药物更易与食物中的脂质成分结合,形成乳糜微粒,从而优先进入淋巴管	①通过乳糜颗粒介导:大部分脂溶性药物在肠道中被乳糜颗粒捕获,随后通过淋巴系统转运 ②细胞吞噬和转运:对于特定药物或纳米载体,树突状细胞或巨噬细胞通过内吞作用将其转运至淋巴管
分子大小	大分子药物(如单克隆抗体)或脂质纳米载体通常通过被动扩散或内吞作用进入淋巴系统	
化学结构	长链脂肪酸结构、亲脂基团修饰或与脂质结合的药物更容易被肠道乳糜颗粒吸收,增强淋巴转运倾向	

(三)血-脑屏障及转运机制

血-脑屏障能阻止大分子的水溶性或解离型药物通过,但脂溶性药物可通过扩散进入脑内。P-糖蛋白是血脑屏障的外排泵,能将药物排出脑外。血脑屏障的通透性在某些条件下(如炎症)可改变,影响药物的治疗效果。

(四)胎盘屏障及胎盘转运机制

胎盘屏障将母体和胎儿血液分开,药物通过胎盘时既可被动转运也可主动转运。脂溶性药物易通过胎盘,而水溶性或高度解离的药物则不易通过。孕期使用药物需特别谨慎,避免对胎儿造成不良影响。

考点2 药物代谢★★★

(一)药物代谢与药理作用

药物代谢是指药物吸收后在体内经酶或其他作用发生一系列的化学反应,导致药物化学结构和理化性质发生改变的过程,又称生物转化。

生物转化的能力反映机体对外源化学物或者药物的处置能力。阐明药物代谢规律的意义在于:①药物经代谢生成的代谢物通常极性较母药增大,水溶性增强,易随尿液及胆汁排出。②多数药物经代谢后活性降低,即从活性药物变成无活性的代谢物,称为失活。③某些无活性药物或前体药物经代谢后形成活性代谢物,称为活化;也有的活性药物转化成仍有活性的代谢物,但与母药相比,它们的作用或体内过程可能发生不同程度地改变。④有些药物经生物转化后可形成具有高度化学反应性的毒性代谢物。

(二)药物代谢的部位与类型

药物代谢部位 肝脏,肝外组织如胃肠道、肾、肺、脑、肾上腺及卵巢等也能不同程度地代谢药物。少数药物的体内代谢在体液中自发进行,如酯类药物可在体液中发生水解反应,但绝大多数药物的代谢反应需要药物代谢酶的参与。

阶段	反应名称	反应类型	主要过程与特点
第Ⅰ相	生物转化(官能团化反应)	氧化、还原、水解等反应	①通过肝微粒体药物代谢酶或非微粒体酶系进行转化 ②引入或暴露出极性基团,如羟基、羧基、巯基、氨基等 ③血浆或其他组织水解酶可使酯类、酰胺类及糖类药物水解 ④环氧化物通过微粒体环氧化物水解酶水解为二醇类,是解毒过程的一部分
第Ⅱ相	生物结合	极性基团与内源性结合物结合	①药物分子的极性基团与体内内源性物质(如葡萄糖醛酸、硫酸、醋酸、某些氨基酸、谷胱甘肽等)通过共价键结合 ②生成极性大、易溶于水且易排出体外的结合物 ③某些药物经第Ⅰ相反应后,无需第Ⅱ相反应即可排出体外

(三)药酶的代谢特点、代谢过程及其影响因素

1. 药酶的代谢特点和代谢过程

酶系	代谢特点	代谢过程
细胞色素P450酶系(CYP)	①CYP是一个超家族,依据基因编码的氨基酸序列相似性,划分为不同家族和亚家族 ②CYP命名规则:CYP+数字表示家族,大写字母表示亚家族,后跟数字表示具体酶 ③主要涉及肝脏药物代谢	①主要代谢药物的CYP酶有CYP1A1、1A2、1B1、2A6、2B6、2C8、2C9、2C19、2D6、2E1、3A4和3A5,共12种,合占肝脏CYP总量的75%以上 ②不同CYP酶具有重叠的药物代谢特性,涉及药物相互作用
含黄素单氧化酶系(FMO)	①参与Ⅰ相药物氧化反应,代谢水溶性药物 ②与CYP共同存在于肝脏微粒体中,FMO3是主要酶 ③代谢产物一般无活性	FMO代谢产物通常无活性,未发现基于FMO的药物相互作用

续表

酶系	代谢特点	代谢过程
环氧化物水解酶系（EH）	①包括可溶性环氧化物水解酶（sEH）和微粒体环氧化物水解酶（mEH） ②通过水解反应去除药物的毒性	①药物经CYP代谢后生成环氧化物，与细胞成分结合产生毒性，EH通过水解将其转化为无毒或弱毒的代谢物 ②如卡马西平经CYP代谢生成环氧化物，再由mEH转化为无活性产物
结合酶系	①参与Ⅱ相药物轭合反应，主要位于细胞质 ②反应速度快，快速排除代谢物	通过尿液和胆汁排出代谢物，迅速终止代谢物的毒性
脱氢酶系	①包括醇脱氢酶、醛脱氢酶、乳酸脱氢酶等 ②主要存在于细胞质	代谢多种药物和体内活性物质

2. 影响药物代谢的因素

影响因素	作用结果	实例
遗传因素	①药物代谢具有种族和个体差异，主要由氧化反应和轭合反应的多态性决定 ②根据代谢强度与速度不同，可分为强代谢者、快代谢者、弱代谢者和慢代谢者	异烟肼的N-乙酰化存在快慢表型，慢乙酰化者肝脏N-乙酰转移酶含量低
药物代谢酶的诱导与抑制	①药物代谢酶的诱导剂可增加酶活性，促进药物代谢，降低药效 ②酶抑制剂可抑制酶活性，减缓药物代谢，增强药物效果，甚至引发毒性反应	①苯巴比妥能诱导CYP酶加速华法林代谢，导致抗凝效果减弱 ②红霉素抑制CYP3A4，增强华法林和卡马西平的效果
肝血流量的改变	肝血流量是影响药物清除率的重要因素	病理状态或药物（如苯巴比妥、普萘洛尔、吲哚美辛）可能改变肝血流量，进而影响药物代谢和药物相互作用
其他生理病理因素	年龄、营养状况、脏器功能及疾病等生理病理因素也会影响药物代谢	/

（四）药物体内的生物转化与代谢

1. 药物结构与第Ⅰ相生物转化的规律　Ⅰ相生物转化是药物的官能团转化反应，主要是药物结构中官能团在酶的催化下发生的氧化、还原、水解等生物转化反应。

①氧化代谢：氧化代谢是在氧化-还原酶的催化下，辅酶的参与下进行的生物转化反应。辅酶作为氢受体时，药物进行氧化；作为氢供体时，进行加氢/还原反应。主要的氧化-还原酶包括P450（CYP）酶系、黄素单加氧酶、过氧化酶等。

类型	特点
含芳环药物的氧化代谢	①芳环药物在肝脏细胞色素P450酶系催化下，氧化生成环氧化物，进一步重排为酚或二羟基化合物 ②环氧化物与谷胱甘肽结合，促进排泄，但也可能引起毒性 ③芳环上供电子基团加速反应，吸电子基团则减弱反应 ④代谢部位受立体位阻影响，两个芳环药物通常只有一个被代谢
含烯烃和炔烃药物的氧化代谢	①烯烃类药物生成稳定的环氧化物，可能进一步转化为二羟基化合物或与生物大分子反应，导致毒性 ②炔烃类药物反应性强，酶催化氧化生成烯酮，可能与蛋白质发生烷基化反应

续表

类型	特点
含饱和碳原子药物的氧化代谢	①长链烷烃常在碳链末端发生氧化生成羟基，进一步转化为羧基称为 ω-氧化 ②烷烃也可在支链位置氧化生成羟基 ③对于邻近 sp^2 碳原子的烷基碳，氧化更容易发生。药物如地西泮的代谢生成有活性代谢产物
含卤素药物的氧化代谢	①卤代烃在体内氧化脱卤素生成活性中间体，与蛋白质反应产生毒性 ②细胞色素 P450 酶系催化氧化卤代烃生成偕卤醇，进一步生成羰基化合物 ③氯霉素通过这种途径生成毒性中间体
胺类药物的氧化代谢	①N-脱烷基化是常见的代谢途径，生成不稳定中间体 ②N-氧化则主要发生在叔胺类药物上，产生稳定的 N-氧化物
含氧药物的氧化代谢	①醚类药物通过 O-脱烷基化生成醇或酚以及羰基化合物 ②醇类药物经过醇脱氢酶氧化生成醛，进一步转化为羧酸 ③醛生成羧酸的过程是能量降低过程，且较少醛被还原为醇
含硫药物的氧化代谢	①含硫药物包括硫醚、含硫羰基化合物、亚砜和砜类药物。它们通过 S-脱烷基化、氧化脱硫等途径代谢 ②亚砜类药物可还原为硫醚或氧化为砜

②还原代谢：还原代谢是由还原酶或氧化-还原酶催化的生物转化反应。含有羰基、硝基等结构的药物可经氧化-还原酶催化还原，生成易于结合代谢的基团，通过Ⅱ相结合反应排出体外。

类型	特点
酮类药物的还原代谢	酮类药物在酶催化下生成仲醇。大多数酮为不对称酮，生成的醇可能含有新手性碳，形成光学异构体。如美沙酮代谢生成的美沙醇
含硝基药物的还原代谢	芳香族硝基化合物在 P450 酶系及细菌硝基还原酶作用下还原为芳香胺基。硝基还原是多步骤过程，生成的羟胺可能具有毒性，导致癌症或细胞毒性

③水解代谢：水解酶参与酯类和酰胺类药物的代谢，主要分布在血浆、肝、肾和肠。水解酶包括酯酶、胆碱酯酶等及许多丝氨酸内肽酯酶。

酯和酰胺类药物的水解代谢：这些药物通过酯酶和酰胺酶催化水解生成酸、醇或胺。水解可发生在酶或酸碱催化下。如普鲁卡因在体内迅速水解失活。而普鲁卡因胺水解较慢。酯酶和酰胺酶的水解具有立体专一性，如丙胺卡因只水解 R-（-）-异构体，生成的邻甲苯胺可能导致高铁血红蛋白症。

2. 药物结构与第Ⅱ相生物转化的规律 药物结合反应是在酶催化下，将内源性的极性小分子（如葡萄糖醛酸、硫酸盐、氨基酸、谷胱甘肽等）与药物或其代谢物结合，形成水溶性代谢产物，促进药物排泄。

类型	特点	实例
与葡萄糖醛酸结合	①葡萄糖醛酸通过尿苷-5-二磷酸-α-D-葡萄糖醛酸（UDPGA）与药物结合，形成水溶性、去活化的代谢物 ②常见的结合类型有葡萄糖醛苷化、酯化酰胺化	新生儿肝脏 UDPGA 转移酶活性不足，使用氯霉素时，可能导致药物积聚和毒性反应，如"灰婴综合征"

类型	特点	实例
与硫酸结合	①药物可与硫酸结合形成硫酸酯，增加水溶性并减少毒性 ②该反应通过磺基转移酶和活化型硫酸化剂（PAPS）催化 ③酚羟基和胺类化合物能生成稳定的硫酸化结合产物	某些药物如沙丁胺醇中酚羟基可形成硫酸酯化合物
与氨基酸结合	许多羧酸类药物与氨基酸结合，生成水溶性代谢物	在与氨基酸结合反应中，如苯甲酸和水杨酸在体内参与结合反应后生成马尿酸和水杨酰甘氨酸
与谷胱甘肽结合	谷胱甘肽含有巯基，能清除有害的亲电物质	谷胱甘肽参与亲核取代反应、酰化反应等，如与抗肿瘤药白消安反应生成硫醚化合物，或与酰卤反应解毒
乙酰化结合	乙酰化反应是含伯胺基、氨基酸、磺酰胺、肼、酰肼等基团药物转化为酰胺，通常用于去活化药物	乙酰辅酶A提供乙酰基，常见于抗结核药物的代谢，乙酰化后药物失去活性和毒性
甲基化结合	甲基化反应较少见，但对肾上腺素、褪黑素的代谢非常重要	通过甲基化降低药物的活性和亲水性，如肾上腺素通过甲基化生成活性较低的产物

（五）药物代谢在临床中的应用

应用	内容	实例
药物基因组学指导治疗	药物代谢的个体差异由代谢酶基因多态性决定	①CYP2D6影响多种药物（如抗抑郁药、β受体拮抗药）的代谢，患者的代谢型不同（超快、普通、中度或低代谢型），需要调整药物剂量 ②硫嘌呤甲基转移酶（TPMT）对硫嘌呤类药物（如硫唑嘌呤）的代谢至关重要，TPMT活性低的患者需降低剂量以避免骨髓抑制
优化药物剂量设计	通过监测代谢能力调整药物剂量	肾功能不全患者代谢产物易累积，需调整剂量或更换药物
药物相互作用的预测和管理	药物相互作用通过代谢改变药物效果	①一些药物抑制代谢酶活性（如氟康唑抑制CYP3A4酶，增加洛伐他汀的毒性） ②一些药物诱导酶活性（如利福平降低依非韦伦浓度） ③基于代谢信息调整用药方案，避免不良反应，并监测血药浓度
特殊人群用药中的应用	儿童、老年人、肝肾功能不全患者的代谢能力不同，需调整剂量	①新生儿代谢氯霉素能力差 ②老年患者苯二氮䓬类药物清除慢，应调整剂量 ③肝肾功能不全患者需调整代谢药物剂量
毒性反应监测与干预	毒性代谢产物识别、代谢相关不良反应监测	①如对乙酰氨基酚代谢产物N-乙酰对位苯醌亚胺NAPQI引起肝损伤，可通过N-乙酰半胱氨酸解毒 ②如长期服用苯妥英钠的患者需定期监测肝功能

考点 3 药物排泄 ★★★

(一)药物的肾脏排泄

肾脏是人体排泄药物及其代谢物的最重要器官。药物的肾排泄是指肾小球滤过、肾小管分泌和肾小管重吸收的总和。

过程	描述	影响因素
肾小球滤过	肾小球基底膜呈筛状,筛孔较大,游离药物或代谢物可通过肾小球滤过	①肾血流量:低血流量会减少药物的滤过量 ②药物血浆蛋白结合程度:高结合度会减少滤过量 ③疾病状态:如肾病患者可因血浆蛋白丢失,游离药物增加,肾排泄量增多
肾小管分泌	在近端肾小管进行,属于主动转运过程,需载体参与,有饱和现象。药物的分泌速度一般不受血浆蛋白结合率的影响	①药物与转运载体亲和力:某些药物亲和力高于血浆蛋白,转运不受血浆蛋白影响 ②竞争性抑制:相同分泌机制的药物可发生竞争,影响分泌速率
肾小管重吸收	药物因水的重吸收而被浓缩,单纯扩散方式重吸收,重吸收程度受药物理化性质与机体生理状态影响	①药物理化性质:如极性、解离度、分子量等 ②尿量:尿量增加减少药物重吸收,增加排泄 ③尿液pH值:酸化尿液增加弱碱性药物排泄,碱化尿液增加弱酸性药物排泄

(二)药物的消化道排泄

类别	内容	实例
胃肠道壁双层脂质膜排泄	①药物可通过胃肠道壁双层脂质膜,以单纯扩散方式从血浆排出至胃肠腔内 ②位于肠上皮细胞膜上的P-糖蛋白也可直接将药物及其代谢物从血液转运至肠道 ③当碱性药物血药浓度很高时,消化道排泄途径十分重要	如大量应用吗啡(pK_a 7.9)后,血液内部分药物经单纯扩散进入胃内酸性环境(pH 1.5~2.5)后,几乎完全解离,重吸收极少,需及时洗胃以清除胃内药物,否则进入碱性环境的肠道将再被吸收入血
胆汁排泄	许多药物或其代谢物能从胆汁排泄,包括药物在肝细胞的摄取、贮存、转化以及向胆汁的主动转运过程	①通常相对分子质量大于0.5kDa的化合物可随胆汁排出 ②超过5kDa的大分子化合物难从胆汁排出
肠-肝循环	①由胆汁排入十二指肠的药物可直接随粪排出,但较多的药物可由小肠上皮吸收,并经肝脏重新进入全身循环,这种小肠、肝脏、胆汁间的循环称为肠肝循环 ②若药物从胆汁排出量多,肠肝循环可延长药物的作用时间	如洋地黄毒苷。因此,洋地黄毒苷中毒时,服用消胆胺可在肠道中与其结合,拮抗肠肝循环而加速其排泄

(三)药物的其他排泄途径

某些药物也可从乳汁、汗液、泪液或唾液排出,主要是通过腺上皮细胞进行单纯扩散,与pH值有关。药物也可经主动转运方式分泌入腺体导管内,排入腺体导管内的药物可被重吸收。药物经乳汁排泄量对其总消除量而言虽然意义不大,但对乳儿可能产生不良影响,值得注意。例如,哺乳期妇女服用甲巯咪唑,将会抑制乳儿的甲状腺功能。

第四节 药物动力学与临床应用

考点1 药代动力学模型与应用★★★

(一)房室模型结构及特征

在药动学中,根据药物在体内的转运性质,可以把机体看成一个系统,由一个或多个房室(也称隔室)组成。房室并不代表特定的解剖组织或器官,它是为区分各种分布特征而设置的抽象概念。每个房室具有动力学"均一"性,凡在同一房室内的各部位中的药物,均处于动态平衡。给药后,同一房室中各个部位的药物浓度变化速率相近,但不代表浓度一定相等。这种按照房室概念建立起来的、用以说明药物在体内吸收、分布、代谢、排泄过程特征的模型,称为房室模型。房室模型是经典的药动学模型,是学习其他药动学模型的重要基础。

1. 单室模型 某些药物进入体循环后,能够迅速分布到全身各处,并很快在血液与各组织脏器之间达到动态平衡,并通过排泄或代谢进行消除。此时可以把整个机体看成药物转运动态平衡的"均一单元"即一个"房室",这种模型称为单室模型。

2. 多室模型 多室模型根据药物在各组织的分布速率差异,将机体划分为多个房室。双室模型将机体分为中央室和周边室。中央室包括血液和血流供应充足的组织(如心、肝、肾等),药物分布较快;周边室代表血流较少的组织(如肌肉、皮肤、脂肪),药物分布较慢。药物进入体循环后,首先在中央室快速分布并平衡,然后在中央室与周边室之间进行可逆转运,最终达到动态平衡。

(二)单次给药及药动学参数

1. 静脉注射

(1)单室模型药物静脉注射 单室模型药物静脉注射给药后,药物很快随血液分布到机体各组织、器官中并达到平衡,具体模型框图如图所示。

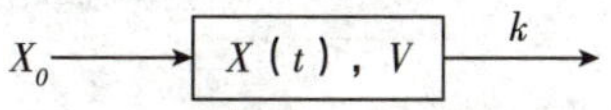

$$X_0 \longrightarrow \boxed{X(t), V} \xrightarrow{k}$$

静脉注射给药单室模型示意图

图中 X_0 为给药剂量,X 为 t 时体内药量,V 为表观分布容积,k 为消除速率常数。静脉注射给药后,体内药物的消除速度与体内药量成正比:

$$\frac{dX}{dt} = -kX \tag{3-2}$$

上式中 dX/dt 为药物的消除速率,负号表示体内药量 X 随时间 t 的减少。从式(3-2)可推出:

$$X = X_0 e^{-kt} \tag{3-3}$$

$$C = C_0 e^{-kt} \tag{3-4}$$

$$\lg C = -\frac{k}{2.303}t + \lg C_0 \tag{3-5}$$

式中e为自然对数（ln）的底，lg通常表示以10位底的对数。其中C_0为$t=0$时的初始血药浓度。

2. 消除速率常数

（1）消除速率常数　常用k表示。k是重要的药动学参数之一。它表征药物在体内的消除速率的大小，代表药物在单位时间从体内消除的分数。k的单位是时间的倒数，如$\min^{-1}$或h^{-1}。通过绘制药物浓度的对数与时间的图，可以得到一条直线，其斜率为$-k/2.303$，从而可以计算k值。

药物的消除途径包括肝脏代谢、肾脏排泄、胆汁排泄和肺排泄等，k值反映了所有途径消除快慢的总和，并且具有加和性。若已知某些消除途径的速率常数，其他途径的速率常数也可通过公式求得。k值越大，药物的消除速率越快，不同药物的k值差异明显，影响药物浓度的变化。如果药物具有一级消除过程，其k值在一定剂量范围内保持不变，并且与给药途径、药物剂型和剂量无关。k值反映了药物的特性，并且如果患者的肝肾功能发生变化，k值也可能发生改变，进而影响药物的消除速率，需根据患者的状况调整剂量。

（2）生物半衰期（$t_{1/2}$）　生物半衰期通常简称为半衰期，是指体内药量或血药浓度降低一半所需要的时间。半衰期常以$t_{1/2}$表示，其单位是"时间"，如min或h。在线性动力学中，生物半衰期$t_{1/2}$与消除速率常数k之间的定量关系为：$t_{1/2}=0.693/k$

可见药物半衰期与消除速率常数成反比，两者均反映机体消除药物的快慢。除药物本身的特性外，患者的生理及病理状况也能影响药物的半衰期，肾功能不全或肝功能受损者，均可使半衰期延长。

根据半衰期长短，一般可分超短半衰期、短半衰期、中长半衰期、长半衰期及超长半衰期等五类，现将一些常用药物的半衰期列于表中。

1）超短半衰期与短半衰期的药物

超短半衰期药物 $t_{1/2} < 1h$	半衰期(h)	短半衰期药物 $t_{1/2}=1\sim4h$	半衰期（h）
乙酰水杨酸	0.25	对乙酰氨基酚	1~3
对氨基水杨酸	0.9	卡那霉素	2
羧苄青霉素	1	利多卡因	2
头孢菌素Ⅳ	1	普拉卡因胺	3
头孢菌素Ⅰ	0.5	水杨酸	4
可的松	0.5	华法林	2
呋塞米	0.5	庆大霉素	2
胰岛素	0.1	盐酸哌替啶	3
青霉素G	0.7	利福平	3
苯唑青霉素	0.4	氨苄青霉素	1.0~1.5
甲氧苯青霉素	0.4	乙胺丁醇	4

2）中长、长和超长半衰期的药物

中长半衰期药物 $t_{1/2}=4\sim 8h$	半衰期（h）	长半衰期药物 $t_{1/2}=8\sim 24h$	半衰期（h）	超长半衰期药物 $t_{1/2}>24h$	半衰期（h）
金霉素	5.5	安替匹林	7~35	巴比妥	60~78
林可毒素	2.5~11.5	氯氮䓬	6~15	地西泮	55
磺胺异噁唑	6	强力霉素	12	双香豆素	8~74
四环素	7~9	磺胺嘧啶	13~25	洋地黄毒苷	200
茶碱	4~7	普萘洛尔	12	地高辛	12~132
甲苯磺丁脲	6~9			苯巴比妥	48~120
甲氧苄氨嘧啶	9				

静脉注射后，体内消除药物剩余的分数与半衰期之间的关系如表所示。

半衰期个数（n）	剩余分数（C_{ss}%）	半衰期个数（n）	剩余分数（C_{ss}%）
1	50.00	5	3.12
2	25.00	6	1.56
3	12.50	6.64	1.00
3.32	10.00	7	0.88
4	6.25	8	0.39

（3）表观分布容积（V） 表观分布容积是体内药量与血药浓度间的一个比例常数，用"V"表示。

$$V=X/C \quad (3-6)$$

式中 X 为体内药量，V 是表观分布容积，C 是血药浓度。V 不是生理学或解剖学上的实际容积，而是一个"表观"的值，表示药物在体内的分布特性。对某一药物和个体而言，V 通常是一个常数。V 值的大小可以帮助判断药物的分布情况。若 V 远大于体液的总体积，说明药物的血药浓度较低，且大部分药物分布在组织中，可能在某些器官或组织中蓄积，这通常伴随药物的排泄较慢，使药物在体内停留较长时间。

（4）清除率（Cl） 又称为体内总清除，常用"Cl"表示。清除率表示药物在体内的总的消除速率与血药浓度的比值。

$$Cl = \frac{dX_E}{dt/C} \quad (3-7)$$

dX_E/dt 为包含各种途径的总的药物消除速率，C 为血药浓度。Cl 是表示从血液或血浆中清除药物的速率或效率的药动学参数。C 多指血浆药物浓度，此时 Cl 是单位时间从体内消除的含药血浆体积，单位用"体积/时间"表示，如 L/min、ml/min、L/h 等。

总清除率与消除速率常数 k 和表观分布容积 V 之间的关系为：

$$Cl = k \cdot V \quad (3-8)$$

清除率也是重要的药动学特征参数，对某一正常个体，清除率是一定的（常数），当机体的肝脏或肾脏功能出现障碍时，Cl会变小，用药时应注意剂量调整。

清除率同样具有加和性，多数药物以肝代谢和肾排泄两种途径从体内消除，因此药物的总清除率Cl等于肝清除率Cl_h与肾清除率Cl_r之和：

$$Cl=Cl_h+Cl_r \tag{3-9}$$

而Cl_h与Cl_r又分别为药物的代谢速率常数k_b和肾排泄常数k_e与表观分布容积的乘积：

$$Cl_h=k_b \cdot V \tag{3-10}$$

$$Cl_r=k_e \cdot V \tag{3-11}$$

临床上肝脏功能通常用转氨酶（如谷丙转氨酶、谷草转氨酶等）的活性等指标来反映，肾功能则往往通过肌酐清除率来体现，而肌酐清除率可以通过测量血清肌酐浓度来估算，当这些临床指标出现异常时，提示患者的药物清除率可能会发生改变。肝清除率Cl_h与肾清除率Cl_r之一发生改变，都会影响总清除率Cl。

（5）药时-曲线下面积（AUC） AUC定义为血药浓度-时间曲线在时间从0到无穷大的积分，是反映药物在体内的暴露的主要药动学参数，其表达式为：

$$AUC = \int_0^\infty C dt \tag{3-12}$$

根据推导，一室模型药物静脉注射时，其AUC为：

$$AUC = \frac{C_0}{V} = \frac{X_0}{k \cdot V} \tag{3-13}$$

根据推导，一室模型药物静脉注射时，其AUC为：

$$AUC = \frac{C_0}{V} = \frac{X_0}{k \cdot V} \tag{3-14}$$

当对药物浓度进行丰富采样时，时间从0到最后一个采样点对应的AUC_0^{t*}可以用梯形法进行计算（见下图）。

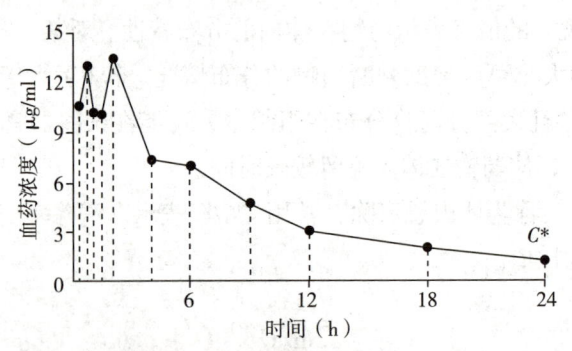

血药浓度-时间曲线下面积示例

AUC_0^∞为AUC_0^{t*}与AUC_{t*}^∞之和，其表达式为：

$$AUC_0^\infty = \sum_{i=1}^N \frac{(C_{i-1}+C_i)}{2}(t_i-t_{i-1}) + \frac{C^*}{k} \tag{3-15}$$

式中的N为血药浓度的样本数，第1大项为AUC_0^{t*}，第2大项为AUC_{t*}^∞，角标$t*$为最终采样时间，$C*$为最终样本浓度。注意这里的变量是浓度，而非其对数值。上述药物动力学参数也是其他给药方式的主要药动学参数，其大小定量反映了单次给药时药物的药动学特征。

【例1】一患者静脉注射某单室模型药物10mg,半小时后血药浓度是多少?已知$t_{1/2}$=4h,V=60L。解:已知X_0=10mg,V=60L,$t_{1/2}$=4h

$$\because C_t = C_0 \cdot e^{-k \cdot t}; \quad C_0 = \frac{X_0}{V}; \quad k = \frac{0.693}{t_{1/2}} \quad \therefore C_t = \frac{10}{60} e^{-\frac{0.693}{4} \times 0.5} = 0.153 \mu g/ml$$

即给药后半小时的血药浓度为0.153μg/ml。

【例2】对某患者静脉注射一单室模型药物,给药剂量为1050mg,测得不同时刻的血药浓度数据,将血药浓度C取对数,再与时间t作线性回归,得到$\lg C=-0.1355t+2.176$,求该药的k、$t_{1/2}$、V、Cl、AUC以及给药后12小时的血药浓度。

解:根据$\lg C$-t关系的斜率(-0.1355)和截距(2.176),可得:

① $k=-2.303 \times (-0.1355)=0.312$ (h^{-1}) $\lg C_0=2.176$ $C_0=150$ (μg/ml)

② $t_{1/2}=\dfrac{0.693}{k}=\dfrac{0.693}{0.312}=2.22$ (h)

③ $V=\dfrac{X_0}{C_0}=\dfrac{1050 \times 10000}{150}=7000$ (ml)=7 (L)

④ $Cl=kV=0.312 \times 7=2.184$ (L/h)

⑤ $AUC=\dfrac{C_0}{k}=\dfrac{150}{0.312}=480.7$ (μg/ml)·h

⑥ 求给药后12小时的血药浓度,可将t=12小时代入上述方程式,即:

$$\lg C=-0.1355t+2.176=-0.1355 \times 12+2.176=0.55$$

根据对数的逆运算,求得给药后12小时的血药浓度C=3.548μg/ml。

以上是根据一室模型药物静脉注射后的血药浓度和时间数据来求算药动学参数的一般过程,即经典的血药浓度数据分析方法,也是非临床和临床研究中房室模型最常用的数据分析方法。

(2)双室模型药物静脉注射 当静脉注射进入体内的药物具有双室模型特征时,药物首先进入包括血液及血流丰富的肝肾等器官在内的中央室,并在中央室迅速达到分布平衡,同时发生与周边室之间的可逆转运(分布),药物从具有消除功能器官的中央室进行消除,其模型框图如图所示。

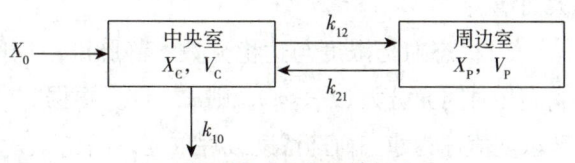

双室模型静脉注射给药示意图

图中,X_0为静脉注射给药剂量,X_C为中央室的药量,X_P为周边室的药量,V_C为中央室分布容积,V_P为周边室分布容积,k_{12}为药物从中央室向周边室转运的一级速率常数,k_{21}为药物从周边室向中央室转运的一级速率常数,k_{10}为药物从中央室消除的一级速率常数。

静脉注射双室模型药物血药浓度-时间曲线的关系可以简化为:

$$C = Ae^{-\alpha t} + C = Ae^{-\beta t} \tag{3-16}$$

α称为分布速率常数,β称为消除速率常数。α和β分别代表药物体内分布相(α相)和消除相(β相)的特征。单室模型中由于药物在全身分布迅速达到动态平衡,可以忽略分布相(α相),因此双室模型中药物分布平衡后,其β相就相当于单室模型中的消除相,即

β 相当于单室模型中 k。

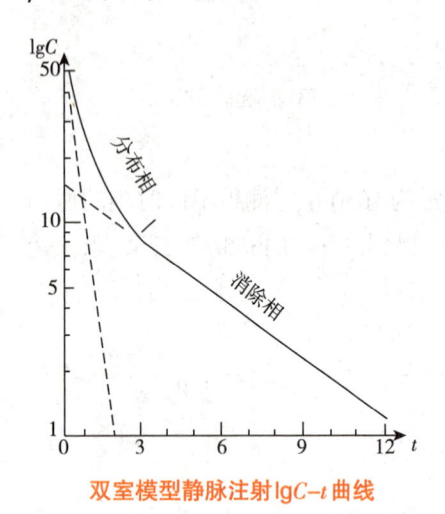

不同于单室模型静脉注射时 $\lg C$ 对 t 作图是一条直线，双室模型药物的 $\lg C$-t 图是一条二项指数曲线，如图所示。曲线包括分布相（α 相）和消除相（β 相），其分布相下降斜率大于消除相，即 $\alpha > \beta$。这是由于双室模型药物不能迅速在全身达到分布平衡，从中央室分布到周边室并达到平衡需要一定的时间，且此分布过程同时伴随消除过程，因此在图中体现为分布相曲线的下降速率要大于消除相的下降速率，导致其 $\lg C$-t 曲线表现为较明显的"下凹"特征。

双室模型静脉注射 $\lg C$-t 曲线

（3）单室模型静脉输注

1）血药浓度与时间的关系　静脉输注（又称静脉滴注，简称输液）是比较常见的一种血管内给药方式。不同于静脉注射瞬间将药物推注进入血液，静脉输注是以恒定速率（单位时间滴注药物的量，k_0）向血管内给药的方式。静脉滴注给药的模型框图如图所示。

单室模型静脉滴注给药示意图

图中 X 为 t 时刻的体内药量，V 为药物的表观分布容积，k_0 为滴注速率，k 为消除速率常数。在药物静脉滴注期间（$0 \leq t \leq T$），血药浓度 C 与时间 t 的关系式为

$$C = \frac{k_0}{kV}(1 - e^{-kt}) \tag{3-17}$$

从上式可以看出，对某一个体，由于 k 和 V 是常数，C 在滴注期间随着滴注速度 k_0 的增大而增大。

2）稳态血药浓度与达稳分数　静脉滴注期间（$0 \leq t \leq T$），血药浓度一开始逐渐上升，当滴注时间充分大（$t \to \infty$），则 $e^{-kt} \to 0$，根据（3-17），血药浓度趋近于恒定水平，此时的血药浓度值称为稳态血药浓度或坪浓度，用 C_{ss} 表示。

$$C_{ss} = \frac{k_0}{kV} \tag{3-18}$$

式中可以看出，稳态血药浓度的大小与静滴速度 k_0 成正比。当 k_0 增加1倍，C_{ss} 也会增加1倍。达到稳态血药浓度时，药物的消除速度等于药物的滴注速度 k_0。

在单室模型静脉滴注时，药物浓度在达到稳态之前均小于 C_{ss}，因此任一时间 t 的 C 值可用稳态血药浓度 C_{ss} 的某一分数表示，即达稳分数 f_{ss} 又称（达坪分数），计算公式为：

$$f_{ss} = 1 - e^{-kt} \tag{3-19}$$

从式可见，k 越大，f_{ss} 趋近于1越快，达到 C_{ss} 越快，这说明药物的半衰期越短，到达 C_{ss} 越快。因此药物达到稳态的快慢（速度）由药物消除速率常数 k 或半衰期 $t_{1/2}$ 决定，与静脉滴注的速度 k_0 无关。

当静脉滴注达到C_{ss}某一分数(f_{ss})所需的时间以$t_{1/2}$的个数n来表示时，则：

$$n=-3.32\lg(1-f_{ss}) \quad (3-20)$$

由此式即可求出药物达C_{ss}某一分数f_{ss}所需的半衰期的个数，静脉滴注半衰期个数与达坪浓度分数的关系见下表。如达到C_{ss}的90%需3.32个$t_{1/2}$，达到C_{ss}的99%需6.64个$t_{1/2}$。

半衰期个数（n）	达稳分数（C_{ss}%）	半衰期个数（n）	达稳分数（C_{ss}%）
1	50.00	5	96.88
2	75.00	6	98.44
3	87.50	6.64	99.00
3.32	90.00	7	99.22
4	93.75	8	99.61

3）负荷剂量　临床上常将药物的有效治疗浓度设定为稳态血药浓度，但药物接近稳态浓度一般需要4~5个半衰期。如$t_{1/2}$为0.5小时的药物，达稳态的95%需要2.16小时；$t_{1/2}$为4小时的药物，达稳态的90%需要13.3小时。在临床应用中为了能迅速达到或接近稳态血药浓度C_{ss}以便快速发挥药效，在静脉滴注开始时往往需要静脉注射一个负荷剂量，同时联合静脉滴注来维持C_{ss}。负荷剂量亦称为首剂量，常用X_0^*表示，可由下式求得。

$$X_0^* = C_{ss}V \quad (3-21)$$

【例】 已知某单室模型药物的半衰期为1.9小时，表观分布容积为100L，如以每小时150mg的速度静脉滴注，其稳态血药浓度为多少？为了快速达到稳态发挥药效，在静脉滴注同时，一开始需要静脉注射的负荷剂量是多少？

解：由药物$t_{1/2}$，可得药物的消除速率常数$k=0.693/1.9=0.365\text{h}^{-1}$

$$C_{ss}=\frac{k_0}{kV}=\frac{150}{0.365 \cdot 100}=4.11\text{mg/L}$$

$$X_0^* = C_{ss} \cdot V = 4.11\text{mg/L} \cdot 100\text{L} = 411\text{mg}$$

2. 非血管给药（以口服为例）

（1）单室模型口服药物血药浓度与时间的关系　血管外给药通常包括口服、肌肉注射等给药途径，是临床上最常见的给药方式。血管外给药存在吸收过程，即药物先进入吸收部位，然后逐渐进入血液循环，同时伴有消除过程。

临床上大部分小分子药物在口服时符合一级吸收和一级消除的动力学过程，如果药物在全身分布很快达到平衡（单室模型，不考虑分布过程），则其血药浓度与时间的定量关系为：

$$C=\frac{k_a F X_0}{V(k_a-k)}(e^{-kt}-e^{-k_a t}) \quad (3-22)$$

上式也可简写为以下形式：

$$C=A(e^{-kt}-e^{-k_a t}) \quad (3-23)$$

$$A=\frac{F k_a X_0}{(k_a-k)V} \quad (3-24)$$

单室模型血管外给药的药-时曲线如下图所示。在该曲线中,峰左边称为吸收相,此时吸收速率大于消除速率,曲线呈上升状态,主要体现药物的吸收过程;峰右边称为消除相,反映药物的消除情况,此时吸收速率小于消除速率;在到达峰顶的瞬间,吸收速率等于消除速率,其峰值就是峰浓度(C_{max}),这个时间称为达峰时间(T_{max});当药物进入体内的时间足够长(药-时曲线的尾段),药物吸收过程已经结束,此时药物在体内仅存在消除过程。由此,血管外给药的药-时曲线通常呈现浓度先升高后下降的特点。

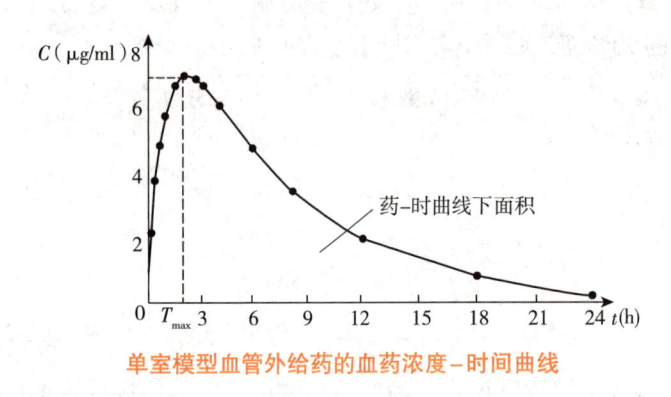

单室模型血管外给药的血药浓度-时间曲线

需要说明的是,C_{max}和T_{max}也是口服给药的重要药动学参数,其数值大小可分别说明药物吸收计入体内的程度和速度。可分别用下式(3-25)和式(3-26)进行计算:

$$C_{max} = \frac{FX_0}{V}e^{-kT_{max}} \quad (3-25)$$

$$T_{max} = \frac{2.303}{k_a - k}\lg\frac{k_a}{k} \quad (3-26)$$

由上面公式可见,吸收速率常数k_a和消除速率常数k共同决定口服药物的达峰时间T_{max};而峰浓度除了与k_a和k有关之外,还与X_0、F和V有关,通常达峰浓度随给药剂量等比例增加,在相同剂量下改善药物剂型可能会提高F而使C_{max}增加。此外,通常小分子药物被制备成缓释制剂后,相比其常释制剂而言,缓释制剂的往往吸收变慢,C_{max}和k_a变小,T_{max}变长,整个血药浓度-时间曲线更为平缓,但缓释制剂通常不影响药物的消除速率,因此其消除速率常数k和半衰期$t_{1/2}$与常释制剂相同。

在口服给药时,往往其C-t曲线的尾段只有消除过程,因此采用尾部时间点的药物浓度的对数值与时间作图所得的斜率(为$-k/2.303$)求出k,进一步计算出半衰期($t_{1/2}=0.693/k$)和药物清除率($Cl = K \cdot V$)。

同样,口服给药的药-时曲线下面积(AUC)仍然反映药物在体内的暴露,它与药物的吸收分数F正相关,因此其AUC的求算是在静脉注射给药AUC的公式中加入F的影响,单室模型口服给药后t从零至无穷大的AUC计算公式为:

$$AUC = \frac{FX_0}{kV} \quad (3-27)$$

AUC是反映口服给药吸收程度最主要的药动学参数,药物及制剂的生物利用度是基于AUC进行计算的。在口服给药中,当采样时间点充分多且C-t曲线完整时,AUC仍然可以采用梯形法进行计算,公式同式3-15。

（2）双室模型口服药物血药浓度与时间的关系　双室模型药物口服给药时，药物首先通过胃肠道吸收之后，才能进入中央室，然后进行分布和消除。口服给药的双室模型示意图见右图。图中，X_0 为给药剂量，F 为吸收分数，X_a 为吸收部位的药量，X_C 为中央室内药物量，X_P 为周边室内药物量，V_C 为中央室分布容积，V_P 为周边室分布容积，k_a 为吸收速率常数，k_{12} 为药物从中央室向周边室转运的速率常数，k_{21} 为药物从周边室向中央室转运的速率常数，k_{10} 为药物从中央室消除的速率常数。

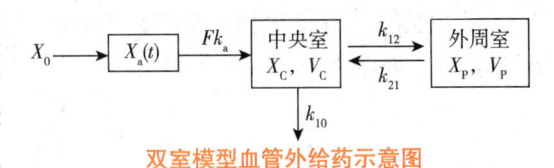

双室模型血管外给药示意图

双室模型血管外给药的药物浓度与时间关系的简化式为：

$$C = Ne^{-k_a t} + Le^{-\alpha t} + Me^{-\beta t} \tag{3-28}$$

从上式的指数项可见，与双室模型静脉给药公式中只具有分布相（α 相）和消除相（β 相）不同，双室模型血管外给药不仅具有分布相和消除相，还具有吸收相（k_a 相），这与药物在体内的实际过程一致。

（三）多次给药及药动学特征

一些镇痛药、催眠药、止喘药、止吐药可应用单剂量后获得疗效，但大多数药物需要按照一定剂量和给药间隔，经过多次重复给药，才能维持有效的血药浓度，达到预期效果。临床上，许多慢性疾病（如心血管疾病、糖尿病）需要长期多剂量给药，甚至终生服药。因此，多剂量给药的药动学过程对于确保这些疾病治疗的安全性和有效性非常重要。

1. 多剂量给药血药浓度与时间（C-t）关系　多剂量给药（或称重复给药）是指在一定时间内多次给药的过程。当两次给药间隔大于药物半衰期的7倍时，药物会在下次给药前完全消除，体内药物的变化与单剂量给药类似。若给药间隔较短或药物半衰期较长，下次给药前体内药物未完全消除，药物会逐渐蓄积。随着持续给药，体内药物量不断增加，直到达到稳态。本章主要介绍多剂量给药下血药浓度随时间的变化，以及多次给药下的专有概念和PK特征。

（1）单室模型静脉注射多剂量给药　单室模型药物连续静脉注射多次，相邻两次之间的给药时间间隔为 τ，每次注射的剂量相等（均为 X_0），其血药浓度-时间曲线如图所示（图中 C_n 为第n次给药的血药浓度）。可见，如果半衰期较长，给药间隔小于与7个 $t_{1/2}$，则再次给药时往往体内药物没有完全被消除，体内还有药物存在，此时血药浓度为前次给药后的最小浓度 C_{min}，而每次静脉给药时（即每次给药后经过的时间$t=0$时），药物浓度均为该次给药的最大浓度（C_{max}）；经过一个时间间隔 τ 后，药物浓度达到该次给药的 C_{min}。从第一次给药开始，血药浓度总在给药间隔 τ 内从大到小随时间有规律变化，与单次给药的PK特征显著不同。

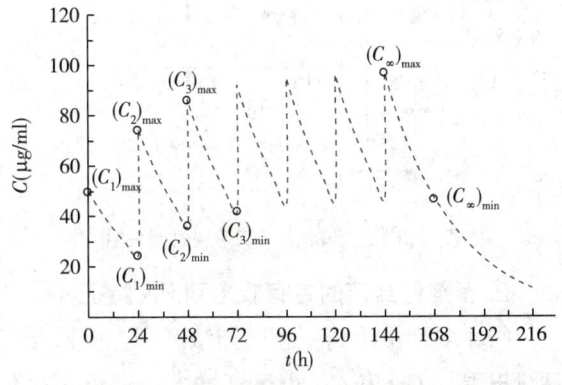

等剂量和等间隔的条件下多剂量静脉注射时血药浓度与时间的关系

多剂量给药时每次剂量相同，给药间隔不变，根据推导，可得单室模型静脉注射多剂量给药的血药浓度与时间的关系为：

$$C_n = \frac{X_0}{V}\left(\frac{1-e^{-nk\tau}}{1-e^{-k\tau}}\right)e^{-kt} \tag{3-29}$$

式中 X_0 为每次给药剂量（又称维持剂量），τ 为给药间隔，k 为消除速率常数，V 为表观分布容积，n 为给药次数，t 为第 n 次给药后所经过的时间，C_n 为 n 次给药后 t 时刻的血药浓度。

式（3-29）可简写成：

$$C_n = C_0 \cdot r \cdot e^{-kt} \tag{3-30}$$

式中 C_0 为第一次给药 $t=0$ 时的药物浓度，r 是多剂量函数[相当于式（3-29）中括号里的函数部分]，它是桥接单次给药与多次给药的一个数学表达式，多次静脉注射的浓度–时间关系就是单次给药表达式（$C_0 \cdot e^{-kt}$）与多剂量函数 r 的乘积。广义的多剂量函数可写成

$$r = \frac{1-e^{-nk_i\tau}}{1-e^{-k_i\tau}} \tag{3-31}$$

式中 n 为给药次数，k_i 为一级速率常数，τ 为给药间隔时间。多剂量函数的速率常数与公式中指数项的速率常数相同，因此静脉注射中的 r 对应的 k_i 为消除速率常数 k。

（2）单室模型血管外多剂量给药　重复给药后的血药浓度–时间关系，可在单剂量给药后的血药浓度–时间方程式中，在每一个指数项乘以相应的多剂量函数即可。血管外重复给药的血药浓度与时间的关系为：

$$C_n = A(re^{-kt} - r_a e^{-k_a t}) \tag{3-32}$$

$$C_n = \frac{k_a F X_0}{V(k_a - k)}\left(\frac{1-e^{-nk\tau}}{1-e^{-k\tau}}e^{-kt} - \frac{1-e^{-nk_a\tau}}{1-e^{k_a\tau}}e^{-k_a t}\right) \tag{3-33}$$

同样，血管外给药的公式中含有吸收相和消除相，公式中具有吸收速率常数 k_a 以及吸收分数 F，其余参数或字母的含义与静脉注射多剂量给药相同。

临床上多次口服给药是很常见的给药方式，其血药浓度–时间曲线如图所示。从图中可见，不同于多次静脉注射中每次给药时（$t=0$）的药物浓度最大，多次口服给药中每次给药时（$t=0$）的浓度等于上次给药后的最小浓度，随着时间延长，药物浓度逐渐增至最大，达到该给药间隔的最大浓度（C'_{max}），对应时间为达峰时（T'_{max}）。与多次静脉注射类似，多次口服给药后经历一个给药间隔 τ 时的药物浓度最低。

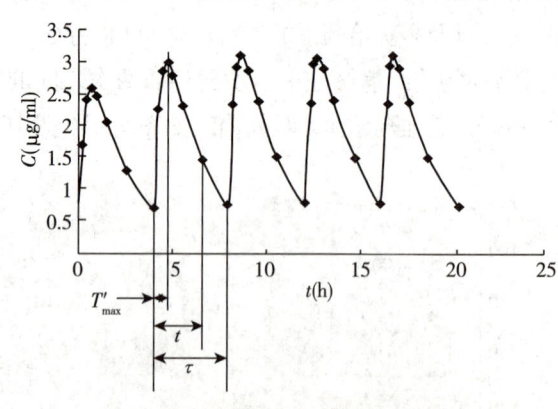

多次口服给药的血药浓度–时间曲线

2. 多剂量给药的专有概念和 PK 特征

（1）多剂量给药稳态血药浓度　在多次给药过程中，随着给药次数 n 的增加，药物浓度逐渐升高，C_{max} 和 C_{min} 也逐渐增大；当给药次数足够多时，C_{max} 和 C_{min} 不再变化，药物浓度在两者之间有规律地波动，此时达到稳态，药物浓度为稳态血药浓度或称为坪浓度，通常

简写为 C_{ss} 或 C_∞，稳态时的最大和最小浓度常分别简写成 C_{max}^{ss} 和 C_{min}^{ss}。也可表示为 $(C_{ss})_{max}$ 和 $(C_{ss})_{min}$，或 $C_{ss,max}$ 和 $C_{ss,min}$，或 $(C_\infty)_{max}$ 和 $(C_\infty)_{min}$。需要注意的是，与一定剂量下单次静脉滴注的稳态血药浓度是一个定值不同，多次给药的稳态药物浓度具有一个浓度范围，随时间在和之间周期性变化。

单室模型药物多次静脉注射时，当 n 足够大，$e^{-nk\tau} \to 0$，根据式（3-29），可得稳态血药浓度为：

$$C_{ss} = \frac{X_0}{V}\left(\frac{1}{1-e^{-k\tau}}\right)e^{-kt} \tag{3-34}$$

式中 C_{ss} 为达稳态后在一个给药间隔（$0 \leq t \leq \tau$）中血药浓度，是时间 t 的函数。在一个时间间隔内，稳态血药浓度并非时一个定值，而是随时间从 C_{max}^{ss} 变化到 C_{min}^{ss}。当一个时间间隔中，$t=0$ 时，静脉注射的 C_{ss} 达到最大，是，计算如下：

$$C_{max}^{ss} = \frac{X_0}{V} \cdot \frac{1}{1-e^{-k\tau}} \tag{3-35}$$

当 $t=\tau$ 时，稳态时浓度为最小稳态血药浓度，按如下公式计算：

$$C_{min}^{ss} = C_{max}^{ss} \cdot e^{-kt} = \frac{X_0}{V} \cdot \left(\frac{1}{1-e^{-kt}}\right)e^{-k\tau} \tag{3-36}$$

多剂量静脉滴注以及血管外给药的稳态血药浓度经时过程的数学表达式更加复杂，这里不一一列出。然而，无论何种给药方式，对临床上治疗窗较窄的药物，用药时需同时考虑其最低有效浓度（MEC）和最低中毒浓度（MTC），此时可将 MEC 和 MTC 分别设定为药物的 C_{min}^{ss} 和 C_{max}^{ss}，通过患者的药动学参数，可以设计出既安全又有效的给药方案。此外，临床上也有不少药物的安全性较好，通常的给药剂量远远达不到药物的 MTC，在方案设计时则主要考虑药物的 MEC，此时假设 MEC 与 C_{min}^{ss} 相等，通过 C_{min}^{ss} 计算得到合适给药方案。

（2）平均稳态血药浓度　如上所述，多剂量给药后稳态血药浓度并非一个单一数值，而是在每个给药间隔内随时间变化的函数，且在 C_{max}^{ss} 和 C_{min}^{ss} 之间维持在某一水平范围。为了能特征性地反映多剂量给药后的血药浓度水平，"平均稳态血药浓度"这一重要概念被提出。这里的平均并非 C_{max}^{ss} 和 C_{min}^{ss} 的均值。

平均稳态血药浓度的定义为：重复给药达稳态后，在一个给药间隔时间内血药-时曲线下面积除以给药间隔时间 τ 的商值，它常用符号"C_{av} 或 $\overline{C}_{ss}$"表示。

$$C_{av} = \frac{\int_0^\tau C_{ss}dt}{\tau} \tag{3-37}$$

式中 $\int_0^\tau C_{ss}dt$ 是达稳态时，在一个给药间隔范围内（即 $0 \to \tau$）血药浓度曲线下的面积。

单室模型药物静脉注射多次给药达稳态时，其平均稳态血药浓度为：

$$C_{av} = \frac{X_0}{kV\tau} = \frac{X_0}{Cl \cdot \tau} \tag{3-38}$$

已知药物的表观分布容积 V 及消除速率常数 k 时，可以算出时间间隔为 τ 时多次静脉注射 X_0 剂量下的平均稳态血药浓度。

血管外给药存在吸收过程（吸收分数为 F），多次给药时的平均稳态血药浓度为：

$$C_{av} = \frac{F \cdot X_0}{k \cdot V \cdot \tau} = \frac{F \cdot X_0}{Cl \cdot \tau} \quad (3-39)$$

从式（3-38）和式（3-39）可以看出，可以通过调整给药剂量及给药间隔时间来获得需要的平均稳态血药浓度。临床上的有效浓度多指平均稳态血药浓度，因此可以据此设计给药方案。

平均稳态血药浓度的概念具有重要临床应用价值，有以下几点需要说明：①C_{av}既不是C_{max}^{ss}和C_{min}^{ss}的算术平均值，也不是其几何平均值。C_{av}乘以τ等于体内药物达稳态时、一个给药间隔时间$0 \rightarrow \tau$内的血药浓度—时间曲线下面积；②C_{av}仅代表C_{max}^{ss}和C_{min}^{ss}之间的某一血药浓度值；③C_{av}具有局限性，即不能说明血药水平的波动情况，不能给出C_{max}^{ss}和C_{min}^{ss}各自相对大小的信息。

（3）达稳分数与时间的关系

等剂量、等间隔多次给药时，估算可达到稳态的时间具有重要的临床意义。

在"单室模型静脉输注"中，我们曾经讨论过达稳分数（式（3-19）），即

$$f_{ss} = 1 - e^{-k \cdot t}$$

在多剂量给药中，将时间t以$n \cdot t$替代，于是

$$f_{ss} = 1 - e^{-n \cdot k \cdot t} \quad (3-40)$$

解出得达稳分数所需的时间$n \cdot t$为

$$n \cdot \tau = -\frac{2.303}{0.693} \cdot t_{1/2} \cdot \lg(1 - f_{ss})$$

$$n \cdot \tau = -3.32 \cdot t_{1/2} \cdot \lg(1 - f_{ss}) \quad (3-41)$$

根据上式可以算出，$f_{ss}=90\%$，95%和99%时的分别为3.32，4.32和6.64倍的$t_{1/2}$。上式还说明，达稳的快慢，或达稳所需的总时长只与药物的消除半衰期$t_{1/2}$有关，而与给药速率无关。那些消除快，半衰期短的药物较易达至稳态。

（4）多剂量给药的波动度 药物多次给药达到稳态后，血药浓度在一定范围内波动，其波动程度通常可以用波动度表示。波动度是指稳态时峰浓度（C_{max}^{ss}）与谷浓度（C_{min}^{ss}）之差对平均稳态血药浓度的百分比，即：

$$DF = \frac{C_{max}^{ss} - C_{min}^{ss}}{C_{av}} \times 100\% \quad (3-42)$$

经过推导，多次静脉注射的波动度可以表示为：

$$DF = k\tau \times 100\% \quad (3-43)$$

式中，k是药物的消除速率常数，τ是给药的时间间隔，可见DF随着给药间隔的增大而增大。在相同总剂量的前提下（不同给药间隔的给药剂量不同），可以达到相同的平均稳态血药浓度，但不同给药方式的波动程度显著不同。给药间隔越大，药–时曲线波动程度也越大，而静脉滴注可以看成给药间隔极小时的稳态血药浓度，其药–时曲线为一平滑曲线。

在临床实际用药中，有些药物的治疗窗很窄，若血药浓度波动很大，则易引起中毒，或达不到有效的治疗目的。但τ的设置不仅取决于波动度，与药物治疗窗的范围、药物种类及作用性质均有关。比如对于治疗窗比较大的抗生素类药物，较大的峰浓度对早期杀菌

和抑制耐药性的产生都有益处，在总剂量和C_{av}一定的情况下，可以选择较大给药间隔的给药方案。

血药浓度波动程度的表示方式：①波动度；②波动百分数；③血药浓度变化率。

开发缓释制剂的重要目的之一是减小体内药物浓度的波动程度。通过缓释技术的应用，使药物释放速度得以控制，从而减慢药物吸收速度，降低体内药物浓度的波动程度。因此，波动程度是评价缓控释制剂质量的重要指标之一。

（5）多剂量给药体内药量的蓄积　不同药物在体内蓄积程度不同，蓄积程度用蓄积系数表示。蓄积系数又称蓄积因子或积累系数，以R表示，为稳态最小血药浓度与第一次给药后的最小血药浓度$(C_1)_{min}$的比值：

$$R = \frac{C_{min}^{ss}}{(C_1)_{min}} \tag{3-44}$$

对于单室模型药物多剂量静脉注射，及其多剂量血管外给药（$k_a > k$，且τ值较大时），R均可用下式计算：

$$R = \frac{1}{1-e^{-k\tau}} \tag{3-45}$$

R对表示药物在体内蓄积程度很有价值，它与消除速率常数k（生物半衰期$t_{1/2}$）和给药间隔τ有关。如$\tau=t_{1/2}$，则$R=2$，即稳态时体内药量为单剂量给药的二倍，如$\tau=0.5t_{1/2}$，则$R=3.4$，如$\tau=2t_{1/2}$，则$R=1.33$。由此可见对同一药物而言，如给药间隔越小，其蓄积程度越大；在相同的给药间隔下，半衰期较大的药物更容易产生蓄积。若已知药物的$t_{1/2}$和τ，则可计算该药在体内的蓄积系数。

（6）负荷剂量与维持剂量　在多剂量给药时，一般希望稳态血药浓度为治疗有效浓度，但若药物半衰期很长，要达到稳态浓度就需要很长的时间。为了使药物较快达到所需要的血药浓度，临床上常先给予一个较大的负荷剂量（X_{load}），然后再给予维持量以使血药浓度始终保持恒定。

$$X_{load} = X_0 \left(\frac{1}{1-e^{-k \cdot \tau}}\right) \tag{3-46}$$

当以药物的半衰期作为给药间隔给药时，即$\tau=t_{1/2}$，则可算出

$$X_{load} = 2 \cdot X_0 \tag{3-47}$$

若按$\tau=t_{1/2}$的方式给药，只要负荷剂量为维持量的2倍，就能很快达到稳态血药浓度。

血管外给药时，若要首剂量X_{load}后的$(C_{load})_{min} = (C_{ss})_{min}$，可以推导出

$$X_{load} = X_0 \frac{1}{(1-e^{-k \cdot \tau})(1-e^{-k_a \cdot \tau})} \tag{3-48}$$

在时间间隔τ较大时，由于$k_a > k$，则$e^{-k_a \tau} \to 0$故

$$X_{load} = X_0 \frac{1}{1-e^{-k \cdot \tau}} \tag{3-49}$$

同样，当以药物的半衰期作为给药间隔给药时，此时$\tau=t_{1/2}$，同样可以求出$X_{load}=2 \cdot X_0$，即首次给与维持剂量的2倍，可使首次给药一个间隔后的C_{min}达到$(C_{ss})_{min}$。

考点 2 药物生物利用度 ★★★

（一）生物利用度、绝对生物利用度和相对生物利用度及其临床意义

生物利用度是指药物被吸收进入血液循环的速度与程度。它是药物制剂质量的重要指标，是新药开发与研究的基本内容，特别是《中国药典》及部颁标准的药物及改变剂型而不改变给药途径的新药，测定生物利用度具有重要意义。

生物利用度包括两方面的内容：生物利用速度与生物利用程度。生物利用速度即药物进入血液循环的快慢。常用血药浓度-时间曲线的达峰时间来比较制剂间的吸收快慢，达峰时间短，药物吸收快。峰浓度亦与吸收速度有关，但它还与吸收程度（量）有关。生物利用程度，即药物进入血液循环的多少，可通过血药浓度-时间曲线下的面积（AUC）表示，因为它与药物吸收总量成正比。

生物利用度可分绝对生物利用度（F）与相对生物利用度（F_r）。绝对生物利用度是以静脉制剂为参比制剂获得的药物活性成分吸收进入体内循环的相对量，通常用于原料药和新剂型的研究；相对生物利用度是以其他非静脉途径给药的制剂为参比制剂获得的药物活性成分吸收进入体内循环的相对量，用于剂型之间或同种剂型不同制剂之间的比较。

以口服制剂为例，$AUC_{(po)}$ 为口服血药浓度—时间曲线下的面积，$AUC_{(iv)}$ 为静脉注射血药浓度—时间曲线下的面积，$Dose_{(po)}$ 为口服剂量，$Dose_{(iv)}$ 为静注剂量。绝对生物利用度的计算公式如下：

$$F = \frac{AUC_{(po)}/Dose_{(po)}}{AUC_{(iv)}/Dose_{(iv)}} \times 100\% \qquad (3-50)$$

当不需要考察绝对生物利用度或药物不能静脉给药，而需要考查不同剂型之间、同一剂型的不同制剂之间（如来自不同厂家）的生物利用度的差异时，可以用相对生物利用度来进行评估。相对生物利用度的计算公式如下：

$$F_r = \frac{AUC_{(T)}/Dose_{(T)}}{AUC_{(R)}/Dose_{(R)}} \times 100\% \qquad (3-51)$$

式中 $AUC_{(T)}$ 为受试制剂药时曲线下面积，$Dose_{(T)}$ 为受试制剂剂量，$AUC_{(R)}$ 为参比制剂的药-时曲线下面积，而 $Dose_{(R)}$ 为参比制剂的剂量。

同样，AUC 的计算多采用梯形法，在房室模型结构即参数已知的情况下，也可采用参数法来计算 AUC，但前者所得 AUC 更为客观，是各国药监部门通常要求采用的方法。

（二）生物利用度的研究方法及影响因素

生物利用度的研究方法有血药浓度法、尿药数据法和药理效应法等。方法的选择取决于研究目的、测定药物的分析方法和药物的药动学性质。血药浓度法是生物利用度研究最常用的方法，即通过测定给药后不同时间下的血药浓度来进行研究。血药浓度法和尿药数据法均是以药动学参数为终点指标进行评价，当药动学方法确实不可行时，也可考虑用临床疗效、药效学指标或体外试验指标等进行比较性研究，但需充分证实所用方法的科学性和可行性。

影响生物利用度的因素包括：

（1）药物本身的理化性质　药物 pK_a、分子量、解离度、脂溶性、晶型、旋光度等，它

们是影响药物体内过程的重要因素。

（2）药物制剂因素　主要包括剂型及处方工艺。同种药物不同剂型以及同种剂型的不同处方或加工工艺通过影响药物的体内释放等过程而影响药物吸收，从而影响生物利用度。

（3）生理因素　一方面食物、胃排空速率、流经胃肠道的血流量、以及吸收部位转运蛋白的表达水平等均可能影响药物的吸收而影响生物利用度；另一方面，年龄、性别、种族、病生理状态等除了可以影响药物吸收，也可影响分布、代谢、排泄等过程而影响生物利用度。

（4）药物在胃肠道内的代谢分解　某些药物在胃肠道内停留时间较长，易受胃肠内微生物或酶的作用而发生代谢分解，使生物利用度降低。

（5）肝脏首过消除　药物通过胃肠道在吸收进入体循环之前，首先通过肝脏门静脉进入药物代谢酶最为丰富的肝脏，因此可能受到肝脏首过作用而使生物利用度降低。

考点 3　其他药动学模型及应用★★

（一）统计矩模型

1. 基本原理　统计矩分析则是一种非房室分析方法，是根据统计矩原理在药学领域用于研究药物在体内吸收、分布、代谢及排泄过程。

用统计矩估算的药动学参数主要的统计理论依据为：血药浓度-时间曲线面积。

2. 特点　不受房室模型的限制，不必考虑药物的体内隔室模型特征，更加客观。适用于任何房室模型，故为非房室分析。

3. 平均滞留时间、药-时曲线下面积、一阶矩及临床意义

1）平均滞留时间（MRT）　表示给药后众多药物分子在体内的滞留时间的均值，静脉给药时MRT反映药物在体内被消除的快慢，MRT越小，说明在体内被消除越快，反之越慢。

2）药-时曲线下面积（AUC）　在统计矩模型中又被称为零阶矩，AUC反映药物进入体内的程度，即药物进入体内的暴露量。

$$AUC = \int_0^\infty Cdt \tag{3-52}$$

在统计矩模型中，时间从0→t^*（最后一个采样时间点，此时血药浓度记为C^*，）的面积AUC_{0-t^*}通常采用梯形法进行计算，时间从t^*→∞的面积可由外推公式C^*/k计算，k为药-时曲线末端几点数据求得的速率常数（即末端$\ln C$对t作图所得的斜率），则时间0→∞的总面积为：

$$AUC_{0-t^*} = \sum_{i=1}^n \frac{C_i + C_{i-1}}{2}(t_i - t_{i-1}) \tag{3-53}$$

3）一阶矩　药-时曲线的一阶矩定义为时间与血药浓度的乘积与时间曲线下的面积（AUMC），即以$t \cdot C$对t作图，所得的曲线下面积。

$$AUMC = \int_0^\infty tCdt \tag{3-54}$$

同样，可由梯形法计算求得时间从0→t^*的AUMC，则时间0→∞的总面积为：

$$AUMC = \int_0^{t^*} tCdt + \int_{t^*}^\infty tCdt = \int_0^{t^*} tCdt + \left(\frac{C^*}{k^2} + \frac{t^*C^*}{k}\right) \tag{3-55}$$

如前所述，药物在体内平均滞留时间是指所有药物分子在体内滞留的平均时间，即单次给药后所有药物分子在体内滞留时间的平均值，经过数学推导，药物在体内的MRT等于药-时曲线一阶矩和零阶矩的比值，即：

$$MRT = \frac{AUMC}{AUC} \quad (3-56)$$

在线性药物动力学中，零阶矩AUC和给药剂量成正比，它是一个反映药物进入体内的量的函数；一阶矩AUMC与零阶矩AUC的比值得到MRT，MRT代表了药物在体内的平均滞留时间的长短，是一个反映速度的函数。如静脉注射时，MRT越长，表示药物被机体消除得越慢。不论何种给药方式，药物在体内的MRT都可以通过AUMC和AUC之比来求得，由于AUMC和AUC通过梯形法计算时均具有确定性，因此MRT的数值不受房室模型中房室数量及模型参数的影响，具有客观性，这是统计矩分析相较于隔室模型的优越性。

可以证明，静脉注射单室模型药物的平均滞留时间MRT_{iv}与消除速率常数间的关系为：

$$MRT_{iv} = \frac{1}{k} \quad (3-57)$$

口服单室模型药物的平均滞留时间MRT_{po}与消除速率常数k何吸收速率常数k_a间的关系如下：

$$MRT_{po} = \frac{1}{k} + \frac{1}{k_a} \quad (3-58)$$

（二）非线性药动学

1. 产生的原因 当药物代谢酶或转运蛋白参与诸如代谢、吸收等体内过程时，在高浓度时酶或转运蛋白可能被饱和，如吸收过程中主动转运系统的饱和，分布过程中药物与血浆蛋白结合部位的饱和，排泄过程中肾小管重吸收的饱和，都可能使这些过程的速度与药物浓度不成正比。这时药物在体内的动力学过程不能用一级速率过程或线性过程表示，这种药动学称为非线性动力学。即生物系统的有限性导致了<u>药物体内ADME过程出现饱和现象是引起非线性动力学的根本原因</u>。

2. 临床影响 临床上大多数药物在治疗剂量范围内不会出现非线性药动学特征。非线性药动学对于临床用药的安全性和有效性具有较大影响。患者在病理生理情况（如肝损伤、肾衰竭等）下，可能引起药物的体内消除过程被饱和，则可在治疗剂量范围内发生非线性动力学过程，药物的消除速度明显减慢，可能产生显著的临床效应和毒副作用，中毒后的解毒过程也较缓慢，必要时需要进行治疗药物监测。因此，具有非线性药动学特征的药物在临床使用上应特别注意。

当药物消除具有非线性药动学特征时，在较高剂量时的表观消除速率常数比低剂量时的要小，因此不能根据低剂量时的动力学参数预测高剂量下的血药浓度。一旦消除过程在高浓度下达到饱和，则血药浓度会急剧增大；当血药浓度下降到一定值时，药物消除速度与血药浓度成正比，表现为线性动力学特征。这种非线性药物动力系通常又称为剂量依赖性药动学。

左图显示了非线性药动学药物静脉注射后血药浓度-时间曲线。线A为低剂量给药后呈线性动力学消除的药-时曲线；线B为高剂量给药后呈非线性动力学特征的药-

非线性动力学药物注射后
lgC-t曲线
A.低剂量　B.高剂量

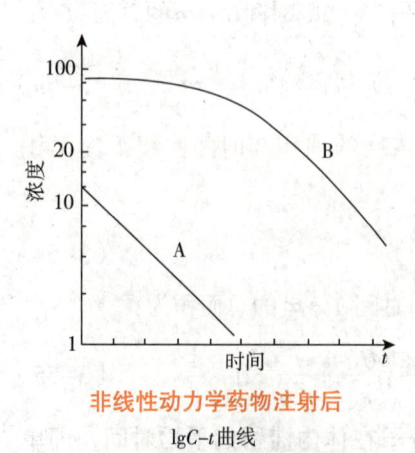

时曲线，开始时药物消除较慢，随着血药浓度的降低，消除加快，药物在体内消除一定时间后，曲线末端血药浓度较低，呈现与曲线A平行的具线性动力学特征的药-时曲线。

非线性药动学过程通常用米氏方程来表征。其方程式如下

$$-\frac{dC}{dt} = \frac{V_m \cdot C}{K_m + C} \tag{3-59}$$

式中$-\frac{dC}{dt}$为药物浓度在t时间的下降速度，V_m为药物消除过程的理论最大速度，K_m为Michaelis常数，简称米氏常数，是指药物消除速度为V_m一半时的血药浓度。

由式（3-59）可知当血药浓度很低时，其下降速度与血药浓度一次方成正比，表现为一级消除过程，其消除速率常数（k）相当于于V_m/K_m，相当于右图中曲线末端的斜率；当血药浓度很高时，药物浓度下降的速度V不再随着药物浓度的升高发生改变，此时V与药物浓度无关，达到药物的最大消除速度V_m，表现为零级动力学。

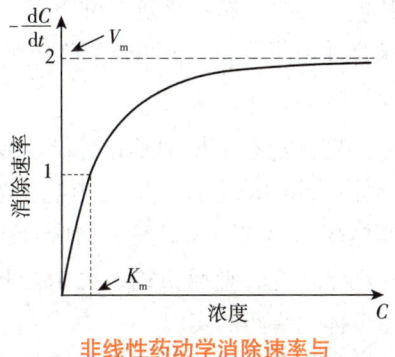

非线性药动学消除速率与药物浓度之间的关系

3. 非线性药动学与线性动力学的特点

线性动力学	非线性药动学
药物的消除符合一级动力学特征	药物的消除不呈现一级动力学特征，遵从米氏方程
当剂量增加时，药物的消除速率常数、半衰期和清除率保持不变	当剂量增加时，药物消除消除速率常数变小、半衰期延长、清除率减小
AUC和平均稳态血药浓度与剂量成正比	AUC和平均稳态血药浓度与剂量不成正比
剂量改变时，原药与代谢产物的组成比例不会发生变化	原药与代谢产物的组成比例随剂量改变而变化
/	其他可能竞争酶或载体系统的药物，影响其动力学过程

（三）生理药动学模型

经典房室模型主要研究血药浓度随时间的变化规律，但由于大多数药物在组织中发挥作用或产生不良反应，临床研究通常只能检测血液系统中的药物浓度，很难测定组织中的药物浓度。因此，房室模型反映药物在身体中的系统暴露，"房室"概念也是基于药物分布行为的抽象概念，不指代具体组织和器官，不能体现药物在作用部位（靶组织或发生不良反应的组织或器官）的暴露，而且在不同种属或不同患者群体之间，房室模型不能直接进行外推。

生理药动学（PBPK）模型则通过将药物动态变化规律与机体的解剖特征、生理特征、药物理化性质及ADME机制相关数据联系起来的一种数学模型。该模型中的生理学隔室代表不同的解剖实体，血液循环将各隔室连接。药物通过血流进入各隔室，并可能因代谢或排泄在相应器官中发生损耗。药物在组织中的浓度受亲和力和血流灌注速率的影响，模型通过微分方程描述药物在各隔室中的浓度变化。

相对于房室模型，PBPK模型具有如下特征：①模型中的隔室具有具体的生理学意义；②基于PBPK模型可以得到每个生理学隔室的药物浓度随时间的变化规律，有利于分析药物在作用部位的量-效关系；③通过替换不同种属或人群中的生理参数，PBPK模型可以进行

种属间或不同人群的外推，比如从动物到人，从健康人到肝肾功能损伤的患者，从成人到儿童等。④通常PBPK模型的隔室数量较多，整个模型所包含的微分方程也较多，因此相对于房室模型，其计算所需时间更长。

正是由于PBPK模型的一些明显优势，目前PBPK模型在新药研发和临床用药（特别是老人、儿童、孕妇等特殊人群的合理用药）中的应用日益增多。此外，PBPK模型也广泛用于研究药物-药物相互作用，尤其在基于CYP3A和CYP2D6酶底物的DDI方面得到实质性应用，其模型结果在新药研发中可用于指导临床DDI试验设计甚至豁免部分临床试验，也可用于临床合并用药结局的预测，为临床治疗提供更为有效安全的联合用药方案。

（四）群体药动学模型

群体药动学模型是在传统房室模型的基础上，结合统计学方法，定量研究药物在患者群体中的药动学行为及其影响因素的数学模型。作为近年来药物动力学领域的重要分支，群体药动学在新药研发和临床合理用药中起到了关键作用，许多新药上市时都包含了群体药动学研究，监管机构也已出台相关规定或指南。此外，群体药动学模型的应用推动了临床个体化给药的实现。

1. 群体药物动力学的研究目的　①观测和把握患者群体的药动学和药效动力学（以下简称药效学）的整体特征，求算各项参数的典型值或群体值。②观察相关因素对于群体的药动学和药效学行为的影响。③评估随机变异性的影响。

2. 群体药物动力学的特点　与传统药物动力学研究方法相比，群体药物动力学具有如下特点。①常规药物动力学只能对富集数据进行分析。②应用于临床前的群体数据分析以及种属之间的外推。③可对不同期或不同批次试验结果同时分析。④相关因素的分析可以为试验设计，剂量选择提供帮助。⑤为临床试验计划的模拟提供基础。⑥有助于临床试验中的药动学-药效学研究。

3. 固定效应因素与随机效应因素　在药物的临床应用中，每一个体的药物动力学行为均有所不同，同一个体内的实测值在不同时间不同批次的试验中也会呈现一定的波动。

（1）固定效应因素　这类因素相对固定且较易衡量或预测，在观测期间相对固定不变的因素，主要包括人口统计学因素（如性别、年龄、体重、种族等）、生理病理学因素（如肝肾功能、疾病种类），以及外界环境因素（如试验场所、药品批号等）。这些因素会导致个体间的变异。固定效应因素分为：①不连续型固定效应因素：数值不连续变化，如性别、种族、疾病种类、生活习惯等。②连续型固定效应因素：数值连续变化，如年龄、体重、肝肾功能等。不同药物的协变量会有所不同，如体重对生物技术药物影响较大，肾功能对药物清除率影响显著。

（2）随机效应因素　这类因素难以观测，但会随机变化，且遵循一定的分布规律。这类因素可进一步细分为：①个体间随机随机变异（IIV）：每个个体的药物动力学特征与群体参数之间会有一定的随机差异，无法完全通过固定效应因素解释。②个体内/试验间随机变异（IOV）：即使是同一个体，在不同时间、不同试验中也可能表现出不同的药物浓度，主要由于测量误差或环境变化。

药物的群体药动学研究结果通常基于固定效应和随机效应的综合考虑，实际临床中，由于不同患者的固定效应和随机效应差异，可能导致相同药物的药动学行为存在显著差异，特别是在特殊群体（如老人、儿童、肝肾功能不全者等）中，精准给药变得尤为重要。

(五)药动学/药效学(PK/PD)模型

药物动力学(PK)研究药物在体内的吸收、分布、代谢、排泄过程及其速度规律,反映药物浓度随时间的变化,展示机体对药物的处置。药效动力学(PD)则研究药物效应随剂量/浓度变化的规律,反映药物对机体的作用。药物效应是药物对机体产生的作用,疗效是药效的程度,响应是机体对药物的反应,且受疾病状态等因素影响。PD涵盖药物的有效性和安全性。在临床用药中,目标是确保安全的同时发挥最佳药效。这需要定量分析药物效应的时间过程及影响因素(如药物剂量、患者特征等),并通过建立药动学/药效学(PK/PD)模型,描述和预测"剂量/暴露−效应−时间"之间的动态关系。

1. 药效学模型(PD模型) 描述靶点药物浓度与效应之间的定量关系。

根据药物与受体的结合方式,药物作用类型分为可逆作用和不可逆作用。可逆作用是绝大部分药物的作用方式,本质上是药物与受体的非共价结合,如氢键结合、离子作用、疏水作用等;而不可逆作用多来自药物与受体的共价结合,如药物对代谢酶的灭活以及一些毒物的毒性作用,或是药物不可逆地杀灭细胞或微生物,如化疗药或抗生素。

由于药物靶点在机体中的表达有限,药物进入体内与靶点的结合具有饱和性和非线性,因此可采用米氏方程(E_{max}方程)来表述靶点部位药物浓度的与效应之间的关系,即

$$E = E_0 + \frac{E_{max} \cdot C}{EC_{50} + C} \quad (3-60)$$

式中E_0为给药前效应(如血压、血糖等)的基线值,C是靶点部位的药物浓度。E_{max}是当所有受体被药物结合后理论上所能达到的最大药效。EC_{50}是药效达到E_{max}一半时所对应的药物浓度,反映了药物对于某一靶点的效价(见右图),EC_{50}值越小,药物的效价越强,对靶点的敏感性也越高。

由于同一靶点蛋白可能结合多个药物分子,更广义的PD模型为Sigmoid E_{max}模型(又称希尔方程:Hill equation;或简称Sigmoid模型,见式3-61)。该模型是在E_{max}模型的基础上增加希尔系数γ(Hill coefficient,又称形状因子),即包含γ的米氏方程。

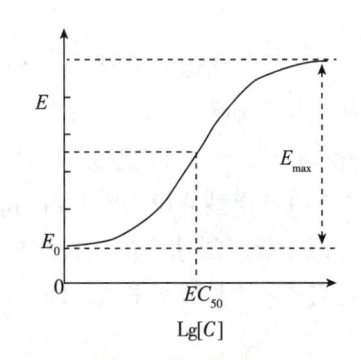

PD模型中效应与对数浓度的关系

$$E = E_0 + \frac{E_{max} \cdot C^\gamma}{EC_{50}^\gamma + C^\gamma} \quad (3-61)$$

γ为大于0的任意实数,其值大小可改变$C-E$曲线的形状。如右图所示,当$\gamma = 1$时,希尔方程与米氏方程形式相同;当γ足够小(远小于1)时,$C-E$曲线可近似看作平缓的直线;当γ足够大时,$C-E$曲线变得陡峭,近似于全或无效应。图中R反映机体对药物的响应,而R_{max}是机体的最大响应,表示基线E_0与药物最大效应E_{max}之和。

Sigmoid模型是应用最广的PD模型,可涵盖前述几

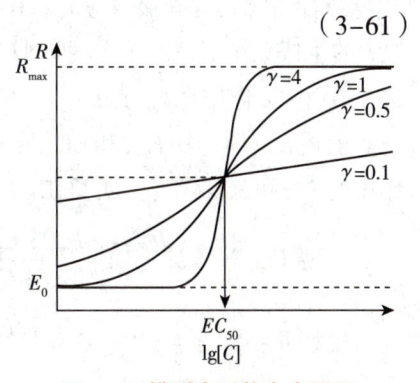

Sigmoid模型中形状大小因子对效应浓度曲线形状的影响

种模型,广泛用于描述各种药物的 C-E 关系。Sigmoid 模型既可描述药物激动作用,也可描述拮抗或抑制作用。在线性和对数线性模型中,发挥抑制作用时线性比例常数为负值。使用希尔方程描述药物抑制作用,则可表示为式3-62:

$$E = E_0 - \frac{E_{\max} \cdot C^\gamma}{EC_{50}^\gamma + C^\gamma} \tag{3-62}$$

2.PK/PD 模型:描述血中药物浓度与效应之间的定量关系 依据可逆结合后产生效应与药效终点的关系又可进一步将药物效应分为直接效应和间接效应。

(1)直接效应模型 描述PD与PK同步 描述药物与受体结合后直接引发的效应,药效与药物浓度同步变化,几乎没有滞后。例如,中枢神经系统或心血管系统药物,血药浓度与药效几乎一致。

(2)生物相模型或效应室模型 描述因分布滞后导致的PD滞后于PK。此模型描述了药物分布在血流不丰富的组织时,药效相对于血药浓度有滞后。药效达峰时间晚于药物浓度的达峰时间。该模型假设药物浓度 C_e 与药效间的关系可以通过希尔方程描述。

生物相模型的基本公式如下:

$$\frac{dC_e}{dt} = k_{e0} \cdot (C_1 - C_e) \tag{3-63}$$

$$E = E_0 + \frac{E_{\max} \cdot C_e^\gamma}{EC_{50}^\gamma + C_e^\gamma} \tag{3-64}$$

(3)间接效应模型 描述因发生间接效应引起的PD滞后于PK。药物通过影响内源性物质或信号通路间接引发的效应。这些过程需要时间,因此药效滞后于血药浓度。药效的达峰往往晚于药物浓度的达峰,这种PK/PD模型通常称为间接效应(IDR)模型。

IDR模型假设在没有给药时,机体的内源性物质或某种效应 R 的基线 R_0 处于稳态,R 通常以零级生成速率 k_{in} 进行生成,以一级消除速率常数 k_{out} 进行消除。在没有给药时,稳态 R 可看作 R 的基线水平 R_0,那么:

$$\frac{dR}{dt} = k_{in} - k_{out} \cdot R,\ R(t=0) = R_0 \tag{3-65}$$

$$R_0 = \frac{k_{in}}{k_{out}} \tag{3-66}$$

当有药物具有间接效应时,IDR模型有 Ⅰ、Ⅱ、Ⅲ、Ⅳ 型四种基本类型。分别是药物抑制 R 的生成(作用在 k_{in} 上)、抑制 R 的消除(作用在 k_{out} 上)、促进 R 的生成(作用在 k_{in} 上)、促进 R 的消除(作用在 k_{out} 上)。

前述 $E_{\max}$ 模型中 $E_{\max}$ 和 EC_{50} 在IDR模型中分别可用表示抑制作用 $I_{\max}$、IC_{50} 以及表示促进作用的 $S_{\max}$ 和 SC_{50} 代替。四类IDR模型公式如下:

模型Ⅰ:$$\frac{dR}{dt} = k_{in} \cdot \left(1 - \frac{I_{\max} \cdot C_p}{IC_{50} + C_p}\right) - k_{out} \cdot R,\ R(t=0) = \frac{k_{in}}{k_{out}} \tag{3-67}$$

模型Ⅱ:$$\frac{dR}{dt} = k_{in} - k_{out} \cdot \left(1 - \frac{I_{\max} \cdot C_p}{IC_{50} + C_p}\right) \cdot R,\ R(t=0) = \frac{k_{in}}{k_{out}} \tag{3-68}$$

模型Ⅲ： $\frac{dR}{dt} = k_{in} \cdot \left(1 + \frac{S_{max} \cdot C_p}{SC_{50} + C_p}\right) - k_{out} \cdot R, R(t=0) = \frac{k_{in}}{k_{out}}$ （3-69）

模型Ⅳ： $\frac{dR}{dt} = k_{in} - k_{out} \cdot \left(1 + \frac{S_{max} \cdot C_p}{SC_{50} + C_p}\right) \cdot R, R(t=0) = \frac{k_{in}}{k_{out}}$ （3-70）

式中 I_{max} 为最大抑制分数，通常 $0 < I_{max} \le 1$；S_{max} 为最大刺激效应倍数，通常 $S_{max} > 0$。I_{max} 与 S_{max} 反映了抑制或刺激效应可能达到的最大能力。IC_{50} 或 SC_{50} 分别为达到最大抑制或刺激能力一半时所对应的血浆药物浓度。对于抑制作用，效应的低限为零或生理上能够承受的最低限度；对于刺激作用，效应上限为生理上能够承受的最高限度。

（4）描述PK滞后于PD的模型 在某些情况下（如靶点去敏化或耐药性），药效的达峰时间早于药物浓度的达峰时间。此时的模型通常较为复杂，依赖具体机制。

体内效应随药物浓度和时间动态变化的关系非常复杂，具体表现在：①药效与体内药物浓度/暴露有关，但药效与药物浓度间呈非线性关系，达到 E_{max} 之后，剂量/浓度的增加不会增加药效，但可能可使药效维持的时间延长；②反映药物本身药效强弱的参数是 E_{max} 和 EC_{50}，其值大小直接影响药效强弱，当血药浓度远远高于 EC_{50} 时，即便药物的半衰期较短（如1小时），每天给药一次也可以达到较好的稳定的药效。③影响体内药物浓度的固定效应因素（如体重、年龄、肝肾功能、基因型等）也可能引起药效的差异；④不同于给药前药物浓度的零基线水平，给药前体内的效应处于稳态（比如血压、血糖水平给药都不为零），而基线水平对药效有可能产生较大影响，患者不同的基线水平在给药方案相同的情况下可导致药效差异显著；⑤影响药效的因素相对药物浓度的影响更加复杂，比如安慰剂效应或者内源性效应分子的节律都可能影响药效。

虽然药效受多种因素的影响，但可以通过PK/PD模型定量描述药物暴露与效应随时间的变化。PK/PD的定量关系对新药研发和临床用药至关重要。明确药物浓度与药效（包括安全性）之间的关系后，可以调整给药方案，使药物浓度维持在安全有效的治疗窗内，从而提升治疗效果并减少风险。

考点4 生物等效性★★

（一）生物等效性及研究方法

生物等效性	①是指在相似的试验条件下单次或多次给予相同剂量的试验药物后，受试制剂中药物的吸收速度和吸收程度与参比制剂的差异在可接受范围内 ②反映其吸收程度和速度的主要药动学参数无统计学差异
生物等效性研究	是考察受试制剂（如某种药物同种剂型下的国产制剂）能否替代原研制剂的重要方法，是制剂一致性评价的主要内容

（1）生物等效性研究方法按照研究方法评价效力，其优先顺序为药物动力学研究、药效动力学研究、临床研究和体外研究。这里主要说明药动学研究。

（2）对于大多数药物而言，生物等效性研究着重考察药物自制剂释放进入体循环的过程，通常将受试制剂在机体内的暴露情况与参比制剂进行比较。

（3）以药动学参数为终点评价指标的生物等效性研究又可表述为：通过测定可获得的生物基质（如血液、血浆、血清）中的药物浓度，取得药动学参数作为终点指标，借此反映药物释放并被吸收进入循环系统的速度和程度。

（4）通常采用药动学终点指标 C_{max} 和 AUC 进行评价。

（5）如果血液、血浆、血清等生物基质中的目标物质难以测定，也可通过测定尿液中的药物浓度进行生物等效性研究。

（二）生物等效性研究的基本要求

基本要求	内容
研究总体设计	①对于一般药物，推荐选用两制剂、单次给药、交叉试验设计 ②对于半衰期较长的药物，可选用两制剂、单次给药、平行试验设计，即每个制剂分别在具有相似人口学特征的两组受试者中进行试验 ③重复试验设计，它是前两种的备选方案，是指将同一制剂重复给予同一受试者，可设计为部分重复（单制剂重复，即三周期）或完全重复（两制剂均重复，即四周期）
受试者选择	①年龄在18周岁以上（含18周岁） ②应涵盖一般人群的特征，包括年龄、性别等 ③如果研究药物拟用于两种性别的人群，研究入选的受试者应有适当的性别比例 ④如果研究药物主要拟用于老年人群，应尽可能多地入选60岁以上的受试者 ⑤入选受试者的例数应使生物等效性评价具有足够的统计学效力
参比制剂的选择	仿制药生物等效性试验应尽可能选择原研产品作为参比制剂，以保证仿制药质量与原研产品一致
单次给药研究	通常推荐采用单次给药药代动力学研究方法评价生物等效性，因为单次给药在评价药物释放的速度和程度方面比多次给药稳态药代研究的方法更敏感，更易发现制剂释药行为的差异
稳态研究	若出于安全性考虑，需入选正在进行药物治疗，且治疗不可间断的患者时，可在多次给药达稳态后进行生物等效性研究
餐后生物等效性研究	①对于口服常释制剂，通常需进行空腹和餐后生物等效性研究 ②对于仅能与食物同服的口服常释制剂，除了空腹服用可能有严重安全性方面风险的情况外，通常均进行空腹和餐后两种条件下的生物等效性研究 ③对于口服调释制剂（包括延迟释放制剂和缓释制剂），需进行空腹和餐后生物等效性研究
生物样品分析	用于生物等效性研究的生物样品分析方法在选择性、灵敏度、精密度、准确度、重现性等方面应符合要求
用于评价生物等效性的药动学参数	①吸收速度：通常采用实测药物峰浓度 C_{max} 评价吸收速度。药物浓度达峰时间 T_{max} 也是评价吸收速度的重要参考信息 ②吸收程度/总暴露量 ③部分暴露量：特定情况下可能需要增加部分暴露量指标来观测早期暴露值

（三）常见剂型的生物等效性研究

分类	内容
口服溶液剂	对于不含显著影响药物吸收或生物利用度的辅料的口服溶液、糖浆等溶液剂型，可免做人体生物等效性试验
常释制剂（常释片剂和胶囊）	采用申报的最高规格进行单次给药的空腹及餐后生物等效性研究
口服混悬剂	①通常需进行生物等效性研究 ②其生物等效性研究的技术要求与口服固体制剂相同

续表

分类	内容
调释制剂（包括延迟释放制剂和缓释制剂）	①采用申报的最高规格进行单次给药的空腹及餐后生物等效性研究 ②一般不推荐进行多次给药研究
咀嚼片	①如说明书要求先咀嚼后吞服，则生物等效性研究时受试者需先咀嚼再吞服 ②如果说明书中说明可咀嚼或整片吞服，则生物等效性研究时，要求以240ml水整片吞服

（四）生物等效性研究一般试验设计和数据处理原则

实验步骤	内容
试验的实施	①空腹试验：试验前夜至少空腹10小时。一般情况下，在空腹状态下用240ml水送服受试制剂和参比制剂。口腔崩解片等特殊剂型应参考说明书规定服药 ②餐后试验：试验前夜至少空腹10小时。受试者试验当日给药前30分钟时开始进食标准餐，并在30分钟内用餐完毕，在开始进餐后30分钟时准时服用试验药，用240ml水送服 ③服药前1小时至服药后1小时内禁止饮水，其他时间可自由饮水。服药后4小时内禁食。每个试验周期受试者应在相同的预定时间点用标准餐 ④通常最高规格的制剂可以一个单位（单片或单粒）服用，如生物样品分析方法灵敏度不足，则可在安全性允许的条件下，在说明书单次服药剂量范围内同时服用多片/粒最高规格制剂 ⑤试验给药之间应有足够长的清洗期（一般为待测物7倍半衰期以上） ⑥应说明受试制剂和参比制剂的批号、参比制剂的有效期等信息。受试制剂与参比制剂药物含量的差值小于5%。试验机构应对试验制剂及参比制剂按相关要求留样。试验药物应留样保存至药品获准上市后2年
餐后生物等效性研究标准餐的组成	建议采用对胃肠道生理功能和药物生物利用度影响大的餐饮进行餐后生物等效性研究
样品采集	通常采集血液样品。多数情况下检测血浆或血清中的药物或其代谢产物浓度。有时分析全血样品
给药前血药浓度不为零的情况	如果给药前血药浓度小于C_{max}的5%，则该受试者的数据可以不经校正而直接参与药动学参数计算和统计分析。如果给药前血药浓度大于C_{max}的5%，则该受试者的数据不纳入等效性评价
因出现呕吐而需剔除数据的情况	如果受试者服用常释制剂后，在T_{max}中位数值两倍的时间以内发生呕吐，则该受试者的数据不应纳入等效性评价。对于服用调释制剂的受试者，如果在服药后短于说明书规定的服药间隔时间内发生呕吐，则该受试者的数据不应纳入等效性评价
试验报告中提交的药动学相关信息	①受试者编号、给药周期、给药顺序、制剂种类 ②血药浓度和采血时间点 ③单次给药：AUC_{0-t}、$AUC_{0-\infty}$、C_{max}，以及T_{max}、k和$t_{1/2}$；C_{max}^{ss}和C_{min}^{ss} ④稳态研究：$AUC_{0-\tau}$、C_{max}^{ss}、C_{min}^{ss}、C_{av}、T_{max}^{ss}以及波动系数和波动幅度 ⑤药动学参数的个体间、个体内和/或总的变异（如果有）
有关数据统计计算的要求	提供AUC_{0-t}、$AUC_{0-\infty}$、C_{max}（稳态研究提供$AUC_{0-\tau}$、C_{max}^{ss}）几何均值、算术均值、几何均值比值及其90%置信区间（CI）等。不应基于统计分析结果，或者单纯的药动学理由剔除数据

（五）生物等效性判断标准

在进行生物等效性评价时，一般情况下，首先应对药动学参数（AUC和C_{max}）使用自然对数进行数据转换，再分别计算对数转换后各个参数的均值。生物等效的接受标准为：

①受试制剂与参比制剂PK参数（AUC和C_{max}）的几何均值比值（GMR）的90%置信区间数值应不低于80.00%，且不超过125.00%，即均在80%~125%范围内。②对于窄治疗窗药物，应根据药物的特性适当缩小90%置信区间范围。③对于高变异药物，可根据参比制剂的个体内变异，将等效性评价标准作适当比例的调整，但调整应有充分的依据。

考点 5 基于血药浓度的给药方案设计与个体化给药 ★★

（一）给药方案设计

1. 给药方案设计的一般原则

给药方案	描述
定义	为达到安全有效的治疗目的，根据患者情况和药物的药效学与药动学特点而拟订的药物治疗计划
内容	包括药物与剂型、给药剂量、给药间隔和疗程等
影响因素	药物的药理活性、药动学特性和患者的个体因素等
设计目的	使药物在靶部位达到最佳治疗浓度，产生最佳的治疗作用和最小的副作用

2. 给药方案的设计

（1）根据半衰期制订给药方案　①当给药间隔 $\tau=t_{1/2}$ 时，体内药物浓度经 5~7 个半衰期达到稳态水平。根据体内稳态药量 $X=FX_0/k\tau$，则 $X=1.44FX_0$，药物在体内不会造成很大积累。②当 $\tau>t_{1/2}$ 时，血药浓度波动相对较大；③当 $\tau<t_{1/2}$ 时，药物在体内可能会有较大蓄积。

临床上常采用首次剂量加大，即采用负荷剂量使血药浓度迅速达到有效治疗浓度（其原理是：第一次给药后经过时间 τ 的浓度等于多次给药的最小稳态血药浓度），经过推导，维持剂量（X_0）与首剂量（X_0^*）的关系为：

$$X_0^* = \frac{1}{1-e^{-k\tau}}X_0 \tag{3-71}$$

若维持量 X_0 为有效剂量，且 $\tau=t_{1/2}$ 时，将 $k=0.693/t_{1/2}$ 代入上式，求得负荷剂量：

$$X_0^* = 2X_0 \tag{3-72}$$

这是一些药品说明书中注明首剂加倍的原因，当首剂量等于维持剂量的2倍时，血药浓度迅速能够达到稳态血药浓度。根据半衰期制定给药方案较简单，但该法不适合半衰期过短或过长的药物。

（2）根据平均稳态血药浓度制定给药方案　平均稳态血药浓度与给药剂量 X_0 和给药间隔 τ 的关系为：

$$C_{av}=\frac{FX_0}{kV\tau} \tag{3-73}$$

则给药间隔和给药剂量的制订为：

$$\tau=\frac{FX_0}{C_{av}kV} \tag{3-74}$$

$$X_0=\frac{C_{av}kV\tau}{F} \tag{3-75}$$

【例】已知普鲁卡因酰胺胶囊剂的 F 为 0.85，$t_{1/2}$ 为 3.5h，V 为 2.0L/kg。

（1）若患者每4小时口服一次，剂量为7.45mg/kg，求平均稳态血药浓度。

（2）若保持为 6μg/ml，每4小时口服一次，求给药剂量 X_0。

（3）若体重为 70kg 的患者，口服剂量为 500mg，要维持为 4μg/ml，求给药间隔 τ 和负荷剂量 X_0^*。

解：（1）根据（3-87）式，则：

$$C_{av} = \frac{FX_0}{kV\tau} = \frac{0.85 \times 7.45}{\frac{0.693}{3.5} \times 2 \times 4} = 4(\mu g/ml)$$

（2）$X_0 = \frac{C_{av} \cdot k \cdot V \cdot \tau}{F} = \frac{6 \times \frac{0.693}{3.5} \times 2 \times 4}{0.85} = 11.18 (mg/kg)$

（3）根据式（3-74），则：

$$\tau = \frac{FX_0}{kV\tau} = \frac{0.85 \times 500}{\frac{0.693}{3.5} \times 2 \times 70 \times 4} = 3.83(h) \approx 4(h)$$

因为 $\tau = 4 \approx t_{1/2}$，所以 $X_0^* = 2X_0 = 2 \times 500 = 1000$（mg）。

给药间隔越长，稳态血药浓度的峰谷波动性越大，对于治疗窗较窄的药物应用不利。因此根据平均稳态血药浓度制定给药方案必须选择最佳给药间隔，一般药物给药间隔为 1~2 个半衰期。对于治疗窗非常窄的药物，必须以小剂量多次给药，或采用静脉滴注方式给药。

（3）根据稳态血药浓度范围制定给药方案　对于治疗窗很窄的药物，需要同时控制 C_{max}^{ss} 和 C_{min}^{ss}，才能使药物在临床使用安全有效。通常将最小有效浓度（MEC）设定为 C_{min}^{ss}，将最低中毒浓度（MTC）设定为 C_{max}^{ss}，根据单室模型药物多次静脉注射时 C_{min}^{ss} 与 C_{max}^{ss} 之间的关系：

$$C_{min}^{ss} = C_{max}^{ss} \cdot e^{-k\tau} \quad (3-76)$$

可以推导出最佳给药间隔 τ，即

$$\tau = \frac{1}{k} \cdot \ln \frac{C_{max}^{ss}}{C_{min}^{ss}} \quad (3-77)$$

再根据下式可得出给药剂量 X_0。

$$C_{max}^{ss} = \frac{X_0}{V} \cdot \frac{1}{1-e^{-k\tau}} \quad (3-78)$$

例如，某抗生素药物的体内过程符合单室模型，其有效治疗浓度为 5~15μg/ml，就可以分别将 5μg/ml 和 15μg/ml 看成这个药物临床应用时的 C_{min}^{ss} 与 C_{max}^{ss}，如果已知该药物的半衰期（或消除速率常数 k），以及表观分布容积 V，则可根据上面的公式计算出给药间隔 τ 和给药剂量 X_0，从而制定出合理的给药方案。

（4）根据最小稳态血药浓度制定给药方案　某些药物的安全性比较好，治疗窗范围较大，一般情况下药物的稳态血药浓度很少能触及药物的最低中毒浓度（MTC），其给药方案可以根据其最小稳态血药浓度（C_{min}^{ss}）进行设计，此时设定最小有效浓度（MEC）为 C_{min}^{ss}。单室模型静脉注射多次给药的可 C_{min}^{ss} 根据下式求算。

$$C_{min}^{ss} = \frac{X_0}{V} \left(\frac{1}{1-e^{-k\tau}} \right) e^{-k\tau} \quad (3-79)$$

【例】 已知某抗生素的 $k=0.27h^{-1}$，病人体重为 75kg，其 $V=19.5L/kg$，医生希望维持 $2\mu g/ml$ 以上的治疗浓度，静注该抗生素给药间隔 $\tau=12h$，试问给予该药物的维持量及负荷量多大？

解：本题中 $2\mu g/ml$ 就可设为 C_{min}^{ss}，即 $C_{min}^{ss} = \dfrac{X_0}{V}\left(\dfrac{1}{1-e^{-k\tau}}\right)e^{-k\tau} = 2\mu g/ml$

在公式中代入 $k=0.27h^{-1}$、$V=19.5L/kg$、$\tau\ 12h$，求得 $X_0 = 956.8mg/Kg$

负荷剂量：$X_0^* = \dfrac{1}{1-e^{-k\tau}} X_0 = 995.8mg/Kg$

（二）药动学方法在个体化给药中的应用

1. 血药浓度与给药方案个体化

分类	内容
定义	药物剂量和药理强度存在很大个体差异。理想的给药方案应根据患者的具体情况量身定制，通过临床医生的经验进行调整
影响因素	①药物效应依赖于作用部位药物浓度，但作用部位浓度难以测定 ②血药浓度与作用部位浓度有平行关系，血药浓度用于指导剂量调整
重要性	对于窄治疗窗药物，血药浓度波动范围要在最低中毒浓度与最小有效浓度之间
非线性动力学药物的个体化	非线性动力学药物剂量小变化可引起疗效大幅变化，需严格个体化给药
个体化给药步骤	①根据诊断和身体状况选择药物及给药途径 ②初始给药后测定血药浓度，计算药动学参数 ③根据临床表现和数据调整方案
常用方法	比例法、一点法和重复一点法等

2. 肾功能减退患者的给药方案设计

分类	内容与公式
定义与影响	①肾功能减退影响药物清除，尤其是肾脏排泄药物，需根据肾功能调整药物剂量，避免药物中毒 ②肾功能越差，药物清除能力越低，窄治疗窗药物若不调整剂量，可能引发毒副作用
肌酐清除率的评估	肌酐清除率评估肾小球滤过功能。正常值：100~120ml/min；轻度减退：50~80ml/min；中度减退：10~50ml/min；严重减退：<10ml/min
肾清除率与肌酐清除率的关系	药物的肾清除率与肌酐清除率成正比，$Cl_r = \alpha \cdot Cl_{cr}$，其中 α 是比例系数
药物的总清除率	药物的总清除率是肾清除率和非肾清除率的和。公式：$Cl = Cl_r + Cl_{nr}$
消除速率常数的计算	$k = \alpha \cdot Cl_{cr} + k_b$
给药方案调整	临床治疗时，若肾功能减退患者的给药间隔（$\tau_{(d)}$）与肾功能正常患者的给药间隔相同，即 $\tau = \tau_{(d)}$，则肾功能减退患者的给药剂量（$X_{0(d)}$）为： $$X_{0(d)} = \dfrac{k_{(d)}}{k} \cdot X_0$$ 若给药剂量不变，即 $X_0 = X_{0(d)}$，则肾功能减退患者的给药间隔（$\tau_{(d)}$）为： $$\tau_{(d)} = \dfrac{k}{k_{(d)}} \cdot \tau$$

考点 6 治疗药物监测 ★★

（一）治疗药物监测（TDM）的目的和临床意义

目的	①通过灵敏可靠的方法，检测患者血液或其他体液中的药物浓度 ②获取有关药动学参数，应用药动学理论 ③指导临床合理用药方案的制定和调整，以及药物中毒的诊断和治疗 ④保证药物治疗的有效性和安全性
临床意义	①指导临床合理用药、提高治疗水平 ②确定合并用药的原则，临床上合并用药引起药源性疾病或导致药物中毒的报道不少，开展TDM研究药物的相互作用，对确定合并用药原则具有重要意义 ③药物过量中毒的诊断，开展TDM对防止药物过量中毒和药物急性过量中毒的诊断具有重要意义 ④作为医疗差错或事故的鉴定依据及评价患者用药顺应性的手段

（二）适用范围

分类	内容概括
个体差异较大药物	药物在患者间的药动学差异显著，如三环类抗抑郁药
非线性动力学药物	具有非线性特征，尤其是在治疗剂量范围内，如苯妥英钠
治疗指数小、毒性反应强的药物	如强心苷类药物、茶碱、锂盐、普鲁卡因胺等
毒性反应不易识别的药物	用量不当或用量不足的药物，难以识别临床反应如地高辛用于心律失常时，药物过量可能导致心律失常
特殊人群用药	患有心、肝、肾、胃肠道疾病者，婴幼儿及老年人的药动学差异较大，如肾功能不全患者使用氨基糖苷类抗生素
常规剂量无效或毒性反应的药物	常规剂量下药物无效或出现毒性反应时，通过测定血药浓度有助于分析原因
合并用药的异常反应	药物间的相互作用影响药物在体内的吸收或消除，需要通过血药浓度监测来调整剂量
长期用药的血药浓度变化	①长期使用药物可能导致血药浓度变化，可能导致药物在体内蓄积引发毒性反应 ②或浓度降低导致疗效丧失，需要通过血药浓度监测调整剂
药物过量或中毒的诊断与处理	药物过量或中毒时，需要测定血药浓度等体液浓度，常用的测定方法包括 HPLC、GC、LC-MS、RIA、FPLA、ELISA 等

第四章 药物对机体的作用

第一节 药物作用的两重性

考点1 药物的作用★★

（一）药物的作用与效应

1. 概念

（1）药效学 研究药物对机体的作用及作用机制。

（2）药物作用 是指药物对机体的初始作用。药物作用具有两重性，即药物既可产生治疗作用，也可产生不良反应。

（3）药物效应 或称药理效应，是药物初始作用引起的机体原有生理、生化等功能或形态的变化，是药物作用的结果。

类别	表现	举例
兴奋	功能的增强	咖啡因兴奋中枢神经；肾上腺素引起的心肌收缩力加强、心率加快、血压升高等
抑制	功能的减弱	阿司匹林退热以及苯二氮䓬类药物镇静、催眠等

2. 影响药物作用的因素

类别	因素
药物方面	药物的理化性质、药物剂量、给药时间和方法、疗程、药物剂型和给药途径
机体方面	生理因素：如年龄、性别、体重
	精神因素：包括精神状态和心理活动
	疾病因素：主要包括心脏疾病、肝脏疾病、肾脏疾病、胃肠疾病、营养不良、酸碱平衡失调、电解质紊乱和发热等
	遗传因素：主要包括药物作用靶点、转运体和代谢酶的遗传多态性，表现为种属差异、种族差异、个体差异和特异体质
	时辰因素：主要指生物节律变化对药物作用的影响
	生活习惯与环境：包括饮食和环境物质

（二）药物作用的特异性和选择性

1. 特异性 是指药物作用于特定的靶点。多数药物通过化学反应而产生药理效应，化学反应的专一性使药物作用具有特异性。例如，阿托品特异性地拮抗M胆碱受体，而对其他受体影响不大。药物作用的特异性取决于药物的化学结构，决定于构效关系。

2. 选择性 是指在一定的剂量下，药物对不同的组织器官作用的差异性。

①选择性高的药物只影响机体的一种功能；选择性差的药物可影响机体多种功能。

②药物对受体作用的特异性与药理效应的选择性不一定平行。特异性强及选择性高的药物，应用时针对性强；反之，效应广泛的药物一般副作用较多。临床上用药一般应尽可

能选用选择性高的药物，但效应广泛的药物在复杂病因或诊断未明时也有好处。

③药物的选择性一般是相对的，有时与药物的剂量有关。

④药物作用选择性是药物分类和临床应用的基础。

考点2 药物的治疗作用★★★

药物的治疗作用是指患者用药后所产生的符合用药目的达到防治疾病的作用。药物的治疗作用有利于改变患者的生理、生化功能或病理过程，使患病的机体恢复正常。根据药物所达到的治疗效果，可将治疗作用分为对因治疗、对症治疗和补充（替代）治疗。

分类	依据	实例
对因治疗	用药后能消除原发致病因子，治愈疾病	抗菌药杀灭或抑制病原微生物生长从而控制感染性疾病
对症治疗	用药后能改善患者疾病的症状	①应用解热镇痛药降低高热患者的体温、缓解疼痛；②硝酸甘油缓解心绞痛；③抗高血压药降低患者过高的血压等
补充/替代治疗	补充体内营养或生命活动必需活性物质不足	①补充铁制剂治疗缺铁性贫血；②补充胰岛素治疗糖尿病

考点3 药物的不良反应★★★

1. 定义

（1）药品不良反应 是指不符合用药目的并给患者带来不适或痛苦的反应。

（2）世界卫生组织对药品不良反应的定义 为了预防、诊断、治疗疾病或改变人体的生理功能，在正常用法、用量下服用药物后机体所出现的非期望的有害反应。

（3）我国《药品不良反应报告和监测管理办法》对药品不良反应的定义为 指合格药品在正常用法用量下出现的与用药目的无关的或意外的有害反应。其具有以下特点：①合格药品；②正常用法用量；③排除了治疗失败、药物过量、药物滥用、不依从用药和用药差错的情况。

（4）药物不良事件 在药物治疗过程中所发生的任何不良医学事件。药物不良事件不一定与药物治疗有因果关系，包括：①药物不良反应；②药品标准缺陷；③药品质量问题；④用药失误；⑤药物滥用等。药物不良事件可揭示不合理用药及医疗系统存在的缺陷，是药物警戒关注的对象。

多数药物不良反应是药物固有的效应，在一般情况下是可以预知的，但不一定是能够避免的。少数较严重的不良反应较难恢复，称为药源性疾病。例如链霉素引起的神经性耳聋、肼屈嗪引起的红斑狼疮等。

2. 分类 药物的不良反应按性质主要有以下几类。

分类	定义	实例
副作用	在药物按正常用法用量使用时，出现的与治疗目的无关的不适反应	阿托品解除胃肠痉挛时，会引起口干、心悸、便秘等；用于麻醉前给药时，其抑制腺体分泌作用可减少呼吸道分泌产生的口干
毒性反应	在剂量过大或药物在体内蓄积过多时发生的危害性反应	急性毒性反应和慢性毒性（致癌、致畸胎和致突变反应）

续表

分类	定义	实例
后遗效应	在停药后,血药浓度已降至最小有效浓度以下时残存的药理效应	服用巴比妥类催眠药后,次晨出现的乏力、困倦等等"宿醉"现象;长期应用肾上腺皮质激素,可引起肾上腺皮质萎缩,一旦停药,可出现功能低下
停药反应	患者长期应用某种药物,突然停药后出现原有疾病加剧的现象,又称回跃反应或反跳	长期应用β受体拮抗药普萘洛尔治疗高血压、心绞痛等,如突然停药,则会出现血压升高或心绞痛发作;长期服用中枢性降压药可乐定治疗高血压,突然停药,次日血压明显升高
继发反应	继发于药物治疗作用之后,是治疗剂量下治疗作用本身带来的间接结果	长期应用广谱抗菌药,使敏感细菌被杀灭或抑制,而非敏感菌(如厌氧菌、真菌)大量繁殖,造成二重感染
变态反应	机体受药物刺激所发生的异常免疫反应,引起机体生理功能障碍或组织损伤,也称过敏反应	常见于过敏体质患者,反应性质与药物原有效应和剂量无关,用药理性拮抗药解救无效;反应的严重程度差异很大;可能只有一种症状也可能多种症状同时出现;停药后反应逐渐消失,再用时可能再发。致敏物质可能是药物本身,也可能是其代谢物,亦可能是制剂中的杂质
特异质反应	少数特异体质患者对某些药物反应异常敏感,多是先天遗传异常所致的反应	先天性葡萄糖-6-磷酸脱氢酶(G-6-PD)缺乏的疟疾患者服用伯氨喹磺胺类药物或氯霉素后,容易发生急性溶血性贫血和高铁血红蛋白症;假性胆碱酯酶缺乏者,应用骨骼肌松弛药琥珀胆碱后,由于延长了肌肉松弛作用而常出现呼吸暂停反应
依赖性	在长期应用某种药物后所造成的一种强迫要求连续或定期使用该药的行为或其他反应	可分为生理依赖性和精神依赖性。一旦停药,将发生一系列生理功能紊乱,称为戒断综合征;精神依赖性是指多次用药后使人产生欣快感(成瘾性)

第二节 药物的作用机制与靶标

考点1 药物的靶标作用机制 ★★

药物作用机制是研究药物如何与机体细胞结合而发挥作用。大多数药物的作用是药物与机体生物大分子之间的相互作用引起的机体生理、生化功能改变。药物与机体结合的部位就是药物作用的靶点。下表为药物靶标作用类型的简要概括及举例。

作用类型	举例
作用于受体	胰岛素激活胰岛素受体,阿托品拮抗副交感神经末梢支配效应器细胞上的M胆碱受体,肾上腺素激活α、β受体等
影响酶的活性	抗高血压药依那普利抑制血管紧张素Ⅰ转化酶,解热镇痛抗炎药抑制环氧合酶,治疗充血性心力衰竭地高辛抑制Na^+、K^+-ATP酶等,尿激酶激活血浆纤溶酶原转变为纤溶酶,碘解磷定使有机磷酸酯抑制的胆碱酯酶复活,苯巴比妥诱导肝药酶,氯霉素抑制肝药酶
影响细胞离子通道	利多卡因抑制Na^+通道,硝苯地平阻滞Ca^{2+}通道;抗心律失常药可分别影响Na^+、K^+或Ca^{2+}通道,阿米洛利阻滞肾小管Na^+通道,米诺地尔激活血管平滑肌ATP敏感的K^+通道

续表

作用类型	举例
干扰核酸代谢	一些抗肿瘤药就是通过干扰癌细胞 DNA 和 RNA 的代谢过程而发挥作用的。例如氟尿嘧啶结构与尿嘧啶相似；磺胺类抗菌药通过抑制敏感细菌体内叶酸的代谢而干扰核酸的合成；抗人类免疫缺陷病毒（HIV）药齐多夫定通过抑制核苷逆转录酶，抑制 DNA 链的延长，阻碍 HIV 病毒的复制，治疗艾滋病

（一）受体的特点

类别	特点
饱和性	受体数量有限，能与其结合的配体量也有限，在药物的作用上反映为最大效应，作用于同一受体的配体之间存在竞争现象
特异性	受体对其配体有高度识别能力，对配体的化学结构与立体结构具有很高的专一性，特定的受体只能与其特定的配体结合，产生特定的生物学效应
可逆性	大多数配体与受体结合是通过分子间吸引力如范德瓦耳斯力、离子键、氢键，是可逆的；受体与配体所形成的复合物可以解离，也可被另一种特异性配体所置换
灵敏性	受体能识别周围环境中微量的配体，只需很低浓度就能与受体结合产生显著的效应
多样性	同一受体可广泛分布于不同组织或同一组织不同区域，受体密度不同；多样性是受体亚型分类的基础，受体受生理、病理和药理因素调节，处于动态变化中

（二）药物与受体相互作用学说

受体学说主要包括占领学说、速率学说和二态模型学说。

1. 占领学说

（1）药物必须占领受体才能发挥作用，药物的效应不仅与被占领的受体数量成正比，也与药物-受体之间的亲和力和药物的内在活性（α）相关。

亲和力：指药物与受体结合的能力；内在活性：指药物与受体结合后产生效应的能力。内在活性大的药物只需要占领少部分受体，即可产生最大效应，并不需要占领全部受体。只有亲和力而没有内在活性的药物，虽可与受体结合，但不能产生效应。

药物与受体的相互作用服从质量作用定律：

$$D + R \underset{K_2}{\overset{K_1}{\rightleftharpoons}} DR \rightarrow E$$

（D：药物；R：受体；DR：药物受体复合物；E：效应；K_1：结合常数；K_2：解离常数）

反应达到平衡时：

$$K_D = \frac{K_1}{K_2} = \frac{[D][R]}{[DR]}$$

（K_D：平衡常数）

（2）当两药亲和力相等时，其效应取决于内在活性强弱；当两药内在活性相等时，则取决于亲和力大小（见下图）。

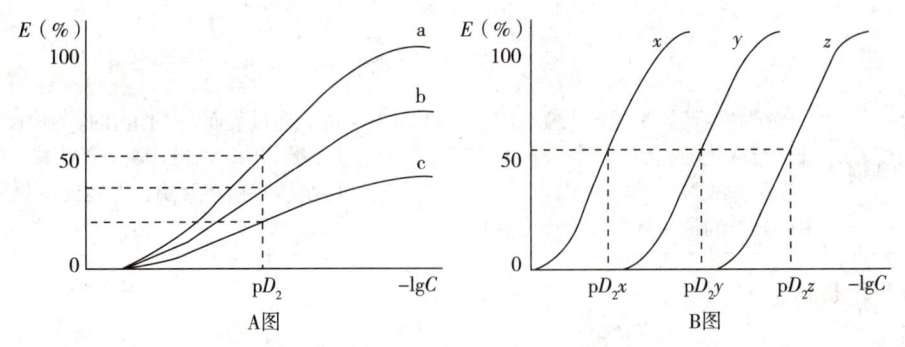

药物与受体的亲和力及内在活性对量-效曲线的影响

A图：a、b、c三药与受体的亲和力（pD_2）相等，但内在活性（E_{max}）不等；
B图：x、y、z三药与受体的亲和力（pD_2）不等，但内在活性（E_{max}）相等。

2. 速率学说 该学说认为药物的作用主要取决于药物与受体结合及分离速率，而与药物占领受体量无关。药物作用的效应与其占有受体的速率成正比。

3. 二态模型学说 该学说认为受体构型存在活化和失活两种状态，两者可以相互转化，处于动态平衡。两种状态对配体或药物的亲和力不同，但与哪一种状态受体结合，取决于药物的亲和力。激动药与活化状态受体亲和力大，两者结合后产生效应；拮抗药与失活状态受体亲和力大，两者结合后，受体不能转化为活化态，进而导致受体失去产生效应的能力。当激动药和拮抗药共存时，两者竞争受体，其效应取决于活化状态受体-激动药复合物与失活状态受体-拮抗药复合物之间的比例，比例小时，则拮抗药减弱或拮抗激动药的作用。

（三）受体的类型和性质

药物或内源性配体被特异受体识别，并与其结合，经一系列复杂的信号转导过程引起细胞内效应器活性变化，调节细胞的各种活动。根据受体蛋白结构、信号转导过程、受体位置和效应性质等特点，受体大致可分为以下几类。

类别	种类
G-蛋白偶联受体	神经递质或激素的受体，如许多激素的受体、M胆碱受体、肾上腺素受体、多巴胺受体、5-HT受体、前列腺素受体以及一些多肽类受体等
配体门控离子通道受体	N型乙酰胆碱受体、γ-氨基丁酸（GABA）受体等
酶联膜受体	酪氨酸蛋白激酶受体、丝氨酸-苏氨酸蛋白激酶受体、自身无酶结构但可招募细胞内酶发挥作用的膜受体
细胞内受体	甾体激素、甲状腺激素、维生素D及视黄酸受体
其他酶类受体	鸟苷酸环化酶受体

（四）受体作用的信号转导

药物（配体）与受体相互作用所引起的效应主要有赖于细胞内的信号转导系统。

种类	作用	物质
第一信使	不能进入细胞内，而是与靶细胞膜表面的特异受体结合，激活受体而引起细胞某些生物学特性的改变	多肽类激素
		神经递质
		细胞因子

种类	作用	物质
第二信使	为第一信使作用于靶细胞后在胞质内产生的信号分子，第二信使将获得的信息增强、分化、整合并传递给效应器才能发挥特定的生理功能或药理效应	环磷酸腺苷（cAMP）
		环磷酸鸟苷（cGMP）
		二酰基甘油（DAG）和三磷酸肌醇（IP_3）
		钙离子
		廿碳烯酸类
		一氧化氮（NO），也是第一信使
第三信使	负责细胞核内外信息传递的物质，转导蛋白以及某些癌基因产物，参与基因调控、细胞增殖和分化以及肿瘤的形成等过程	转录因子

（五）受体的激动药和拮抗药

1. 激动药 是指既有亲和力又有内在活性的药物。激动药能与受体结合并激活受体而产生效应。

分类	特点
完全激动药	对受体有很高的亲和力和内在活性（$\alpha=1$）
部分激动药	对受体有很高的亲和力，但内在活性不强（$\alpha<1$）

部分激动药量-效曲线高度（E_{max}）较低，即使增加剂量，也不能达到完全激动药的最大效应；相反，却可因其占领受体，而拮抗激动药的部分药理效应。如完全激动药吗啡（$\alpha=1$）和部分激动药喷他佐辛（$\alpha=0.25$）合用时，当喷他佐辛和吗啡都在低浓度时，产生两药作用相加效果；当喷他佐辛和吗啡的用量达到一个临界点时，吗啡产生的效应相当于喷他佐辛的最大效应，此时随着喷他佐辛浓度增加发生对吗啡的竞争性拮抗。提示，喷他佐辛小剂量产生激动作用，大剂量产生拮抗作用。有些药物（如苯二氮䓬类）对失活状态的受体亲和力大于活化状态，药物与受体结合后引起与激动药相反的效应，称为反向激动药。

2. 拮抗药 是指能与受体结合，具有较强亲和力而无内在活性（$\alpha=0$）的药物。拮抗药本身不产生作用，但由于其占据受体而拮抗激动药的作用。如纳洛酮为阿片受体拮抗药，普萘洛尔是β肾上腺素受体拮抗药。有些药物以拮抗作用为主，但还有一定的激动受体的效应，则为部分拮抗药。

分类	作用	对量效曲线的影响
竞争性拮抗药	可与激动药互相竞争与相同受体结合，产生竞争性抑制作用，可通过增加激动药的浓度使其效应恢复到原先单用激动药时的水平	使激动药的量-效曲线平行右移，但其最大效应不变，如阿托品（见下图A）
非竞争性拮抗药	与受体形成比较牢固的结合，因而解离速度慢，或者与受体形成不可逆的结合而引起受体构型的改变，阻止激动药与受体正常结合	增加激动药的剂量也不能使其量-效曲线的最大效应达到原来水平，使E_{max}下降（见下图B）

竞争性拮抗药与受体的亲和力可用拮抗参数（pA_2）表示，其含义是：在拮抗药存在时，若2倍浓度的激动药所产生的效应恰好等于未加入拮抗药时激动药的效应，则为所加入拮抗药摩尔浓度的负对数值。pA_2值的大小反映竞争性拮抗药对其激动药的拮抗强度，药物的pA_2值越大，其拮抗作用越强。

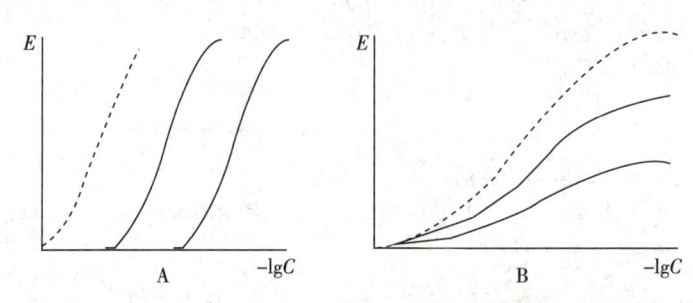

竞争性拮抗药（A图）和非竞争性拮抗药（B图）对激动药量-效曲线的影响

图中虚线表示单用时激动药的量-效曲线，实线表示在拮抗药存在时激动药的量-效曲线。E：效应强度；C：药物浓度

（六）受体的调节

1. 受体脱敏　是指在长期使用一种激动药后，组织或细胞的受体对激动药的敏感性和反应性下降的现象。例如，临床长期应用异丙肾上腺素治疗哮喘，可以引起异丙肾上腺素疗效逐渐变弱。另外，维生素A还可使胰岛素受体脱敏。根据产生的机制不同，可将受体脱敏分为同源脱敏和异源脱敏。

类别	定义	说明
同源脱敏	只对一种类型的受体激动药的反应下降，而对其他类型受体激动药的反应性不变，因此又称特异性脱敏	胰岛素受体、生长激素受体、黄体生成素受体、血管紧张素Ⅱ受体等肽类配体的受体都存在同源脱敏
异源脱敏	受体对一种类型的激动药脱敏，而对其他类型受体的激动药也不敏感，因此又称非特异性脱敏	所有受影响的受体有一个共同的反馈调节机制或受调节的是它们信号转导通路上的某个共同环节

2. 受体增敏　是指长期应用拮抗药，造成受体数量或敏感性提高。例如，高血压患者长期应用β受体拮抗药普萘洛尔时，突然停药可以由于β受体的敏感性增高而引起"反跳"现象，导致血压升高。另外，磺酰脲类也可使胰岛素受体增敏。若受体脱敏或增敏仅涉及受体数量或密度的变化，则分别称为受体下调或上调。

（七）药物与靶标相互作用对药理活性的影响

药物在与作用靶标相互作用时，一般是通过键合的形式进行结合，这种键合形式有共价键和非共价键二大类。

键和类型	键和形式	药物类型
共价键	不可逆结合形式，和发生的有机合成反应相类似	烷化剂类抗肿瘤药、β-内酰胺类抗菌药、拉唑类抗溃疡药以及近年来新发展的部分抑酶类抗肿瘤药等

续表

键和类型	键和形式	药物类型
非共价键	离子键	去甲肾上腺素结构中的氨基在体内质子化成铵盐后，与β_2-肾上腺素受体形成离子键作用
	氢键	磺酰胺类利尿药通过氢键和碳酸酐酶结合
	离子-偶极和偶极-偶极相互作用	镇痛药美沙酮分子中碳原子由于羰基极化作用形成偶极，与氨基氮原子的孤电子对形成离子-偶极作用，偶极-偶极相互作用的例子通常见于羰基类化合物，如酰胺、酯、酰卤、酮等
	电荷转移复合物	抗疟药氯喹可以插入到疟原虫的DNA碱基对之间形成电荷转移复合物
	疏水性相互作用	多数药物分子中的烷基、苯基等非极性基团均易与作用靶点形成疏水键
	范德瓦耳斯力相互作用	/
	金属离子螯合物	可用作金属中毒时的解毒剂，如二巯基丙醇可作为锑、砷、汞的螯合解毒剂

考点 2 药物的非靶标作用机制

作用类型	举例
补充体内物质	铁剂补血、胰岛素治疗糖尿病、补充维生素D治疗佝偻病或骨质疏松症、补充氯化钠纠正低血钠和脱水状态等
改变细胞周围环境的理化性质	口服氢氧化铝、三硅酸镁等抗酸药中和胃酸，可用于治疗胃溃疡；静脉注射甘露醇产生高渗透压而利尿；二巯基丁二酸钠等螯合剂可将汞、砷等重金属离子络合成环状物，促使其随尿排出以解毒。此外，渗透性泻药聚乙二醇散通过在肠道内形成高渗环境、增加水分滞留，软化粪便并促进排便
影响生理活性物质及其转运体	噻嗪类利尿药抑制肾小管Na^+-Cl^-转运载体，从而抑制Na^+-K^+、Na^+-H^+交换。丙磺舒竞争性抑制肾小管对弱酸性代谢物的转运体，抑制原尿中尿酸再吸收，可用于风的治疗
影响免疫功能	免疫抑制药（环孢素）及免疫增强药（左旋咪唑）通过影响免疫机制发挥疗效
非特异功能	有些药物并无特异性作用机制，而主要与理化性质有关。如消毒防腐药对蛋白质有变性作用，因此只能用于体外杀菌或防腐，不能内服。另外，还有酚类、醇类、醛类和重金属盐类等蛋白沉淀剂。有些药物利用自身酸碱性，产生中和反应或调节血液酸碱平衡，如碳酸氢钠、氯化铵等

第三节 药物作用的量-效和时-效规律与评价

考点 1 药物的量-效关系★★★

（一）药物的量-效关系与量-效关系曲线

1. 量-效关系 药物剂量与效应关系简称量-效关系，是指在一定剂量范围内，药物的剂量（或浓度）增加或减少时，其效应随之增强或减弱，两者间有相关性。

2. 量-效关系曲线 量-效关系可用量-效曲线或浓度-效应曲线表示，定量地反映药物作用特点，为临床用药时提供参考。

（二）量反应与质反应

药理效应按性质可分为量反应和质反应。

（1）量反应　药理效应的强弱呈连续性量的变化，可用数量或最大反应的百分率表示，称为量反应。例如血压、心率、尿量、血糖浓度等，研究对象为单一的生物个体。

以药理效应强度为纵坐标，药物剂量或浓度为横坐标，进行作图，得到直方双曲线。将药物浓度或剂量改用对数值作图，则呈现典型的S形曲线，即量反应的量–效曲线（见左图）。通常，在整体动物试验，以给药剂量表示；在离体实验，则以药物浓度表示。

（2）质反应　如果药理效应不是随着药物剂量或浓度的增减呈连续性量的变化，而为反应的性质变化，则称之为质反应，一般以阳性或阴性、全或无的方式表示，如存活与死亡、惊厥与不惊厥、睡眠与否等，研究对象为一个群体。如果用累加阳性率与对数剂量（浓度）作图，质反应亦呈S形量效曲线（见下图）。

量反应的量–效曲线

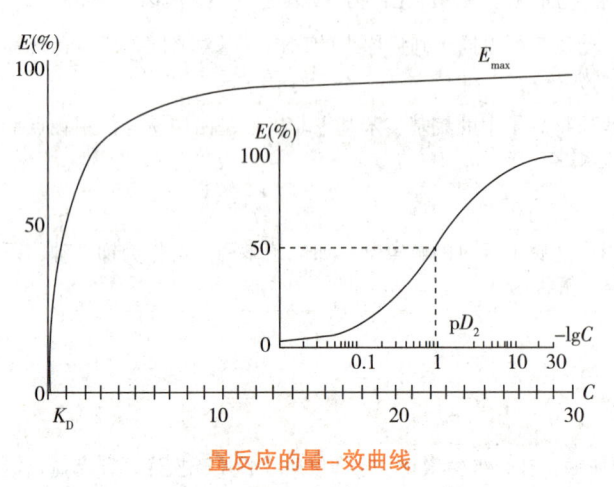

E：效应强度；C：药物浓度

（三）基本概念

1. 斜率　在效应为16%～84%区域，量–效曲线几乎呈直线，其与横坐标夹角的正切值，称为量效曲线的斜率。斜率大的药物，药量微小的变化即可引起效应的明显改变；反之亦然。斜率大小在一定程度上反映了临床用药的剂量安全范围，斜率较陡的提示药效较剧烈，较平坦的则提示药效较温和。

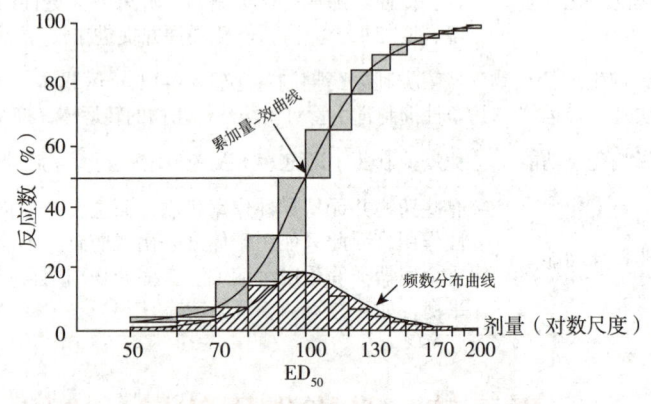

质反应的频数分布曲线和累加量–效曲线

2. 最小有效量　是指引起药理效应的最小药物剂量，也称阈剂量。最低有效浓度：指引起药理效应的最低药物浓度，亦称阈浓度。

3. 最大效应（E_{max}）　在一定范围内，增加药物剂量或浓度，其效应随之增加，但效应增至一定程度时，若继续增加剂量或浓度而效应不再继续增强，此药理效应的极限称为最大效应，也称效能。效能反映了药物的内在活性，在质反应中阳性率达100%。阿片类镇痛药效能高，能解除剧痛；阿司匹林类解热镇痛药镇痛效能低，只能用于一般轻、中度疼痛。

4. 效价强度　是指能引起等效反应（一般采用50%效应量）的相对剂量或浓度。效价强度用于作用性质相同的药物之间的等效剂量或浓度的比较，其值越小则强度越大。

效能和效价强度的临床意义：常用于评价同类药物中不同品种的作用特点。例如，利尿药以每日排钠量为效应指标进行比较，环戊噻嗪的效价强度约为氢氯噻嗪的30倍（见右图），但二者效能相同，二者无论剂量如何增加，都不能达到呋塞米所产生的效能（利尿效果）。

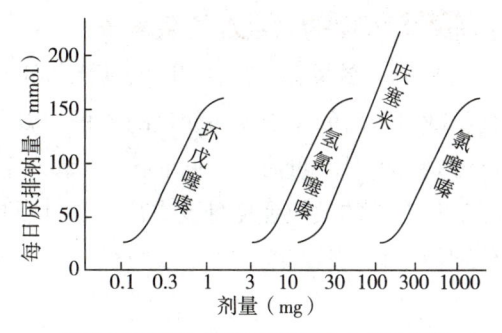

各种利尿药的效价强度及最大效应比较

5. 半数有效量

类别	定义
半数有效量（ED_{50}）	是指引起50%阳性反应（质反应）的浓度或剂量
半数有效浓度（EC_{50}）	是指引起50%最大效应（量反应）的浓度或剂量
半数致死量（LD_{50}）	是指引起50%死亡的浓度或剂量
治疗指数（TI）	以药物LD_{50}与ED_{50}的比值表示药物的安全性
药物安全范围	ED_{95}和LD_5之间的距离

药物的安全性一般与其LD_{50}的大小成正比，与ED_{50}成反比。

治疗指数（TI）数值越大越安全。有时仅用用治疗指数表示药物的安全性则并不完全可靠，因为没有考虑药物在最大有效量时的毒性。

对于量-效曲线斜率不同的药物而言，虽然有的药物治疗指数较大，但量-效曲线与毒-效曲线（TD curve）的首尾仍可能出现重叠，即ED_{95}可能大于5%的中毒死亡量（LD_5），就是说在没有获得充分疗效的剂量下，可能已有少数动物中毒死亡。提示，治疗指数大的药物不一定绝对安全。例如，A、B两药的量-效曲线斜率不同，A药在95%和99%有效量时（ED_{95}和ED_{99}）没有动物死亡，而B药在ED_{95}和ED_{99}时，则分别有10%或20%死亡，说明A药比B药安全（见右图）。如果ED与TD两条曲线同时画出并加以比较，则更加清楚。较好的药物安全指标是ED_{95}和LD_5之间的距离，称为药物安全范围，其值越大越安全。

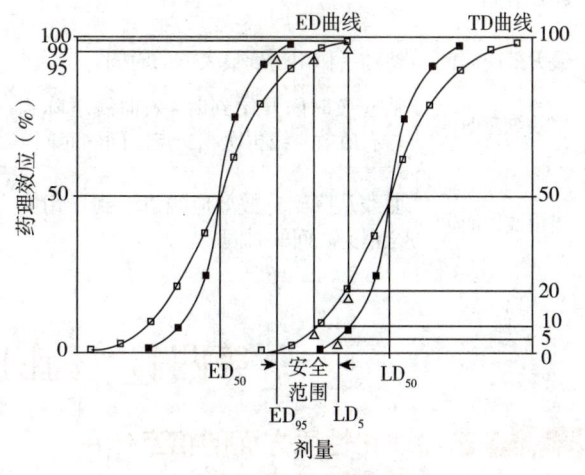

药物的治疗指数和安全范围
A药物（■）的治疗指数与B药物（□）相同，但A药的安全范围比B药大

考点 2 药物的时-效关系★★

1. 时-效关系 是指用药之后随时间的推移，由于体内药量（或血药浓度）的变化，药物效应随时间呈现动态变化的过程。以时间为横坐标、血药浓度或药理效应为纵坐标作图，可分别得到时-量曲线（见下图A）和时-效曲线（见下图B）。在时-效曲线的坐标图上，在治疗有效的效应强度处及出现毒性反应的效应强度处分别各作一条与横轴平行的横线，分别称为有效效应线和中毒效应线。

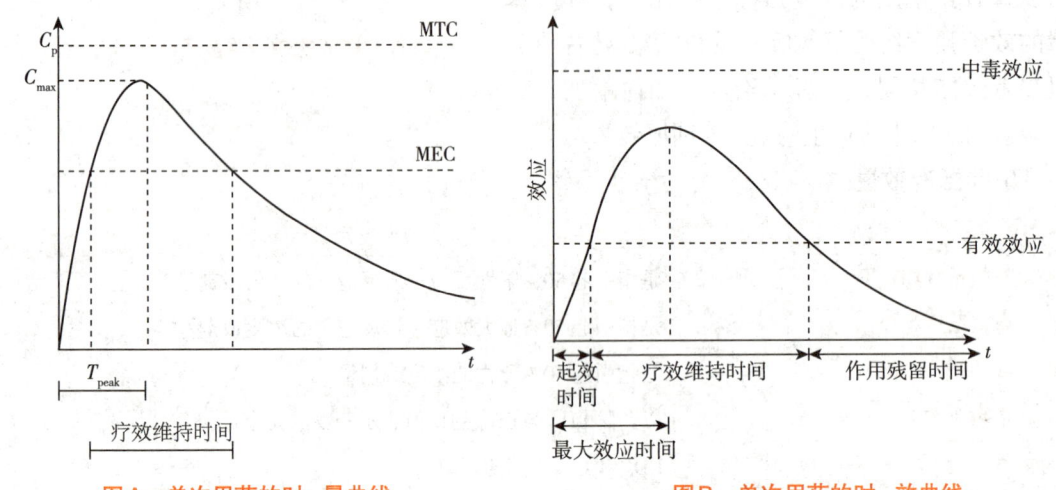

图A 单次用药的时-量曲线

图B 单次用药的时-效曲线

C_p：血药浓度；C_{max}：峰浓度；T_{peak}：血药浓度达峰时间；MTC：最小中毒浓度；MEC：最小有效浓度

2. 概念 从时-效曲线衍生出如下药理学基本概念，有重要的临床意义。

类别	定义	临床意义
起效时间	给药至时-效曲线与有效效应线首次相交点的时间	代表药物发生疗效以前的潜伏期
最大效应时间	给药后作用达到最大值的时间	/
疗效维持时间	从起效时间开始到时-效曲线下降到与有效效应线再次相交点之间的时间	连续多次用药时选择用药的间隔时间
作用残留时间	曲线从降到有效效应线以下到作用完全消失之间的时间	制订连续用药方案时必须同时考虑连续用药时的药代动力学资料和量-效、时-效关系，以防止药物蓄积中毒，如口服抗凝药和强心苷类药物

第四节 药物相互作用

考点 1 药物理化性质方面的相互作用

药物相互作用指两种或多种药物同时或先后序贯使用时相互影响，改变药物性质、体内过程及机体敏感性，导致药理或毒性效应发生变化。这些变化包括协同/增强、相加、无关或拮抗作用，以及不良反应的减轻、增强或新出现。

理化原因	表现	示例
pH值的改变	药物在不适宜的pH值下加速分解、失效或沉淀	①pH值升高：氯丙嗪、去甲肾上腺素、毒毛旋花苷K、胰岛素等作用减弱或消失 ②pH值降低：茶碱类、巴比妥类药物作用减弱或消失 ③氯化铁溶液需维持酸度，否则产生碱式氯化铁沉淀 ④硫喷妥钠与葡萄糖注射液混合易沉淀
溶解度的改变	药物因溶剂性质改变析出沉淀	①氯霉素注射液（含乙醇、甘油）加入葡萄糖或氯化钠注射液中析出氯霉素 ②酊剂、醑剂、流浸膏等加入水溶液中析出沉淀
解离度的改变	药物解离度增加，脂溶性差，影响吸收或分布	①酸性药物在碱性环境或碱性药物在酸性环境中解离度增加 ②酸碱性相差较大的药物不宜同时或短时间序贯用药，可能发生酸碱中和反应
盐析作用	亲水胶体或蛋白质类药物因脱水或电解质影响凝集析出	①两性霉素B注射剂用氯化钠注射液稀释会沉淀 ②四环素类抗生素与含钙注射液（如复方氯化钠注射液）在中性或碱性条件下形成螯合物沉淀 ③与5%葡萄糖注射液配伍无沉淀
氧化还原作用	具有氧化还原性质的药物与其他药物发生氧化还原反应，导致药物破坏	①亚硝酸盐或重金属离子使维生素C、氯丙嗪等发生氧化反应 ②维生素C使维生素K_3还原失效

考点 2 药物代谢动力学方面的相互作用

联合用药时，药物的体内过程可因其联用药物的影响而有所改变。药物相互作用的代谢动力学机制主要涉及吸收、分布、生物转化（代谢）、排泄四个方面。

影响类别	具体影响类型	机制	示例
影响药物吸收	胃肠道消化液pH值	改变药物解离度，影响脂溶性及吸收	解离型药物脂溶性低，不易吸收；非解离型药物脂溶性高，容易吸收；胃肠道pH值是影响药物解离的重要因素
	胃的排空和肠蠕动	影响药物到达吸收部位及在吸收部位停留时间	止泻药、抗胆碱药延缓胃肠蠕动，增加药物吸收
	肠吸收功能	损害肠黏膜，减少药物吸收	①新霉素、对氨基水杨酸钠、环磷酰胺损害肠黏膜，减少合用药物的吸收 ②对氨基水杨酸钠使利福平血药浓度下降
	首过消除	改变胃肠壁或肝脏代谢，影响药物进入体循环	卡比多巴或苄丝肼抑制左旋多巴在胃肠壁和肝脏的代谢，增加其进入中枢的量
	螯合作用	形成难溶性螯合物，减少药物吸收	四环素类与Ca^{2+}、Fe^{2+}、Mg^{2+}等形成螯合物，吸收减少。铁剂、氢氧化铝使四环素吸收下降40%～90%
	氧化还原作用	改变药物氧化还原状态，影响吸收	维生素C促进铁剂的还原，增加其吸收

续表

影响类别	具体影响类型	机制	示例
影响药物吸收	吸附作用	吸附药物，减少吸收	①药用炭、矽碳银吸附抗生素、维生素等，减少吸收 ②白陶土吸附林可霉素，使其血药浓度降至10%
	肠道菌群的改变	改变肠道菌群代谢，影响药物吸收或肠肝循环	①红霉素、四环素类和其他广谱抗菌药抑制肠道菌群，增加地高辛血药浓度 ②抗菌药抑制炔雌醇的肠肝循环，降低雌激素水平
	转运体的抑制或诱导	抑制或诱导肠道转运体，影响药物吸收	①OATP1A2、OATP2B1促进药物吸收 ②P-gp、MRP2、BCRP外排药物，减少吸收 ③氯喹抑制OATP1A2，减少底物药物吸收
影响药物分布	药物与组织结合	药物浓集于组织中，影响其他药物分布	奎尼丁与地高辛联合应用时，由于组织结合位点的置换作用增加地高辛血药浓度
	竞争血浆蛋白同一结合位点	竞争血浆蛋白结合位点，增加游离药物浓度	华法林与血浆蛋白高度结合，被其他药物置换后，游离浓度增加，抗凝作用增强
	影响血-脑屏障外排型转运体	影响外排型转运体，改变药物在脑组织中的分布	维拉帕米抑制P-gp，增加丹参酮ⅡA、丹参酮ⅡB在脑组织中的分布
影响药物代谢	肝脏微粒体细胞色素P450酶系统的影响	诱导或抑制CYP酶，改变药物代谢	①苯巴比妥诱导CYP酶，加速华法林代谢，抗凝作用减弱 ②酮康唑抑制CYP3A4，增加特非那定血药浓度，导致心律失常
	肝血流量	改变肝血流量，影响药物代谢	①异丙肾上腺素增加肝血流量，加速利多卡因代谢 ②普萘洛尔减少肝血流量，影响利多卡因代谢
	肠道CYP酶和P-gp的影响	肠道CYP酶参与药物首过代谢，影响生物利用度	地尔硫䓬、红霉素、奎尼丁等药物对CYP3A4与P-gp都有抑制作用，但对二者的选择性不同
	Ⅱ相结合酶的影响	诱导或抑制Ⅱ相结合酶，影响药物代谢	葡萄糖醛酸转移酶、硫酸转移酶等介导药物结合代谢
影响药物排泄	肾脏排泄	竞争肾小管主动分泌通道或改变尿液pH值，影响药物排泄	①丙磺舒抑制氨苄西林G的主动分泌，延长其作用时间 ②氢氯噻嗪碱化尿液，增加奎尼丁重吸收，可能引起心脏不良反应
	转运体	抑制或诱导肾脏或胆管转运体，影响药物排泄	①槲皮素抑制P-gp，减少伊立替康胆汁排泄，增加血药浓度 ②小檗碱抑制OCT2，减少二甲双胍肾脏排泄，增强降糖作用

考点 3 药物效应动力学方面的相互作用

药效学相互作用包括药物在同一受体部位或相同的生理、生化系统上作用的相加、协同（增强）或拮抗。前者是基于机制的原因，称**药理性相互作用**（竞争性相互作用），后者可能在作用机制上毫不相干，只是效应的相互作用，称生理性相互作用（非竞争性作用）。

相互作用类型	作用方式	机制	示例
作用于同一部位或受体的协同作用和拮抗作用	竞争受体	受体激动药与拮抗药竞争同一受体，产生拮抗作用	去甲肾上腺素（α受体激动药）与酚妥拉明（α受体拮抗药）合用，减轻血管收缩作用，保留心肌收缩力
	作用于同一系统	药物作用于同一生理或生化系统的同一环节或不同环节，产生相加、协同或拮抗作用	①氯丙嗪增强麻醉药、镇静催眠药、镇痛药及乙醇的作用，合用时需减量②氨基糖苷类抗生素与高效利尿药合用，增加耳毒性③磺胺药与甲氧苄啶合用，双重拮抗细菌叶酸代谢，增强抗菌作用
	影响递质或酶活性	药物改变神经末梢递质量或酶活性，影响药物作用	单胺氧化酶抑制药与三环类抗抑郁药合用，导致去甲肾上腺素蓄积，引起高血压、高热、惊厥
作用于不同部位的协同作用和拮抗作用	改变体液和电解质平衡	药物通过影响体液或电解质平衡，产生协同或拮抗作用	①保泰松、吲哚美辛、糖皮质激素引起水钠潴留，拮抗利尿药和抗高血压药的作用②利尿药与米诺地尔或肼屈嗪合用，减轻水钠潴留，协同降压③噻嗪类或高效利尿药与强心苷合用，需补钾以防强心苷中毒
对作用部位的增敏作用	改变受体敏感性	药物通过改变受体敏感性，增强或减弱药物作用	①氟烷增强β受体敏感性，易引起心律失常，合用β受体拮抗药可预防②甲状腺素增强抗凝药与受体的亲和力，增强抗凝作用，需防止自发性出血

第五节 遗传药理学与临床合理用药

考点 1 遗传变异对药物作用的影响★★

遗传药理学研究机体遗传变异引起的药物反应性个体差异，是在生化遗传学基础上发展起来的分支学科，也是药理学和遗传学相结合的一门边缘学科。

其研究目的在于：①解释和控制药物反应的变异性，确定药物异常反应与遗传的关系；②研究这种异常反应的分子基础及其临床意义；③研究基因对药物作用的影响及遗传病的药物治疗，为阐明药物反应个体差异找到理论根据，对提高疗效、减少和避免药物不良反应，实现个体化（精确）医疗提供理论基础；④利用遗传病患者对某些药物的异常反应以诊断某些遗传病的基因携带者，以及鉴别不同的遗传病。

类别	子类别	具体内容	示例药物	相关基因/多态性	影响
药物反应差异与遗传因素	/	药物反应受遗传因素等多种因素影响	/	/	遗传因素导致药物反应性个体差异
基因多态性与药物反应差异	/	基因多态性决定人体对药物反应差异性	/	/	基因多态性影响药物反应性

续表

类别	子类别	具体内容	示例药物	相关基因/多态性	影响
药动学差异	乙酰化作用	快代谢者与慢代谢者差异	异烟肼	N-乙酰基转移酶	快代谢者疗效较差，慢代谢者易发生不良反应
	水解作用	血浆假性胆碱酯酶缺乏者水解能力减弱	琥珀胆碱	血浆假性胆碱酯酶	呼吸肌麻痹时间延长
	氧化作用	异喹胍氧化多态性	异喹胍	CYP2D6	PM者增加中毒危险
	氧化作用	S-美芬妥英代谢多态性	地西泮、奥美拉唑等	CYP2C19	PM者易发生不良反应
	葡萄糖-6-磷酸脱氢酶缺乏	G-6-PD缺乏者易发生溶血反应	伯氨喹啉	G-6-PD	药物性溶血
	乙醛脱氢酶与乙醇脱氢酶异常	乙醛脱氢酶缺乏者饮酒后不良反应	乙醇	乙醛脱氢酶、乙醇脱氢酶	面部潮红、心率增快、出汗、肌无力等
药效学差异	华法林活性降低	某些个体对华法林敏感性降低	华法林	华法林受体	需高剂量才能达到期望药效
	胰岛素耐受性	胰岛素受体基因突变导致耐受性	胰岛素	胰岛素受体基因	每天需数千单位胰岛素
	ACE抑制药疗效降低	ACE基因多态性影响ACE抑制药疗效	依那普利	ACE基因I/D多态性	缺失型基因型患者疗效不佳

（一）药物反应差异与遗传因素的关系

药物产生药理作用和发挥临床疗效是药物与机体相互作用的结果，受药物和机体多种因素的影响。其中，机体方面的因素包括年龄、性别、遗传因素、疾病状态和心理因素等。遗传因素通过影响药动学或药效学两方面的变化，从而导致药物反应性的个体差异。

1. 遗传因素对药动学的影响 表现为通过引起药物代谢酶、药物转运体以及药物结合蛋白等的表达或功能发生改变，从而导致药物在体内的吸收、分布、代谢和排泄发生改变，最终影响药物在作用部位的浓度。

2. 遗传因素对药效学的影响 主要改变药物作用靶点（包括受体）对药物的反应性或敏感性以及下游信号分子的遗传多态性对药物效应的影响，而不影响作用部位药物的浓度。

（二）基因多态性与药物反应差异

1. 基因多态性 又称遗传多态性，是指在一随机婚配的群体中，染色体同一基因位点上有两种或两种以上的基因型。基因多态性是自然选择的基础和人类进化的原始材料，同时也是决定人体对疾病的易感性、疾病临床表现多样性以及药物反应差异性的重要因素。

2. 人类基因组多态性的形式

①限制性片段长度多态性（RFLP），即由于单个碱基的缺失、重复和插入所引起限制性内切酶位点的变化，而导致DNA片段长度的变化。

②DNA重复序列的多态性，主要表现为重复序列拷贝数的变异。

③单核苷酸多态性（SNP），是指在基因组水平上由单个核苷酸的变异所引起的DNA序列多态性，通常是一种双等位基因或二态的变异，包括单个碱基的缺失和插入，但更多的是单个碱基的置换。

在人类基因组的三种遗传多态性中，SNP是分布最广泛、含量最丰富、最稳定的一种可遗传的变异，广泛分布于基因的外显子、内含子或基因间区，通过影响基因的表达水平或所编码蛋白的氨基酸组成和功能而发挥作用。

考点2 遗传药理学与个体化用药 ★★

临床在使用某些药物时，必须遵循个体化（精准）用药原则。不同个体对某一药物可能产生不同的反应，甚至可能出现严重的不良反应，这种现象称为个体对药物的特应性。特应性产生的原因相当部分取决于个体的遗传背景。根据遗传药理学的研究，可以帮助临床进行个体化（精准）药物治疗方案的设计。

（一）合理选择药物

对于存在遗传差异的不同人群，相同的治疗药物，特别是那些药效差异与基因改变有关的药物可能产生不同的，甚至是完全相反的作用。已经知道许多药动学、药效学与基因多态性有关的药物，其中某些基因型检测已开始用于临床。基因型的分类信息有助于解释在肿瘤化疗中出现的各种毒副作用及治疗效果的差异，遗传学检测数据已成为主要的治疗依据，协助临床医师确定治疗方案。

（二）合理调整药物治疗剂量

借助遗传药理学的研究结论，可以帮助临床了解如何通过调整药物剂量来降低临床用药不良反应的发生，提高疗效。依据以遗传多态性为基础的代谢差异将为患者提供更加合理的治疗建议和参考信息，推动药物治疗的安全和有效。例如，奥美拉唑是H^+，K^+-ATP酶抑制药，用于治疗消化道溃疡及消化道反流，其单剂量药动学研究中，亚洲人的AUC比白种人增加近40%，这种差异是由药物的不同代谢率引起的。奥美拉唑是细胞色素酶CYP2C19的作用底物，近20%的亚洲人为CYP2C19的突变纯合子形式，为弱代谢型，因此对于亚洲患者中的弱代谢型及肝功受损的患者，应调低剂量进行治疗。

（三）肿瘤分子靶向治疗中基因检测的临床意义

肿瘤分子靶向治疗是指通过检测肿瘤中是否存在导致肿瘤生长的基因突变或基因谱变化，以此确定针对特异性驱动基因突变的治疗方法。基因检测（即分子靶标检测）是以研究疾病发生、发展过程中细胞分子生物学上的差异为基础，筛选和鉴定与疾病密切相关的蛋白质、核酸等生物大分子作为药物作用的靶点，通过靶向给药实现有效的靶向治疗及个体化治疗。从指导靶向药物治疗的需求出发，针对性检测主要检测两类基因突变：①有药可治的基因突变，比如*EGFR*、*ALK*和*ROS*1都有对应的靶向药物，对它们进行检测可以直接指导治疗；②判断疗效的基因突变，比如*KRAS*检测可用于筛选不能从分子靶向药物中获益的患者，避免盲目用药（见下表）。

临床常用分子靶向抗肿瘤药物的基因检测

癌症类型	药物通用名称	批准状态 FDA	批准状态 NMPA	基因检测 突变类型	基因检测 主要检测技术
非小细胞肺癌	吉非替尼	√	√	*EGFR*突变	ARMS法，直接测序法
	厄洛替尼	√	√	*EGFR*突变	
	埃克替尼	/	√	*EGFR*突变	
	necitumumab	√	/	*EGFR*突变	
	阿法替尼	√	√	*EGFR*突变	
	osimertinib	√	/	*EGFR* T790M突变	
	ramucirumab	√	/	*EGFR*突变、*ALK*融合	
	克唑替尼	√	√	*ROS1*融合、*ALK*融合	RT-PCR、直接测序法、FISH
	色瑞替尼	√	/	*ALK*融合	
	alectinib	√	/	*ALK*融合	
结直肠癌	ramucirumab	√	/	*EGFR*突变、*ALK*融合	RT-PCR、FISH
	西妥昔单抗	√	√	*Ras*突变	ARMS、直接测序
	帕尼单抗	√	/	*KRAS*突变	
	瑞戈非尼	√	/	*KRAS*突变	
乳腺癌	拉帕替尼	√	√	*HER*-2扩增	FISH、IHC
	曲妥珠单抗	√	√	*HER*-2扩增	
	ado-曲妥珠单抗 emtansine	√	/	*HER*-4扩增	
	帕妥珠单抗	√	/	*HER*-5扩增	
	ibrance	√	/	*HER*-6扩增	
黑色素瘤	vemurafenib	√	/	*BRAF* V600E突变	ARMS、Taqman、IHC
	曲美替尼	√	/	*BRAF* V600E/K突变	
	达拉菲尼	√	/	*BRAF* V600E/K突变	
	cobimetinib	√	/	*BRAF* V600E/K突变	
鼻咽癌	尼妥珠单抗	/	√	*EGFR*突变	ARMS、测序法
胃癌	曲妥珠单抗	√	√	*HER*-2扩增	FISH、IHC
	雷莫芦单抗	√	/	*EGFR*突变、*ALK*融合	FISH、RT-PCR
卵巢癌	olaparib	√	/	*BRCA*突变	测序法

肿瘤分子靶标的出现使得靶标药物能够针对癌细胞本身进行治疗，不会对正常细胞产生重大伤害，在保障疗效的同时，尽可能减少（减轻）不良反应。常用于预测靶向治疗效果的分子标志见下表。

基因	检测内容	相关肿瘤	预测内容	结果	疗效
EGFR	扩增	非小细胞肺癌、食道癌、头颈部肿瘤	吉非替尼、厄罗替尼、尼妥珠单抗疗效	扩增	好
				不扩增	差

续表

基因	检测内容	相关肿瘤	预测内容	结果	疗效
EGFR	外显子18、19、21、22、20（S769I）	/	/	突变	好
				不突变	差
	外显子20（T790M）	/	/	突变	差
				不突变	—
K-ras	密码子12、13、61	肠癌、肺癌、胃癌	西妥昔单抗、帕尼单抗疗效	突变	差
				不突变	好
B-raf	V60E位点突变	/	/	突变	差
				不突变	好
PTEN	表达量	/	/	高表达	好
				低表达	差
PIK3CA	8外显子542和545、20外显子1047	/	/	突变	差
				不突变	好
Her-2/CEP17	扩增	乳腺癌、胃癌	曲妥珠单抗疗效	扩增	好
				不扩增	差
C-kit突变	外显子9、1、13、17	胃肠间质瘤	伊马替尼疗效	突变	好
				不突变	差
PDGFα	外显子12、18	/	/	突变	好
				不突变	差
ABL	酪氨酸激酶区点突变	髓细胞白血病	伊马替尼疗效	突变	差
VEGF	表达量	肠癌、肺癌、胃癌、乳腺癌、肾癌	贝伐单抗、索拉非尼、恩度疗效	高表达	好
				低表达	差

第六节　时辰药理学与临床合理用药

考点 1　时辰药理学 ★★

类别	子类别/描述	详细信息
时间生物学	定义	研究生物节律，即生命活动的周期规律及其产生机制与应用的新兴交叉性生命学科
	生物节律	内源性，为抵御大自然环境周期变化的影响，而逐渐形成的机体内在的生命活动的周期性变化
时辰药理学	定义	研究药物与生物的内源性周期节律变化的关系，选择合理药物用药时间的药理学分支学科
	影响因素	药物理化性质、剂量、生物节律等
	重要性	合理选择用药时间，提高药物疗效、降低毒副反应

续表

类别	子类别/描述	详细信息
时辰药效学和时辰毒理学	定义	研究机体对药物效应呈现的周期性节律变化规律的学科
	有效性研究	如辛伐他汀，夜间给药降低血清胆固醇作用更强
	毒性研究	关注药物在不同时间给药时的毒性变化
时辰药动学	定义	研究药物在体内过程中的节律变化
	影响因素	心排血量、体液分泌、胃肠运动、肝肾血流量、药物代谢酶活性等昼夜节律
	实例	铁剂、茶碱等药物的吸收和代谢节律
药物作用昼夜节律机制	组织敏感性机制	药物在血中或靶组织中浓度无昼夜变化，但组织敏感性有昼夜差异
	受体机制	受体的敏感性、与药物最大亲和力及浓度均呈现昼夜节律性变化
	药动学机制	药物在体内的吸收、分布、代谢及排泄过程存在昼夜节律性变化

考点2 时辰药理学的临床应用 ★★

时间治疗：在药物治疗中，应用时辰药理学的知识来提高疗效，减少不良反应的治疗方法。这个研究领域叫时间治疗学。

人体的一些病理现象也呈昼夜节律性变化，药物如果能影响这种昼夜节律，就可以减轻疾病的发病，因此具有重要的临床意义，下列表中列举常用不同类别药物的时辰应用。

类别		临床实例
心血管药物	硝苯地平对心肌缺血的影响	几乎可完全取消通常于上午6~12时发生的心肌缺血高峰，对下午21~24时的心肌缺血保护作用强度明显不如前者
	阿司匹林对心肌梗死的影响	小剂量可以明显抑制上午6~9时的心肌梗死的发作高峰，使该时段的发作率降低59.3%，但对其他时段发作率仅降低34.1%
	抗高血压药对血压的影响	兼有α、β拮抗作用的拉贝洛尔、钙通道阻滞剂硝苯地平、维拉帕米可控制血压的节律性波动
平喘药物		β_2受体激动药可采取剂量晨低夜高的给药方法，如，特布他林08:00时口服5mg，20:00时服10mg；茶碱类药物也可采取日低夜高给药剂量；晚间临睡前口服沙丁胺醇缓释片等
糖皮质激素类药物		应用糖皮质激素治疗疾病时，08:00时1次予以全天剂量比1天多次给药效果好，不良反应也少
		皮质激素治疗肾上腺性征异常症，早晨不给药而中午给以小剂量，下午给予1次大剂量，夜间给予最大剂量，既可避免不良反应，又可将对脑垂体的抑制作用提到最高
胰岛素		对正常或糖尿病患者的降糖作用都有昼夜节律，即上午（峰值时间为10:00时）的作用较下午强，患者早晨需要的量要更多一些
抗肿瘤药物		对艾氏腹水癌小鼠，用阿霉素治疗每日1次，共4~10天，若每天在中午12:00给药，则存活期较对照组延长60%~80%；对接种L1210肿瘤细胞后的小鼠，用阿糖胞苷进行治疗7日，每日总量分为8次注射，将剂量分成不等分，则小鼠的存活天数较等分长

第五章　药物毒性与用药安全

第一节　药物毒性与毒副作用

考点 1 药物的毒性作用★★★

1. 药物毒性作用的机制　不同药物对机体产生的毒性作用主要包括<u>药物对机体功能的损伤和对机体结构的损伤</u>两方面。药物毒性作用的主要产生机制如下。

（1）药物直接与靶点分子产生毒性　有些药物能与内源性靶点分子（如受体、酶、DNA、大分子蛋白、脂质等）结合发挥作用，并导致靶点分子结构和（或）功能改变而导致毒性作用的产生

机制	实例
药物通过抑制或者激活受体，干预或者模拟内源性物质发挥药理作用或毒性作用	阿托品抑制M胆碱受体、吗啡激活阿片受体
药物进入机体后对酶系统具有直接作用，可影响其生成或改变其活性，使酶参与的生化反应受到影响，从而导致机体生理功能受到干扰	/
药物与机体内功能蛋白相互作用而改变其构象或结构时可导致蛋白功能受到损伤	长春碱（或紫杉醇）与微管蛋白结合，影响细胞骨架蛋白聚合或解聚
药物影响DNA的模板功能	多柔比星可嵌入DNA分子双螺旋折叠间，推动邻近碱基对分开，造成DNA模板功能错误

（2）药物引起细胞功能紊乱导致的毒性

药物类别	举例	机理
激素类药物	地塞米松、氯贝丁酯	结合、活化转录因子引起基因表达失调从而产生毒性
烷化剂	/	细胞与药物形成共价加成后，信号转导受到干扰，发生基因表达改变
/	利血平、可卡因	影响细胞的电兴奋活动，包括神经细胞的递质释放、骨骼肌细胞和平滑肌细胞的兴奋收缩偶联、心肌细胞的收缩功能等
强心苷类药物	/	抑制Na^+,K^+-ATP酶，增加心肌细胞Na^+浓度，通过Na^+/Ca^{2+}交换而导致心肌细胞Ca^{2+}浓度积聚，增加心肌收缩性和兴奋性，甚至造成严重心律失常

（3）药物对组织细胞结构的损害作用　有些药物对机体的毒性并不首先引起细胞功能的改变（如糖原含量或某些酶浓度的改变），而是直接损伤组织细胞结构。如普卡霉素（光辉霉素）、非那西丁和呋塞米等对肝脏的毒性，就是由于其对肝细胞产生化学损伤，进而使肝组织出现变性和坏死。

（4）药物干扰代谢功能产生毒性　有些药物对机体的代谢过程可产生多种影响，破坏其动态平衡，使相应的生理功能受损，这是药物呈现毒性作用较常见的方式。如四环素通过

干扰肝细胞的代谢过程，抑制三酰甘油从肝内析出，抑制脂肪受体蛋白的合成而导致肝内脂肪堆积形成脂肪肝。

（5）药物影响免疫功能导致的毒性　药物对机体免疫功能的影响可分为两个方面：一方面是诱导兴奋，出现超常免疫反应，如变态反应、自身反应。另一方面则是引起消退抑制，使免疫监视功能低下，导致机体对感染和其他疾病抵抗能力下降。

（6）药物抑制氧的吸收、运输和利用导致的毒性　有些药物可干扰机体的需氧生理过程而对机体产生毒性作用。

药物类别	机理	毒性作用
磺胺类、伯氨喹等	使红细胞中的血红蛋白转变成高铁血红蛋白	引起高铁血红蛋白血症，红细胞内血红蛋白的再生滞后，导致血液输氧能力明显下降
一些刺激性的气体（氮芥子气等）	吸入后可造成肺水肿	使肺泡的气体交换功能受阻，血液含氧量明显降低
表面活性剂和肼类衍生物	加剧红细胞的破坏而溶血	使血红蛋白失去运输氧的能力

2. 影响药物毒性作用的因素

（1）药物方面的因素

①药物的结构和理化性质

影响因素	药物种类	作用机制	毒性作用
药物的结构	碘甲烷、溴甲烷	在药物结构中增加卤素会使分子的极化程度增加，更易与酶系统结合使毒性增加	致癌
药物的脂水分配系数、电离度、溶解度等理化性质都与毒性有关	依托红霉素（红霉素丙酸酯的十二烷基硫酸盐）	神经炎副作用	可引起肝毒性，使转氨酶升高，白细胞数目增多，出现发热、黄疸

②药物的剂量、剂型与给药途径：药物在治疗剂量时，主要表现为治疗作用，当达到或超过最小中毒量时，就会引起毒效应，随着剂量的进一步增加而加强。如呼吸中枢兴奋药，在治疗剂量时，可缓解呼吸抑制，但剂量过大时，可引起惊厥。特别是一些安全范围小的药物，治疗剂量与中毒剂量非常接近，严重中毒时可导致死亡。

药物的剂型和给药途径不同，起效速度和作用维持时间不同，产生的治疗作用和毒性作用强度则不同。在治疗疾病时，同一种药物采用不同给药途径，所需剂量可能不同。

③其他药物因素：许多不良反应不是药物有效成分本身造成的，而是由于生产过程使用的添加剂，例如稳定剂、着色剂、赋形剂、乳化剂、增溶剂等，或者化学合成中产生的杂质以及药品在贮藏保管、运输过程中产生的氧化、分解、降解、聚合等产物所致。

影响因素	药物种类	毒性作用
副产物	阿司匹林中的副产物乙酰水杨酰水杨酸和乙酰水杨酸酐	引起哮喘和慢性荨麻疹等
降解产物	四环素的降解产物差向四环素和脱水差向四环素	毒性增强
分解或降解产物	青霉素分解或降解产物青霉噻唑酸、青霉烯酸	青霉素的变态反应

续表

影响因素	药物种类	毒性作用
溶剂	苯妥英钠注射剂的溶剂丙二醇	引起低血压
防腐剂、色素	防腐剂对羟基苯甲酸酯、胶囊中的色素柠檬黄	引起荨麻疹

④药物相互作用：药物相互作用是导致药物毒性的重要因素，合并使用药物种类越多，药物毒性发生率越高。如特非那定常规剂量单独使用的安全性较好，但与CYP 3A4抑制剂红霉素等合用时，可使特非那定代谢受到抑制，血药浓度升高，增加心脏毒性甚至诱发尖端扭转型室性心动过速而死亡。

（2）机体方面的因素

①营养条件：机体血浆白蛋白水平和肝药酶活性降低时，游离药物浓度明显升高，药物的治疗作用与毒性作用均会增强。

影响因素	药物种类	毒性作用
营养不良	巴比妥类药物	催眠作用时间明显延长
	对乙酰氨基酚	肝毒性显著增加
脂肪酸缺乏	乙基吗啡、环己巴比妥和苯胺	使药物代谢减少，毒性作用增加

②年龄：婴幼儿机体各器官功能都处在发育时期，各种生理功能尚未充分发育，对药物反应敏感性较高。例如，新生儿肝脏葡萄糖醛酸结合能力尚未发育，应用氯霉素可导致灰婴综合征；小儿处于生长发育旺盛期，四环素可影响牙齿发育，糖皮质激素类药物影响长骨发育等。

③性别：一般情况下，性别差异不会影响药物作用，但某些药物的药效和药物代谢酶活性则有性别差异。

药物种类	毒性作用
氯霉素	氯霉素引起的再生障碍性贫血，女性发生率约为男性的2倍
血管紧张素转化酶抑制药	血管紧张素转化酶抑制药所致的咳嗽，女性发生率约为男性的2倍
/	药物性皮炎，男性发生率高于女性

此外，女性在不同的生理状态如月经期、妊娠期、哺乳期需注意药物的毒性作用。

生理状态	药物种类	毒性作用
月经期	泻药和抗凝药	盆腔充血、月经增多
妊娠期	氨基糖苷类抗生素	婴儿听力丧失
	抗甲状腺药	新生儿甲状腺功能减退
妊娠早期	抗肿瘤药物环磷酰胺等	致胎儿畸形、流产或死胎
	非甾体抗炎药阿司匹林等	引起胎儿动脉导管早闭，出现死胎
妊娠晚期	氯霉素	致灰婴综合征
临产前	吗啡等	抑制胎儿呼吸
哺乳期	氯霉素、吩噻嗪类及苯巴比妥	对婴儿可能造成损害

④遗传因素：遗传因素对代谢的影响主要是由于药物代谢酶的遗传多态性导致药物代谢异常。

药物种类	作用机制	毒性作用
异烟肼等	异烟肼等在体内的乙酰化代谢呈多态性，人群可分为快代谢型及慢代谢型	前者使药物快速灭活，较易出现肝毒性；后者使药物灭活缓慢，较易出现外周神经炎
肼屈嗪	肼屈嗪慢乙酰化	红斑狼疮
硫唑嘌呤、巯嘌呤	甲基转移酶基因缺失	发生严重甚至可致死性的血液毒性

受体、离子通道或和药物效应有关的其他蛋白也存在基因多态性。在血药浓度相似的患者中，这些将会导致药物效应的差异。

种类	毒性作用
多巴胺受体	影响药物引起的迟发性运动障碍
骨骼肌兰尼碱受体	与麻醉后恶性高热的风险相关
钾离子或钙离子通道	服用某些抗心律失常药时有尖端扭转型室性心动过速的风险
主要组织相容性抗原复合体	介导药物变态反应，如阿巴卡韦、奈韦拉平

⑤种族差异

药物种类	毒性作用
异烟肼	异烟肼的乙酰化代谢，EM和PM的发生率有明显的种族差异。PM在东方人群中为10%~30%，而在西方人群中可高达40%~70%，爱斯基摩人则无PM。标准剂量给予异烟肼时，相对于EM患者，PM患者更易发生外周神经炎
抗结核药物吡嗪酰胺	抗结核药物吡嗪酰胺在香港患者中引起肝脏损害的概率远高于非洲黑色人种
吗啡	中国人群应用吗啡后发生恶心、呕吐等胃肠道不良反应的概率远高于白色人种，相反，白色人种应用吗啡后发生呼吸抑制和血压下降这类不良反应的概率要远高于中国人群

⑥病理状态：药物或其代谢物通过肾脏或肝脏清除，在存在肾脏或肝脏疾病的情况下，正常给药剂量可能出现较高的血药浓度。这将导致药物效应过度，特别是对于治疗窗狭窄的药物。

病理状态	药物种类	毒性作用
HIV感染患者	复方磺胺甲噁唑	导致皮疹和严重的皮肤不良反应，如Stevens-Johnson综合征发生率增加
巨细胞病毒感染的患者	氨苄西林	增加皮疹的发生

⑦生活方式

生活方式	作用机制	药物种类	毒性作用
酒精摄入	影响药物的药动学和药效学过程，导致严重的药物毒性	硝酸酯类药物	导致血压显著下降
		苯二氮䓬类、吩噻嗪类、三环类抗抑郁药、镇静剂和抗组胺药等中枢抑制药	增强药物作用，引起中枢进一步抑制

续表

生活方式	作用机制	药物种类	毒性作用
吸烟	诱导CYP1A2活性	地西泮等	使药物代谢加快，半衰期缩短，血药浓度降低，导致疗效降低
喝咖啡	/	麻黄碱	咖啡因具有协同增加麻黄碱兴奋作用的潜在风险

考点2 药物与非靶标结合引发的毒副作用 ★★

1. 含有毒性基团的药物作用 含有毒性基团的药物主要是一些抗肿瘤的化学治疗药物，特别是抗肿瘤的烷化剂，如氮芥类药物、磺酸酯类药物、含有氮丙啶结构的药物、含有醌类结构的药物等，这些药物结构中都还有亲电性的毒性基团，在体内会直接与核酸、蛋白质或其他重要成分中的亲核基团发生反应（烷基化反应、或氧化反应），产生不可逆的损伤，表现为毒性、致癌性或致突变性。

2. 药物与非治疗部位靶标结合产生的毒副作用

药物类别	种类	副作用	症状
抗精神病药物	氯丙嗪、氯普噻吨、氟哌啶醇、奋乃静、洛沙平等	锥体外系副作用	运动障碍，如坐立不安，不停的动作、震颤、僵硬等
抗肿瘤药物	长春碱、长春新碱、紫杉醇、多西他赛等	神经炎副作用	/

3. 药物与非治疗靶标结合产生的副作用 药物与非治疗靶标结合是指药物在体内一药多靶的现象。

药物类别	种类	机理	副作用
抗精神病药物	氯氮平、利培酮、喹硫平、阿立哌唑、奥氮平、齐拉西酮等	既拮抗D_2受体，又拮抗$5-HT_2$受体	锥体外系副作用降低
大环内酯类抗生素红霉素类药物	红霉素、罗红霉素、克拉霉素等	刺激胃动素的活性，增加胃肠道蠕动	引起恶心、呕吐等胃肠道副作用

4. 药物"一靶多能"引起的毒副作用 药物"一靶多能"是指药物所作用的靶标在体内参与多个生理功能的调控，但药物作用与这类靶标时，在产生治疗作用的同时，也会引起非治疗作用功能的变化。

药物类别	种类	机理	副作用
血管紧张素转化酶抑制剂药物	卡托普利、依那普利、赖诺普利、培哚普利、喹那普利、雷米普利、福辛普利等	同时拮抗了缓激肽的分解，增加呼吸道平滑肌分泌前列腺素、慢反应物质以及神经激肽A等	血压过低、血钾过多、咳嗽、皮疹、味觉障碍等，特别是引起干咳其发生率较高

5. 药物选择性差异引起的毒副作用

药物类别	种类	副作用	症状
选择性COX-2抑制剂的非甾体抗炎药物	罗非昔布、伐地昔布	心血管不良反应	增强血小板聚集、血管收缩，引发血管栓塞

6. 对心脏快速延迟整流钾离子通道（hERG）的影响　近年来发现一些化学结构不同的药物因拮抗 hERG 钾离子通道引起 Q-T 间期延长甚至诱发尖端扭转型室性心动过速（TdP）而撤出市场。

药物类别	种类
心脏用药物	抗心律失常药、抗心绞痛药和强心药
非心脏用药物	抗高血压药、抗精神失常药、抗抑郁药、抗过敏药、抗菌药、局部麻醉药、麻醉性镇痛药、抗震颤麻痹药、抗肿瘤药、止吐药和胃肠动力药等
抗过敏药物	特非那定、阿司咪唑

目前，药物导致的获得性长 Q-T 综合征（LQTS）已成为已上市药品撤市的主要原因，人用药品注册技术要求国际协调会（ICH）于 2000 年提出：药物的安全性评价要包括对心脏复极和 Q-T 间期的影响，而各国新药审批部门要求新药上市前需进行 hERG 抑制作用的研究。

7. 光照引起的药物毒副作用　许多药物进入人体后不会造成伤害，但在阳光中的紫外线的作用下，渗入人体皮肤蛋白质中的这些药物便会发生化学反应，产生药物的不良反应，统称为药物的光敏反应。

光敏反应分类	定义
光毒反应	药物吸收的紫外光能量在皮肤中释放导致皮肤损伤
光变态反应	药物吸收光能后成激活状态，并以半抗原形式与皮肤蛋白结合成为全抗原，经表皮的朗格汉斯细胞传递给免疫活性细胞，引起皮肤过敏反应

光照引起的药物毒副作用实例

药物类别	种类	作用机制	副作用
四环素类药物	金霉素、四环素、多西环素、米诺环素等	四环素结构中的酮基和烯醇基共轭双键导致大多数四环素类药物在光谱的长波紫外线（UVA）区域具有吸收峰	光敏性皮炎
吩噻嗪类药物	氯丙嗪	氯丙嗪在日光作用下发生氧化反应，2位氯原子遇光分解生成自由基，并进一步发生各种氧化反应，自由基与体内一些蛋白质发生作用，发生光敏化反应	红疹
喹诺酮类药物	司帕沙星、洛美沙星、氟罗沙星、托氟沙星、环丙沙星、依诺沙星、诺氟沙星、氧氟沙星、左氧氟沙星、加替沙星、莫西沙星等	主要和自由基以及单线态氧的生成有关，产生光变态反应与持续敏化T细胞的产生有关	引起皮肤过敏反应和皮肤癌

考点 3　药物体内代谢过程引发的毒副作用 ★★

1. 药物对细胞色素 450 的作用引发的毒副作用

（1）对 CYP 的抑制作用　CYP 抑制剂大致可分为三种类型，即可逆性抑制剂、不可逆性抑制剂和类不可逆性抑制剂。

药物类别	作用机理	举例
含氮杂环，如咪唑、吡啶等	可以和血红素中的铁离子螯合，形成可逆性的作用	抗真菌药物酮康唑
胺类化合物（叔胺、仲胺、伯胺）	可转化为亚硝基代谢中间体，与血红素的铁离子螯合产生抑制作用	地尔硫䓬、丙咪嗪、尼卡地平等

药物对CYP的抑制作用会导致体内CYP的活性降低，对其他同时使用的药物的代谢降低和减少，放大同服药物的生物活性，产生严重的药物相互作用，增加药物的毒副作用。

（2）对CYP的诱导作用 当CYP活性诱导增加后，产生的亲电性的活性代谢物会增加较多，引起的毒性就会增加。例如，对乙酰氨基酚，在体内经CYP2E1代谢产生氢醌（NAPQI），正常情况下与谷胱甘肽作用解毒后排泄。乙醇是CYP2E1的诱导剂，可诱导该酶的活性增加。服用乙酰氨基酚或含有乙酰氨基酚成分药品的患者，如同时大量饮酒就会诱导CYP2E1酶的活性，增加NAPQI的量，一方面大量消耗体内的谷胱甘肽，造成谷胱甘肽耗竭，另一方面与体内的蛋白等生物大分子作用产生毒性。

2. 药物代谢产物产生毒副作用 药物在体内发生代谢作用，生成有反应活性的物质，引发毒性作用，这类毒性被称作特质性药物毒性（IDT）。IDT不同于药物的副作用，特点在于：①并非与药理作用同时发生，一般呈滞后效应；②剂量-效应关系不明显；③产生的后果通常比副作用严重。机体清除药物的重要途径是通过酶催化的生物转化，使药物极性提高，成为水溶性的代谢产物，以利于排出体外。

（1）含有苯胺、苯酚等结构药物的代谢 药物结构中常含有苯胺（包括N-苯基哌啶和N-苯基哌嗪）、苯酚（包括苯氧烷基）、p-胺基酚和p-胺苯甲基等片段，若苯环的π电子云有足够的电荷密度，若分子中无其他易发生代谢的位点，就可能被CYP氧化成具有较强亲电性的p-或o-醌、亚胺-醌或次甲基-醌等结构，这些基团可与蛋白的亲核基团发生取代或加成反应，生成不可逆的共价结合产物，因此，可代谢生成醌、亚胺-醌和次甲基-醌的结构，具有产生毒性或引发特质性反应的潜在风险。

类别	药物	结构特点	副作用
非甾体抗炎药	双氯芬酸	含有二苯胺片段	肝脏毒性
非三环类抗抑郁药	奈法唑酮	含有苯基哌嗪片段	肝脏毒性
β受体拮抗剂	普拉洛尔	苯环上氨基	特质性硬化性腹膜炎
β受体拮抗剂	比索洛尔、美托洛尔和阿替洛尔	苯环上氨基替换为电子等排体亚甲基	难以产生次甲基-醌式结构而成功地避免了毒性作用
过氧化酶体增殖激活γ受体激动剂	曲格列酮	色满酮母核和噻唑烷二酮相连接	严重的肝脏毒性

（2）含有杂环结构的药物代谢

药物	结构特点	代谢反应	副作用
舒多昔康	噻唑环5位的氢	噻唑环被CYP450开环，生成乙二醛和强亲电性酰基硫脲，后者可与蛋白质的亲核基团发生共价结合	严重的肝脏毒性

续表

药物	结构特点	代谢反应	副作用
美洛昔康	噻唑环5位的甲基	代谢产物中仅有少量酰基硫脲，主要代谢产物为噻唑环上甲基的氧化	未见特质性毒性

（3）含有芳烷酸药物的代谢　羧基在体内多呈离解形式，可提供负电荷或氢键接受体，有助于药物与受体结合，因而是药物中的重要药效团。羧基有利于发生Ⅱ相代谢的结合反应，但在与葡萄糖醛酸结合时生成酰基葡醛酸酯，反而使羧基得到活化。这些酰基葡醛酸酯的代谢产物在生理pH或碱性的水溶液中可与蛋白质中亲核基团生成稳定的加合物，引起特质性不良反应。

药物	代谢产物	作用机理	副作用
佐美酸	芳乙酸酰化的葡糖醛酸	具有亲电性，可与肝脏的蛋白分子共价结合	肝脏毒性
噁洛芬 芬氯酸 异丁芬酸	酰基葡醛酸化合物	与血浆蛋白的159位赖氨酸以共价键结合	急性肝中毒和过敏反应

（4）其他可代谢成活泼基团的药物　钠通道阻滞剂非尔氨酯具有镇静催眠和抗癫痫作用，曾因可引起肝脏毒性和再生障碍性贫血而被限制使用。该药物首先在体内被酯酶水解并被醛脱氢酶催化下生成醛基氨甲酸酯，在发生分子内环合生成环唑啉酮，环唑啉酮脱氢生成强亲电性的2-苯基丙烯醛，易与蛋白的亲核基团发生迈克尔加成，产生特质性毒性。

第二节　药物应用的毒副作用与用药安全

考点1　药物对机体各系统的毒副作用★★

1. 药物对消化系统的毒副作用及典型药物　大多数药物的给药方式是口服。药物口服后在胃、小肠、大肠等部位吸收进入肝门静脉，进入肝继而进入体循环，或作用于胃肠道局部。

常见引起消化系统毒副作用的药物如下：

药物类别	典型药物	毒性表现	毒性机制
非甾体抗炎药	阿司匹林、布洛芬、吲哚美辛、双氯芬酸	胃溃疡、胃出血	抑制COX-1，减少胃黏膜保护性前列腺素PGI2和PGE2合成
抗菌药	林可霉素、克林霉素、四环素、头孢菌素、红霉素	抗菌药相关性腹泻、伪膜性结肠炎	破坏肠道微生物平衡
抗肿瘤药物	氟尿嘧啶（5-FU）	口腔炎、腹泻	抑制快速分裂的胃肠上皮细胞
双膦酸盐类	利塞膦酸钠片、阿仑膦酸钠片	食管炎	直接刺激作用

药物对消化系统的毒副作用包括上消化道毒副作用、胃毒副作用和肠毒副作用。药物消化系统毒副作用表现主要有消化性溃疡、消化道出血、恶心、呕吐、腹痛、腹泻、便秘、黄疸、肠梗阻及假膜性肠炎等。

2. 药物对肾脏的毒副作用及典型药物　大多数药物主要经肾脏排泄，通过直接或间接的毒性或免疫学反应而对肾脏产生损害。药物性肾损伤主要与肾脏的生理功能密不可分，主要是因为：①肾脏血流丰富，药物随血流快速达到肾脏从而可能引起肾损伤；药物亦可能引起肾血流量减少，从而引起肾损伤；②肾脏毛细血管丰富，药物与肾脏接触面大，容易损伤肾血管内膜；③大分子药物和带电荷的药物容易在肾小球滤过膜滞留，从而损伤肾小球；④肾小管的浓缩、重吸收、排泄和酸化等功能，可使某些药物（如磺胺类药物）在肾小管析出结晶，从而损伤肾小管上皮细胞；⑤肾脏对药物也具有一定的生物转化能力，某些药物在肾脏进行代谢转化过程中可形成对肾脏具有损害作用的代谢物；⑥肾组织结构内皮细胞数及表面积大，循环中的抗原抗体复合物易滞留在肾小球的滤过部位而造成急性肾小球肾炎。

常见引起肾脏毒副作用的药物如下：

药物类别	典型药物	毒性表现	毒性机制
抗菌药	氨基糖苷类、两性霉素B、阿昔洛韦、膦甲酸以及顺铂、异环磷酰胺	急性肾小管坏死	直接毒副作用于肾小管上皮细胞
	半合成青霉素	急性间质性肾炎	IgG和C3介导的免疫反应
抗肿瘤药物	顺铂	肾衰竭	活性代谢物引起氧化应激和炎症反应
抗肿瘤药物	环磷酰胺、异环磷酰胺	出血性膀胱炎	直接毒副作用于尿路上皮
非甾体抗炎药	布洛芬	慢性间质性肾炎	抑制前列腺素合成，降低肾血流灌注

药物对肾脏的损害可发生在肾单位的不同部分：

药物类别	作用部位
氨基糖苷类抗生素和抗恶性肿瘤药	近曲小管
解热镇痛抗炎药	肾小球
头孢菌素类、万古霉素、别嘌醇	髓袢
溴隐亭、甲氨蝶呤	集合管

药物对肾脏的毒副作用主要包括：

（1）急性肾小管损伤或坏死 这是药物肾损害最常见的表现之一。急性肾小管损伤主要表现为肾小管上皮细胞肿胀、空泡、变性、脱落和细胞凋亡。

药物类别	毒副作用
氨基糖苷类、两性霉素B、阿昔洛韦、膦甲酸以及顺铂、异环磷酰胺等化疗药物	直接损伤肾小管上皮细胞
造影剂、免疫抑制药环孢素	导致的急性肾小管坏死与肾内血管收缩有关
磺胺类抗生素、阿昔洛韦、甲氨蝶呤等	肾小管梗阻

（2）急性间质性肾炎 药物引起的急性间质性肾炎常伴有药疹、药热、关节痛及淋巴结肿大等全身症状。患者可有肾脏肿大、肾间质水肿、弥漫性淋巴和单核细胞浸润、嗜酸性粒细胞浸润，偶可伴有肾小管损伤。

药物类别	种类
抗生素及非甾体抗炎药	半合成青霉素、头孢菌素、卡托普利、氢氯噻嗪、呋塞米、青霉胺、利福平、西咪替丁、别嘌醇、喹诺酮类
抗病毒药物	阿昔洛韦和干扰素等

（3）慢性间质性肾炎　药物引起的慢性间质性肾炎的肾脏病理表现主要为肾间质纤维化、肾小管萎缩以及局灶性淋巴和单核细胞浸润。严重者可伴有局灶或完全性肾小球硬化。

药物类别	种类
非甾体抗炎药	
某些金属制剂	顺铂、锂、铅、汞、镉等
含马兜铃酸的中药	关木通、马兜铃

（4）肾小球肾炎　药物引起的肾小球疾病包括慢性或急性肾小球肾炎、微小病变性肾病和局灶性节段性肾小球硬化等。引起肾小球肾炎的药物主要包括非甾体抗炎药、海洛因、青霉胺、血管紧张素转换酶抑制药卡托普利、干扰素等。

（5）慢性肾功能衰竭　慢性肾功能衰竭是由于肾单位严重受损，继而缓慢出现进行性肾功能减退致使肾脏不能维持其基本功能时，出现以代谢产物潴留、水电解质紊乱和酸碱平衡失调为主要表现的临床综合征。常见于长期使用非甾体抗炎药、锂盐、环孢素、抗生素等药物。

（6）肾血管损害

药物类别	毒副作用
环孢素等	引起肾小动脉和毛细血管损害，致血压升高和肾功能损伤
氟尿嘧啶、丝裂霉素、环孢素等	引起的微血管病变和溶血性贫血，类似溶血-尿毒综合征
有的药物	引起系统性血管炎、致死性肾小球肾炎和急性肾功能衰竭

（7）肾结石　一些药物可能造成肾小管、肾盏、肾盂内结晶形成、沉淀，引起尿路刺激和阻塞，并产生结晶体肾病。如柳氮磺吡啶、头孢曲松、呋喃妥因、茚地那韦、替诺福韦、钙剂、碳酸酐酶抑制药、托吡酯、苯溴马隆等。

（8）其他

药物类别	毒副作用
肼屈嗪、普鲁卡因胺、苯妥英钠、丙硫氧嘧啶等	可致狼疮样综合征
巴比妥类、苯妥英钠、长春新碱和某些麻醉药等	可致抗利尿激素过多综合征，远曲小管水重吸收过多引起水肿、低钠血症等
环磷酰胺代谢物丙烯醛	对膀胱上皮有刺激作用，大剂量易诱发出血性膀胱炎，表现为血尿、排尿困难、膀胱痉挛、尿频

3. **药物对肝脏的毒副作用及典型药物**　肝脏是药物的主要毒效靶器官之一，药物性肝损伤（DILI）发生率较高，多在用药后 2～8 周内出现临床症状，发热为最早表现，随即出现乏力、消化道症状、皮肤瘙痒、黄疸、皮疹和多型性红斑，多见肝肿大、压痛及叩击痛。

（1）药物性肝损伤按发病机制分型

分类	含义	实例
固有型药物性肝损伤（intrinsic DILI）	指药物的直接肝毒性，指摄入体内的药物和/或其代谢产物对肝脏产生的直接损伤，往往呈剂量依赖性，通常可预测	对乙酰氨基酚在过量摄入时，其代谢产物 N-乙酰-对-苯醌亚胺（NAPQI）与谷胱甘肽（GSH）耗竭有关，导致肝细胞坏死

续表

分类	含义	实例
特异质型药物性肝损伤（idiosyncratic DILI）	特异质型与个体的遗传背景、免疫状态等因素有关，不可预测，与剂量无明显相关性	抗结核药物异烟肼和利福平在某些个体中可引起严重的肝毒性，其机制涉及HLA遗传变异和药物代谢酶多态性

（2）药物性肝损伤的主要病理表现 药物性肝损伤的主要病理表现包括肝细胞损伤、胆汁淤积、肝血管损伤、脂肪肝、肝纤维化。

肝损伤类型		典型药物	临床病理表现
急性肝细胞损伤		异烟肼、对乙酰氨基酚、洛伐他汀、呋喃妥因、氟烷、磺胺、苯妥英钠、酮康唑、特比萘芬、双氯酚酸、阿司匹林	肝炎症状；肝坏死；GPT增高；部患者出现药物过敏反应
慢性肝细胞损伤；肝纤维化		呋喃妥因、甲基多巴、双氯酚酸、米诺环素、对乙酰氨基酚、异烟肼、甲氨蝶呤、高剂量维生素A	界面性肝炎、桥样坏死、纤维化/硬化等
急性胆汁淤积	单纯淤积	口服避孕药、同化激素、卡马西平、氯丙嗪、雌激素、红霉素	胆汁淤积不伴肝炎，血清ALP增高
	胆汁淤积性肝炎	氯丙嗪、三环类抗抑郁药、大环内酯类（如红霉素）、阿莫西林克拉维酸钾、酮康唑、非甾体抗炎药（如吡罗昔康）、甲咪唑、环孢素、硫唑嘌呤	伴有肝炎的胆汁淤积，血清GPT及ALP增高
	胆汁淤积伴胆管损害	氯丙嗪、卡莫西汀、百草枯	胆管破坏及胆汁淤积性肝炎，胆管炎
慢性胆汁淤积	胆管缺失综合征	氯磺丙脲、甲氧苄啶、磺胺甲基异噁唑、红霉素、苯妥英钠、四环素、布洛芬、甲基睾酮	黄疸、高胆固醇血症等，局部或弥漫的肝内胆管消失
	硬化性胆管炎	5-氟脱氧尿苷	
肝血管病变		口服避孕药、同化激素、雌激素、抗肿瘤药（白消安）、吡咯烷碱、硫唑嘌呤、维生素A、甲氨蝶呤、放线菌素D、卡莫西汀、阿糖胞苷、环磷酰胺、达卡巴嗪、美法仑、丝裂霉素、奥沙利铂、特比萘芬、砷	肝静脉流出道阻塞，非硬化性门脉高压，肝紫癜
急性肝脂肪变性		丙戊酸、齐多夫定、非甾体抗炎药（如布洛芬、吡罗昔康）四环素、胺碘酮	弥漫性或区域性小囊泡性脂肪肝，严重肝损伤，线粒体毒性
慢性肝脂肪变性		胺碘酮、他莫昔芬、甲氨蝶呤、地尔硫䓬	肝脂肪变性，灶性坏死，Mallory小体、细胞周围纤维化，肝硬化
肝肿瘤		雄激素和蛋白同化激素、口服避孕药、砷、马兜铃酸	肝内实质性占位，甲胎蛋白升高

4. **药物对神经系统的毒副作用及典型药物** 与药物毒副作用相关的神经系统功能特点包括血-脑屏障的完整性、神经传导和神经元损伤、轴突运输与髓鞘维护、神经系统能量需求等。根据毒副作用发生的靶器官不同，药物对神经系统毒副作用可分为神经元损害、轴

索损害、髓鞘损害和影响神经递质功能；根据神经元损害的程度可分为神经元功能性改变、炎症性及退行性改变。

（1）药物引起神经系统靶器官损伤

①神经元损害：许多药物可损害神经元，导致神经元病，严重时可导致神经元因凋亡或坏死而丢失。

药物类别	毒副作用
多柔比星	损害周围神经系统的神经元，尤其是背根神经节和自主神经节的神经元
氨基糖苷类抗生素	引起内耳毛细胞膜上钠钾离子泵功能障碍，从而使毛细胞受损，导致前庭和耳蜗毒性
多巴胺	多巴胺通过再摄取机制被转运到神经末梢，自身氧化后产生的氧化物质可选择性破坏交感神经，交感神经变性导致非代偿性的副交感神经紧张，使心率减慢，胃肠道功能亢进

②轴突损害：轴突损害是指髓鞘包绕的轴突发生变性，而神经元的胞体仍保持完整。

药物类别	毒副作用
长春新碱	抑制微管合成，导致轴索运输障碍，引起周围神经病
有机磷酸酯类	不仅可引起轴索变性，导致急性神经毒性，也可使轴索内的胆碱酯酶老化，抑制其活性，使轴索内轴浆运输中的能量代谢发生障碍，轴索发生退行性变化，继发脱髓鞘病变，引起迟发性神经毒性

③髓鞘损害：药物引起的髓鞘损害主要有以下两种类型：脱髓鞘和髓鞘水肿。哌克昔林、胺碘酮、呋喃妥因等可导致髓鞘损害。

④神经递质毒性：药物对神经系统的毒副作用，除了上述直接损伤神经元结构之外，也可通过影响神经递质的释放或摄取，激动或拮抗相关受体，最终导致神经元功能障碍。

药物类别	毒副作用
可卡因和安非他明	抑制突触前膜摄取单胺类神经递质的酶，增加突触间隙多巴胺和去甲肾上腺素的浓度而引起神经毒性
中枢DA受体拮抗药氯丙嗪	长期大剂量应用可引起锥体外系反应，如震颤、运动障碍、静坐不能、流涎等药源性帕金森病
利血平	通过耗竭去甲肾上腺素产生镇静和安定等中枢抑制作用，大剂量可引起抑郁症和其他神经症状

（2）药物引起神经系统功能损伤

①药物导致的脑损害：药物引起的脑损害以血管损害为主，包括颅内压增高、脑血栓形成、脑梗死和脑血管出血等。

药物类别	毒副作用
喹诺酮类、肾上腺皮质激素类药物	引起颅内压增高，临床表现为头痛、呕吐，检查可见视神经乳头水肿，一般无局限性神经系统体征，脑脊液成分无改变，脑室循环系统正常
血管扩张药硝酸甘油、止血药酚磺乙胺、氨甲苯酸等	引起脑梗死和脑血栓

续表

药物类别	毒副作用
避孕药（如雌激素）	颅内动脉、静脉及静脉窦血栓
抗凝血药物尿激酶、链激酶及肝素等	引起颅内出血
青霉素	引起意识障碍、肌阵挛、抽搐等
镇静催眠药苯妥英钠等	引起小脑综合征，表现为手震颤、激励异常、姿态异常、共济失调等
利多卡因、苯妥英钠、丙米嗪等	引起中枢兴奋性递质增多或抑制性递质减少，导致癫痫发作

②药物导致的精神异常：可引起严重精神损害的药物主要有抗精神病药、镇静催眠药、抗组胺药等，损害症状及严重程度常与剂量、疗程密切相关。

药物类别		症状
氯丙嗪、氟奋乃静、硫利达嗪、氯氮平等药物与碳酸锂联合应用	药源性精神失常	会造成血清锂离子浓度迅速升高，导致药源性精神失常
左旋多巴与巴氯芬联合应用		引起感觉知觉、注意力、记忆、思维、情感、意志、饮食、动作行为等障碍及妄想等
艾司唑仑	药源性行为异常	引起儿童或老年人行为异常反应，临床表现为紧张、焦虑、易怒、有伤人毁物的攻击性行为等
异烟肼与双硫仑联合应用		引起行为异常，表现为易怒、无明显外界诱因的攻击性行为、坐卧不安、搓手顿足、协调或不协调性精神运动性兴奋或抑制
东莨菪碱等	药源性精神障碍	引起交感神经兴奋、副交感神经抑制，同时伴有腺体分泌抑制
肾上腺皮质激素		可引起脑功能改变、电解质紊乱或代谢障碍
苯丙胺、吗啡等	药源性精神分裂症症状加重	使精神分裂症的原有症状加重
异烟肼、肾上腺皮质激素等	药源性躁狂症	导致躁狂
利血平	药源性躁狂抑郁症	导致情感高涨、思维加速、动作言语增多、终日笑逐颜开、得意扬扬，有时表现为昼重夜轻的情绪低落、悲观抑郁、忧心忡忡、唉声叹气、兴趣索然、自责自罪等

③药物导致的神经系统损害：多发生于疫苗，是由疫苗和抗病毒血清引起的变态反应所致。临床症状表现为头痛、意识障碍、失明、癫痫样发作及各种局灶性神经系统体征，死亡率高。

药物类别	毒副作用
百日咳菌苗、脊髓质炎疫苗、破伤风抗毒素、狂犬病疫苗、牛痘疫苗、麻疹减毒活疫苗、白喉抗毒素、蛇毒血清等	引起脑炎
复方磺胺甲䲜唑	引起无菌性脑膜炎多次发作，再接触同类药物间隔更加缩短，停药后患者可逐渐恢复

④药物导致锥体外系疾病：锥体外系疾病包括药源性帕金森综合征、药源性异动症、急性肌张力障碍、药源性静坐不能、迟发性运动障碍和抗精神病药恶性综合征等。例如抗高血压药利血平及甲基多巴、钙通道阻滞药氟桂利嗪、止吐药甲氧氯普胺、抗精神病药氟哌啶醇均可引起药源性帕金森综合征。

常见药物对神经系统的毒副作用

神经系统损伤类型	代表药物	临床症状
神经元损伤	链霉素	听觉丧失
	紫杉醇类	烧灼、麻刺感、关节疼痛
	奎宁	眼球震颤、复视、眩晕、共济失调
轴索损害	有机磷酸酯类	急性和迟发性神经毒作用
	异烟肼	周围神经病（运动神经）
	硼替佐米	周围神经病、肌无力
髓鞘损害	胺碘酮	震颤、周围神经脱髓鞘病
	哌克昔林	周围神经炎
	呋喃妥因	感觉丧失（最初）、伴有严重的肌萎缩
神经递质毒性	可卡因	强烈的中枢兴奋作用
	氯丙嗪	锥体外系反应、药源性帕金森病
	利血平	中枢抑制作用、抑郁症

5.药物对心血管系统的毒副作用及典型药物 心脏毒性药物可引起复杂的心脏生物效应，导致心律失常、传导阻滞、心肌肥大、缺血性心脏病和心力衰竭等一系列功能和器质性改变。

某些药物作用于血管细胞，可产生活性氧、活性氮，诱发氧化/硝化应激反应，引起细胞线粒体和溶酶体功能障碍，从而导致血管损伤。

（1）药物引起心脏损伤的类型
①心力衰竭

药物类别	毒副作用
负性肌力药（包括钙通道阻滞药如维拉帕米、地尔硫䓬等）	直接降低心肌的泵血能力，引起心力衰竭
β受体拮抗药（如普萘洛尔）	抑制心肌收缩能力并减慢心率，提高外周血管阻力，增加心脏后负荷，以此进一步降低心排血量
α受体拮抗药如哌唑嗪	能显著降低血压，这与充血性心力衰竭的发病显著相关
Ⅰ类抗心律失常药、皮质醇、非甾体抗炎药、抗肿瘤药等（如酪氨酸激酶抑制药舒尼替尼）	引起或加重心力衰竭

②心律失常：药物可通过改变自主神经系统兴奋性，或者直接作用于细胞膜受体或离子通道而导致异常冲动/传导形成，导致心律失常。

③心肌炎：药物引起的心肌炎可产生于心内膜、冠状血管周围以及间质组织中，药物性心肌炎包括超敏性心肌炎与中毒性心肌炎。

药物类别	毒副作用
青霉素、异烟肼、磺胺类药物、两性霉素B、氨苄西林、麻黄碱、吲哚美辛、四环素、氯霉素、链霉素、头孢克洛、甲基多巴、氯氮平等	引起超敏性心肌炎（无药物剂量依赖性）
环磷酰胺、某些抗精神病类药、某些抗寄生虫药等	引起中毒性心肌炎（有药物剂量依赖性，通常在停药后，药物对心肌的损伤仍可延续一定的时间）

④心肌病：药物性心肌病是指接受某些药物治疗时，因药物对心肌的毒副作用而引起的心肌损伤，临床表现类似于扩张型心肌病。

药物类别	作用机制
抗肿瘤药多柔比星、柔红霉素等	对心肌细胞的直接毒副作用，通过上调心肌细胞氧化应激反应，引起线粒体功能障碍，抑制脂肪酸氧化反应、促进细胞凋亡，诱导心肌细胞损伤
抗精神病药物（如氯丙嗪、奋乃静、三氟拉嗪）、三环类抗抑郁药（如氯米帕明、阿米替林、多塞平）等	抑制心肌收缩性
某些抗寄生虫药（如依米丁等）	引起心肌细胞的代谢异常，抑制心肌细胞氧化磷酸化
儿茶酚胺	引起类似于肥厚型心肌病的病变

⑤心包炎：引起心包炎的药物主要有普鲁卡因胺、异烟肼、肼屈嗪、色甘酸钠、麦角新碱、抗凝血药物、溶血栓药、苯妥英、青霉素、多柔比星等。其中青霉素可能引发伴有嗜酸性粒细胞增多的过敏性心包炎。多柔比星和柔红霉素常诱发心肌病，同时也可诱发心包炎。

⑥心脏瓣膜病：药物导致心脏瓣膜疾病的可能机制是影响或干扰5-羟色胺的功能与代谢。

药物类别	毒副作用
麦角新碱、麦角胺和甲麦角胺	损伤瓣膜
食欲抑制药（如芬氟拉明和右芬氟拉明）、多巴胺受体激动药（如培高利特和卡麦角林）	引起心脏瓣膜病

（2）药物引起的血管损伤类型

①高血压：交感神经系统和肾素-血管紧张素-醛固酮系统异常激活是引起高血压的重要病理机制。多种药物具有致高血压作用，包括免疫抑制药（如环孢素）、非甾体抗炎药、皮质醇、高钠含量的药物如抗酸药。

②低血压：大部分的低血压症状是出现一过性直立性低血压。药物性低血压的机制至今未阐明，可能与中枢神经细胞张力障碍有关。α受体拮抗药、血管紧张素转化酶抑制药（ACEI）、甲基多巴、硝酸甘油、抗精神病药（如氯氮平）等均可能导致直立性低血压。

③血管炎：药源性血管炎是使用某些药物时引起的血管炎症。能引起血管炎的药物很多，如磺胺类、环丙沙星、丙硫氧嘧啶、吲哚洛尔、卡比马唑、甲巯咪唑、环磷酰胺等。

常见药物对心血管系统的毒副作用

心血管系统损伤类型	代表药物
心力衰竭	钙通道阻滞药如维拉帕米、地尔硫䓬、β受体拮抗药如普萘洛尔
心律失常-窦性心动过速	灰黄霉素、丙米嗪、阿米替林、哌替啶、洛贝林、阿托品、肾上腺素、氯丙嗪、奋乃静、沙丁胺醇等

续表

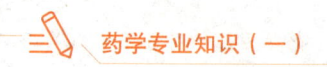

心血管系统损伤类型	代表药物
心律失常-心室颤动	两性霉素B、克霉唑、阿托品等
心律失常-室性期前收缩	克霉唑、依米丁、阿托品等
心律失常-室性心动过速	克霉唑、咖啡因、麻黄碱等
心律失常-窦性心动过缓	美沙酮、去甲肾上腺素、奥美拉唑等
心律失常-传导阻滞	卡马西平、乌头碱、三环类抗抑郁药、抗精神病药物、抗组胺药、抗惊厥药、右丙氧芬、抗疟疾药（氯喹、奎宁）、钙通道阻滞药、普萘洛尔、美托洛尔、索他洛尔等
心肌炎-超敏性心肌炎	青霉素、磺胺类、甲基多巴等
心肌炎-中毒性心肌炎	环磷酰胺、某些抗精神病类药、抗寄生虫药等
心肌病	多柔比星、柔红霉素、氯丙嗪、奋乃静、氯米帕明、依米丁、儿茶酚胺类等
心包炎	多柔比星、柔红霉素、青霉素、普鲁卡因胺、异烟肼等
高血压	环孢素、非甾体抗炎药、皮质醇等
低血压	α受体拮抗药、ACEI、血管扩张药等
血管炎	磺胺类、环丙沙星、丙硫氧嘧啶、环磷酰胺、吲哚洛尔、麦角胺等

6. 药物对血液系统的毒副作用及典型药物

（1）骨髓抑制　是指骨髓中血细胞前体的活性下降。为了及时更新血液中的血细胞，造血干细胞须进行快速分裂。化学治疗和放射治疗，以及许多其他抗肿瘤治疗方法，都是针对快速分裂的细胞，常导致正常骨髓细胞受到抑制。

药物类别	作用机制	临床症状
化疗药（氯霉素、多柔比星、卡铂、环磷酰胺、长春碱类等）	①诱导造血干细胞不规则凋亡；②诱导造血干细胞衰老进而损伤其复制和自我更新能力；③破坏骨髓基质；④基因多态性，如GSTP1基因多态性与顺铂导致的骨髓抑制有关	药物引起的骨髓抑制通常见于药物使用后1~3周，约持续2~4周后逐渐恢复。因白细胞平均生存时间最短，骨髓抑制常最先表现为白细胞数量下降，血小板数量下降出现较晚也较轻，而红细胞受化疗影响较小，下降通常不明显（少数药物如卡铂、丝裂霉素等以血小板数量下降为主）

（2）红细胞毒性　红细胞毒性主要表现为红细胞数量和质量的改变。从机制方面划分药物的红细胞毒性包括骨髓红细胞生成抑制、外周血中红细胞破坏、血红蛋白改变以及血红蛋白合成障碍等。

（3）白细胞毒性

表现		作用机制	实例
白细胞数量和质量改变	免疫介导	药物以半抗原或抗原-抗体免疫复合物的形式（如氨基比林），或药物及其代谢物作为抗原直接刺激机体诱发机体产生体液免疫应答，引起免疫性白细胞破坏过多，而导致白细胞减少，使外周血白细胞破坏、祖粒细胞破坏或同时引起两者破坏	氯丙嗪致粒细胞减少依赖免疫应答，而不是直接作用于骨髓粒细胞系，通过抑制幼粒细胞DNA的合成或抑制幼粒细胞的分裂和增殖，致使粒细胞生成障碍
	非免疫介导	某些基因位点有可能增加患者出现粒细胞缺乏的风险	ABCB1基因多态性是氯氮平所致粒细胞缺乏的危险因素

(4)血小板毒性　药物血小板毒性主要表现为血小板减少症和血小板功能障碍。各种影响骨髓内巨核细胞增殖或生长成熟障碍的药物，均可引起血小板生成不足和数量减少。

血小板毒性	药物类别		作用机制
药源性血小板减少症	青霉素类和头孢菌素类药物	B淋巴细胞介导的体液免疫	药物作为半抗原与细胞膜蛋白结合产生相应的免疫反应
	阿西单抗		药物被体内特异性抗体识别，从而形成药物–抗体血小板免疫反应体系
	奎宁、非甾体抗炎药等		药物诱导机体产生细胞膜蛋白相关性抗体
	左旋多巴、普鲁卡因胺等		药物诱导机体产生自身反应性抗血小板抗体
	肝素		药物与血小板因子4（PF4）结合后，被自身抗体所识别，然后药物–PF4–抗体通过血小板表面的Fc受体与血小板结合而诱发后续的免疫反应
	替罗非班		非班类药物与血小板表面糖蛋白GPⅡb/Ⅲ结合，引起糖蛋白GPⅡb/Ⅲ构象改变，被机体中自然存在的抗体所识别，从而引起非班类血小板减少症
药物干扰或损害血小板功能	非甾体抗炎药		抑制血栓素A2合成从而抑制血小板聚集
	腺苷二磷酸（ADP）受体拮抗药		抑制内源性ADP与血小板膜上ADP受体结合，阻止血小板聚集
	钙通道阻滞药或其他可减少细胞内钙的药物		因减少血小板聚集所需要的细胞质钙，也具有抑制血小板聚集作用

(5)其他与凝血相关的毒性　纤维蛋白溶解药能溶解血液中游离的纤维蛋白原，故而影响正常的血液凝固，引起出血。常用的纤维蛋白溶解药中链激酶、尿激酶出血风险相对较高，阿替普酶、组织纤溶酶原激活物等对血凝块中的纤维蛋白有选择性，出血的危险性较小。

药物类别	作用机制
广谱抗菌药	抑制肠道细菌制造维生素K，造成维生素K来源不足
化学结构中含噻甲四唑基团的头孢菌素	噻甲四唑基团与谷氨酸结构相似，在肝微粒体中与维生素K竞争结合g–羧化酶，影响凝血因子Ⅱ、Ⅶ、Ⅸ、Ⅹ前体的γ–羧化而致活性凝血因子生成不足，引起出血
降脂药考来烯胺	干扰维生素K的吸收，影响凝血因子生成

常见药物对血液系统的毒副作用

代表药物	血液系统损害的表现
氯霉素	可逆性全血细胞减少、再生障碍性贫血
卡马西平	白细胞减少、白细胞增加、叶酸缺乏、粒细胞缺乏、再生障碍性贫血、全血细胞减少、溶血性贫血等
氯氮平	粒细胞缺乏、白细胞减少等
磺胺类	白细胞减少、先天缺乏葡萄糖6–磷酸脱氢酶患者发生溶血性贫血、粒细胞缺乏、再生障碍性贫血、血小板减少等
头孢菌素类	溶血性贫血、凝血功能异常、白细胞减少、血小板减少、粒细胞缺乏等

续表

代表药物	血液系统损害的表现
四环素类	溶血性贫血、再生障碍性贫血等
紫杉醇	骨髓抑制、中性粒细胞减少、血小板减少等
环磷酰胺	骨髓抑制、白细胞减少、血小板减少、药源性白血病等
阿司匹林	缺铁性贫血、溶血性贫血、巨幼红细胞性贫血、凝血障碍、药源性血小板功能障碍等

7. 药物对免疫系统的毒副作用及典型药物 药物对免疫系统的影响包括免疫毒性和免疫原性。药物的免疫毒性大体分为免疫刺激反应和免疫抑制反应。药物诱发的机体免疫系统异常应答可发展为免疫性疾病，主要分为以下3类。

（1）药物引起的免疫抑制 药物对免疫功能的抑制作用包括对体液免疫、细胞免疫、巨噬细胞、NK细胞等功能及宿主抵抗力的抑制。免疫抑制主要表现为骨髓抑制、免疫器官重量和组织学改变、血清球蛋白水平下降、感染率与肿瘤发生率提高。

药物类别	作用机制
抗肿瘤药物，如烷化剂（如环磷酰胺、苯丁酸氮芥）、抗代谢药（如甲氨蝶呤、硫唑嘌呤）	抑制免疫细胞的增殖
糖皮质激素、环孢素及雷帕霉素等药物	抑制免疫细胞分化
器官移植抗免疫排斥反应的药物，例如环孢素、西罗莫司、莫罗单抗-CD3（muromonab-CD3，OKT3，一种拮抗T细胞受体的单抗）	抑制T细胞活化

（2）药物引起的变态反应 变态反应（allergy）常见于镇痛药和抗生素。药物诱发变态反应原的机制包括：①药物形成半抗原-载体复合物；②药物作为直接抗原物质；③药物毒性损伤诱发变态反应共刺激信号；④药物干扰T细胞的分化与功能。

常见药物引起的过敏反应

诱发药物	类型	临床表现
β-内酰胺类、普鲁卡因、苯佐卡因、链霉素、新霉素、蛋白制剂	Ⅰ型过敏反应（速发型）	胃肠变态反应、荨麻疹、特应性皮炎、鼻炎、支气管哮喘、过敏性休克
保泰松、吲哚美辛、安乃近、非那西丁、异烟肼	Ⅱ型过敏反应（细胞毒型）	溶血性贫血、输血反应、粒细胞减少、血小板减少性紫癜、肺-肾综合征
抗血清、抗毒素、大剂量青霉素和磺胺类	Ⅲ型过敏反应（免疫复合物型）	脉管炎、红斑狼疮、慢性肾小球肾炎、类风湿关节炎、超敏性肺炎
磺胺类、青霉素	Ⅳ型过敏反应（细胞介导型）	类Arthus反应、接触性皮炎、结核、变态反应性脑炎、甲状腺炎、移植排异、肉芽肿

（3）药物引起的自身免疫反应 药物引起的自身免疫是机体失去免疫耐受性时，攻击自身的蛋白和组织，导致组织损伤和类似自身免疫性疾病。药物引起的自身免疫反应发生率不高，多数与长期大剂量用药有关，停药后大多会自行消退，其机制与抑制自身免疫耐受、干扰机体对自身分子的识别等有关。

诱发药物	药物诱发的自身免疫反应类型		作用机制
甲基多巴	器官特异性损伤（往往是由于存在某种特定的组织抗原）	自身免疫性溶血	其作用的抗原靶分子为红细胞膜上的Rh蛋白
氟烷		自身免疫性肝损伤	其作用的抗原靶分子为肝细胞的CYP酶类
肼屈嗪、普鲁卡因胺和异烟肼等	全身性损伤（自身抗体可以针对细胞内广泛存在的成分，如组蛋白和核酸分子等）	系统性红斑狼疮	组蛋白和核酸分子等成分从死亡的细胞中释放出来，若未被及时清除，则可作为抗原诱发广泛性组织损伤

8. 药物对内分泌系统的毒副作用及典型药物 许多药物能干扰内分泌腺体合成和释放激素，对其功能甚至结构产生影响，从而产生各种内分泌系统毒副作用。

（1）药物对甲状腺的毒副作用 甲状腺激素主要有两种：四碘甲腺原氨酸（即甲状腺素，T_4）和三碘甲腺原氨酸（T_3）。在促甲状腺激素（TSH）的作用下，T_4和T_3释放入血。药物可引起甲状腺功能紊乱、甲状腺肿大及肿瘤。

①引起甲状腺增生肿大和肿瘤形成：某些药物使血液中甲状腺激素水平降低，垂体的TSH会代偿性分泌增加。TSH将促进甲状腺滤泡细胞发生增殖改变，包括肥大、过度增生，甚至形成肿瘤。

药物类别	作用机制
	抑制甲状腺的碘摄取
抑制过氧化物酶的药物如丙硫氧嘧啶、甲巯咪唑、磺胺类药物、安替比林等	抑制甲状腺激素的合成
大剂量碘、碳酸锂等	抑制甲状腺激素的分泌
中枢神经系统作用药物（如苯巴比妥、苯二氮䓬类药物）、钙通道阻滞药（如尼卡地平）等	诱导肝微粒体酶，促进T_4和T_3经Ⅱ相代谢后从胆汁分泌
胺碘酮等	抑制5′-单脱碘酶，使T_4经单脱碘转化为T_3的过程受阻，T_4蓄积，随之转化为反式T_3，使T_3下降

②引起甲状腺功能紊乱：药物所致甲状腺功能紊乱包括功能亢进和功能减退。功能亢进的症状和体征有甲状腺肿大、体重下降、肌肉退化、震颤以及原有的心律失常加重等。功能减退的症状和体征有疲劳、怕冷、精神萎靡、活动迟钝和皮肤干燥等。

药物类别	毒副作用
胺碘酮	导致甲亢或甲状腺毒症（主要发生于缺碘地区），诱导甲状腺功能减退
聚维酮碘	用药几天后可出现甲亢症状
锂剂	主要引起甲减和甲状腺肿；停用也可反跳性引起甲状腺功能亢进
干扰素α	诱发甲状腺疾病，以慢性丙型肝炎患者的发生率最高，甲状腺自身抗体阳性及女性的患病危险性增加，常表现为甲减、甲状腺炎、毒性弥漫性甲状腺肿
抗甲状腺药如丙硫氧嘧啶和甲巯咪唑，其他如硝普钠、磺脲类药物	导致甲减

（2）药物对肾上腺的毒副作用　肾上腺包括皮质和髓质。药物一般影响较多的是肾上腺皮质。

①引起促激素源性萎缩：下丘脑释放促肾上腺皮质激素释放因子（CRF），控制促肾上腺皮质激素（ACTH）的分泌和释放，后者刺激肾上腺皮质合成和释放糖皮质激素与盐皮质激素。临床长期大剂量尤其是持续给予糖皮质激素，可引起肾上腺皮质萎缩和功能不全。

②引起损伤性萎缩：指肾上腺组织细胞受到直接损伤所导致的萎缩。

药物类别	毒副作用
米托坦（双氯苯二氯乙烷）与杀虫剂滴滴涕（DDT）	选择性地作用于肾上腺皮质束状带及网状带细胞，使其萎缩、坏死
螺内酯和卡托普利	引起球状带萎缩，可能与其抑制醛固酮的合成与分泌有关

③引起肾上腺髓质增生　利血平、抗精神病药物氯丙嗪可引起动物肾上腺髓质增生。

（3）药物对性腺的毒副作用

①引起睾丸损伤

药物类别	毒副作用
秋水仙碱	引起睾丸支持细胞胞质微管溶解，没有足够的结构支持作用，从而导致生精上皮中大量生殖细胞脱落，严重时可引起睾丸萎缩
睾酮或其他雄性激素类药物	抑制精子的产生，并可导致睾丸萎缩
顺铂、烷化剂、甲氨蝶呤等抗肿瘤药物	损伤细胞的DNA，影响精子的生成

②引起卵巢损伤

药物类别	作用机制	作用
雌激素、孕激素	较大剂量的雌激素和孕激素，可通过负反馈抑制作用，抑制下丘脑分泌促性腺激素释放激素（GnRH），使腺垂体分泌卵泡刺激素（FSH）和黄体生成素（LH）减少，FSH缺乏可使卵泡不能发育成熟，LH减少会使排卵前必需的LH突发性分泌不能形成，从而抑制排卵	抑制排卵，可用于临床避孕
抗雌激素类药物氯米芬	在腺垂体水平竞争性拮抗雌激素受体，阻止正常的负反馈调节，促进GnRH和腺垂体FSH、LH分泌，刺激卵巢增大，诱发排卵	诱发排卵，可用于不孕及闭经的治疗
呋喃妥因、他莫昔芬、雷洛昔芬等	/	引起卵巢肿瘤的发生率上升

③引起药源性性腺疾病

药物类别	毒副作用
己烯雌酚、氯米芬、强心苷、雌激素、螺内酯等药物	具有雌激素活性，可导致男性乳腺增生
酮康唑、长春花碱、西咪替丁、环丙孕酮、氟他胺和苯妥英等药物	通过减少睾酮的生物合成和干扰其作用而导致男性乳腺增生
白消安、卡莫司汀、金霉素、可乐定、肼屈嗪、长春新碱、苯乙肼等药物	导致男性乳腺增生

药物类别	毒副作用
合成类固醇激素，包括糖皮质激素	有不同程度的雄激素样作用，可致女性多毛症、声音变粗等；妊娠期给药可致女性胎儿男性化及男性胎儿性早熟
达那唑	降低睾酮与血浆性激素球蛋白结合的结合能力，导致血中游离态即有活性的睾酮浓度增加，从而引起女性多毛症和男性化

（4）药物对下丘脑及垂体的毒副作用

药物类别	毒副作用
糖皮质激素	通过反馈轴调节作用能抑制生长激素分泌或释放，长期使用致儿童生长发育停滞
抗精神病药氯丙嗪	拮抗结节-漏斗通路多巴胺神经元的多巴胺受体，导致垂体激素分泌紊乱出现催乳素分泌增加和生长素分泌减少，临床上表现为溢乳-闭经综合征
吩噻嗪类、三环类抗抑郁药、抗癫痫药（如卡马西平）、细胞毒性药物（如环磷酰胺、顺铂、长春新碱等）、降血糖药（如氯磺丙脲和甲苯磺丁脲等）等	增加ADH的释放，导致药源性抗利尿激素分泌紊乱综合征，主要表现为低钠血症和继发的神经精神症状

（5）药物对胰腺的毒副作用

①引起胰岛损伤

药物类别	毒副作用
链佐菌素（streptozocin）	对胰岛β细胞具有高度选择性毒副作用
喷他脒	破坏胰岛β细胞，促进胰岛素释放，引起严重的低血糖反应，最终可发展成糖尿病

②引起药源性高血糖症

药物类别	作用机制
抗肿瘤药门冬酰胺酶、二氮嗪、噻嗪类利尿药、β受体拮抗药	抑制胰岛素的生物合成或分泌
抗精神病药（如氯氮平和奥氮平）、糖皮质激素类药物（如氢化可的松和泼尼松）、噻嗪类利尿药和β受体拮抗药	诱导胰岛素抵抗或影响胰岛素在靶组织利用
β受体拟交感神经药	增强负反馈调节

③引起药源性低血糖症：低血糖症在大多数情况下由于药物的不合理使用所致，较低的血浆葡萄糖水平最终导致神经低血糖，临床表现为Whipple三联征，即精神混乱、昏迷、全身痉挛及神经障碍，如不及时发现常会危及生命。

药物类别	作用机制
胰岛素、磺酰脲类、双胍类降糖药、水杨酸类药物、磺胺类抗菌药、丙吡胺、喷他脒、β受体拟交感神经药	增加胰岛素水平或胰岛素分泌
血管紧张素转化酶抑制药	提高对胰岛素敏感性
β受体拮抗药	降低负反馈调节
奎宁、奎尼丁、色氨酸、单胺氧化酶抑制剂、环丙沙星、对乙酰氨基酚	其他

9. 药物对呼吸系统的毒副作用及典型药物

药物对呼吸系统毒副作用的临床表现是非特异性的，主要是对呼吸器官及呼吸功能的损害，主要表现为哮喘、呼吸抑制、间质性肺炎和肺纤维化、肺水肿或肺气肿、肺脂质沉积等类型。

（1）呼吸道反应

①鼻塞：某些药物可以通过舒张鼻部血管引起鼻组织充血、水肿，从而影响鼻腔通气出现鼻塞。常见药有抗高血压药（如哌唑嗪、普萘洛尔）、非甾体抗炎药和激素类药物等。

②咳嗽：大部分药物导致肺损伤时都会伴有咳嗽发生。

药物类别	作用机制
胺碘酮、博来霉素	药物在肺组织的高浓度摄取或者活性代谢物质在肺部聚积导致的肺局部毒性反应
青霉素类、红霉素类、呋喃妥因等抗菌药物及甲氨蝶呤、氯丙嗪等	药物在肺部的急慢性变态反应
ACEI	药物引起炎症介质在肺部蓄积导致

③喉头水肿：药源性喉头水肿是喉部血管神经性水肿，大多属于Ⅰ型变态反应，发病急骤，进展迅速，重者可使患者在短期内窒息死亡。以静脉给药途经最多，涉及的药物种类主要以抗菌药物为主。

④哮喘：药源性哮喘为有明确的用药史，哮喘发作停药并治疗后缓解，以及再次用药时再发。有哮喘史者，发作较先前严重，甚至出现哮喘持续状态。主要药物为青霉素、阿司匹林、普萘洛尔等。

（2）呼吸抑制　呼吸抑制主要表现为呼吸周期延长、呼吸频率降低和呼吸不规则，严重时甚至出现呼吸暂停。药物引起的呼吸抑制主要是由于呼吸中枢抑制和呼吸肌麻痹所致。中枢性呼吸抑制主要由中枢抑制药如巴比妥类、吗啡、哌替啶、硝西泮、芬太尼、美沙酮和喷他佐辛等药物引起。

药物类别	作用机制
阿片类药物	刺激脑桥和延髓内的μ受体，降低呼吸中枢对CO_2反应性，影响颈动脉体化学感受器的传入神经以拮抗低氧通气反应，还可抑制呼吸道黏液纤毛运输系统，气流阻力增加引起阻塞性通气不足
巴比妥类药物	抑制多突触反应，该类药物激活GABA受体，能模拟GABA的作用，增加氯离子的通透性，使细胞膜超极化

呼吸肌麻痹是由于药物引起的神经肌肉功能紊乱所致，代表药物有氨基糖苷类药物、多黏菌素、琥珀胆碱类药物、筒箭毒碱类药物。

药物类别	作用机制
氨基糖苷类药物和多黏菌素	拮抗运动终板膜的N_2受体结合钙离子，抑制运动神经末梢释放乙酰胆碱，产生肌肉松弛作用从而导致呼吸麻痹
琥珀胆碱类药物	竞争性地与运动终板膜上的N_2受体结合，从而拮抗乙酰胆碱与N_2受体的结合并产生去极化作用，使呼吸肌松弛

（3）肺炎及肺纤维化　各种长期接触药物引发的慢性肺部损伤，最终都可引起肺纤维化，但药物诱发的肺纤维化也可不伴有明显的肺炎等损伤反应的发生。

药物类别	作用机制	毒副作用
抗肿瘤药物博来霉素	可能包括氧化损伤、博来霉素水解酶的相对缺乏、遗传易感性和炎症细胞因子的形成等原因	引起急性进行性肺纤维化、过敏性肺炎、机化性肺炎和快速输注期间的急性胸痛综合征
EGFR酪氨酸激酶抑制药吉非替尼	加重其他原因如放射疗法、败血症、既往肺损伤等对肺损伤的影响	中断肺泡修复机制
程序性死亡受体-1（PD-1）抑制药	在拮抗免疫检查点时可引起免疫系统失调和T细胞活化	导致罕见但危及生命的免疫相关性肺炎，临床多表现为隐源性机化性肺炎或非特异性间质性肺炎
放射增敏剂如紫杉烷类、环磷酰胺	/	肺部放射治疗的同时使用可引起放射性肺损伤
抗肿瘤药物（如多柔比星、厄洛替尼、依托泊苷）和免疫检查点抑制药	/	对先前接受过肺部放射治疗的患者给药时，可能会发生放射治疗回忆性肺炎
青霉素类、头孢菌素类、磺胺类等抗菌药物、氯丙嗪、对氨基水杨酸钠、干扰素、甲氨蝶呤、阿糖胞苷、利巴韦林、氟尿嘧啶、吲达帕胺、呋喃妥因、肼屈嗪、普鲁卡因胺	由淋巴细胞和肺泡巨噬细胞活化引起的细胞介导型肺损伤	肺变态反应性炎症损伤，过敏性肺炎
胺碘酮	主要认为与直接损伤肺细胞和间接诱导免疫肺炎有关	间质性肺炎、嗜酸性粒细胞性肺炎、机化性肺炎、急性呼吸窘迫综合征、弥漫性肺泡出血、肺结节，其中最为严重的不良反应是肺间质纤维化

（4）非心源性肺水肿　药物所致非心源性肺水肿包括药物变态反应性肺水肿和药物过量肺水肿。

非心源性肺水肿产生原因	作用机制	实例
变态反应	药物引起的变态反应和中毒反应，从而使呼吸抑制，换气功能减弱而导致缺氧，致使肺血管内皮细胞膜损害、肺毛细血管通透性增加引起肺水肿	多由青霉素、链霉素、磺胺类、丝裂霉素、吉西他滨、白介素-2、胺碘酮、噻嗪类等引起
中毒反应		多由镇痛药、镇静催眠药、麻醉药、平喘药、链激酶、海洛因、美沙酮、碘类造影剂等引起

（5）肺泡出血

含义	临床表现	实例
是指各种原因导致肺微血管的血液进入肺泡	咯血、双侧弥漫性肺泡浸润阴影、贫血、呼吸困难等	①抗凝血药物、抗血小板药和纤维蛋白溶解药的过量使用 ②药物引起的血小板数量下降和凝血因子减少，凝血和止血功能出现障碍 ③抗肿瘤药物如全反式维甲酸、贝伐珠单抗、依托泊苷、吉西他滨等，以及硝基呋喃因、两性霉素B、D-青霉胺、丙基硫氧嘧啶

（6）肺动脉高压与肺静脉闭塞病

类型	药物类别	作用机制
肺动脉高压	阿米雷司、氟苯丙胺、右芬氟拉明、选择性5-羟色胺再摄取抑制药、安非他命	能升高5-羟色胺水平或者增强5-羟色胺作用，刺激肺动脉平滑肌细胞增殖，并促进血管收缩，继而引起肺动脉高压
肺静脉闭塞病	博来霉素、丝裂霉素、卡莫司汀、顺铂、长春新碱、环磷酰胺等抗肿瘤药	抗肿瘤药的毒性代谢物破坏肺静脉内皮细胞

（7）肺栓塞　药物诱发的肺栓塞通常是由药物引起的外周血管内皮损伤、血液高凝状态等诱发静脉血栓形成，脱落的栓子随静脉血回流，泵入肺动脉堵塞肺血管造成。

药物类别	作用机制
环磷酰胺、甲氨蝶呤、丝裂霉素等化疗药物	可减少抗凝血酶Ⅲ
口服避孕药炔雌醇环丙孕酮片、肾上腺皮质激素	能使血浆纤维蛋白原和血小板数量增加
吩噻嗪类、氯氮平等抗精神病药	通过增加血小板的聚集或增加狼疮抗凝血因子及抗心磷脂抗体水平增加血凝状态

（8）类风湿性肺结节

药物类别	甲氨蝶呤作用机制
甲氨蝶呤、来氟米特、硫唑嘌呤等药物	甲氨蝶呤通过增加腺苷的累积发挥抗炎作用，而在具有亚甲基四氢叶酸还原酶和腺苷A_{2A}受体基因多态性的易感个体中，甲氨蝶呤可激活腺苷A_{2A}受体导致细胞融合增强和多核巨细胞形成，从而增加甲氨蝶呤诱发的肺结节发生率

10. 药物对皮肤的毒副作用及典型药物　药物通过口服、外用、注射等途径发挥治疗作用的同时，也会对皮肤本身、皮肤附属器，乃至全身产生毒副作用。药物对皮肤的毒性类型主要包括以下几种。

（1）药疹　药疹是药物引起的皮肤炎症反应，亦称药物性皮炎，是药物引起的最常见的一种皮肤反应。药疹的发生机制：

分类	作用机制
免疫	绝大多数药疹由各型变态反应介导其中以Ⅰ型和Ⅳ型变态反应为多
非免疫	非免疫机制包括效应途径的非免疫活化、药物过量反应、蓄积作用、原有皮肤病恶化、遗传性酶和蛋白缺陷等

根据药疹皮损特点的临床表现大致分为以下疹型：

疹型	发病部位	皮损特点	诱发药物
剥脱性皮炎型药疹	全身，以手足和面部为重	①初起为风疹样、猩红热样皮损 ②皮损逐渐加重并融成全身弥漫性潮红肿胀，可伴有水疱、糜烂和渗出 ③2~3周后，红肿消退、全身出现大量鳞片状或落叶状脱屑，大片皮肤剥脱	抗癫痫药、磺胺类、巴比妥类、解热镇痛类、抗生素等药物

疹型	发病部位	皮损特点	诱发药物
荨麻疹型药疹	可泛发全身	①大小不等的风团，呈圆形、椭圆形或不规则形 ②皮疹较一般荨麻疹色泽红 ③瘙痒，可伴有刺痛、触痛	青霉素、呋喃唑酮、血清制品（如破伤风抗毒素）、β-内酰胺类抗生素、阿司匹林和其他非甾体抗炎药
固定性药疹	全身，好发于口唇、肛门、外生殖器皮肤黏膜交界处	①典型皮损为大小不等的圆形或类圆形边界清楚的水肿性暗紫红色斑疹，严重者在红斑上可出现大疱或水疱，有痒感和灼痛 ②可在同一部位重复发作	解热镇痛类、磺胺类药物、巴比妥类药物和四环素类药物
湿疹型药疹	泛发全身	①大小不等的红斑、小丘疹、小丘疱疹及水疱，常融合成片 ②可继发糜烂、渗出 ③伴有不同程度瘙痒	汞剂、奎宁及磺胺类药物
麻疹型或猩红热型药疹（发疹型药疹）	以躯干为多，可泛发全身	①形态如麻疹样或猩红热样，表现为弥漫性鲜红色斑或米粒至豆大红色斑丘疹 ②密集对称分布	青霉素（尤其是半合青霉素）、磺胺类、解热镇痛类、巴比妥类药物
多形红斑型药疹	轻型：对称性，好发于四肢远端 重型：全身	①圆形或椭圆形水肿性红斑或丘疹，豌豆至蚕豆大 ②境界清楚，边缘潮红，中心呈暗紫色中央常出现水疱，自觉瘙痒 ③可引起黏膜糜烂、疼痛	磺胺类、解热镇痛类及巴比妥类药物
大疱型表皮松解型药疹	全身	①初起可似多形红斑型或麻疹型或猩红热型药疹 ②弥漫性紫红或暗红色斑迅速遍布全身伴大小不等的松弛性水疱或大疱，尼氏征阳性，大面积表皮松解坏死，皮损触痛明显	磺胺类、解热镇痛类、抗生素、巴比妥类药物
痤疮型药疹	面部、胸背部	毛囊性皮疹、丘脓疱疹等痤疮样皮损	碘剂、溴剂、糖皮质激素避孕药、表皮生长因子受体（EGFR）抑制药、抗EGFR单抗等药物
紫癜型药疹	四肢、躯干	①出现瘀点或瘀斑 ②压之不褪色，平或略隆起 ③散在或密集分布	阿司匹林、吲哚美辛、别嘌醇、重金属盐、吩噻嗪类、磺胺类、青霉素、奎宁及香豆素类等药物

（2）Stevens-Johnson综合征和中毒性表皮坏死松解症

临床特征	区别	实例
水疱、表皮剥脱和多部位黏膜炎，伴有系统功能紊乱	SJS皮肤受累面积＜10%	抗惊厥药、磺胺类抗菌、抗癫痫药（卡马西平、奥卡西平、苯妥英、苯巴比妥、拉莫三嗪）、非甾体抗炎药、别嘌醇、部分中草药和生物制剂如PD-1单抗、西妥昔单抗
	TEN皮肤受累面积＞30%	
	10%~30%的皮肤受累面积表示SJS、TEN重叠	

（3）光敏反应　光敏反应包含光毒性反应和光变态反应。光毒性反应与光变态反应临床上不易区分，两者之间可相互转变，也可以同时并存。可致光毒性反应的药物有胺碘酮、喹诺酮类、四环素类及磺胺类药物等。可引起光变态反应的药物如噻嗪类和苯佐卡因。

药物类别	作用机制	毒副作用
喹诺酮类	基本母核之一萘啶酸具有光敏作用。光毒性主要取决于其8位取代基，8位取代基为氟或氯原子，如氟罗沙星、洛美沙星和司帕沙星，一般表现出较强的光毒性，否则在治疗条件下不存在光毒性	在光照皮肤处出现红肿、发热、瘙痒及疱疹等症状
四环素类抗生素（去甲金霉素、金霉素、强力霉素、土霉素、甲烯土霉素、二甲胺四环素）	/	引起的光毒性反应类似于轻至重度烧伤，患者可出现红斑、水肿、丘疹、荨麻疹，甚至起疱
吩噻嗪类药物（氯丙嗪）	具有高度抗原性，日光对氯丙嗪致皮炎有激发作用，患者服药期间受日光照射，可使机体产生更高的反应性	长期应用氯丙嗪可见患者光照部位出现蓝灰色或紫色色素沉着

（4）荨麻疹　荨麻疹临床以风团为病变为特征，常按病程、病因或形态学特征将荨麻疹分为急性和慢性荨麻疹、寒冷性荨麻疹、胆碱能性荨麻疹、日光性荨麻疹和物理性荨麻疹等。许多药物均可以引起荨麻疹，主要药物有青霉素、链霉素、头孢菌素、生物制品、利福平、水杨酸类药物等。临床上多表现为急性荨麻疹，伴有发热等全身症状。

（5）痤疮　应用某些药物后引起痤疮，具体表现为毛囊性丘疹、脓疱，与寻常痤疮相似，但皮疹形态较单一，以炎性丘疹或小脓疱为主，粉刺少见。多见于长期服用雄激素、促肾上腺皮质激素、碘剂、溴剂、类固醇激素、异烟肼以及避孕药的患者。服药1~2个月开始发生，病程较长，停药后可迁延数月。

（6）色素异常

药物类别	作用机制	注意事项
米诺环素、氟尿嘧啶、环磷酰胺、氯丙嗪、四环素、氯喹、含有银、金、汞和铋的药物	由于药物导致黑色素合成、脂褐质增加、炎症后色素沉着和药物沉积引起皮肤、毛发、指（趾）甲和黏膜色素沉着	①提示在给患者使用上述药物时应提醒患者应尽量避免长时间日光照射 ②药物剂量和用药时间与药物引起的色素沉着有关

（7）红人综合征　红人综合征是注射或口服某些药物（如万古霉素、替考拉宁、利福平）后所出现的不良反应。红人综合征最常发生于静脉注射万古霉素，临床表现为脸、颈、躯干上部出现斑丘疹样红斑，常伴有低血压、寒战、发热、心动过速、胸痛等症状。若药物静脉滴注过程中出现红人综合征，应立即停止输注，并服用抗组胺药。

（8）手足综合征和手足皮肤反应

疾病类别	临床症状	实例
手足综合征又称掌跖感觉丧失性红斑（PPE）	皮肤病变的进行性加重，手掌或脚底发红、明显不适、肿胀和刺痛为特征	卡培他滨、氟尿嘧啶、多西他赛、阿糖胞苷和长春瑞滨等。卡培他滨致手足综合征的发生率可高达68%，还可引起暂时性指纹丢失

续表

疾病类别	临床症状	实例
手足皮肤反应（HFSR）	手掌和脚底弥漫性疼痛性水肿和发红，典型的临床特征是过度角化	新型多靶点抗肿瘤药物（如索拉非尼、卡博替尼、舒尼替尼等）抑制血管内皮生长因子受体有关

11. 药物对耳的毒副作用及典型药物

疾病简介	药物类别	药物种类
药物的耳毒性是指药物对内耳的毒副作用，通常影响听力和平衡感。药物耳毒性主要包括前庭毒性和耳蜗毒性	氨基糖苷类抗生素	
	大环内酯类抗生素	
	多肽类抗生素	万古霉素、多黏菌素
	氯霉素	
	抗肿瘤药	博来霉素、铂类配合物、氮芥、长春新碱等
	非甾体抗炎药	阿司匹林、吲哚美辛、布洛芬、双氯芬酸等
	抗疟药	奎宁、磷酸氯喹
	高效利尿药	呋塞米、依他尼酸
	局麻药	普鲁卡因、利多卡因、丁卡因
	四环素类抗生素	
	β-内酰胺类抗生素	
	氟喹诺酮类抗菌药	

12. 药物对眼的毒副作用及典型药物 药物对眼的损伤可分为直接接触引起的损伤和药物全身性吸收所引起的损伤两大类。前者取决于药物理化性质、用药剂量和用药时间，后者可造成眼各种组织病变，从而影响眼的功能。眼局部用药也可因吸收入血引起全身毒性反应。药物引起眼毒性的类型如下：角膜、结膜损伤（包括染色和色素沉着、刺激性炎症、腐蚀灼伤）；眼周变态反应；眼球运动障碍；晶状体混浊或白内障；视网膜病变；视神经病变；眼压和瞳孔大小的改变。

药物类别	作用机制	毒副作用
氯喹	药物通过泪腺分泌，并由角膜吸收所致	导致角膜内出现弥漫性白色颗粒，引起视网膜轻度水肿和色素聚集，出现暗点，影响视力
氯丙嗪		致角膜影斑和混浊、晶状体混浊，亦可发生色素沉着性视网膜病、夜盲、视力减弱甚至失明
胺碘酮	/	引起角膜、结膜色素沉着、晶状体混浊，还可引起视神经病变，引起视敏度下降或视野缩小
皮质激素类药物	①药物抑制Na^+,K^+-ATP酶 ②药物分子与晶状体结晶蛋白反应，形成高分子量挡光性复合物	局部、全身使用可导致白内障

续表

药物类别	作用机制	毒副作用
抗有丝分裂药（如白消安、环磷酰胺、氮芥等）	通过干扰晶状体上皮细胞的有丝分裂，引起白内障	白内障
强心苷类药物	抑制视网膜Na^+、K^+-ATP酶，引起视觉异常	表现为雾视、雪视及色常障碍
吲哚美辛	/	引起视网膜病变，表现为黄斑中央凹周围视网膜色素有不连续性色素分散、黄斑旁脱色素、视敏度降低、视野改变、暗适应阈值增加、蓝-黄色缺陷，还可引起角膜混浊
乙胺丁醇	螯合Zn^{2+}，导致线粒体ATP合成受阻和线粒体膜电位升高	出现视神经炎和视神经萎缩
异烟肼	影响维生素B_6代谢	引起视神经炎和视神经萎缩
氯霉素、糖皮质激素类、奎宁、单胺氧化酶抑制药、两性霉素B、锂盐、卡莫西汀、甲氨蝶呤、青霉胺、雌激素等	/	引起视神经损伤

考点 2 药物制剂与用药安全 ★★★

在临床用药时存在潜在的安全性问题，主要体现在两方面，即：药物制剂的安全性和药物制剂临床使用过程的安全性问题。

1. 药物杂质的安全性风险

安全性风险较高的杂质主要包括有关物质、残留溶剂和元素杂质。

（1）有关物质 药物中的有关物质通常包括药物合成的起始物料及其杂质、中间体、副产物、降解产物等。根据ICH推荐的未知结构有关物质限量通常为0.1%，当杂质的生理作用强烈时，应当更加严格限制其含量。

（2）残留溶剂 药物中的残留溶剂为在原料药或辅料的生产中，以及制剂制备过程中使用或产生的有机挥发性化合物。

为此，ICH于1997年7月为原料药、辅料和制剂中所含的残留溶剂制定了Q3C《杂质：残留溶剂的指导原则》，先后历经多次涉及多种溶剂PDE的修订，到目前于2024年1月发布了Q3C（R9）。《中国药典》主要阐述了溶剂的分类、各类溶剂的安全性与使用限制、限度要求，并规定了残留溶剂的测定方法与条件和技术要求。

①基于风险评估的残留溶剂的分类："可耐受的日摄入量"（TDI）是国际化学品安全方案（IPCS）用于阐述毒性化合物暴露限度的术语，"可接受的日摄入量"（ADI）是世界卫生组织（WHO）及一些国家和国际卫生组织所用的术语。"每日允许暴露量"（PDE）为药学上可接受的残留溶剂摄入量，避免与同一物质的ADI混淆。

根据其对人体健康的潜在危害，将残留溶剂分为以下三类：

残留溶剂类别	定义	残留溶剂种类
第1类溶剂	应避免的溶剂，即不建议使用的溶剂。该类溶剂包含已知的人体致癌物、强疑似人体致癌物以及环境危害物	苯（致癌物）、四氯化碳（有毒和危害环境）、1,2-二氯乙烷（有毒）、1,1-二氯乙烯（有毒）和1,1,1-三氯乙烯（危害环境）共5种
第2类溶剂	应限制的溶剂。该类溶剂属于非遗传毒性动物致癌物，或可能导致其他不可逆毒性如神经毒性或致畸性的溶剂，甚至可能有其他严重但可逆的毒性的溶剂	氯苯、甲苯、三氯甲烷、二氯甲烷、环己烷、甲醇、乙腈、乙二醇、四氢呋喃等共31种
第3类溶剂	低潜在毒性的溶剂。该类溶剂对人体具有低的潜在毒性、PDE为每50mg或50mg以上，无须制定基于健康的暴露限度	乙酸、丙酮、乙醇、正丁醇、乙醚、乙酸乙酯、三乙胺等27种
没有足够毒理学数据的溶剂	/	ICH Q3C（R9）列出了异辛烷、异丙醚、石油醚、三氯乙酸、三氟乙酸等9种溶剂

②第2类溶剂限度的表示方法

制定第2类溶剂限度时，有两种选择：

方法1：可以使用给出的PDE（mg/d）计算浓度限度值（ppm）。假定某制剂的日给药量为10g，用以下公式计算。

$$浓度(ppm) = \frac{1000 \times PDE}{剂量}$$

其中，PDE的单位为mg/d，剂量的单位为g/d。

认为这些限度适用于所有原料药、辅料和制剂。若处方中的所有辅料及原料药都符合方法1的限度，则这些组分可按任意比例使用。只要日摄入总量不超过10g，就无须进一步计算。若制剂的给药剂量超过10g/d，则应按方法2考虑。

方法2：认为制剂的各种成分不必都符合方法1的限度。可用给出的PDE（mg/d）、已知最大日摄入总量和公式来确定制剂中允许的残留溶剂的浓度。在证明已尽力降低该残留溶剂至实际可达到的最低水平的前提下，可接受这些计算所得限度。

应用方法2时可将制剂各成分所含的残留溶剂累加。每天的溶剂总量应低于PDE给定的值。

③分析方法：残留溶剂通常用色谱技术（如气相色谱法）测定。当仅有3类溶剂存在时，如果验证得当，可使用非专属性的方法（如干燥失重）进行控制。验证时应考虑溶剂的挥发性对分析方法的影响。

④残留溶剂的限度

残留溶剂类别	限度
应避免的溶剂	由于第1类溶剂具有不可接受的毒性或会对环境造成危害，原料药、辅料及制剂生产中不应使用该类溶剂。但是，为了生产一种有显著治疗优势的制剂而不得不使用时，除非经过论证，否则应按给出的限度进行控制

续表

残留溶剂类别	限度
应限制的溶剂	由于第2类溶剂的高毒性，其固有毒性（PDE）为0.5~45mg/d，应限制其在制剂中的使用。规定制剂中PDE约为0.1mg/d，浓度约10ppm（0.001%）
低潜在毒性的溶剂	第3类溶剂可视为低毒、对人类健康危害风险较低的溶剂。因此，认为每日50mg或更少量（用方法1计算时，对应于5000ppm或0.5%）时无须论证即可接受。如符合生产能力和GMP的实际情况，也可接受更大的残留量
没有足够毒理学数据的溶剂	生产企业在辅料、原料药和制剂生产中还可能会采用某种尚无足够的毒理学数据的溶剂，故无PDE值。药品生产企业应论证这些溶剂在制剂中残留量的合理性

（3）元素杂质　元素杂质又称重金属，可能存在于原料药、辅料或制剂中。元素杂质的来源广泛，包括：在原料药、辅料或其他药品组分生产中有意添加元素（如催化剂）的残留；非有意添加，但在药品生产所用原料药、水或辅料中可能存在的元素杂质。某些元素杂质不仅对药品的稳定性、有效期产生不利影响，还可能因为潜在的毒性引发药物的副反应。

ICH自2013年6月发布Q3D《金属杂质指导原则》草案版，经修订后于2014年12月发布其最终版。随后，对其不断地修订，首先于2018年5月将其更名为《元素杂质指导原则》，发布Q3D（R1）草案版，并修订了镉的吸入途径PDE，于2019年3月发布其最终版，后于2020年9月发布Q3D（R2）《元素杂质指导原则》草案版，纠正金、银各论（附录3）、新增附录5（皮肤和透皮给药途径的元素杂质的限度增订），于2022年4月发布Q3D（R2）最终版。《中国药典》采用原子吸收分光光度法（AAS）和电感耦合等离子体质谱法（ICP-MS）测定中药中铅、镉、砷、汞、铜元素；也有采用高效液相色谱-电感耦合等离子体质谱法（HPLC-ICP-MS）测定汞和砷元素的不同形态及价态。国家药品监督管理局药品审评中心2022年发布了ICH Q3D（R2）《元素杂质指导原则》最终版，阐述了元素的分类、元素杂质的风险控制和评估、元素杂质的控制、形态和其他考虑等相关内容。

①元素的分类

元素分类		简介	元素种类
第1类		人体毒素，在药品生产中应限制使用或禁用	砷（As）、镉（Cd）、汞（Hg）和铅（Pb）
第2类	2A	此类元素出现在药品中的相对可能性高，因此对所有潜在元素杂质来源以及给药途径都需要进行风险评估	钴（Co）、镍（Ni）和钒（V）
	2B	此类元素丰度较低并且与其他物料共生的可能性较低，因此出现在药品中的概率较低。除非在原料药、辅料或其他药品组分生产中有意添加这些元素，否则无需进行风险评估	银（Ag）、金（Au）、铱（Ir）、锇（Os）、钯（Pd）、铂（Pt）、铑（Rh）、钌（Ru）、硒（Se）和铊（Tl）
第3类		此类元素口服给药途径的毒性相对较低（高PDE值，通常>500μg/d），但在吸入和注射给药途径的风险评估中仍需考虑。除非有意添加这些元素，否则在口服给药途径的风险评估中不需考虑；在注射和吸入给药药品的风险评估中，当给药途径特定的PDE值在500μg/d以下时，则应对是否可能含有这些元素杂质进行评估	钡（Ba）、铬（Cr）、铜（Cu）、锂（Li）、钼（Mo）、锑（Sb）和锡（Sn）

续表

元素分类	简介	元素种类
其他元素	由于固有毒性低和/或区域监管的差异,有些元素杂质的PDE值未被确定。如果药品中存在或包含这些元素,应遵从适用于特定元素的其他指导原则和/或地方法规和规范	铝(Al)、硼(B)、钙(Ca)、铁(Fe)、钾(K)、镁(Mg)、锰(Mn)、钠(Na)、钨(W)和锌(Zn)

②元素杂质的风险控制和评估:对于元素杂质,药品风险评估的重点是结合PDE值评估药品中元素杂质的水平。用于这种风险评估的信息包括但不限于:申请人的申报数据,原料药和/或辅料生产商提供的信息和/或公开可获得的文献数据。

③元素杂质的控制:元素杂质的控制是药品整体控制策略的一部分,用以确保元素杂质不超过每日允许暴露量(PDE)。当元素杂质水平超过控制阈值时,需采取额外的措施来确保元素杂质水平不超过PDE值。

④元素的形态和其他考虑:形态为元素的化学态分布,包括同位素组成、电子或氧化态,和/或复合物或分子结构。当相同元素不同形态的毒性已知时,采用预期出现在药品中的形态的毒性信息确定PDE值。

⑤元素杂质的限度:药品中元素杂质的限度,即允许浓度,可根据元素杂质每日允许暴露量PDE值计算。部分元素杂质每日允许暴露量。

元素	类别	PDE(μg/d)		
		口服	注射	吸入
镉(Cd)	1	5	2	3
铅(Pb)	1	5	5	5
砷(As)	1	15	15	2
汞(Hg)	1	30	3	1
钴(Co)	2A	50	5	3
钒(V)	2A	100	10	1
镍(Ni)	2A	200	20	6

⑥元素杂质的安全性评估:以砷为例,由于无机砷与药品最为相关,是评估的重点。

毒性安全限度无机砷已被证明具有遗传毒性,但无致突变性,是公认的1类致癌物。其安全性(PDE)评估如下:

口服途径的PDE值:口服PDE值是以砷对皮肤的长期效应为基础,并基于有毒物质和疾病登记处(ATSDR)的最小风险剂量(MRL)值以及美国环境保护署(US EPA)0.0003mg/(kg·d)的限度,确定其限度为15μg/d。基于ATSDR的MRL值计算的PDE值与饮用水标准一致。

$$PDE = 0.0003mg/(kg·d) \times 50kg = 0.015 mg/d = 15 μg/d$$

采用含调整因子的MRL值,故PDE计算时未再加调整因子。

注射途径的PDE值:砷的口服生物利用度约为95%。最直接的证据源于一项健康受试者饮用高砷样本地域水的研究,评估认为砷在健康人体内的消除时间为6天(未确定砷的形态），且具有将近95%的吸收率。因此注射途径PDE值等同于口服PDE值。

$$PDE = 15\ \mu g/d$$

吸入途径的PDE值：据报道，职业工人的呼吸暴露会增加肺癌和其他呼吸系统疾病的风险。使用癌症终点来设定呼吸途径PDE值是由于与口服途径相比，呼吸途径相对缺乏用于线性-剂量外推的信息。因为URF是为保护普通人而定，故不需使用调整因子。基于Erraguntla等人进行的评估以及1：100000的风险考虑，吸入途径的PDE值计算如下：

$$PDE = 0.067\ \mu g/m^3/1000L/m^3 \times 28800L/\text{天} = 1.9\ \mu g/d$$

2. 药用辅料的安全性风险　在药物制剂研发时，若辅料种类和用量选择不当，也可能会引起相应的毒副作用。其中，<u>可能引起毒性反应的辅料主要有表面活性剂和抑菌剂</u>。

（1）表面活性剂　在研发口服固体制剂的过程中，为增加难溶性药物的溶解，添加表面活性剂增溶或润湿药物，若表面活性剂的种类选择不当或用量较大时，可能会引发机体胃肠道的不适或其他毒副作用。

（2）抑菌剂　在研发注射剂的过程中，应慎重选择抑菌剂的种类和用量，现行版《中国药典》规定，静脉给药与脑池内、硬膜外、椎管内用的注射液均不得加抑菌剂。多剂量包装的注射液可加适宜的抑菌剂，抑菌剂的用量应能抑制注射液中微生物的生长，常用的抑菌剂为0.5%苯酚、0.3%甲酚、0.5%三氯叔丁醇、0.01%硫柳汞等。研发眼用制剂时，仍需慎重选择抑菌剂的种类和用量，现行版《中国药典》规定，多剂量眼用制剂一般应加适当抑菌剂，尽量选用安全风险小的抑菌剂，产品标签应标明抑菌剂种类和标示量。

（3）软膏基质　凡士林是制备软膏剂的常用辅料，但是在制备眼膏剂时，需选择黄凡士林。这是由于白凡士林是石油分馏后形成的一种产物，对眼睛具有刺激性，所以不能用作眼膏剂的辅料，但是可以作为软膏的基质，因此，勿将软膏作为眼膏使用。

（4）质量要求方面　在药物制剂研发时，还需关注各个剂型的质量要求，若无法满足相关的质量要求，也有可能带来安全性隐患。例如，注射液的pH一般在4~9范围内，滴眼剂的pH通常要求为6~8，大容量注射液及滴眼剂需调节等渗，等等。此外，注射给药的局部刺激性，血管内给药的潜在溶血性，局部或全身给药可能带来的过敏性，等等。关注上述具体问题，对避免药物制剂可能出现的安全隐患是非常重要的。

3. 药物剂型与给药途径的安全性风险

（1）药物剂型　药物的剂型和给药途径不同，起效速度和作用维持时间不同，产生的治疗作用和毒副作用强度则不同。在治疗疾病时，同一种药物采用不同给药途径，所需剂量可能不同。通常情况下，局部给药的安全性优于口服给药，优于注射给药；肌肉注射的安全性优于血管内给药。

（2）给药剂量　在给予治疗剂量的前提下，药物主要是发挥治疗作用，但是当给予剂量达到或超过最小中毒量时，就会引起机体出现毒副作用，且随着剂量的进一步增加而加强。如呼吸中枢兴奋药，在给予治疗剂量时，可缓解呼吸抑制，但剂量过大时，可引起惊厥。而对于一些安全范围窄的药物，因治疗剂量与中毒剂量非常接近，剂量过大时可引起严重中毒反应，甚至可导致死亡。如去乙酰毛花苷丙、洋地黄毒苷、三氧化二砷等。

4. 药物联用的安全性风险

（1）联合用药的安全性风险　对于已上市的药物制剂产品而言，还应关注药物制剂之间的配伍及配伍禁忌，使用时要严格遵循说明书所注明的配伍禁忌等注意事项。

例如，应关注注射剂使用时的配伍及配伍禁忌，可能带来的安全性隐患。此外，例如口服给药时，与对待含酒精饮料的情况相似，在服药时，应严格按照说明书的规定，确定是否具有与含酒精药物制剂的使用禁忌。

（2）饮食的影响　酒或含酒精饮料与药物制剂同服时可能会引发药物制剂的剂量突释，尤其是针对固体制剂。因此，在服药时，应严格按照说明书的规定，确定是否具有与酒或含酒精饮料的使用禁忌。此外，果蔬中含有的某些成分，可能是代谢酶的底物、诱导剂亦或是抑制剂，因此，具有潜在的影响代谢酶活性的作用。与对待含酒精饮料的情况相似，在服药时，应严格按照说明书的规定，确定是否具有与果蔬的使用禁忌。

第六章 药物的结构与作用

第一节 药物结构与药物活性

考点1 化学药物及其作用方式★★

1. 结构特异性药物 与药物靶标相互作用后才能产生活性，其活性除与药物分子的理化性质相关外，主要依赖于药物分子特异的化学结构。

2. 结构非特异性药物 其活性主要取决于药物分子的理化性质，与化学结构关系不大，当结构有所改变时，活性并无大的变化。如全身麻醉药其麻醉作用与药物的脂水分配系数有关。

这种药物的化学结构与生物活性（药理活性）之间关系，称为构效关系（SAR）。

考点2 药物取代基对生物活性的影响★★★

药物结构中不同的官能团（取代基）的改变可使整个分子的理化性质、电荷密度等发生变化，进而改变或影响药物与受体的结合，影响药物在体内的吸收和转运，最终影响药物的药效，有时会产生毒副作用。

取代基种类	生物活性影响	举例
烃基	提高脂溶性、增加脂水分配系数（$\log P$）；降低分子的解离度；体积较大的烷基增加立体位阻	环己巴比妥引入甲基后成为海索比妥
卤素	增加分子的脂溶性，改变分子的电子分布，从而增强与受体的电性结合，使生物活性发生变化	吩噻嗪类药物2-位引入三氟甲基得到氟奋乃静
羟基和巯基	脂肪链上引入羟基，使活性和毒性下降；取代在芳环上的羟基，使分子解离度增加，活性和毒性均增强；引入巯基，脂溶性高，更易于吸收	二巯丙醇的巯基可与重金属形成稳定的螯合物，用于治疗金、汞及含砷化合物的中毒
醚和硫醚	醚类化合物含有烷氧基键，氧原子具有亲水性，烷烃基具有亲脂性，使醚类化合物在脂-水交界处定向排布，易于通过生物膜，有利于药物的转运；硫醚呈弱吸电性，易被氧化成亚砜或砜，分子极性减小而脂溶性增大，亚砜中硫氧键使其极性增大，水溶性亦增大，它们的极性强于硫醚	广谱驱虫药阿苯达唑在体内迅速代谢成亚砜和砜类化合物
磺酸、羧酸和酯	磺酸基的引入，使化合物的水溶性和解离度增加，不易通过生物膜，导致生物活性减弱，毒性降低；羧酸水溶性及解离度均比磺酸小，羧酸成盐可增加水溶性，羧酸成酯后可增大脂溶性，易被吸收；酯基易与受体的正电部分结合，其生物活性也较强，利用这一性质，将羧酸制成酯的前药，降低药物的酸性，减少对胃肠道的刺激性	抗肿瘤药物巯嘌呤引入磺酸基后可制成钠盐得到磺巯嘌呤钠；抗组胺药物羟嗪结构上羟基换成羧酸基得到西替利嗪，脂溶性下降，在生理pH条件下大部分以解离的羧酸负离子存在，成为第二代没有中枢副作用的抗组胺药物；头孢呋辛羧基酯化得到的前药头孢呋辛酯，脂溶性增强，口服吸收良好

续表

取代基种类	生物活性影响	举例
含氮原子类	胺类、脒类、胍类和几乎所有含氮原子的杂环类。生物活性顺序：伯胺＞仲胺＞叔胺，季铵水溶性大，不易通过生物膜和血脑屏障，以致口服吸收不好，也无中枢作用；芳香胺体内代谢时，易产生强亲电性亚胺-醌，表现出潜在的毒副作用；胺类药物酰化后得到酰胺类药物，易与生物大分子形成氢键，增强与受体的结合能力，但酰胺键在体内易发生互变异构，极性加大对活性不利	双氯芬酸、对乙酰氨基酚等，长时间和大剂量服用易导致肝脏损伤

考点3 药物分子的电荷分布对药效的影响★★

药物分子中的电子云密度分布正好和受体或酶的特定受体相适应时，由于电荷产生的静电引力，有利于药物分子与受体或酶结合，形成比较稳定的药物-受体或药物-酶的复合物而增加活性。

药物类别	名称	化学结构	电荷分布	作用结果
喹诺酮类抗菌药	环丙沙星	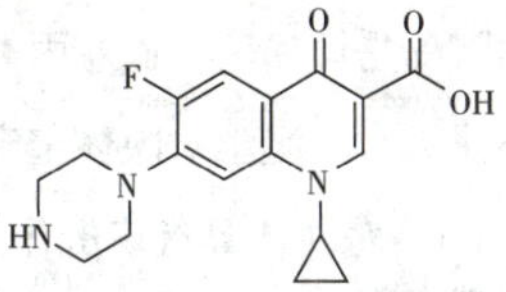 （结构式）	/	
	司帕沙星	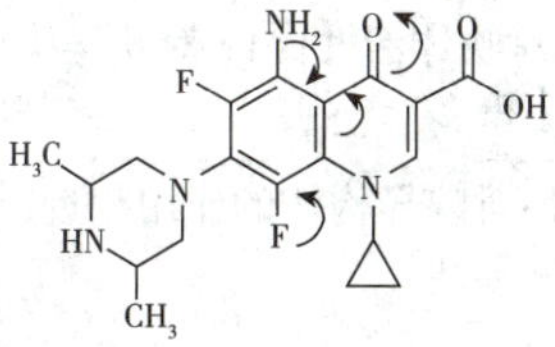 （结构式）	电荷密度增加	抑制活性比环丙沙星强
苯甲酸酯类局部麻醉药	苯甲酸乙酯	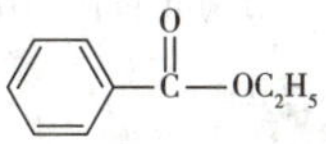 （结构式）	/	
	普鲁卡因	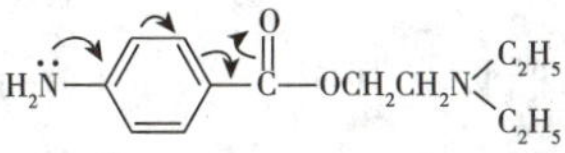 （结构式）	电子云通过共轭诱导效应，增加了酯羰基的极性	作用时间延长
	对硝基苯甲酸乙酯	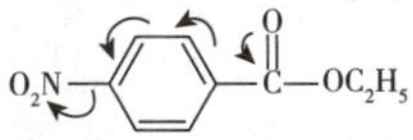 （结构式）	硝基的吸电子效应，导致羰基的电子云极性降低	麻醉作用降低

考点4 药物的立体结构对药物作用的影响★★

1. 药物的手性结构对药物活性的影响

类别	举例	药物活性
对映体异构体之间具有等同的药理活性和强度	普罗帕酮、氟卡尼	单一对映异构体与外消旋体的临床效果一致

续表

类别	举例	药物活性
对映体异构体之间产生相同的药理活性，但强弱不同	氧氟沙星	$S-(-)$-对映异构体对细菌旋转酶抑制活性是 $R-(+)$-对映异构体的9.3倍，是消旋体的1.3倍
	氯苯那敏	右旋体的活性高于左旋体
	萘普生	$S-(+)$-对映异构体的抗炎和解热镇痛活性约为 $R-(-)$-对映异构体的10~20倍
对映体异构体中一个有活性，一个没有活性	L-甲基多巴	仅 L-构型的化合物有效
	氨己烯酸	只有 S-对映异构体是GABA转氨酶抑制剂
	索他洛尔	R-型对映异构体的活性远胜于 S-型
	阿替洛尔	R-型对映异构体的活性大于 S-构型
对映异构体之间产生相反的活性	哌西那多	$(+)$-具有阿片样作用，而 $(-)$-对映异构体则呈拮抗作用
	扎考必利	R-对映异构体为5-HT$_3$受体拮抗剂，S-对映异构体为5-HT$_3$受体激动剂
	依托唑林	$(-)$/利尿，$(+)$/抗利尿
对映异构体之间产生不同类型的药理活性	丙氧酚	右丙氧酚是镇痛药，而左丙氧酚则为镇咳药
	奎尼丁	抗心律失常，光学对映体奎宁为抗疟药
一种对映体具有药理活性，另一对映体具有毒性作用	氯胺酮	$S-(+)$-对映体具有麻醉作用，而 $R-(-)$-对映体则产生中枢兴奋作用
	乙胺丁醇	D-对映体活性比 L-对映异构体强200多倍，而毒性也较 L-型小得多
	丙胺卡因	两种对映异构体的作用相近，但 $R-(-)$-对映异构体具有血液毒性

下表列出了两对映体分别起不同的治疗作用和毒副作用的手性药物。

药物	治疗作用的对映异构体	产生毒副对映异构体
氯胺酮	S-体，安眠镇痛	R-体，术后幻觉
青霉胺	$(-)$-体，免疫抑制，抗风湿	$(+)$-体，致癌
四咪唑	S-体，广谱驱虫药	R-体，呕吐
米安色林	S-体，抗忧郁	R-体，细胞毒作用
左旋多巴（L-Dopa）	S-体，抗震颤麻痹	R-体，竞争性拮抗

2. 药物的几何异构对药物活性的影响 由于几何异构体的产生，不仅影响药物的理化性质，而且也改变药物的生理活性。如氯普噻吨，其顺式异构体的抗精神病作用比反式异构体强5~10倍。

己烯雌酚，其反式异构体与雌二醇骨架不同，但两个酚羟基排列的空间距离和雌二醇的二个羟基的距离近似，表现出与雌二醇相同的生理活性。

3. 药物的构象异构体对药物活性的影响

类别	举例	药物活性
相同的一种结构，因具有不同构象，可作用于不同受体，产生不同性质的活性	组胺	以反式构象与H_1受体作用，而以扭曲式构象与H_2受体作用，故产生两种不同的药理作用
只有特异性的优势构象才产生最大活性	多巴胺	反式构象是优势构象，药效构象与优势构象为同一构象，而扭曲式构象由于药效基团间的距离与受体不匹配，故没有活性

第二节 中枢神经系统药物

考点1 镇静催眠药物★★★

镇静催眠药物是一类对中枢神经系统（CNS）有普遍抑制作用，能引起安静和近似生理性睡眠状态的药物。

类别	分类	作用
根据剂量分类	小剂量	镇静作用
	中等剂量	催眠作用
	大剂量	抗惊厥或麻醉的作用
按照化学结构分类	苯二氮䓬类	$GABA_A$受体调节剂
	非苯二氮䓬类	

该类药物中除三唑仑被列为第一类精神药品外，其他均被列为第二类精神药品。具有第二类精神药品零售资质的企业应当凭执业医师出具的处方，按规定剂量销售第二类精神药品，并将处方保存2年备查。

（一）苯二氮䓬类药物

1. 基本结构和构效关系

（1）基本结构

苯二氮䓬类药物的化学结构含有A、B和C环，根据B环上是否并合杂环，分为西泮类药物和唑仑类药物。

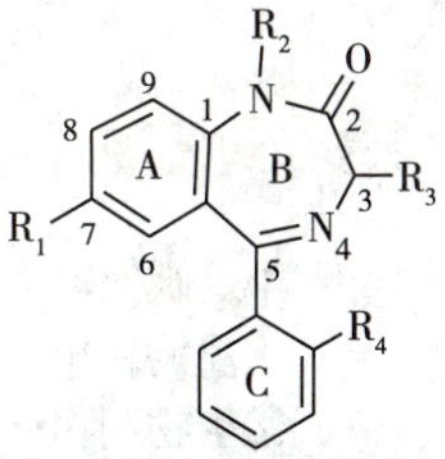

（2）构效关系见下图。

西泮类药物结构 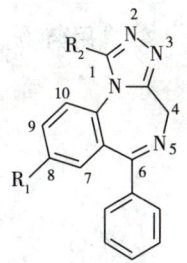　　唑仑类药物结构

2. 稳定性

（1）地西泮等药物的1,2位酰胺键和4,5位亚胺键在酸性条件下及受热时易发生1,2位或4,5位开环，两过程可同时进行。

（2）4,5位的开环反应是可逆性反应：在酸性条件下，发生水解开环；在碱性条件下，可以重新环合。

围绕结构图的说明文字：

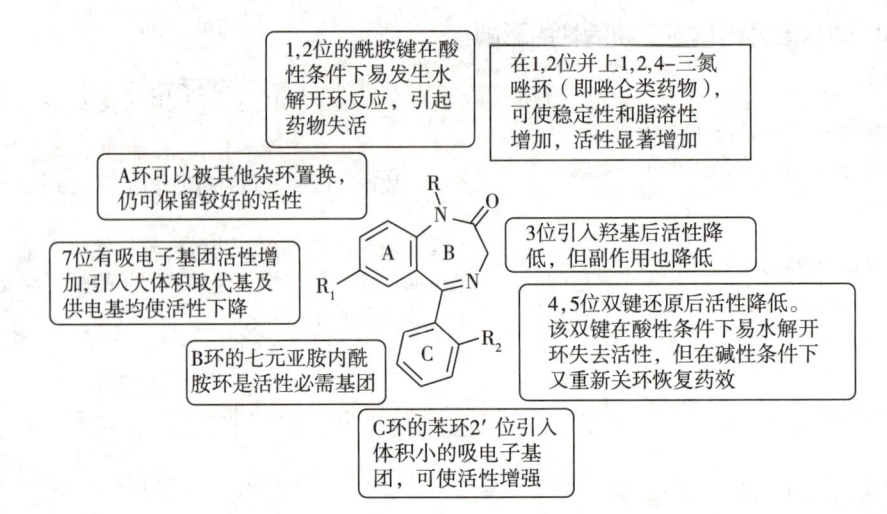

- 1,2位的酰胺键在酸性条件下易发生水解开环反应，引起药物失活
- 在1,2位并上1,2,4-三氮唑环（即唑仑类药物），可使稳定性和脂溶性增加，活性显著增加
- A环可以被其他杂环置换，仍可保留较好的活性
- 7位有吸电子基团活性增加，引入大体积取代基及供电基均使活性下降
- 3位引入羟基后活性降低，但副作用也降低
- 4,5位双键还原后活性降低。该双键在酸性条件下易水解开环失去活性，但在碱性条件下又重新关环恢复药效
- B环的七元亚胺内酰胺环是活性必需基团
- C环的苯环2′位引入体积小的吸电子基团，可使活性增强

3. 体内代谢

（1）**特点**　口服吸收较快，给药后1~2小时内吸收，2~4小时内血药浓度达到高峰。

（2）**代谢部位**　主要在肝脏。

（3）**主要代谢途径**　主要有1位N-去甲基、3位羟基化、苯环羟基化、1,2位开环等，这些代谢产物虽活性降低，但大多仍保留有活性。

有些代谢产物被开发成新的药物。以地西泮为例，1位N-去甲基代谢产物，即去甲西泮，3位羟基化的代谢产物即替马西泮，二者的进一步代谢产物为奥沙西泮，这些代谢产物均已广泛用于临床。奥沙西泮和替马西泮结构上3位羟基可与葡萄糖醛酸结合后从尿排出体外，具有半衰期短，副作用小，催眠作用较弱等特点，适用于老年人和肝肾功能不良的使用者。

临床应用时需注意药物可能在体内的蓄积。如半衰期长的地西泮、氟西泮，在长期多次用药时，常有母体药物及其代谢产物在体内蓄积。半衰期中等或短的氯硝西泮、劳拉西泮、奥沙西泮、替马西泮、三唑仑、阿普唑仑一般无活性代谢物，连续用药时，药物的积蓄程度较轻。

4. 常用药物

分类	结构/名称	性质和代谢
西泮类	地西泮	①亲脂性强，口服吸收快而完全，易透过血-脑屏障，可通过胎盘和分泌入乳汁 ②生物利用度约76%，血浆蛋白结合率高达99%，$t_{1/2}$为1~2天，长期用药有蓄积作用 ③主要以代谢物的游离或结合形式经肾排泄
	奥沙西泮	①地西泮的代谢产物，毒性低、副作用小，对焦虑、紧张及失眠均有效 ②C3位有手性，S-右旋体的活性比左旋体强，但左旋体毒性小，目前在临床使用的是外消旋体 ③口服吸收较好；经肾排泄，体内蓄积量极小

续表

分类	结构/名称	性质和代谢
西泮类	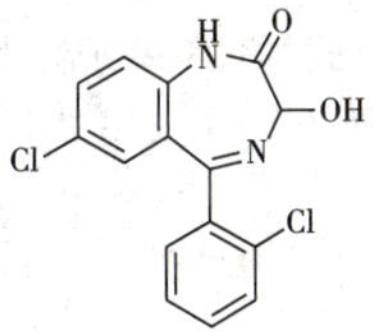 劳拉西泮	①A环和C环上均有吸电子基团Cl，对中枢神经的抑制作用比较强 ②属于短效和清除较快的镇静催眠药 ③适用于焦虑障碍的治疗或用于缓解焦虑症状以及与抑郁症状相关的焦虑的短期治疗
	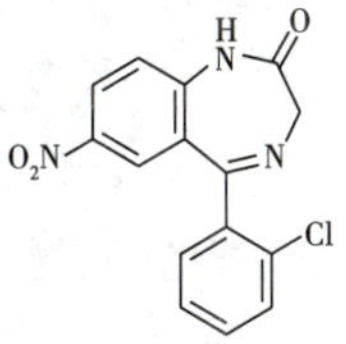 氯硝西泮	①A环上强吸电子基团NO_2和C环上吸电子基团Cl，对中枢神经的抑制作用比较强，适用于各种癫痫的治疗 ②脂溶性高，易通过血-脑屏障。口服吸收快而完全 ③主要在肝脏内代谢
	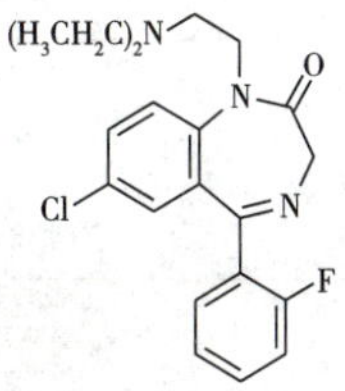 氟西泮	①含有二乙氨基侧链，碱性较强，pK_a为8.71，临床用其盐酸盐，属于速效、长效药物 ②盐酸盐口服吸收较快，30分钟后即从胃肠道吸收，经肝脏代谢较快，$t_{1/2}$约2小时；但代谢产物羟乙基氟西泮和N-去烃基氟西泮均具有活性，作用时间延长
唑仑类	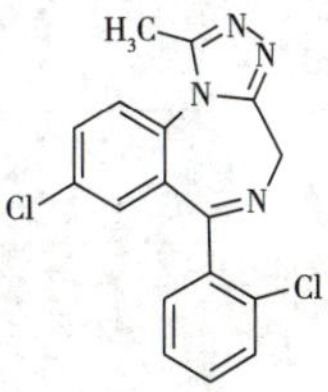 三唑仑	①三氮唑分子中的甲基提高了脂溶性，使其起效快，但该甲基易被代谢成羟甲基失去活性，而成为短效镇静催眠药 ②口服吸收快而完全，大部分经肝脏代谢，经肾排泄，仅少量以原形排出；多次服用很少发生体内蓄积
	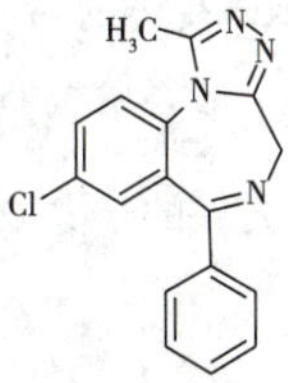 阿普唑仑	①与三唑仑的区别仅是6位为苯基 ②口服吸收快而完全，大部分经肝脏代谢，代谢产物4-羟基阿普唑仑，也有一定药理活性，代谢产物经肾排泄；体内蓄积量极少，停药后清除快 ③可用于焦虑，也用于催眠或焦虑的辅助用药及抗惊厥药
	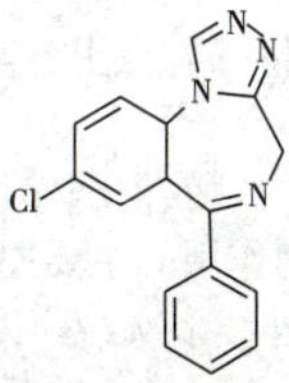 艾司唑仑	①苯二氮䓬环的1,2位骈合三氮唑环的产物，该基团引入使苯二氮䓬环的1,2位不易水解，因而增加了化学稳定性和代谢稳定性，也增强了药物与受体的亲和力 ②该药口服吸收较快，经肝脏代谢，经肾排泄，排泄较慢 ③主要用于抗焦虑、失眠；也用于紧张、恐惧及抗癫痫和抗惊厥

续表

分类	结构/名称	性质和代谢
唑仑类	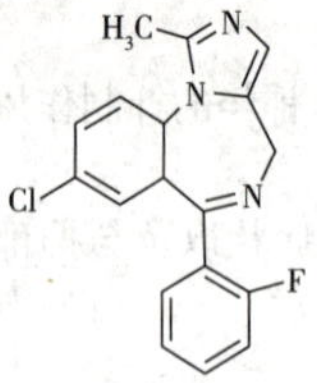 咪达唑仑	①将三唑仑分子中的三氮唑用咪唑替代，同样**具有高脂溶性**；临床常用马来酸盐，pH 3.3。在生理性pH条件下，释放出其亲脂性碱基，迅速透过血－脑屏障，作用迅速 ②口服后吸收迅速而完全，首关效应明显，**易透过血－脑屏障**，主要在肝脏代谢，经肾脏排出。其消除速度快 ③用于治疗失眠症，亦可用于外科手术或诊断检查时作诱导睡眠用
	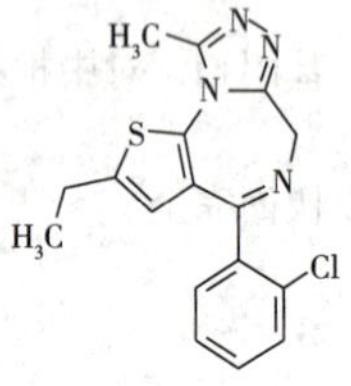 依替唑仑	①将阿普唑仑分子中的苯核用5-乙基噻吩取代，作用时间低于阿普唑仑 ②口服后肠道吸收良好，生物利用度为93%，主要代谢产物为α-羟基依替唑仑，其保留与母体相当的药理活性 ③适用于治疗各种原因引起的焦虑、紧张、抑郁、失眠等疾病

（二）非苯二氮䓬类药物

1. 非苯二氮䓬类药物的优势

类别	特 点
苯二氮䓬类	长期使用，会使γ-氨基丁酸（GABA）的$GABA_A$受体活性下降，产生耐受性和较强的依赖性，**且伴有较严重的停药反应和反跳现象**
非苯二氮䓬类	高选择性、副作用小

2. 常见的非苯二氮䓬类药物

结构/名称	性质和代谢
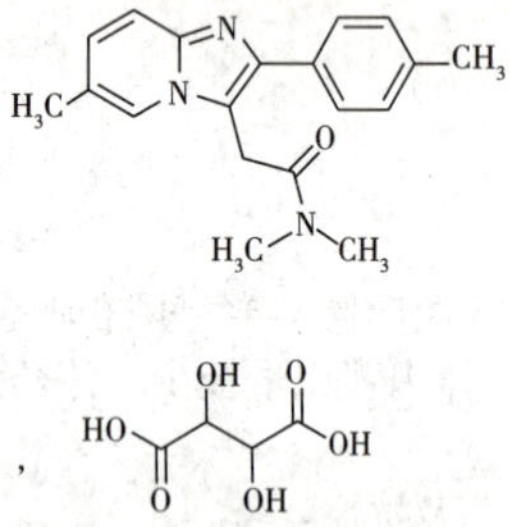 酒石酸唑吡坦	①咪唑吡啶类催眠药；选择性地作用于苯二氮䓬受体的ω-1-受体亚型，增加GABA的传递 ②口服吸收迅速；可通过血－脑屏障 ③代谢产物主要是芳核上甲基氧化成羟甲基和羧基的产物，代谢物无药理活性，在体内无蓄积，故残余效应较小
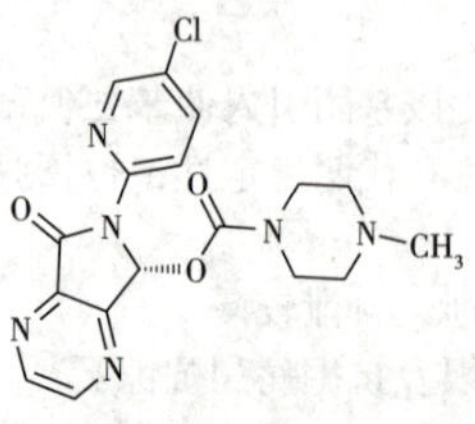 艾司佐匹克隆	①作用在$GABA_A$受体-氯离子通道复合物的特殊位点上，与苯二氮䓬的结合位点完全不同 ②是佐匹克隆的S-（+）-异构体，具有很好的短效催眠作用；而左旋佐匹克隆对映异构体无活性，而且是引起毒副作用的主要原因 ③口服吸收迅速；在体内，由P450酶代谢；连续多次给药无蓄积作用 ④用于入睡困难、夜间维持睡眠困难、早醒等不同类型的睡眠障碍

续表

结构/名称	性质和代谢
扎来普隆	①属于吡唑并嘧啶的衍生物；对 ω-1 受体亚型的选择性强；副作用低，没有精神依赖性；使用常规剂量时，次日清晨不产生后遗效应；停药后失眠的复发率很低，不具有苯二氮䓬类药物的一些不良反应 ②口服后吸收迅速且完全；有明显的首关效应，生物利用度约为30% ③适用于入睡困难的失眠症的短期治疗

考点 2 抗精神病药物 ★★★

种类	作用机理	特点
经典	多巴胺受体拮抗药	能拮抗中脑-皮质系统和中脑-边缘系统的多巴胺受体，同时还能拮抗黑质-纹状体通路的多巴胺受体	引起锥体外系反应
非经典		拮抗多个中枢神经递质与受体的作用	几乎不引起锥体外系反应

（一）三环类抗精神病药物

1. 吩噻嗪类

（1）基本结构

（2）构效关系

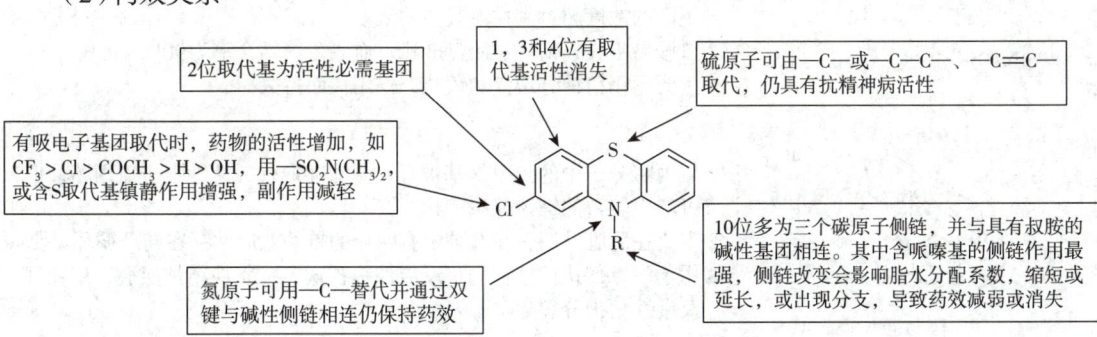

- 2位取代基为活性必需基团
- 1，3和4位有取代基活性消失
- 硫原子可由—C—或—C—C—、—C=C—取代，仍具有抗精神病活性
- 有吸电子基团取代时，药物的活性增加，如 $CF_3 > Cl > COCH_3 > H > OH$，用—$SO_2N(CH_3)_2$，或含S取代基镇静作用增强，副作用减轻
- 氮原子可用—C—替代并通过双键与碱性侧链相连仍保持药效
- 10位多为三个碳原子侧链，并与具有叔胺的碱性基团相连。其中含哌嗪基的侧链作用最强，侧链改变会影响脂水分配系数，缩短或延长，或出现分支，导致药效减弱或消失

（3）体内代谢

1）特点

①可口服吸收，但吸收的规律性不强，肌内注射生物利用度较口服增加4~10倍。

②具有高度的亲脂性和蛋白结合率，其 $t_{1/2}$ 一般为 10~20 小时。

③主要在肝脏代谢，经微粒体药物代谢酶氧化，吩噻嗪类药物及其各种代谢降解产物主要分布于脑，其次为肺与其他组织，并可通过胎盘屏障进入胎-血循环。

④一些病人在服用药物后，在日光照射下皮肤会产生红疹，称为光毒化过敏反应，这是氯丙嗪及其他吩噻嗪药物的毒副作用之一。服用氯丙嗪等药物后应尽量减少户外活动，避免日光照射。

2）主要代谢途径

以氯丙嗪为例，氯丙嗪5位S经氧化后生成亚砜及其进一步氧化成砜，两者均为无代谢活性的产物。苯环的氧化以7-羟氯丙嗪活性代谢物为主，羟基氧化物可进一步在体内烷基化，生成相应的甲氧基氯丙嗪。侧链去N-甲基可生成单脱甲基氯丙嗪及双脱甲基氯丙嗪，这两种代谢产物在体内均可与多巴胺D_2受体作用，均为活性代谢物。

3）常用的药物

结构/名称	性质和代谢
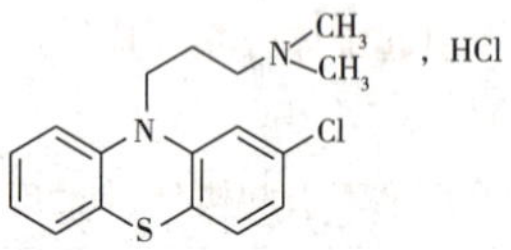 盐酸氯丙嗪	①作用机制主要与其<u>拮抗中脑边缘系统及中脑皮层通路的多巴胺受体DA_2有关</u>；小剂量时可抑制延脑催吐化学感受区的多巴胺受体，大剂量时直接抑制呕吐中枢，产生强大的镇吐作用；可以抑制体温调节中枢，降低基础代谢体温；其拮抗外周α肾上腺素受体作用，使血管扩张，引起血压下降 ②口服吸收好；有首关效应；血浆蛋白结合率为90%以上；易透过血-脑屏障，在肝脏代谢 ③主要以代谢物形式从尿和粪便中排出
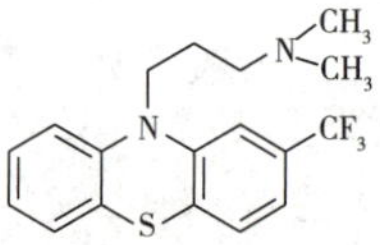 三氟丙嗪	①以吸电子能力强的三氟甲基替代氯丙嗪中的氯原子，作用强；亦可用于镇吐；有锥体外系反应 ②<u>口服易吸收</u>；易透过胎盘屏障；总蛋白结合率为90%~99% ③用于治疗精神分裂症、镇吐
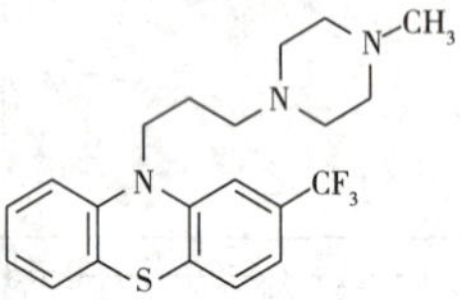 三氟拉嗪	①将三氟丙嗪分子的二甲氨基用N-甲基哌嗪替代，作用与氯丙嗪相同，但抗精神病和镇吐作用比氯丙嗪强，脂溶性高，在中枢神经系统内的浓度超过其在血浆中的浓度 ②口服易吸收，易透过胎盘屏障；血浆蛋白结合率为90%~99% ③主要用于精神分裂症和镇吐，作用快而持久
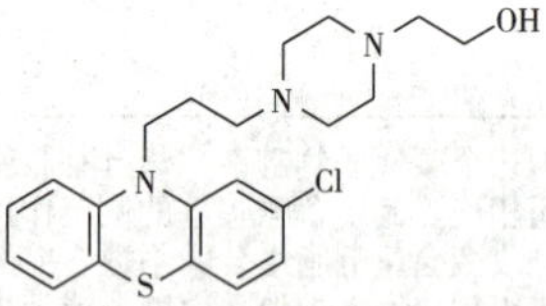 奋乃静	①氯丙嗪分子中的二甲氨基被羟乙基哌嗪取代，活性强于氯丙嗪，但可产生较重的锥体外系症状 ②主要在肝脏代谢，在肝脏中有明显的首关效应并存在肠肝循环 ③用于治疗偏执性精神病、反应性精神病、症状性精神疾病，单纯型及慢性精神分裂症
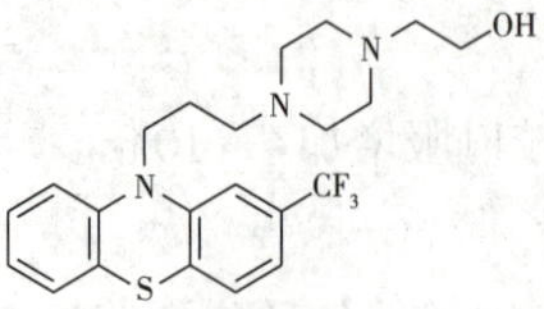 氟奋乃静	①奋乃静分子中2位氯原子被三氟甲基取代得到本品，为多巴胺D_1、D_2受体拮抗药 ②口服可吸收，可分布于脑脊液中；可通过胎盘屏障进入胎儿血液循环 ③用于各型精神分裂症，有振奋和激活作用，适用于单纯型、紧张型及慢性精神分裂症，缓解情感淡漠及行为退缩等症状；亦可用于恶心、呕吐

续表

结构/名称	性质和代谢
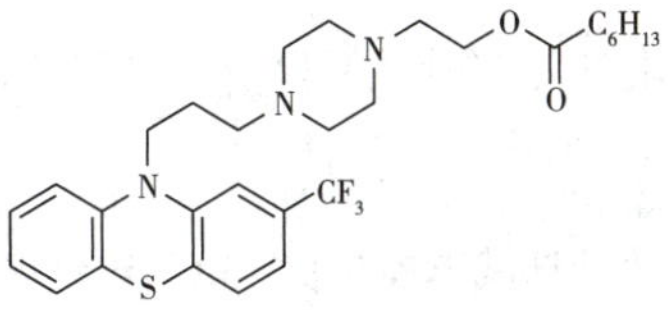 氟奋乃静庚酸酯	①利用氟奋乃静分子中羟基与庚酸成酯制成前药，为长效药物。适宜一次性高剂量注射 ②作用同氟奋乃静
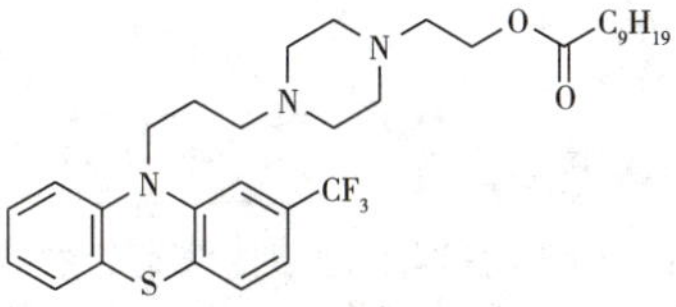 氟奋乃静癸酸酯	①氟奋乃静分子中羟基与癸酸成酯制成前药，作用较氟奋乃静长9～20倍 ②作用同氟奋乃静

2. 硫杂蒽类药物

（1）基本结构　根据生物电子等排原理，用碳原子替换吩噻嗪母核上的10位氮原子，并通过双键与碱性侧链相连，得到硫杂蒽类抗精神病药物，又称为噻吨类抗精神病药物。

（2）特点　分子结构中存在双键，有顺式（Z）和反式（E）两种异构体。顺式的作用比反式强7倍，可能是顺式异构体与多巴胺分子有较好的重叠所致。

（3）常用的药物

结构/名称	性质和代谢
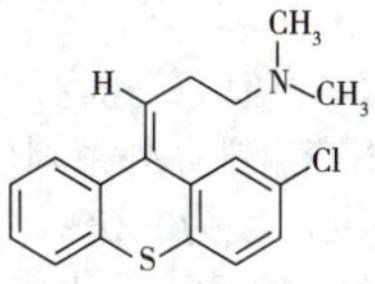 氯普噻吨	①顺式异构体为有效异构体 ②口服后吸收快；肌内注射后作用时间可达12小时以上；主要在肝内代谢 ③用于治疗以抑郁、焦虑症状为主要表现的精神分裂症、躁狂症、反应性精神病、更年期精神病、情感精神病性抑郁症，以及伴有兴奋或情感障碍的其他精神失常。也可用与焦虑性神经官能症和带状疱疹神经痛
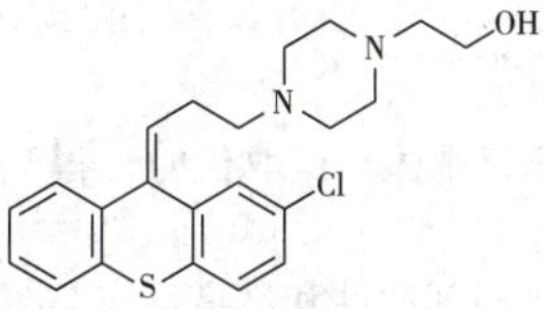 珠氯噻醇	①氯普噻吨分子中的二甲氨基被羟乙基哌嗪取代的顺式产物 ②适用于治疗有焦虑和幻觉症状的精神症、类妄想狂-幻觉型精神分裂症、青春期痴呆、躁狂及焦虑周期性精神病；精神因素引起的不安、兴奋、精神错乱、脑萎缩过程，外伤后的精神病、震颤谵妄等。本品较适用于老年患者
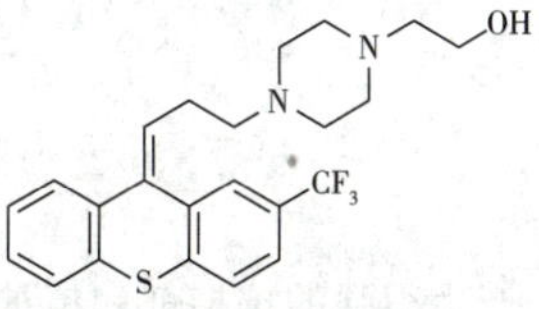 氟哌噻吨	①为珠氯噻醇的氯原子被三氟甲基替代的顺式体；作用比氯普噻吨强4～8倍；镇静作用较弱；具有抗焦虑、抗抑郁作用的长效药物 ②口服后相当缓慢且不完全；血浆蛋白结合率大于95% ③适用于急、慢性精神分裂症、忧郁症及忧郁性神经官能症，禁用于躁狂症病人

续表

结构/名称	性质和代谢
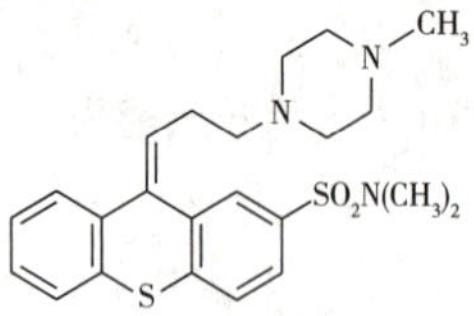 替沃噻吨	①为氯普噻吨分子中的二甲氨基被甲基哌嗪替代，氯原子用 N,N-二甲基氨磺酰基替代的顺式体 ②口服吸收良好，T_{max} 为 1～3 小时，$t_{1/2}$ 为 34 小时 ③用于急慢性精神分裂症的淡漠、孤独、主动性减退等症状；也用于焦虑性神经官能症；尚有镇吐及轻微的降压和解痉作用

3. 二苯并二氮䓬类药物

药物结构	性质和代谢
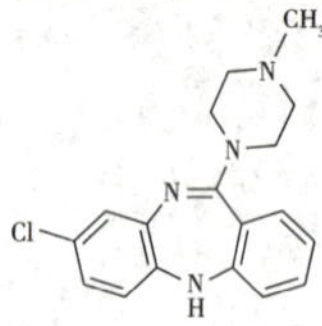 氯氮平	①对吩噻嗪类的噻嗪环用生物电子等排体原理进行结构改造，将 6 元环扩为七元环二氮䓬环，具广谱的抗精神病作用，现已列入国家基本药物 ②为选择性多巴胺神经抑制药 ③口服后吸收快而完全；平均生物利用度约 50%～60%，有肝脏首关效应
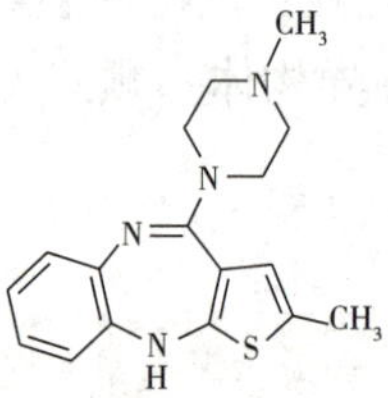 奥氮平	①氯氮平分子中的苯核被甲基噻吩取代，其结构属于噻吩并苯二氮䓬类似物 ②口服后吸收良好。主要代谢产物 N-去甲基和 2-羟甲基代谢物 ③对精神病有广泛的疗效，另外它只选择性地减少中脑边缘系统的多巴胺神经元活动，对纹状体的运动功能影响小，故几乎没有锥体外系副作用
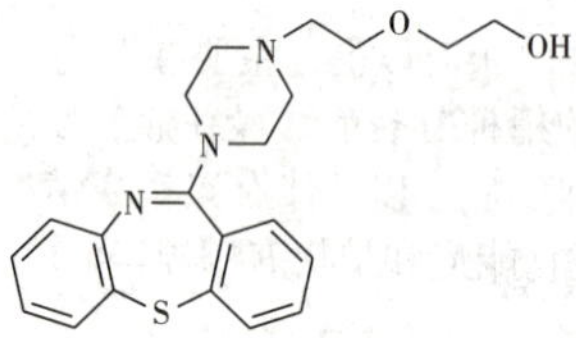 喹硫平	①氯氮平分子中 5 位 -NH- 替换为 -S- 形成二苯并硫氮䓬药物，对多种大脑神经递质受体具有拮抗作用，几乎不产生锥体外系副作用 ②口服后易于吸收，广泛分布于全身。生物利用度为 100%，蛋白结合率为 83%。在肝内主要通过 CYP3A4 介导的磺化氧化作用进行广泛代谢 ③用于治疗精神分裂症
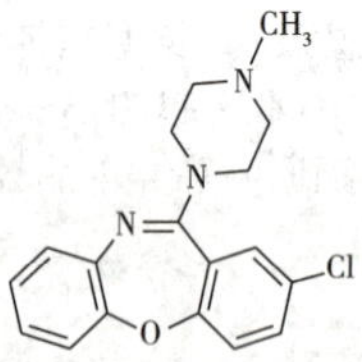 洛沙平	①氯氮平分子中 5 位的 -NH- 以生物电子等排体 -O- 取代时，得到生物电子等排体二苯并氮氧杂䓬类药物 ②作用机制是拮抗纹状体多巴胺受体，故药理活性和不良反应与氯丙嗪相似，可导致锥体外系反应 ③主要用于精神分裂症和焦虑症的治疗
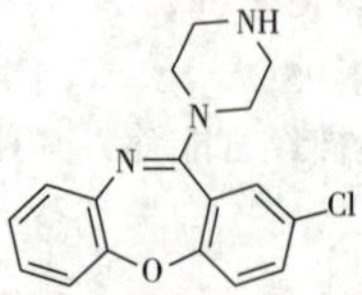 阿莫沙平	①洛沙平的脱甲基活性代谢物，又称氯氧平 ②通过抑制脑内突触前膜对 NA 再摄取，产生很强的抗抑郁和精神兴奋作用，临床上亦可作为抗抑郁药

（二）非三环类药物

1. 丁酰苯类药物 丁酰苯类药物是在研究镇痛药的基础上发现的，较吩噻嗪类药物抗精神病作用强。氟哌啶醇是最早应用于临床的代表药物，对其哌啶环对位取代基进行改造，得到一系列丁酰苯类抗精神药物。

（1）构效关系

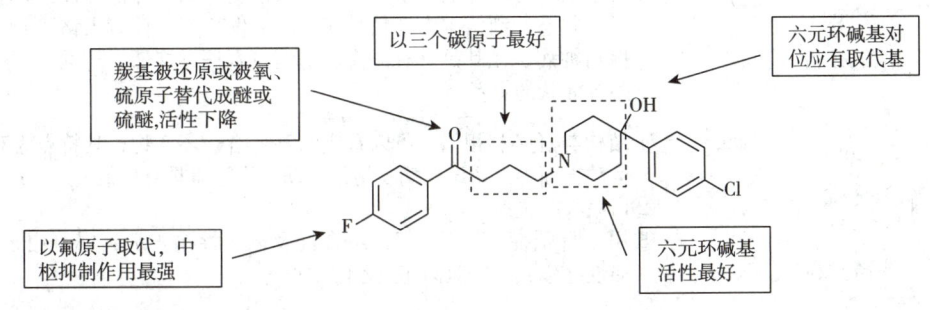

- 羰基被还原或被氧、硫原子替代成醚或硫醚，活性下降
- 以三个碳原子最好
- 六元环碱基对位应有取代基
- 以氟原子取代，中枢抑制作用最强
- 六元环碱基活性最好

（2）常用的药物

结构名称	药理性质和代谢
氟哌啶醇	①在室温避光条件下稳定，受光照射颜色加深；在105℃干燥时会发生部分降解；可与乳糖中的杂质5-羟甲基-2-糠醛发生加成反应，所以，本品的片剂处方中避免使用乳糖 ②口服吸收快；血浆蛋白结合率约92%，有首过消除 ③作用持续时间相对较短，制成氟哌啶醇的癸酸酯前药延长作用持续时间
三氟哌多	①氟哌啶醇分子中的4-氯苯基更换为3-三氟甲基，作用较氟哌啶醇迅速；对改善孤独、淡漠、迟钝、呆滞等慢性退缩症状疗效较好 ②可迅速从胃肠道吸收；肝内代谢，存在肠肝循环 ③主要用于精神分裂症；尚可用作镇静治疗的辅助剂和止吐
氟哌利多	①哌啶4位为苯并咪唑酮衍生物，药理作用与氟哌啶醇基本相同；在体内代谢快，作用维持时间短 ②肌内注射与静脉注射有相等的效果；$t_{1/2}$为2.2小时；主要在肝内代谢 ③用于精神分裂症和躁狂症兴奋状态；与芬太尼合用静脉注射时，可使病人产生特殊麻醉状态

2. 苯甲酰胺类药物

（1）特点 ①在对局麻药普鲁卡因胺的结构改造中发现了苯甲酰胺类抗精神病药物；②可选择性地拮抗多巴胺受体，具有作用强而副作用小的优点；③可用于精神分裂症和顽固性呕吐的对症治疗。

（2）常用的药物

结构/名称	性质和代谢
舒必利	①对中枢多巴胺（D_2、D_3、D_4）受体有选择性拮抗作用 ②口服缓慢从胃肠道吸收；迅速分布于各组织中；随尿排出的主要是原药；其血浆蛋白结合率低于40% ③用于精神分裂症的抑郁状态、症状性精神病、抑郁性神经官能症和疑病状态、酒精中毒性精神病、智力发育不全伴有人格障碍；老年性精神病，尤其是具有淡漠、退缩、木僵、抑郁、幻觉、怀疑和妄想等症状的患者
硫必利	①结构与舒必利相似，可以看成四氢吡咯开环产物；其特点为对感觉运动方面神经系统疾病及精神运动行为障碍具有良效 ②口服吸收迅速 ③用于舞蹈症、抽动-秽语综合征及老年性精神病，亦可用于头痛、痛性痉挛、神经肌肉痛及乙醇中毒等
瑞莫必利	①其侧链选用S-构型的药物；对多巴胺受体DA_2有高度的选择性；可拮抗多巴胺与DA_2受体的结合，但对非多巴胺的神经介质如5-羟色胺、去甲肾上腺素、乙酰胆碱、组胺、GABA受体的亲和性很低，因而减少了许多副作用 ②用于治疗急性和慢性精神分裂症和以妄想、幻觉和思维紊乱为主要症状的其他精神病

3. 其他类药物

结构/名称	性质和代谢
齐拉西酮	①运用骈合原理设计的非经典抗精神病药物，可视为抗精神病药物替螺酮与氧代吲哚并合的产物，两者的骈合使对DA_2受体和$5-HT_{1A}$受体均有很强的拮抗活性 ②代谢受CYP3A4催化，发生去烷基和S-氧化。另外还可发生S-N的断裂，进而硫甲基化 ③可治疗精神分裂症的阳性症状，并使认知损害、肥胖和高催乳素血症等不良反应相对较少
利培酮	①将选择性$5-HT_{2A}$受体拮抗药利坦色林中的噻唑并嘧啶酮用其生物电子等排体哌啶并嘧啶酮替代 ②高选择性的$5HT_2/DA_2$受体平衡拮抗药，疗效高而锥体外系不良反应很少 ③适用于各种精神分裂症，对焦虑和抑郁症都有效，对阴性症状也有效

考点3 抗抑郁药物 ★★★

抑郁症是情感活动发生障碍的精神失常症，中枢特定的神经递质去甲肾上腺素（NE）和/或5-羟色胺（5-HT）的含量降低及其受体功能低下，被认为是引起抑郁症的原因。通过调节脑内NE及5-HT的含量，可达到治疗效果。

根据药物的作用机制，抗抑郁药可分为：①去甲肾上腺素再摄取抑制药；②选择性5-羟色胺再摄取抑制药；③单胺氧化酶抑制药；④5-羟色胺与去甲肾上腺素再摄取抑制药等。

（一）去甲肾上腺素再摄取抑制剂

1. 基本结构　为三环类化合物，或称三环类抗抑郁药（TCAs）。具有一个二苯并氮䓬母环和一个具有叔胺或仲胺的碱性侧链。

2. 构效关系

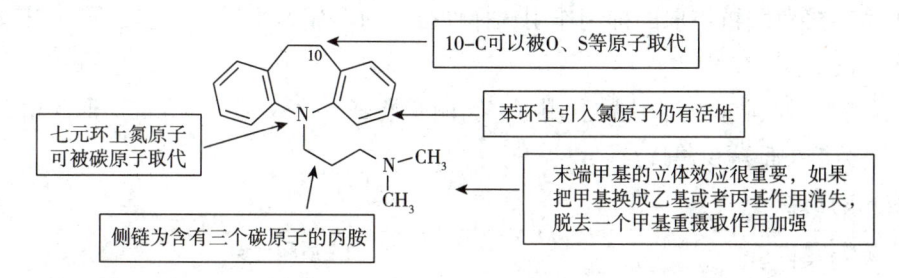

- 10-C可以被O、S等原子取代
- 苯环上引入氯原子仍有活性
- 七元环上氮原子可被碳原子取代
- 末端甲基的立体效应很重要，如果把甲基换成乙基或者丙基作用消失，脱去一个甲基重摄取作用加强
- 侧链为含有三个碳原子的丙胺

3. 常用的三环类抗抑郁药物

丙米嗪：是利用生物电子等排原理，将吩噻嗪类分子中的硫原子以生物电子等排体亚乙烯基-CH=CH-或亚乙基-CH$_2$-CH$_2$-取代后，得到的二苯并氮杂䓬类抗抑郁药。

利用生物电子等排原理，对丙咪嗪进行结构改造，将七元杂环中的氮原子用碳原子替换，并通过双键与碱性侧链相连得到其他三环类抗抑郁药物。

结构/名称	性质和代谢
氯米帕明	①在丙米嗪2位引入氯原子的抗抑郁药物，具有起效快的特点 ②口服吸收快而完全；生物利用度30%~40%；血浆蛋白结合率96%~97%；$t_{1/2}$为22~8小时 ③用于治疗各种抑郁状态；也常用于治疗强迫性神经症、恐怖性神经症
地昔帕明	①丙米嗪的活性代谢物，作用与丙米嗪相似 ②口服易吸收；经肝脏代谢，主要发生羟化或与结合反应 ③用于内因性、更年期、反应性及神经性抑郁症
阿米替林	①采用生物电子等排体原理，将二苯并氮杂䓬药物丙米嗪的氮原子以碳原子取代，并通过双键与侧链相连，形成二苯并环庚二烯类抗抑郁药 ②口服吸收好；主要在肝脏代谢，活性代谢产物为去甲替林 ③用于治疗各种抑郁症，镇静作用较强，主要用于治疗焦虑性或激动性抑郁症
多塞平	①在二苯并环庚二烯环中的碳原子用氧原子取代得到二苯并噁嗪结构，氧原子的引入使三环系统不对称，从而导致了E型（trans-）和Z型（cis-）两个几何异构体的形成；多塞平是以85∶15的E型和Z型异构体的混合物来给药的 ②口服吸收好；在肝脏代谢，活性代谢物为去甲基化物 ③用于焦虑性抑郁症或抑郁性神经症

（二）选择性5-羟色胺再摄取抑制药（SSRIs）

1. 特点

（1）可选择性抑制突触前膜5-羟色胺的再摄取，提高突触间隙中5-羟色胺的浓度从而起到抗抑郁的作用。

（2）对5-羟色胺再摄取的抑制作用选择性强，对去甲肾上腺素、多巴胺、组胺及胆碱能神经影响较小。

（3）具有口服吸收良好、生物利用度高、耐受性好、疗效与三环类抗抑郁药相当、不良反应较三环类抗抑郁药少等优点。

2. 常用的药物

结构/名称	性质和代谢
西酞普兰	①分子含有异苯并呋喃结构的选择性5-羟色胺再摄取抑制药，药用有外消旋体和光学异构体两种；艾司西酞普兰是西酞普兰的S-对映异构体，其活性比R-对映异构体至少强100倍；艾司西酞普兰的抗抑郁活性为西酞普兰的2倍，是R-对映异构体活性的至少27倍 ②口服吸收完全，不受食物的影响；在肝脏内主要经去甲基化合物和去二甲基化物，两者都有药理活性，还有N-氧化代谢产物；主要代谢产物半衰期更长，经肝脏（代谢）和肾脏消除 ③适用于抑郁性精神障碍
氟伏沙明	①非三环类的抗抑郁药；与传统三环类相比，有强抑制5-羟色胺的再摄取作用，而对中枢多巴胺的摄取无影响；其优点是没有兴奋和镇静作用，也不影响单胺氧化酶的活性及NA的再摄取；氟伏沙明溶液必须避光保存，防止疗效的损失 ②在临床上常用于抑郁症及相关症状和强迫症的治疗
氟西汀 去甲氟西汀	①非三环类的抗抑郁药，具有疗效好、不良反应轻、安全性高、耐受性好等特点 ②分子中含手性碳原子，两个对映体对5-HT重吸收转运蛋白的亲和力相同；但R-对映异构体和S-对映异构体在活性和体内代谢作用上存在着差异，S-对映异构体作用时间长，R-对映体起效快；S-氟西汀比R-氟西汀作用强1.5倍，S型还可用于预防偏头疼 ③主要的代谢产物均为N-去甲氟西汀，也是R-和S-对映异构体；具有与氟西汀相同的药理活性，均是5-HT再吸收的强效抑制剂；S-去甲氟西汀比R-去甲氟西汀作用强20倍；临床上现已分离单独使用S-氟西汀，降低了毒副作用，安全性更高 ④氟西汀半衰期约为70小时，而其代谢产物半衰期约为330小时，故氟西汀是长效的口服抗抑郁药 ⑤口服吸收良好，进食不影响药物的生物利用度；具有非线性的药代动力学特征；首先通过肝脏首过消除 ⑥氟西汀及去甲氟西汀用于抗抑郁症、强迫症和暴食症等
舍曲林	①含两个手性中心选择性5-羟色胺再摄取抑制药；目前使用的是$(S,S)-(+)$-异构体 ②用于治疗抑郁症的相关症状；也用于治疗强迫症

续表

结构/名称	性质和代谢
盐酸帕罗西汀	①含2个手性中心，市售帕罗西汀的构型是（3S,4R）-(-)-对映异构体；能竞争性地干扰神经递质进入神经元膜的主动转运过程，从而选择性地抑制突触对5-HT的重吸收 ②能够有效改善各种强迫症、广泛性焦虑症、惊恐障碍、社交障碍、创伤后应激障碍等各种类型的抑郁症，包括伴有焦虑的抑郁症及反应性抑郁症

（三）单胺氧化酶抑制药

1. 特点

（1）单胺氧化酶（MAO）是一种催化体内单胺类递质代谢失活的酶。

（2）单胺氧化酶抑制药可以通过抑制NE、肾上腺素、5-HT等的代谢失活，减少脑内5-HT和NE的氧化脱胺代谢，使脑内受体部位神经递质5-HT或NE的浓度增加，利于突触的神经传递而达到抗抑郁的效果。

（3）脑内MAO有MAO-A和MAO-B两种亚型。MAO-A与NE和5-HT的代谢脱胺有关，为抗抑郁药的主要靶酶。

2. 常用药物

结构/名称	性质和代谢
吗氯贝胺	①与苯甲酰胺舒必利和甲氧氯普胺结构相似，对MAO-A有可逆性抑制作用 ②口服易吸收；体内分布较广，经肝脏代谢 ③用于治疗内源性抑郁症、神经功能性抑郁症和精神性和反应性抑郁症
托洛沙酮	①为分子内的氨基甲酸酯结构，可以选择性地抑制MAO-A活性，拮抗5-HT和NA的代谢 ②适用于治疗神经官能性抑郁症、神经质和非神经质性抑郁、退化性抑郁症、躁狂抑郁性精神病人的抑郁症发作；亦可用于精神病的抑郁或痴呆期

（四）5-羟色胺与去甲肾上腺素再摄取抑制药（SNRI）

1. 特点

（1）主要通过同时拮抗NA和5-HT的再摄取，升高NA和5-HT的浓度而发挥双重抗抑郁作用。对胆碱能、组胺或肾上腺素能受体几乎无亲和力。

（2）不良反应较少，安全性和耐受性好，可用于治疗抑郁症、广泛性焦虑症、强迫症和惊恐发作等。

2. 常用的药物

结构/名称	性质和代谢
度洛西汀	①为一种强效的选择性5-HT和NE再摄取抑制药；分子中含有手性碳原子，药用右旋体 ②口服治疗抑郁症3周内起效，在肝脏代谢 ③用于治疗重度抑郁症，糖尿病周围神经痛，女性中至重度应激性尿失禁

续表

结构/名称	性质和代谢
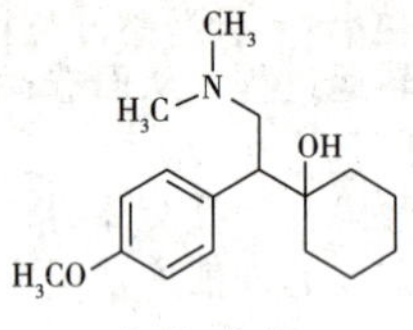 文拉法辛	①小剂量时主要抑制5-HT的再摄取，大剂量时对5-HT和NE的再摄取均有抑制作用；和它的活性代谢物O-去甲文拉法辛，都有双重的作用机制 ②主要在肝脏内代谢，O-去甲文拉法辛是其主要的活性代谢产物；吸收后在肝脏进行首过消除 ③适用于各种类型抑郁症，包括伴有焦虑的抑郁症及广泛性焦虑症
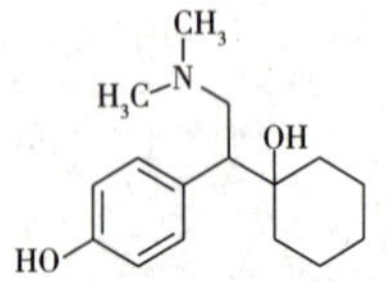 去甲文拉法辛	
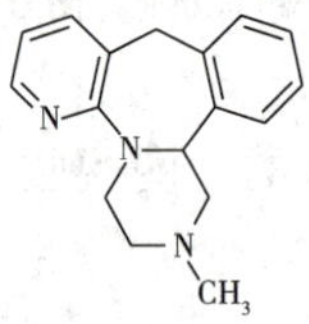 米氮平	①有两种光学异构体，均有抗抑郁活性，但活性有差异 ②口服后吸收，生物利用度约为50%，T_{max}为2小时；主要的代谢方式为N-脱甲基及氧化反应，脱甲基后的代谢产物与原化合物一样仍具有药理活性 ③用于治疗各种抑郁症；对症状如快感缺乏、精神运动性抑郁、睡眠欠佳（早醒）以及体重减轻均有疗效

考点4 镇痛药★★★

镇痛药的靶点为阿片受体，阿片受体现分为μ、κ、δ和σ四种，每种受体都有不同的亚型，可以进一步细分为$μ_1$、$μ_2$；$δ_1$、$δ_2$；$κ_1$、$κ_2$、$κ_3$亚型等，μ受体广泛分布于中枢神经系统，尤其是边缘系统、纹状体、下丘脑、中脑导水管周围灰质区等，κ受体主要存在于脊髓和大脑皮层。不同受体可兴奋产生各自的生物效应。

（一）天然生物碱及类似物

1. 基本结构 吗啡从植物罂粟的浆果浓缩物即阿片中可提取得到，临床常用其盐酸盐。吗啡是<u>具有菲环结构的生物碱</u>，是由5个环稠合而成的复杂立体结构有效的吗啡构型是左旋吗啡，其水溶液的[α]-98°。而右旋吗啡则完全没有镇痛及其他生理活性。

吗啡结构的3位是<u>具有弱酸性的酚羟基</u>，17位是碱性的<u>N-甲基叔胺</u>，因此，<u>吗啡具有酸碱两性</u>。

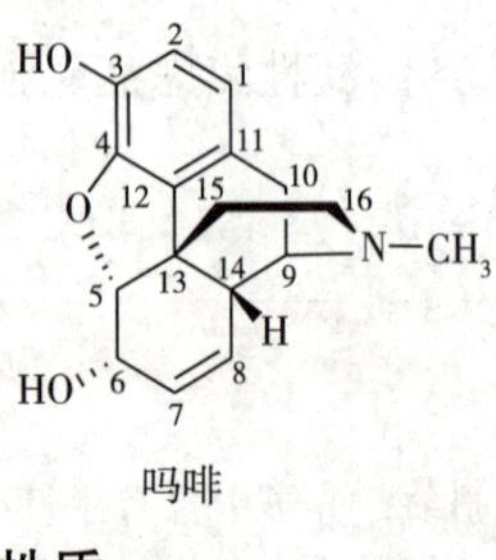

吗啡 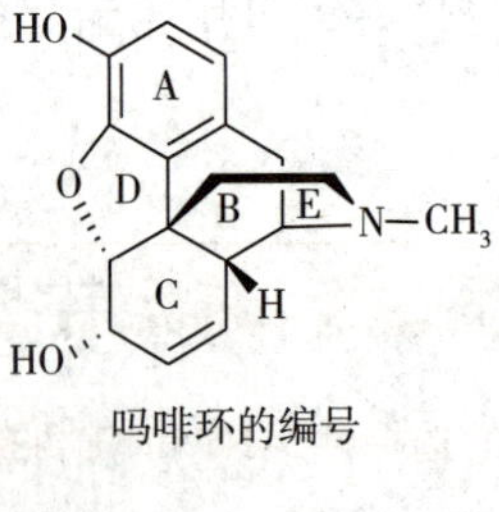　　　　　　吗啡环的编号 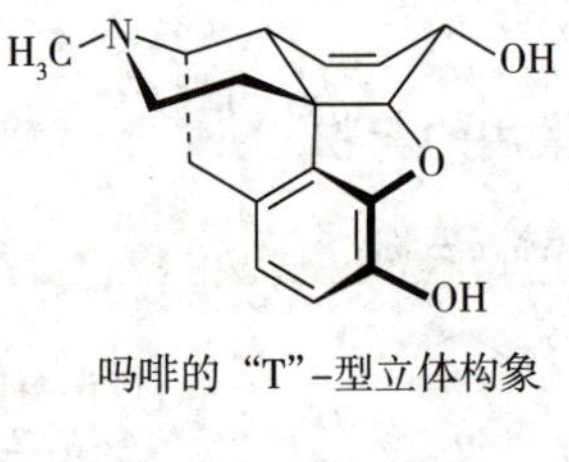　　　　　　吗啡的"T"-型立体构象

2. 性质

（1）<u>化学性质不稳定</u>，在光照下即能被空气氧化变质，这与吗啡具有苯酚结构有关。氧化可生成伪吗啡和N-氧化吗啡。伪吗啡亦称双吗啡，是吗啡的二聚物，毒性增大。故本品

应避光，密封保存。

（2）吗啡在酸性溶液中加热，可脱水并进行分子重排，生成阿扑吗啡。阿扑吗啡为多巴胺激动剂，可兴奋中枢的呕吐中心，临床上用作催吐剂。

3. 体内代谢

（1）特点　吗啡口服虽可吸收，但由于肝首过效应大，生物利用度低，故一般制成注射剂或缓释片。游离的吗啡迅速分布全身组织，少量通过血-脑屏障进入中枢发挥作用。

（2）代谢途径　在肝脏代谢，吗啡结构中含两个羟基，在体内羟基发生第Ⅱ相生物结合反应为主要代谢途径，主要生成3-葡萄糖苷酸和6-葡萄糖苷酸代谢物，少数发生N-去甲基化生成去甲吗啡。吗啡及其代谢产物经肾脏随尿液排泄，少量经胆汁、汗液和唾液排泄。

4. 常用的其他药物

结构/名称	性质和代谢
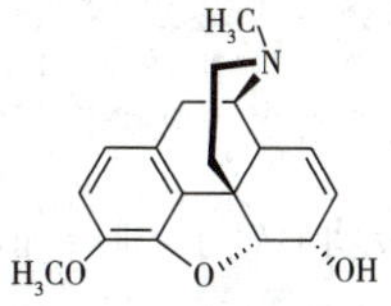 可待因	①吗啡3位羟基甲基化得到可待因 ②可待因镇痛活性仅是吗啡的1/10，可待因具有较强的镇咳作用
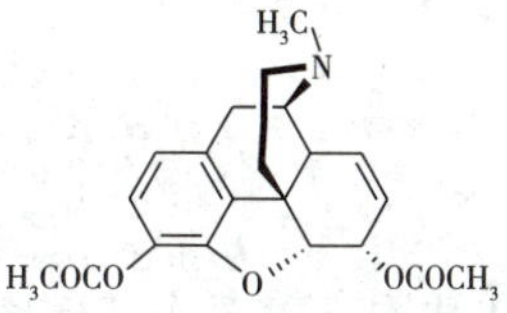 二乙酰吗啡（海洛因）	①吗啡3位、6位羟基同时酯化得到 ②脂溶性强，更易进入血-脑屏障，镇痛作用和成瘾性都增强
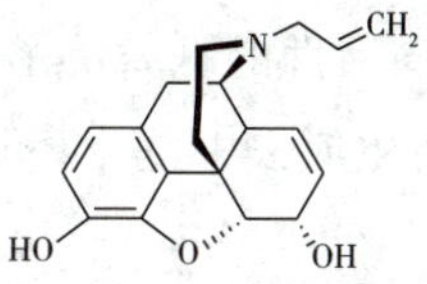 烯丙吗啡	①将吗啡的N-甲基被烯丙基、环丙基甲基或环丁基甲基等取代后，导致吗啡样物质对受体的作用发生逆转，由激动剂变为拮抗剂 ②均无镇痛作用，都是阿片受体的拮抗剂，其中纳曲酮的活性比纳洛酮强8倍 ③在临床上可用于服用吗啡或海洛因中毒的成瘾者的解救
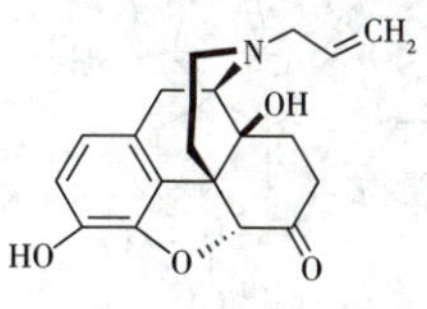 纳洛酮	①将吗啡的N-甲基被烯丙基、环丙基甲基或环丁基甲基等取代后取代吗啡结构中的氮原子时，导致吗啡样物质对受体的作用发生逆转，由激动剂变为拮抗剂 ②均无镇痛作用，都是阿片受体的拮抗剂，其中纳曲酮的活性比纳洛酮强8倍 ③在临床上可用于服用吗啡或海洛因中毒的成瘾者的解救
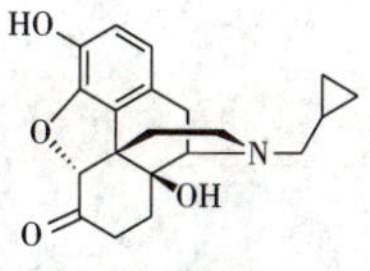 纳曲酮	

结构/名称	性质和代谢
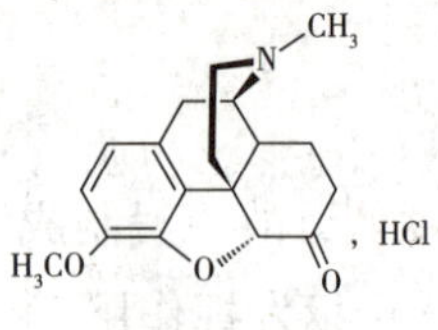 盐酸羟考酮	①将可待因的6位羟基氧化成酮,同时将7、8位的双键氢化得到 ②为阿片受体纯激动剂,对脑和脊髓的阿片受体具有亲和力,作用类似吗啡 ③吸收良好,由CYP3A家族代谢成去甲羟考酮和由CYP2D6代谢成羟吗啡酮,代谢物主要经肾脏排泄
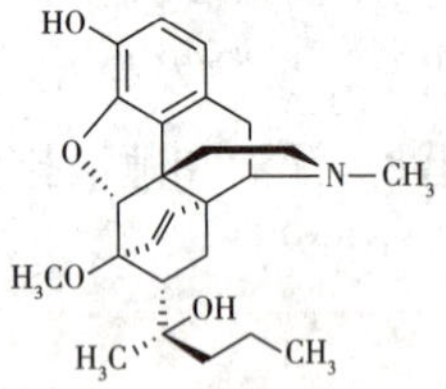 埃托啡	①引入多余的稠合环有助于限制阿片类镇痛药的T型骨架构象,通过蒂巴因合成,疏水性更大 ②镇痛活性是吗啡的10000倍,透过血-脑屏障的速度是吗啡的300倍,与受体结合位点的结合力是吗啡的200倍,但其治疗指数低
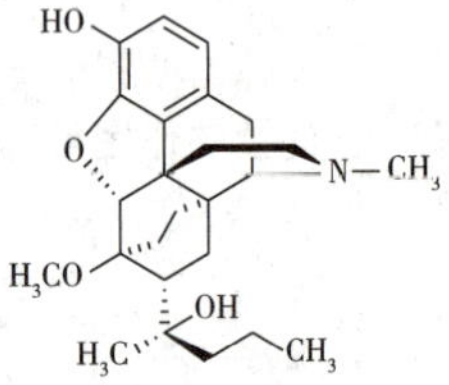 二氢埃托啡	①埃托啡的双键还原得到 ②镇痛活性高于埃托啡,戒断症状及精神依赖性明显轻于吗啡,但易于导致成瘾性,滥用倾向加大 ③适用于各种急性重度疼痛的镇痛,如重度创伤性疼痛和使用吗啡、哌替啶无效的急性剧烈疼痛的镇痛

(二)合成镇痛药物

1. 结构特征 盐酸哌替啶属于4-苯基哌啶类结构的镇痛药,其结构可以看作仅保留吗啡A环和D环的类似物。结构中酯羰基的邻位有苯基存在,空间位阻大。

2. 体内代谢 盐酸哌替啶给药后被血浆中的酯酶水解生成无镇痛活性的哌替啶酸。也可以在肝脏中脱甲基,生成几无镇痛作用的去甲基哌替啶,进一步水解生成去甲基哌替啶酸。去甲基哌替啶体内消除很慢,易蓄积产生中枢毒性,引发癫痫。

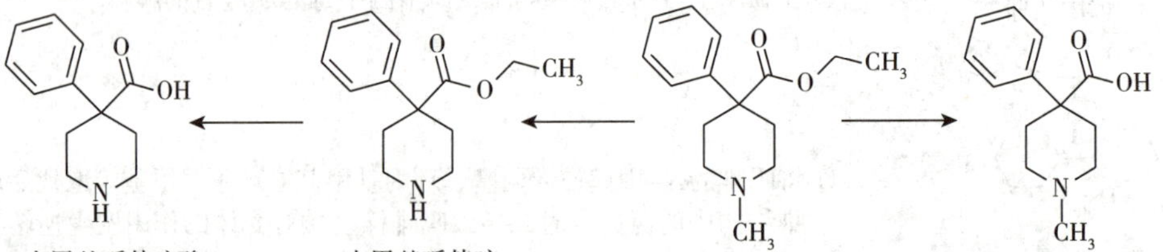

去甲基哌替啶酸 ← 去甲基哌替啶 ← 哌替啶 → 哌替啶酸

3. 常用的其他药物

结构/名称	性质和代谢
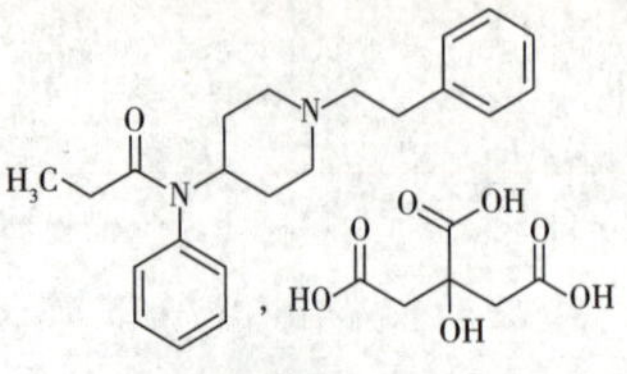 枸橼酸芬太尼	①4-苯基哌啶类结构中,哌啶环的4位引入苯氨基,并在苯基氨基的氮原子上丙酰化得到4-苯氨基哌啶类结构的强效镇痛药 ②亲脂性高,易于通过血-脑屏障,起效快,作用强,镇痛作用为哌替啶的500倍,吗啡的80~100倍;作用时间短,仅持续1~2小时,芬太尼脂溶性大,在体内迅速再分布造成药物浓度下降

结构/名称	性质和代谢
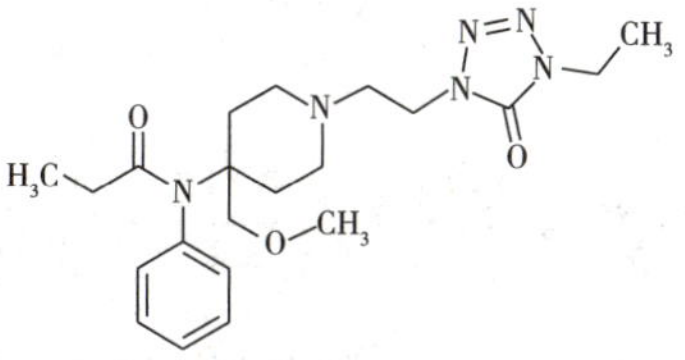 阿芬太尼	①将哌啶环中的苯基以极性乙基四氮唑取代 ②pK_a（6.5）较低，在生理条件下，更易透过血-脑屏障
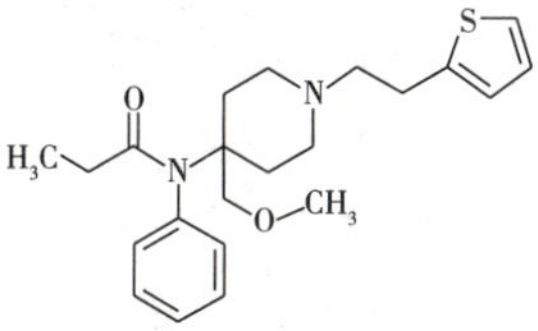 舒芬太尼	①将哌啶环中的苯基以噻吩替代 ②镇痛作用强，安全性好，治疗指数高，作用发生快，持续时间短 ③临床用于辅助麻醉的药物
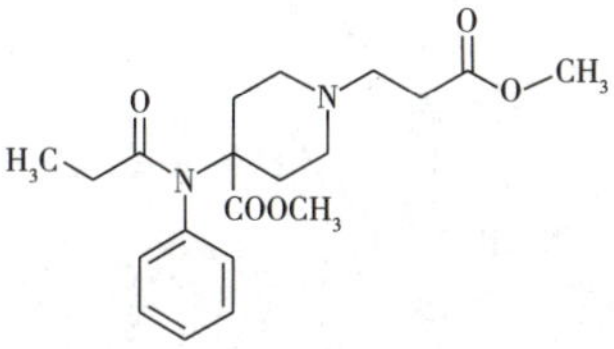 瑞芬太尼	①将哌啶环中的苯基以羧酸酯替代得到属于前体药物 ②具有起效快，维持时间短，无累积性阿片样效应 ③临床用于诱导和维持全身麻醉期间止痛、插管和手术切口止痛
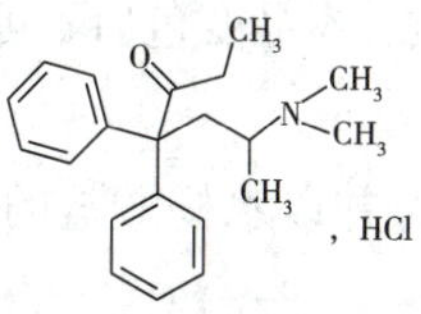 盐酸美沙酮	①结构中含有一个手性碳原子，其R-对映异构体的镇痛活性是S-对映异构体的两倍，临床常用外消旋体 ②镇痛作用比吗啡、哌替啶稍强，成瘾性等副作用相应较小；与吗啡比较，具有作用时间较长、不易产生耐受性、药物依赖性低的特点 ③安全窗较小，有效剂量与中毒量较接近 ④适用于各种原因引起的剧痛，临床上被用于治疗海洛因依赖脱毒和替代维持治疗的药效作用

（三）其他合成镇痛药

结构/名称	性质和代谢
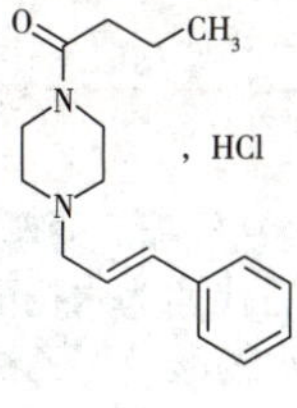 盐酸布桂嗪（强痛定）	①阿片受体的激动-拮抗剂 ②镇痛作用约为吗啡的1/3，显效速度快 ③用于各种疼痛，如神经痛、手术后疼痛、腰痛、灼烧后疼痛、排尿痛及肿瘤痛，偶有恶心或头晕、困倦等，停药后即消失，连续使用可致耐受和成瘾，故不可滥用
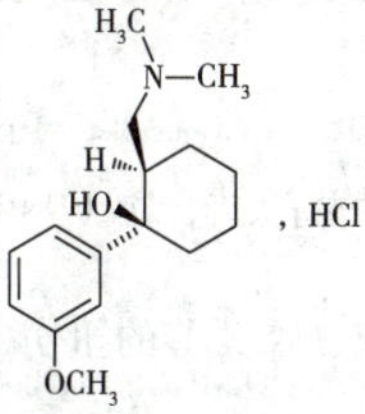 盐酸曲马多	①微弱的μ阿片受体激动剂 ②临床用外消旋体（±）-的镇痛作用得益于两者的协同性和互补性作用，ED_{50}比吗啡大9倍 ③在体内经肝脏CYP2D6酶代谢生成O-脱甲基曲马多，对μ、δ、κ受体亲和力增加，镇痛作用为曲马多的2～4倍，为吗啡的1/35 ④多经口服、直肠、静脉或肌注给药，可代替吗啡用于中度至重度术后或慢性疼痛的镇痛；镇痛作用显著；用于中重度、急慢性疼痛的止痛

第三节 解热镇痛及非甾体抗炎药物

考点1 解热镇痛药物★★★

分类	作用机制
水杨酸类药物	作用于下丘脑的体温调节中枢，选择性地抑制中枢环氧化酶，使前列腺素的合成和释放减少，发挥解热作用
苯胺类药物	
吡唑酮类药物	

（一）水杨酸类药物

1. 代表药物——阿司匹林

（1）结构与性质 阿司匹林水解生成的水杨酸与三氯化铁试液反应，呈紫堇色。此反应可用于本品的鉴别。

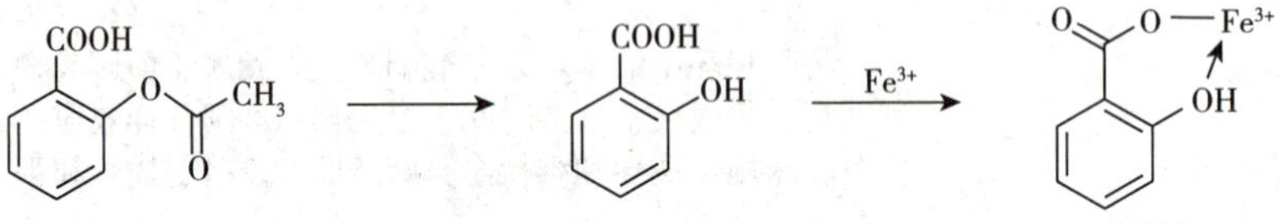

本品可在生产中带入水杨酸或在贮存中水解产生水杨酸，不仅有一定的毒副作用，还可在空气中逐渐被氧化成一系列淡黄、红棕甚至深棕色的醌类有色物质。本品变色后不可使用。

（2）体内代谢

1）特点 口服吸收迅速，大部分在肝内脱乙酰化生成水杨酸，并以水杨酸盐的形式迅速分布于全身各组织，也能渗入关节腔和脑脊液中。

2）水杨酸的主要代谢途径 是在甘氨酸-N-酰基转移酶（GLYAT）的作用下与甘氨酸结合，形成水杨酰甘氨酸，以及在UDP-葡萄糖醛酸转移酶（UGTs）的催化下与葡萄糖醛酸结合，最后从肾脏排泄。另有小部分水杨酸（<1%）被氧化为龙胆酸。

（3）临床应用 优良的解热镇痛抗炎药物，同时还用于预防和治疗心血管系统疾病等。

2. 其他常用药物

结构/名称	性质和代谢
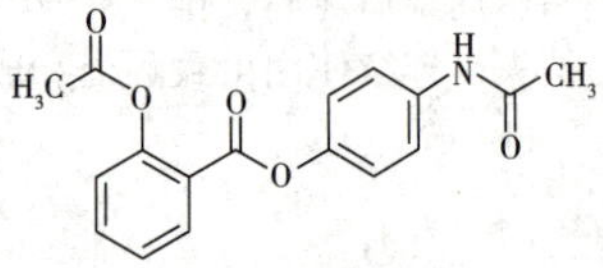 贝诺酯	①阿司匹林的分子中的羧基与对乙酰氨基酚的酚羟基成酯后的孪药 ②口服后在胃肠道不被水解，以原型吸收，吸收后代谢为水杨酸和对乙酰氨基酚；分解半衰期约为1小时；主要以水杨酸及对乙酰氨基酚的代谢产物的形式自尿中排出 ③适用于急慢性风湿性关节炎、类风湿关节炎、痛风，还可用于发热、头痛、牙痛、神经痛、手术后轻中度疼痛等
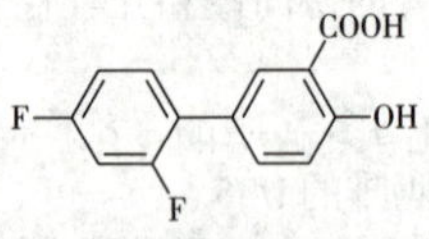 二氟尼柳	①乙酰水杨酸的5位上引入2,4-二氟苯基衍生物 ②口服吸收好；主要代谢物是羧基和羟基与葡糖醛酸结合物（90%的给药剂量） ③主要用于轻、中度疼痛的镇痛，如关节炎、腕、踝关节的扭伤、小手术、肿瘤等疼痛

（二）苯胺类药物

1. 代表药物—对乙酰氨基酚的性质
（1）在空气中稳定，在25℃和pH 6时，半衰期可达21.8年。
（2）分子中具有酰胺键，故贮藏不当时可发生水解，产生对氨基酚。

2. 体内代谢
（1）特点　口服后在胃肠道吸收迅速，T_{max}为0.5～1小时，体内分布均匀，$t_{1/2}$为1～3小时，血浆蛋白结合率为25%～50%。

（2）代谢部位　肝脏。

（3）代谢途径　主要代谢物是与葡萄糖醛酸或硫酸结合产物；极少部分可由CYP450氧化酶系统转化成毒性代谢产物N-羟基衍生物和N-乙酰亚胺醌。

正常情况下代谢产物N-乙酰亚胺醌可与内源性的谷胱甘肽结合而解毒，但在大量或过量服用对乙酰氨基酚后，肝脏内的谷胱甘肽会被耗竭，N-乙酰亚胺醌可进一步与肝蛋白的亲核基团（如SH）结合而引起肝坏死。这也是过量服用对乙酰氨基酚导致肝坏死、低血糖和昏迷的主要原因。各种含巯基的药物可用作对乙酰氨基酚过量的解毒剂。

3. 临床应用　本品不具有抗炎作用。临床上用于感冒引起的发热、头痛及缓解轻中度疼痛，如关节痛、神经痛及痛经等，同时也适用于对阿司匹林不能耐受或过敏的患者。

考点2　非甾体抗炎药★★★

非甾体抗炎药物是一类不含糖皮质激素而具有抗炎、解热、镇痛作用的药物。

类别	根据药效团分类	作用机制
羧酸类	芳基乙酸类	是通过抑制合成前列腺素所需的环氧酶（COX），拮抗前列腺素的生物合成，而发挥抗炎、解热、镇痛作用
	芳基丙酸类	
非羧酸类	含有潜在酸性药效团和作用于环氧酶-2的药物	

（一）羧酸类

1. 芳基乙酸类药物

结构/名称	性质和代谢
吲哚美辛	①抗炎活性强度与其乙酸基的酸性强度成正相关；2位的甲基取代基会产生立体排斥作用，加强了与受体的作用 ②室温下空气中稳定，但对光敏感；水溶液在pH 2～8时较稳定；可被强酸或强碱水解 ③口服吸收迅速，经代谢失活，有10%代谢物与葡萄糖醛酸结合，排出体外
舒林酸	①吲哚环上的-N-换成-CH=得到茚类衍生物 ②属前体药物，它在体外无效，在体内经肝代谢，甲基亚砜基被还原为甲硫基化合物而显示生物活性；自肾脏排泄较慢，半衰期长，故起效慢，作用持久 ③具有副作用较轻、耐受性好、长期服用不易引起肾坏死等特点

续表

结构/名称	性质和代谢
双氯芬酸钠	①作用机制除抑制环氧化酶的活性，拮抗前列腺素的生物合成外，还能抑制5-脂氧合酶，使炎症介质白三烯的合成减少，也能也能促进花生四烯酸与三酰甘油结合，使细胞内游离的花生四烯酸浓度降低，抑制花生四烯酸的释放 ②口服吸收迅速且完全，药物发生首过代谢 ③用于治疗风湿性关节炎、骨性关节炎、强直性脊柱炎等

2. 芳基丙酸类药物

（1）构效关系

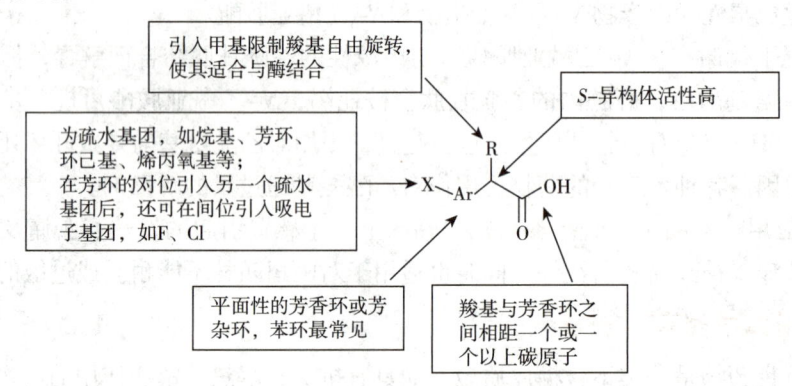

- 引入甲基限制羧基自由旋转，使其适合与酶结合
- S-异构体活性高
- 为疏水基团，如烷基、芳环、环己基、烯丙氧基等；在芳环的对位引入另一个疏水基团后，还可在间位引入吸电子基团，如F、Cl
- 平面性的芳香环或芳杂环，苯环最常见
- 羧基与芳香环之间相距一个或一个以上碳原子

（2）常用药物

结构/名称	性质和代谢
布洛芬	①芳基乙酸的α-碳原子上引入甲基得到的，以外消旋形式应用，但S-对映异构体的活性优于R-对映异构体 ②口服吸收快，体内消除快速；代谢物包括对丁基侧链的氧化（羟基化产物），进而羟基化产物进一步被氧化成羧酸代谢物，所有的代谢物均无活性
萘普生	①S-对映异构体的活性是R-对映异构体的35倍，以S-对映异构体上市 ②口服吸收迅速而完全。与血浆蛋白有高度的结合能力；大约有70%以原型排出
萘丁美酮（萘普酮）	①为非酸性的前体药物，其本身无环氧酶抑制活性；小肠吸收后，经肝脏首过代谢为活性代谢物 ②在体内对环氧酶-2有选择性的抑制作用 ③用于治疗类风湿关节炎，服后对胃肠道的不良反应较低
依托度酸	①吡喃羧酸类非甾体类抗炎药；抑制环氧化酶-2（COX-2），对COX-1影响小，抗风湿作用为阿司匹林的10倍，止痛作用为阿司匹林的2～3倍 ②用于类风湿关节炎、骨性关节炎及轻、中度疼痛
氟比洛芬	①丙酸类非甾体类抗炎药，为4位3'-氟代苯基布洛芬，抗炎作用和镇痛作用分别为阿司匹林的250倍和50倍 ②口服吸收好；代谢物主要是羟化物和结合物形式 ③适用于类风湿关节炎、骨性关节炎、强直性脊柱炎等

续表

结构/名称	性质和代谢
酮洛芬	①为3位苯甲酰基布洛芬，消炎作用较布洛芬强，且副作用小 ②口服易吸收，与食物同服时吸收减慢；血浆蛋白结合率为99% ③用于类风湿关节炎、风湿性关节炎、骨性关节炎、关节强硬性脊椎炎及痛风等
洛索洛芬	①为4位环戊酮甲基布洛芬，比吲哚美辛强10倍；是一种前药，可通过肝脏中的羰基还原酶迅速转化为具活性的反式醇代谢物；代谢中产生的顺式醇代谢物没有药理活性 ②用于类风湿关节炎、骨性关节炎、腰痛、肩周炎、颈肩腕综合征
非诺洛芬	①为3位苯氧基布洛芬，抗炎作用约是阿司匹林的50倍，保泰松的10倍 ②适用于治疗骨性关节炎、关节强直性脊椎炎、关节炎、痛风等

（二）非羧酸类

1. 昔康类

（1）结构特征　含有1,2-苯并噻嗪结构，其分子含有烯醇结构药效团。

（2）构效关系

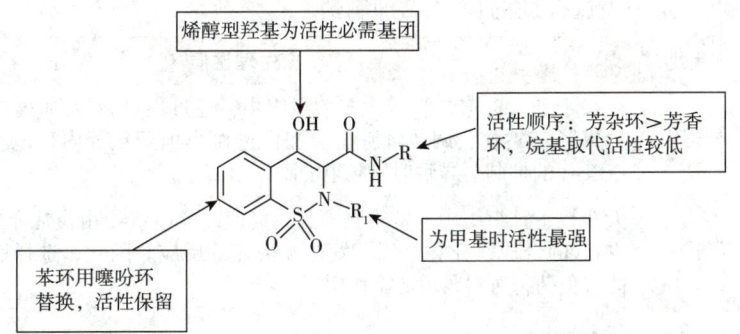

- 烯醇型羟基为活性必需基团
- 活性顺序：芳杂环＞芳香环，烷基取代活性较低
- R_1 为甲基时活性最强
- 苯环用噻吩环替换，活性保留

具有酸性，pK_a 大多为 4～6，N-杂环氨甲酰的酸性通常强于 N-芳环氨甲酰化合物。这种增强的酸性是由于吡啶氮原子可进一步稳定烯醇阴离子，使产生的异构体更为稳定。

（3）常用药物

结构/名称	性质和代谢
吡罗昔康	①含有烯醇型羟基药效团，是第一个上市的昔康类药物 ②口服吸收好；食物可降低吸收速度，但不影响吸收总量；经肝脏代谢，主要代谢物是吡罗昔康和5′-羟基吡罗昔康与葡萄糖醛酸结合物；多次给药易致蓄积 ③用于治疗风湿性关节炎及类风湿关节炎，有明显的镇痛、抗炎及一定的消肿作用
美洛昔康	①吡罗昔康分子中的芳杂环 N-（吡啶-2-基）被 5-甲基-N-（噻唑-2-基）替代产物，选择性抑制环氧化酶-2（COX-2），对环氧化酶-1的抑制作用弱 ②口服吸收好；在肝脏代谢，主要代谢产物为5′-羧基美洛昔康，代谢产物没有药效学活性 ③适用于类风湿关节炎和骨性关节炎等的疼痛、肿胀及软组织炎症、创伤性疼痛、手术后疼痛的对症治疗

续表

结构/名称	性质和代谢
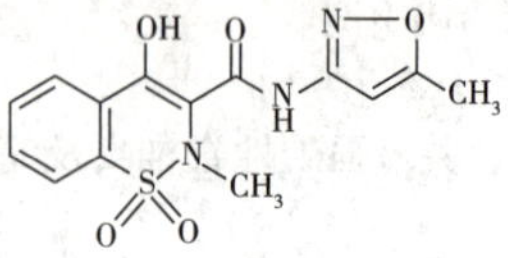 依索昔康	①将美洛昔康的噻唑环用异噁唑替代产物 ②口服 T_{max} 为 4~8 小时；$t_{1/2}$ 为 21~70 小时 ③用于类风湿关节炎、关节强直性脊柱炎、痛风发作、术后或外伤疼痛等
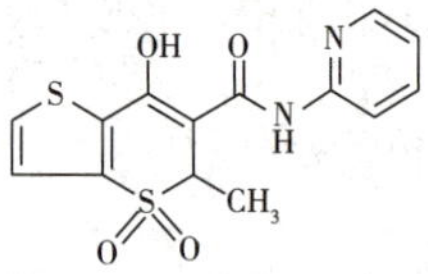 替诺昔康	①将吡罗昔康中的苯环以噻吩替代得到 ②口服吸收迅速而完全；绝对生物利用度为 100%；在肝脏中代谢产物无药理活性 ③用于慢性和变形性关节炎、腰痛、颈肩腕综合征、术后及外伤后的炎症、急性痛风等
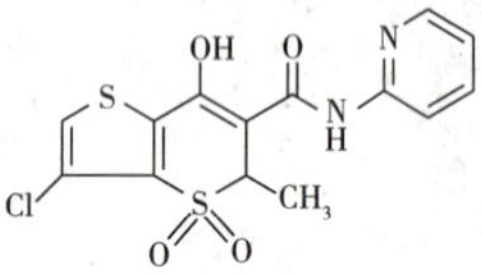 氯诺昔康	①替诺昔康的 7- 氯代物 ②口服完全吸收；与食物同时服用，延迟吸收，主要在肝脏被代谢成无活性的 5- 羟基氯诺昔康；体内半衰期非常短，多次重复给药不会在体内蓄积 ③用于各种急性、轻度至中度疼痛和风湿性疾病引起的关节疼痛和炎症

2. 昔布类

（1）作用特点　是一类选择性的 COX-2 抑制药。

环氧化酶类型	特点	生理性质
COX-1	结构酶	存在于肠、胃道、肾等大多数组织中，通过促进 PG 及血栓烷 A_2 的合成，保护胃肠道黏膜、调节肾脏血流和促进血小板聚集等内环境稳定，因此，对 COX-1 的抑制会导致对胃肠道的副作用
COX-2	诱导酶	大多数正常组织中通常检测不到，炎症部位 COX-2 由炎症介质诱导产生，促进 PG 的合成，介导疼痛、发热和炎症等反应。因此，选择性 COX-2 抑制药能避免药物对胃肠道的副作用

传统的非甾体抗炎药作用于 COX-1 和 COX-2。在产生抗炎作用的同时，由于抑制 COX-1 而产生胃肠道黏膜伤害作用；COX-2 抑制药抗炎作用强，胃肠道副作用小，但由于打破正常情况下的 TXA_2 和 PGI_2 处于平衡状态，而产生心血管事件。临床上需加以重视。

（2）结构特征

结构/名称	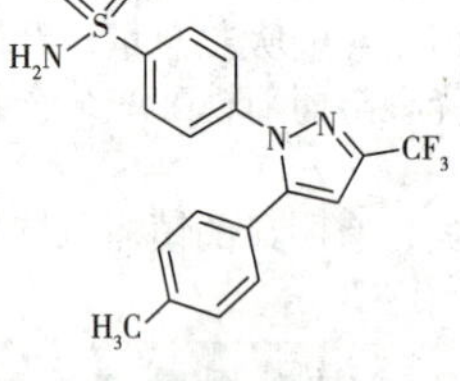 塞来昔布	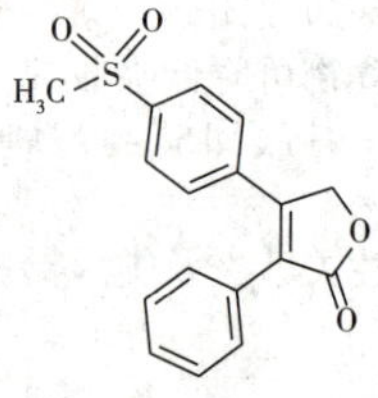 罗非昔布	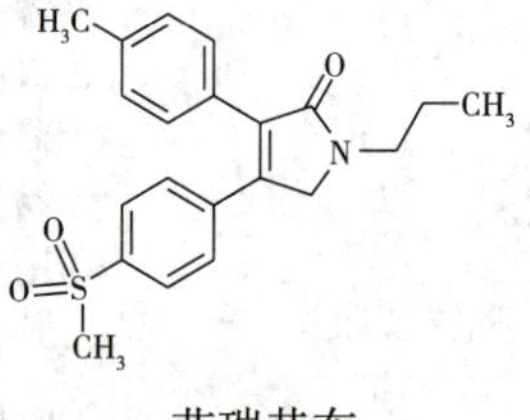 艾瑞昔布
性质和应用	①含有氨磺酰基取代苯的分子 ②有增大心血管事件的风险	含有甲磺酰基取代苯的分子，同塞来昔布	①以不饱和吡咯烷酮作为支架，连接有甲磺酰基取代苯和甲基苯形成的药物结构 ②治疗关节疼痛、骨性关节炎的一线治疗药物

第四节 呼吸系统疾病药物

一、平喘药物

考点1 拟肾上腺素药物★★★

拟肾上腺素药物又称肾上腺素受体激动剂药,根据作用受体与机制的不同,分为α、β肾上腺受体混合激动剂、α肾上腺受体激动剂药和β肾上腺受体激动剂药。

(一)α、β肾上腺受体混合激动剂药物

1. 作用特点 对肾上腺能受体无选择性激动作用,可间接或直接作用于α受体和β受体产生激动效应。

2. 常用的药物

结构/名称	性质和代谢
肾上腺素	①可直接激动α、β受体 ②是体内神经递质,在分子中含有邻二酚羟基;中性或碱性水溶液中不稳定,遇碱性肠液能分解,故口服无效;对酸、碱、氧化剂和温度敏感 ③临床上用于过敏性休克、心搏骤停的急救,控制支气管哮喘的急性发作
麻黄碱	①可促进肾上腺素能神经末梢释放递质,间接产生拟肾上腺素作用 ②来自于天然植物,分子中含有2个手性碳原子,共有四个光学异构体,一对为赤藓糖型对映异构体,称为麻黄碱,另一对为苏阿糖型,称为伪麻黄碱;临床上使用的伪麻黄碱,拟肾上腺素作用比麻黄碱稍弱,但中枢副作用较小,也是很多复方感冒药的主要成分 ③口服后易被肠道吸收,大部分以原型自尿排出;代谢和排泄较慢,故作用持久 ④临床上用于支气管哮喘,也用于过敏性反应及鼻黏膜充血肿胀引起的鼻塞等的治疗,也可以用于心动过缓 ⑤为二类精神药品

(二)β肾上腺受体激动剂

1. 分类 ①非选择性β肾上腺受体激动剂;②选择性$β_1$受体激动剂剂;③选择性$β_2$受体激动剂。

2. 选择性$β_2$受体激动药的基本结构和构效关系

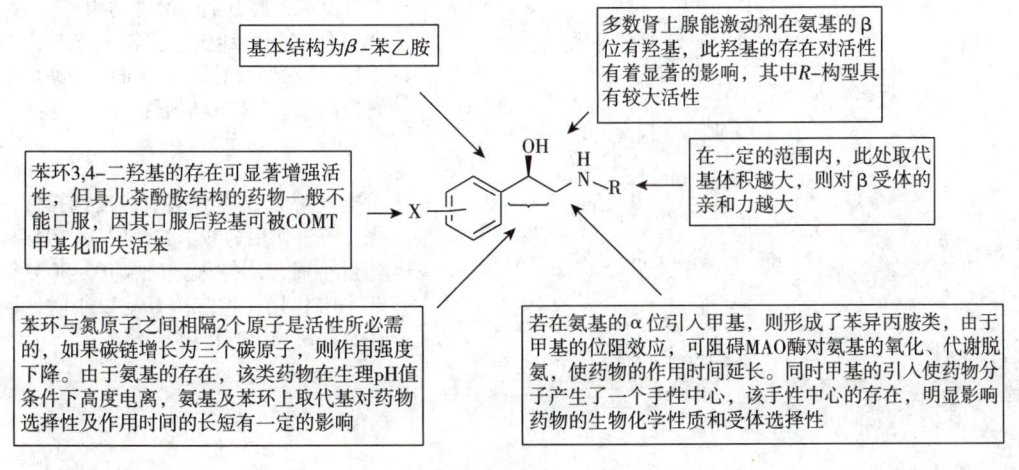

- 基本结构为β-苯乙胺
- 多数肾上腺能激动剂在氨基的β位有羟基,此羟基的存在对活性有着显著的影响,其中R-构型具有较大活性
- 苯环3,4-二羟基的存在可显著增强活性,但具儿茶酚胺结构的药物一般不能口服,因其口服后羟基可被COMT甲基化而失活苯
- 在一定的范围内,此处取代基体积越大,则对β受体的亲和力越大
- 苯环与氮原子之间相隔2个原子是活性所必需的,如果碳链增长为三个碳原子,则作用强度下降。由于氨基的存在,该类药物在生理pH值条件下高度电离,氨基及苯环上取代基对药物选择性及作用时间的长短有一定的影响
- 若在氨基的α位引入甲基,则形成了苯异丙胺类,由于甲基的位阻效应,可阻碍MAO酶对氨基的氧化、代谢脱氨,使药物的作用时间延长。同时甲基的引入使药物分子产生了一个手性中心,该手性中心的存在,明显影响药物的生化化学性质及受体选择性

3. 常用的药物

类别	结构/名称	药理性质和代谢
非选择性β肾上腺受体激动药	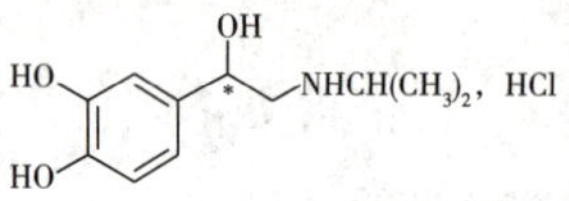 异丙肾上腺素	①能兴奋 $β_1$ 和 $β_2$ 受体，有松弛支气管平滑肌的作用，同时可兴奋心脏而加快心率，产生心悸、心动过速等较强的心脏副作用 ② 外消旋体盐酸盐临床用于治疗支气管哮喘发作
选择性 $β_2$ 受体激动药	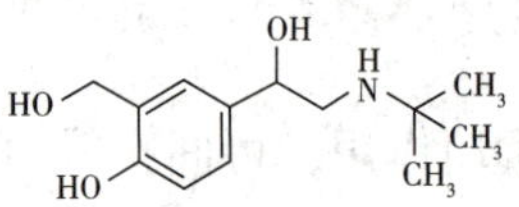 沙丁胺醇	①将异丙肾上腺素苯核3位的酚羟基用羟甲基取代，N原子上的异丙基用叔丁基取代得到 ②市售的是外消旋体，常用其硫酸盐 ③口服有效，作用持续时间较长
	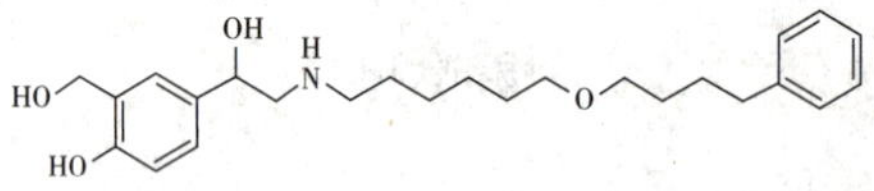 沙美特罗	①在沙丁胺醇的侧链氮原子上的叔丁基用一长链的亲脂性取代基取代得到 ② 长效 $β_2$ 受体激动药，在肺中发挥作用；在体内经羟化作用而广泛代谢
	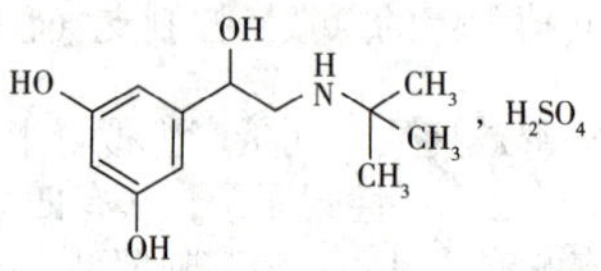 硫酸特布他林	① 将异丙肾上腺素的分子中的邻二羟基改为间二羟基得到 ②对气管 $β_2$ 受体选择性较高，对心脏 $β_1$ 受体的作用仅为异丙肾上腺素的 1/100。且不易被 COMT、MAO 或硫酸酯酶代谢，化学稳定提高，可口服，作用持久
	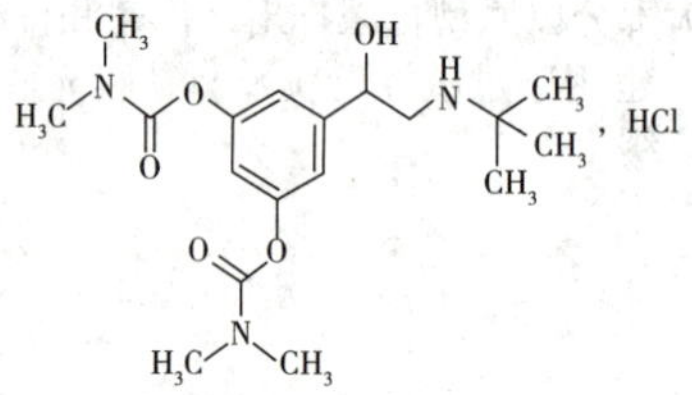 盐酸班布特罗	将特布他林苯环上两个酚羟基酯化制成的双二甲氨基甲酸酯前药为盐酸班布特罗，吸收后在体内经肝脏代谢成为有活性的特布他林而发挥作用
	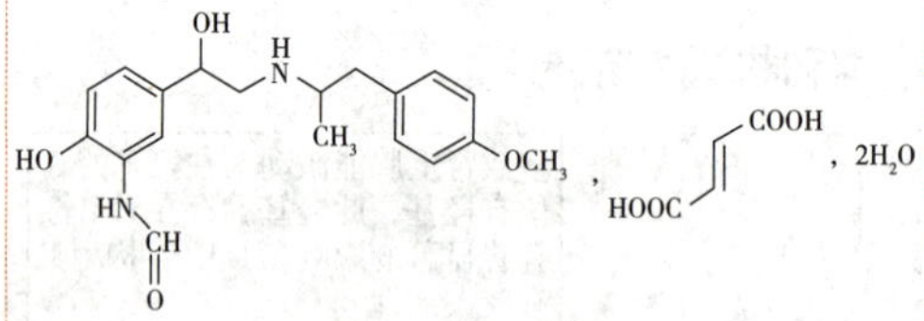 富马酸福莫特罗	①含有3′-甲酰氨基-4′-羟基苯环以及烷基苯乙胺基的脂溶性结构 ②虽然其脂溶性比沙美特罗略小，但作用持续时间相同（12小时），亦属于长效的 $β_2$ 受体激动剂药
	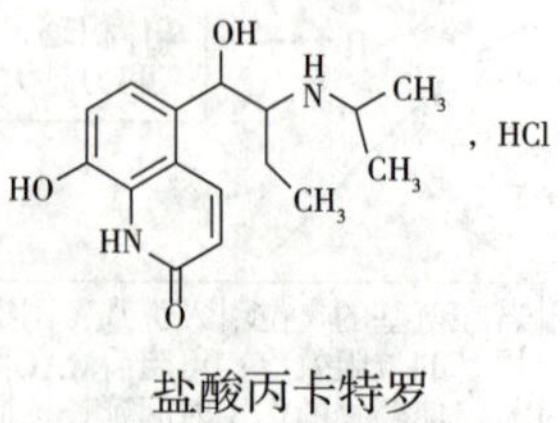 盐酸丙卡特罗	对支气管的 $β_2$ 受体具有高度选择性，扩张支气管作用为沙丁胺醇的3~10倍，用药量小而作用持久。口服10~30分钟即起平喘作用，可维持10~12小时；同时还有祛痰和镇咳作用

考点 2 影响白三烯系统药物 ★★★

白三烯（LTs）是一类含三个共轭双键的二十碳直链羟基酸的总称，化学结构有 LTA、LTB、LTC、LTD、LTE、LTF 等大类，这些缩写的右下角以数字标示出分子中双键的数目。LTC4、LTD4、LTE4 和 LTF4 的结构中都含有半胱氨酸残基，称半胱氨酰白三烯（cysLT），有着比组胺更强的收缩支气管和增加微血管通透性的活性，是重要的过敏介质，也称过敏的慢反应物质（SRS-A）。影响白三烯系统药物有白三烯受体的拮抗剂、5-脂氧酶抑制剂等。

结构/名称	作用机制	药代动力学特点
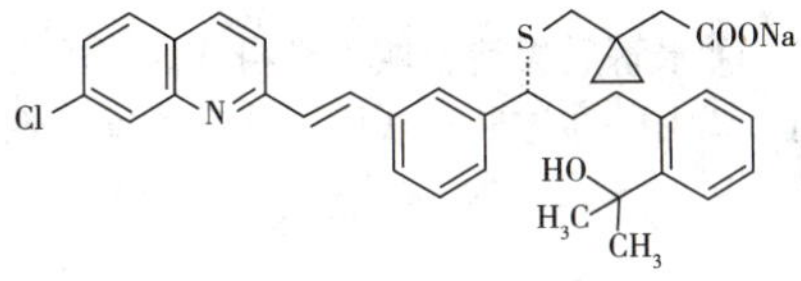 孟鲁司特	选择性白三烯受体拮抗剂，拮抗过敏介质介导的气道收缩、炎症和支气管痉挛	①口服吸收迅速，达峰时间为3小时 ②**主要通过胆汁排泄**，代谢与 CYP3A4 和 CYP2C9 有关
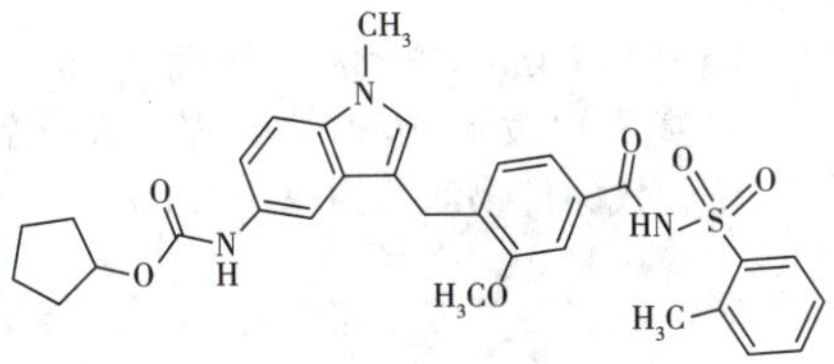 扎鲁司特	LTD$_4$ 拮抗剂，亲和力为天然配基的2倍，用于轻中度哮喘治疗	①口服后3小时达峰，半衰期约10小时。与食物同服，生物利用度降低40% ②主要由 CYP3A4 和 CYP2C9 代谢。
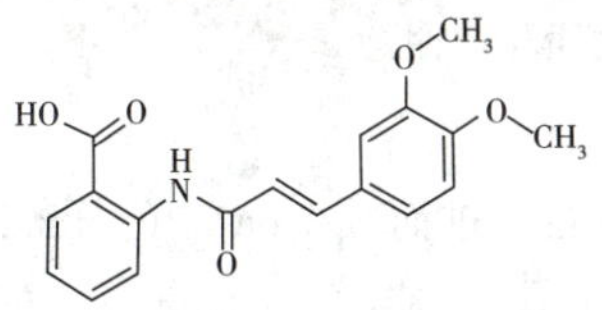 曲尼司特	过敏介质阻滞剂，抑制过敏反应	①口服后2～3小时达峰，半衰期8.6小时 ②**主要从尿中排出**，代谢产物为脱甲基与硫酸及葡萄糖醛酸结合物
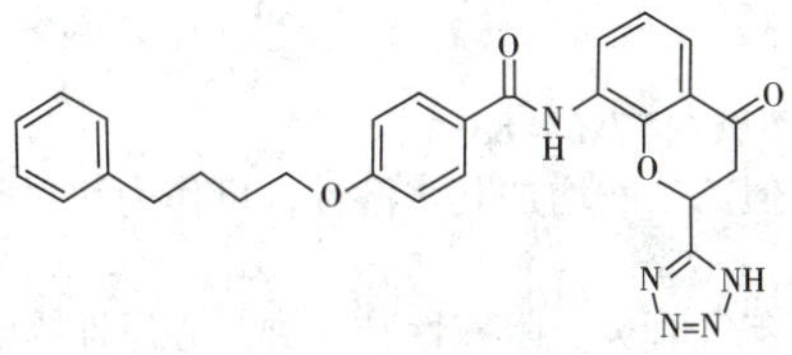 普鲁司特	白三烯受体拮抗剂，选择性结合 LTC$_4$、LTD$_4$、LTE$_4$ 受体，抑制支气管收缩和血管高渗透性和肺功能	改善轻中度哮喘患者肺功能，减少哮喘症状评分和夜间憋醒次数
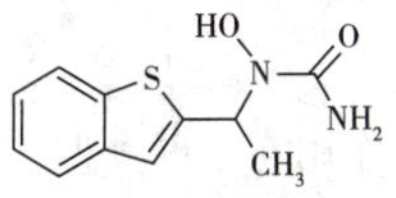 齐留通	5-脂氧合酶抑制剂	①口服吸收迅速 ②**肝脏代谢为主**

考点 3 肾上腺皮质激素类平喘药物 ★★★

用于控制哮喘症状的肾上腺皮质激素药物，在体内易于代谢是失活的药效团，在非作用部位易于代谢无效或糖皮质素作用小的物质，减少糖皮质激素的副作用。

结构/名称	吸收与分布	代谢与排泄
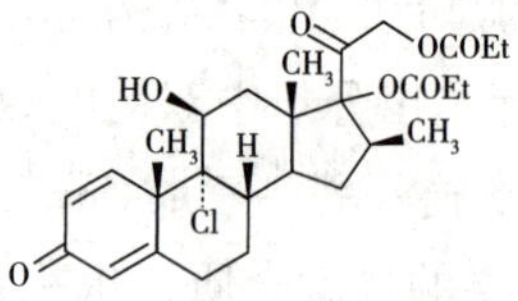 丙酸倍氯米松	①吸入后迅速自肺吸收，生物利用度为10%~25% ②部分残留在口腔，75%咽下后经胃肠道吸收	①主要在肝脏代谢。水解为有活性的单丙酸酯，最终水解为无活性的倍氯米松 ②少量经肾脏排泄，大部分以代谢物形式从粪便排出
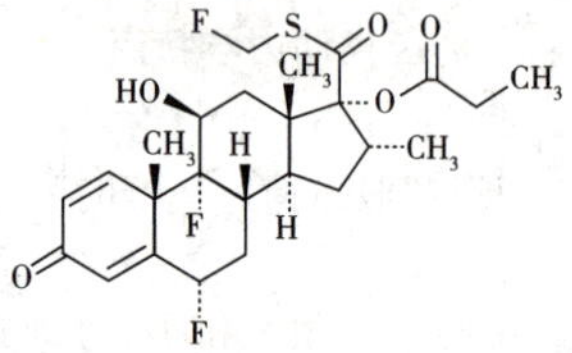 丙酸氟替卡松	①分子结构中17位β羧酸酯衍生物具有活性 ②局部抗炎活性高，全身副作用少	①水解后失活，减少全身作用 ②主要通过肝脏代谢，代谢物无活性
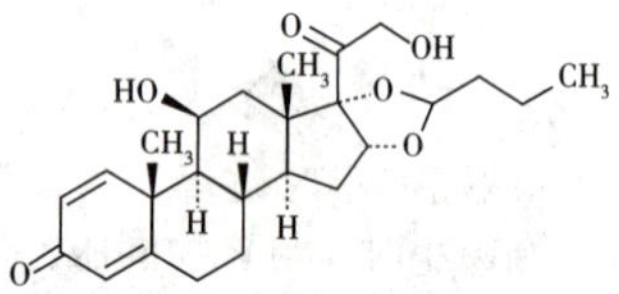 布地奈德	吸入后迅速吸收，主要在肺部发挥作用	经肝脏P450（CYP3A4）代谢为16α-羟基氢化泼尼松和6β羟基-布地奈德，代谢产物活性为原药的1%

考点4 磷酸二酯酶抑制药★★

结构/名称	药理性质和代谢
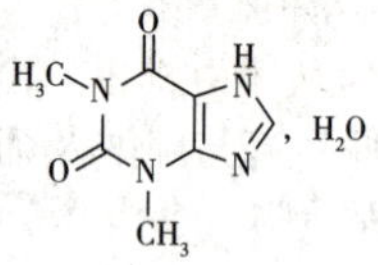 茶碱	①pK_a（HA）8.6，pK_a（HB$^+$）3.5 ②抑制磷酸二酯酶（PDE）的活性，进而减少cAMP的分解，增加cAMP的含量，用于控制哮喘 ③口服易吸收 ④在用药期间应监测其血药浓度
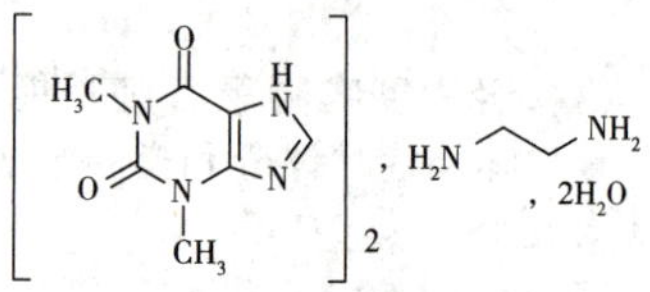 氨茶碱	①茶碱与乙二胺的复盐，含茶碱约77%~83% ②药理作用主要来自茶碱。但乙二胺增加其水溶性，可作为注射剂使用。 ③用于支气管哮喘、哮喘性支气管炎、阻塞性肺气肿、心源性哮喘等疾病
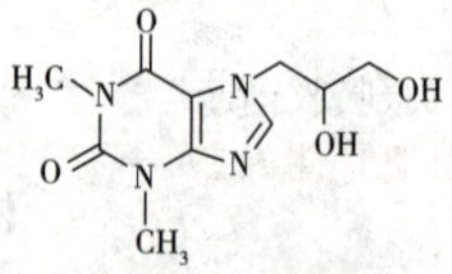 二羟丙茶碱	①茶碱7位二羟丙基取代的衍生物 ②在体内不能被代谢成茶碱，其药理作用与茶碱类似，但平喘作用比茶碱稍弱，心脏兴奋作用弱 ③适用于伴心动过速的哮喘患者
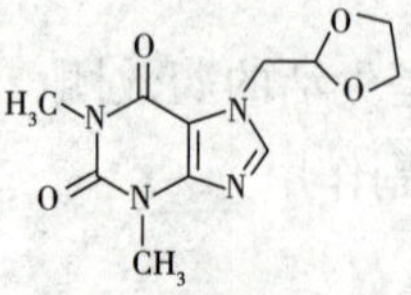 多索茶碱	①为甲基黄嘌呤的衍生物，可直接作用于支气管，松弛支气管平滑肌 ②抑制平滑肌细胞内的磷酸二酯酶，松弛平滑肌 ③用于支气管哮喘、喘息性慢性支气管炎及其他支气管痉挛引起的呼吸困难

第六章 药物的结构与作用

考点 5 抗胆碱类药物 ★★★

结构/名称	药理性质和代谢
异丙托溴铵	①阿托品的 N-异丙基类似物 ②支气管扩张效应可以被认为是局部的、位点特异性的效应。吸入剂量的大部分被吞咽和排泄 ③副作用包括视力模糊、口干、心动过速、排尿困难和头痛。喷入眼中后，扩张作用会诱发或加重窄角青光眼 ④主要用于缓解与COPD相关的支气管痉挛；通过鼻腔喷雾给药。吸入剂的起效时间为15分钟，作用持续时间相当短（<4小时）
噻托溴铵	①N-甲基东莨菪碱的 α,α-二噻吩衍生物，是颠茄中天然存在的东莨菪碱的季铵类似物 ②以干粉形式吸入给药，起效时间为30分钟 ③由CYP3A4和CYP2D6代谢。不良反应包括口干、视物模糊、心动过速、排尿困难、头痛和窄角青光眼恶化 ④用于缓解与COPD相关的支气管痉挛，吸入时可以被认为是一种针对肺部的特定部位局部药物
阿地溴铵	①结构上与噻托溴铵含有相同的侧链，噻托溴铵结构中N-甲基东莨菪碱部分被N-苯氧基丙基-1-氮杂双环〔2,2,2〕辛烷环取代 ②长效支气管扩张剂，起效迅速 ③用于慢性阻塞性肺疾病的吸入治疗，对轻度至重度COPD患者使用，可产生持续的支气管扩张，且无相关的副作用
乌美溴铵	①结构上与阿地溴铵类似，具有相同的氮杂双环体系，但是噻吩基环被苯基取代，并且N-芳烷基醚的氧原子在碳链中的位置发生了变化，是对M_3毒蕈碱受体具有选择性的竞争性可逆拮抗剂 ②可能会加重急性窄角青光眼和尿潴留，尤其是在前列腺增生或膀胱颈梗阻的患者中 ③用于COPD患者气流阻塞的长期维持治疗，是一种长效支气管扩张剂，每日一次给药
格隆溴铵	①是一种氨基醇酯抗胆碱能药 ②静脉给药后，其T_{max}在5分钟内出现 ③谨慎用于青光眼、BPH(良性前列腺增生)、糖尿病和重症肌无力患者。副作用包括腹痛、腹泻、恶心、关节痛、背痛、呼吸困难、鼻咽炎和诱发支气管痉挛 ④用于COPD的吸入治疗，剂量为15.6μg，每日2次

二、镇咳药物

考点 6 镇咳类药物 ★★★

结构/名称	药理性质和代谢
磷酸可待因	①吗啡的3位甲醚衍生物 ②口服后迅速吸收，体内代谢在肝脏进行，约有8%的可待因代谢后生成吗啡，可产生成瘾性 ③镇咳作用强而迅速，类似吗啡。镇痛作用弱于吗啡

续表

结构/名称	药理性质和代谢
右美沙芬	①具有吗啡喃的基本结构 ②在胃肠道迅速吸收，在肝脏代谢，由肾脏排泄 ③大剂量服用可能产生大脑损伤、失去意识及心律不齐等副作用 ④用于治疗感冒、急慢性支气管炎、咽喉炎等引起的少痰咳嗽。主要用于治疗干咳

考点 7 祛痰类药物 ★★★★

结构/名称	性质和代谢
盐酸溴己新	①口服易吸收，溴己新分子在体内可发生环己烷羟基化代谢和 $N-$ 去甲基代谢得到活性代谢物氨溴索 ②可降低痰液的黏稠性，用于支气管炎和呼吸道疾病
盐酸氨溴索	①口服吸收迅速，生物利用度约为 70%～80% ②0.5～3 小时血药浓度达到峰值 ③可增加呼吸道黏膜浆液腺的分泌，减少黏液腺分泌，减少和断裂痰液中的黏多糖纤维，使痰液黏度降低，痰液变薄，易于咳出 ④有一定的镇咳作用
乙酰半胱氨酸	①为巯基化合物，易被氧化，应密闭、避光保存，其水溶液在空气中易氧化变质，应临用前配制 ②与抗生素如两性霉素、氨苄西林等，有配伍禁忌 ③具有较强的黏液溶解作用。该作用在 pH 7 时最大，在酸性环境下作用弱 ④可用于对乙酰氨基酚中毒的解毒
羧甲司坦	①为半胱氨酸的类似物 ②在细胞水平影响支气管腺体的分泌，使低黏度的唾液黏蛋白分泌增加，而高黏度的岩藻黏蛋白产生减少，因而使痰液的黏滞性降低，易于咳出

三、组胺 H_1 受体拮抗药物

考点 8 组胺 H_1 受体拮抗药物 ★★★

（一）基本结构和构效关系

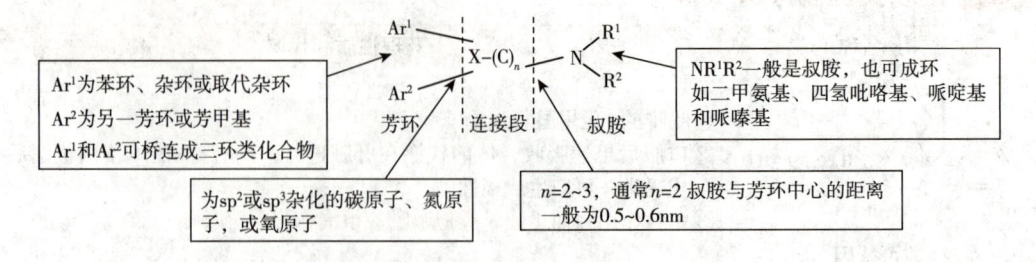

- Ar^1 为苯环、杂环或取代杂环
- Ar^2 为另一芳环或芳甲基
- Ar^1 和 Ar^2 可桥连成三环类化合物
- 芳环
- 为 sp^2 或 sp^3 杂化的碳原子、氮原子，或氧原子
- 连接段
- 叔胺
- $n=2\sim3$，通常 $n=2$ 叔胺与芳环中心的距离一般为 0.5～0.6nm
- NR^1R^2 一般是叔胺，也可成环如二甲氨基、四氢吡咯基、哌啶基和哌嗪基

（二）常用药物

按化学结构可分为乙二胺类、氨基醚类、丙胺类、三环类、哌嗪类和哌啶类。

1. 氨基醚类　用 Ar_2CHO- 代替乙二胺类的 $ArCH_2N(Ar)-$ 部分，得到氨烷基醚类 H_1 受体拮抗药。

结构/名称	性质和代谢
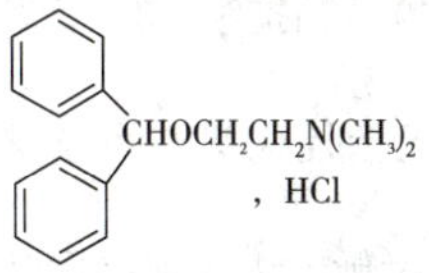 盐酸苯海拉明	①氨烷基醚类的代表药，能竞争性拮抗组胺 H_1 受体而产生抗组胺作用 ②口服吸收完全；具有药酶诱导作用，加速自身代谢；24小时内几乎全部排出 ③临床上主要用于荨麻疹、过敏性鼻炎和皮肤瘙痒等皮肤、黏膜变态反应性疾病
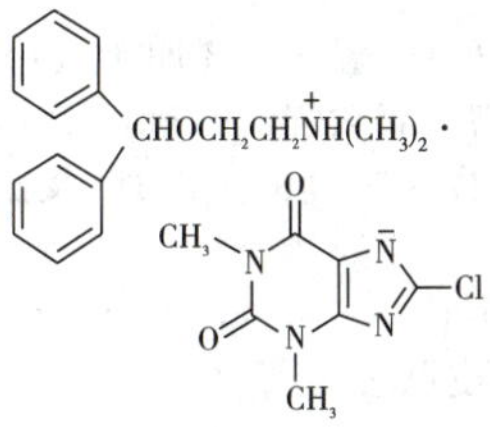 茶苯海明	①为克服苯海拉明的嗜睡和中枢抑制副作用，与具有中枢兴奋作用的8-氯茶碱结合成的盐 ②口服吸收迅速完全，经肝脏代谢 ③用于防治晕动症；如晕车、晕船、晕机所致的恶心、呕吐；对肿瘤化疗引起的恶心、呕吐无效
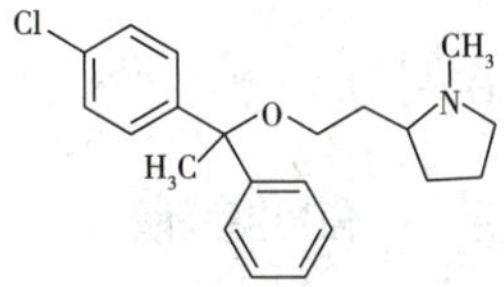 氯马斯汀	①分子中含有手性中心，对受体有着立体选择性；RR 和 RS 构型活性较大，优映体是 $R,R-(+)-$ 体，$ER=29$，SR 构型次之，SS 构型活性最小 ②临床用其富马酸盐治疗荨麻疹、过敏性鼻炎、湿疹及其他过敏性皮肤病，也可治疗支气管哮喘
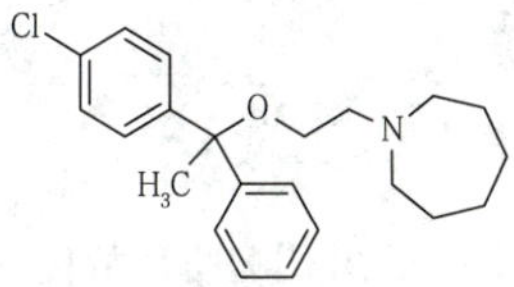 司他斯汀	①氯马斯汀分子中的甲基四氢吡咯被环己亚胺替代物 ②口服吸收快，30分钟内起效；两次服用无蓄积倾向 ③用于治疗由组胺引起的各种过敏性疾病

2. 丙胺类

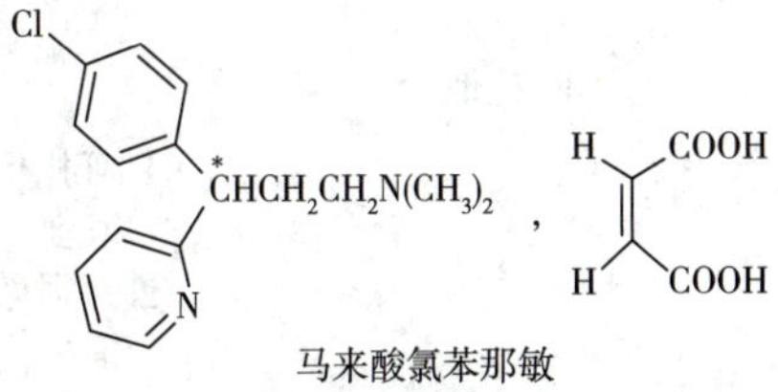

（1）结构特征　运用生物电子等排原理，将乙二胺和氨烷基醚类结构中—N—和—O—用-CH-替代，获得一系列芳香基取代的丙胺类衍生物。

常用药物有马来酸氯苯那敏，氯苯那敏中含有一个手性碳原子，$S-$ 构型右旋体的活性强于 $R-$ 构型左旋体，药用品为其外旋体。

（2）体内代谢

1）代谢特点　氯苯那敏，口服后吸收快且完全。口服起效时间为15～60分钟，血药浓度3～6小时可达峰值。$t_{1/2}$ 为12～15小时，可在体内维持3～6小时。

2）代谢途径　体内大部分由肝脏代谢，代谢物主要有 $N-$ 去甲基氯苯那敏和氯苯那敏 $N-$ 氧化物，24小时后大部分经肾脏排出体外。

（3）作用特点　氯苯那敏对组胺 H_1 受体的竞争性拮抗作用甚强，且作用持久。对中枢抑制作用较弱，嗜睡副作用较小，抗胆碱作用也较弱。

（4）临床应用　适用于日间服用，治疗荨麻疹、过敏性鼻炎、结膜炎等。也用在多种复方制剂和化妆品中。

3. 三环类　将前述的 H_1 受体拮抗药结构中的两个芳香环的邻位连接起来即构成三环类组胺 H_1 受体拮抗药。

结构/名称	性质和代谢
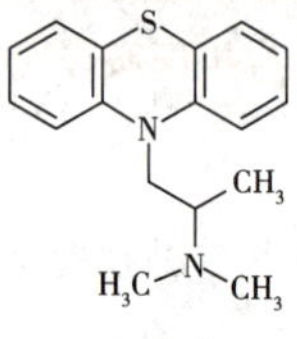 异丙嗪	①最早发现的吩噻嗪结构的三环类抗组胺药，能竞争性拮抗组胺 H_1 受体而产生抗组胺作用 ②注射给药后吸收快而完全；主要在肝内代谢，无活性代谢产物经尿排出，经粪便排出量少 ③用于皮肤及黏膜过敏、过敏性鼻炎、哮喘、食物过敏、皮肤划痕症以及晕车、晕船、晕机等
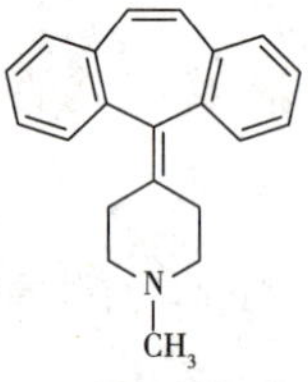 赛庚啶	①将吩噻嗪环上的硫原子被其电子等排体—CH=CH—置换，氮原子被 sp^2 杂化的碳原子置换，异丙胺侧链换为甲基哌啶物，有较强的拮抗 H_1 受体作用，可抑制肥大细胞释放过敏介质，并具有轻、中度的抗5-HT及抗胆碱作用 ②口服后经胃肠黏膜吸收分布广泛，可通过血-脑屏障 ③可用于荨麻疹、湿疹、过敏性和接触性皮炎、皮肤瘙痒等，疗效良好。也可用于鼻炎、偏头痛、支气管哮喘等
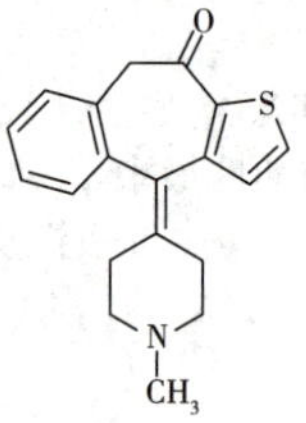 酮替芬	①将赛庚啶结构中的—CH=CH—替换为—CH₂CO—，并用噻吩环替代靠近羰基的苯环得到，强效的 H_1 受体拮抗药，还可抑制过敏介质释放 ②口服用迅速吸收，主要代谢物是非活性酮替芬-N-葡萄糖醛酸、去甲酮替芬和10α-羟基衍生物 ③用于防治哮喘和支气管痉挛
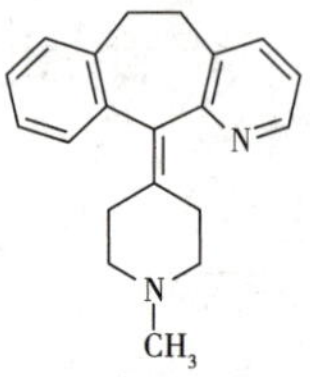 阿扎他定	①将赛庚啶结构中的—CH=CH—替换为—CH₂CH₂—，并用噻吩环替代一个苯环得到 ②属于第一代 H_1 受体拮抗药
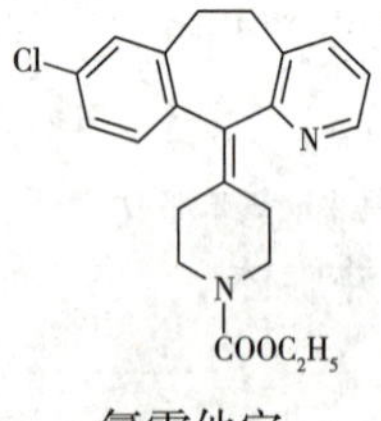 氯雷他定	①阿扎他定的苯环上氯代，并将碱性氮甲基部分换以中性的氨甲酸乙酯得到 ②为强效、长效、选择性对抗外周 H_1 受体的非镇静类 H_1 受体拮抗药，为第二代抗组胺药 ③无抗肾上腺素能和抗胆碱能活性及中枢神经抑制作用。同时还具抗过敏介质血小板活化因子PAF的作用 ④口服吸收迅速，不能通过血-脑屏障 ⑤临床上用于治疗过敏性鼻炎、慢性荨麻疹及其他过敏性皮肤病
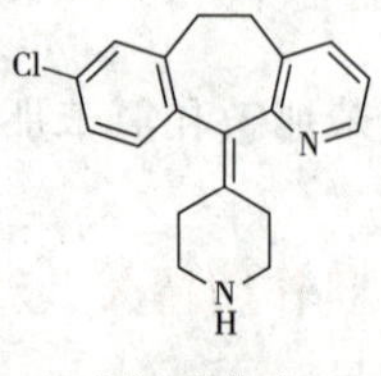 地氯雷他定	①是氯雷他定的活性代谢物，为第三代抗组胺药 ②无心脏毒性，且有起效快、效力强、药物相互作用少等优点 ③临床上用于治疗过敏性鼻炎和慢性荨麻疹

4. 哌嗪类药物

（1）结构特征

药物名称	结构特点	性质
氯环利嗪	将乙二胺结构环化成哌嗪环	具有很好的抗组胺活性，且作用时间较长
西替利嗪	分子中引入亲水性基团羧甲氧烷基	分子呈两性离子，不易穿透血-脑屏障，故大大减少了镇静作用，发展为第二代抗组胺药物，即非镇静H_1受体拮抗药；含有一个手性中心，具有旋光性，左旋体活性比右旋体活性更强
左西替利嗪	西替利嗪R-(−)-异构体	对H_1受体的亲和力约为右旋体的30倍，是西替利嗪的2倍

（2）体内代谢　西替利嗪口服10mg后，T_{max}为30～60分钟。食物因素对吸收程度无影响，肝脏仅有少量代谢，首过消除很小。主要以原型通过肾脏消除。长期给药并不改变药物清除率。不易透过血-脑脊液屏障。

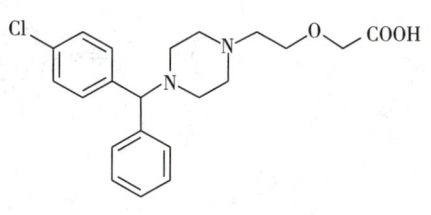

（3）应用　西替利嗪用于治疗季节性变应性鼻炎（过敏性鼻炎，花粉症）。对急性和慢性的皮肤、眼部、呼吸道等过敏反应均有较好的疗效，常用于过敏性鼻炎、皮炎、眼结膜炎、哮喘、荨麻疹等。

西替利嗪

5. 哌啶类药物

哌啶类H_1受体拮抗药均为非镇静性抗组胺药。此类药物对外周H_1受体具有高度选择性，无中枢抑制作用，没有明显的抗胆碱作用。

结构/名称	性质和代谢
特非那定	①第一个哌啶类H_1受体拮抗药 ②口服吸收迅速完全不易通过血-脑脊液屏障；经肝脏代谢，代谢物具抗组胺药理活性 ③特别适用于过敏性鼻炎和荨麻疹，也可用于神经性皮炎，有心脏毒性，可致心律失常等
非索非那定	①特非那定的活性代谢物，因含有羧基无中枢镇静作用，也无心脏毒性；为第三代抗组胺药 ②口服后吸收迅速，不能通过血-脑屏障，几乎不代谢 ③适用于减轻季节性过敏性鼻炎和慢性特发性荨麻疹引起的症状
依巴斯汀	①将特非那定分子中二苯羟甲基替换为二苯甲氧基，并将侧链的羟基换为羰基，比特非那定更有效且作用持续时间更长的非镇静抗过敏药 ②口服吸收良好，代谢产物为卡瑞斯汀，较少或不透过血-脑脊液屏障 ③临床上用于变应性疾病，包括儿童变应性鼻炎、季节性鼻炎、枯草热和慢性荨麻疹等

续表

结构/名称	性质和代谢
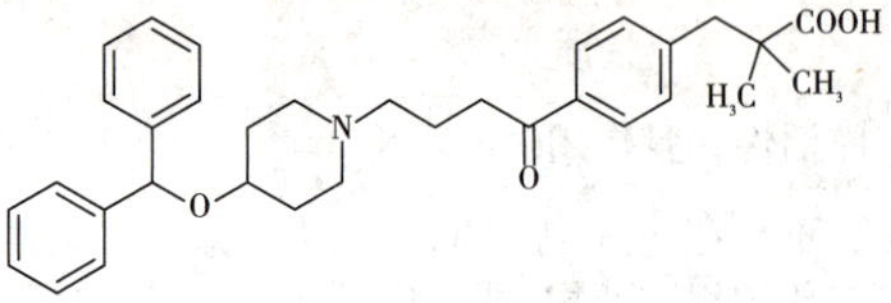 卡瑞斯汀	①依巴斯汀的活性代谢物,抗组胺作用比依巴斯汀更强 ②作用同依巴斯汀
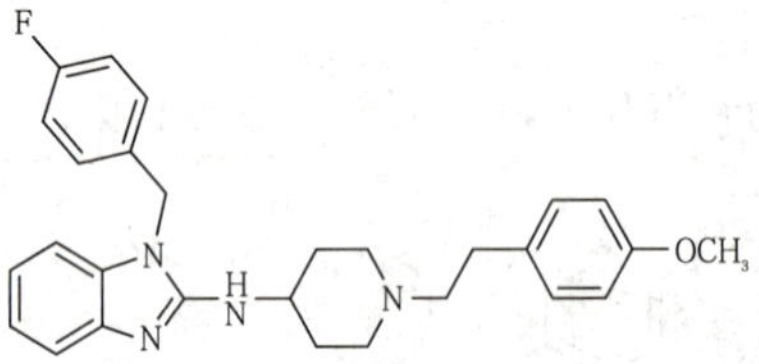 阿司咪唑	①含苯并咪唑的哌啶类抗组胺药物 ②口服吸收快；具有广泛的首过消除和组织分布 ③为长效、强效的抗过敏药物,无抗胆碱和局部麻醉作用；有致心律失常等心脏毒性
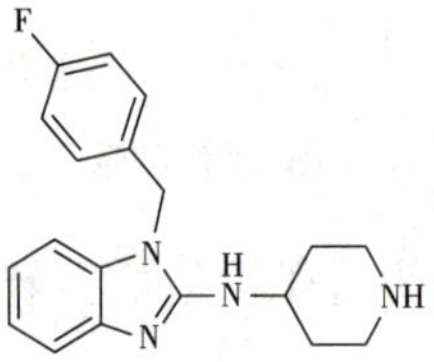 诺阿司咪唑	①为阿司咪唑的活性代谢物,抗组胺作用比阿司咪唑强40倍,毒性低；为第三代H_1受体拮抗药物 ②作用同阿司咪唑
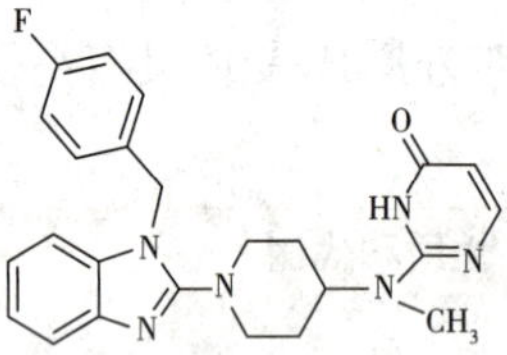 咪唑斯汀	①与阿司咪唑结构有一定的相似性,可以看成阿司咪唑中哌啶的反转衍生物；具有独特的抗组胺和抗其他炎症介质的双重作用,是一种强效和高度选择性的H_1受体拮抗药 ②口服吸收迅速 ③用于治疗季节性过敏性鼻炎（花粉症）、常年性过敏性鼻炎及荨麻疹、寒冷性荨麻疹等
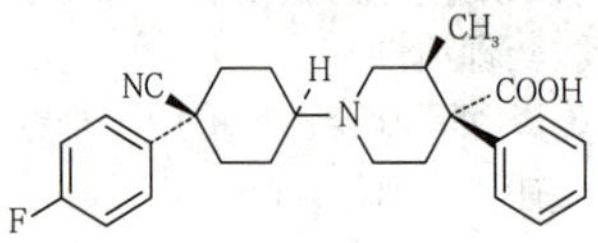 左卡巴斯汀	①在阿司咪唑基础上获得的具更高拮抗H_1受体活性的化合物；有光学异构体,左旋体左卡巴斯汀为优映体,ED_{50}比阿司咪唑强100倍 ②鼻腔给药后,一般5～10分钟起效 ③临床上用于治疗变态反应性结膜炎和鼻炎
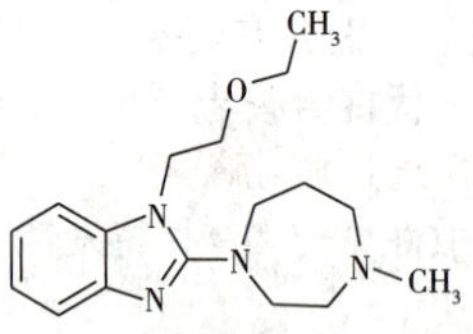 依美斯汀	①与阿司咪唑的苯并咪唑结构类似,具较强的选择性H_1受体拮抗作用,能抑制组胺和白三烯的释放,抗胆碱能和抗5-HT等中枢副作用较弱 ②适用于变应性鼻炎和荨麻疹
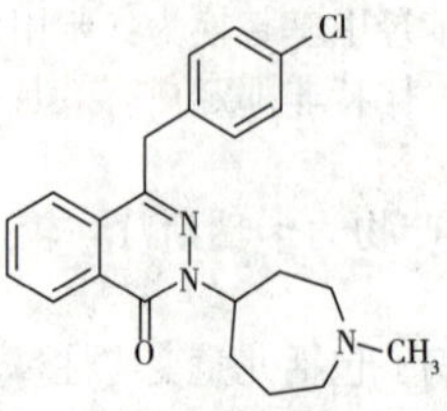 氮䓬斯汀	①含有苯并哒嗪和氮䓬环的新型抗组胺药物,具有拮抗组胺作用,对引起过敏反应的白三烯和组胺等物质的产生、释放有抑制和直接的拮抗作用 ②临床用于治疗支气管哮喘和鼻炎

第五节 消化系统疾病药物

考点 1 抑制胃酸分泌药物 ★★★

（一）组胺 H_2 受体拮抗药

1. 结构特征

组成部分	作用	结构特点
碱性芳核药效团	受体上谷氨酸残基阴离子作为碱性芳环的共同的受点	碱性芳杂环或碱性基团取代的芳杂环
柔性链	连接两个药效团	四原子链，2位硫原子可增加链的柔性
平面极性药效团	与受体发生氢键键合的相互作用	"脒脲基团"

2. 构效关系

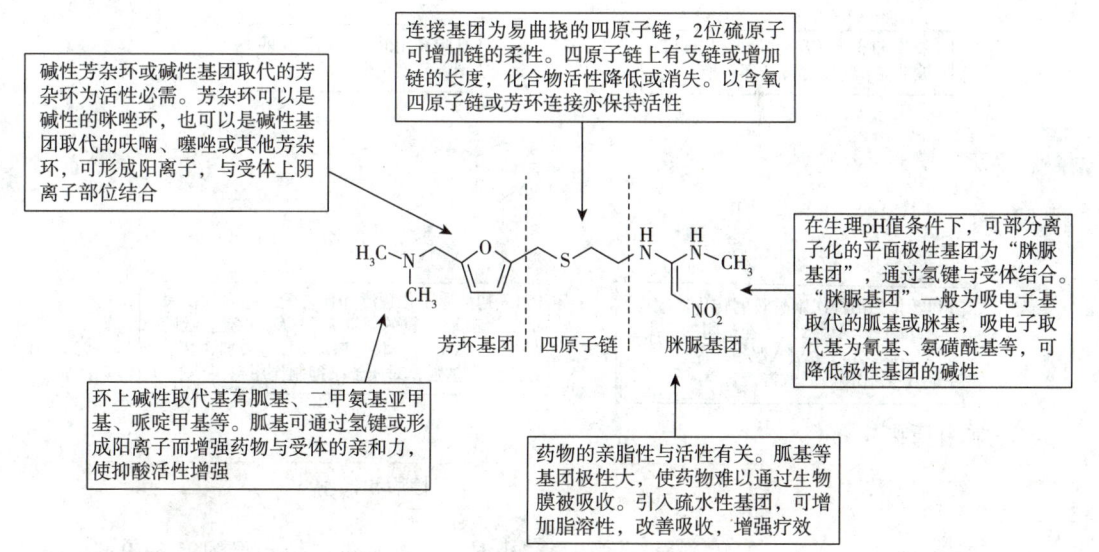

- 碱性芳杂环或碱性基团取代的芳杂环为活性必需。芳杂环可以是碱性的咪唑环，也可以是碱性基团取代的呋喃、噻唑或其他芳杂环，可形成阳离子，与受体上阴离子部位结合
- 连接基团为易曲挠的四原子链，2位硫原子可增加链的柔性。四原子链上有支链或增加链的长度，化合物活性降低或消失。以含氧四原子链或芳环连接亦保持活性
- 在生理pH值条件下，可部分离子化的平面极性基团为"脒脲基团"，通过氢键与受体结合。"脒脲基团"一般为吸电子基取代的胍基或脲基，吸电子取代基为氰基、氨磺酰基等，可降低极性基团的碱性
- 环上碱性取代基有胍基、二甲氨基亚甲基、哌啶甲基等。胍基可通过氢键或形成阳离子而增强药物与受体的亲和力，使抑酸活性增强
- 药物的亲脂性与活性有关。胍基等基团极性大，使药物难以通过生物膜被吸收。引入疏水性基团，可增加脂溶性，改善吸收，增强疗效

芳环基团 ｜ 四原子链 ｜ 脒脲基团

3. 常用药物

结构/名称	性质和代谢
西咪替丁	①化学结构<u>由咪唑五元环、含硫醚的四原子链和末端取代胍三个部分构成</u> ②分子具有较大的极性，在酸性条件下，主要以质子化形式存在 ③经肝脏代谢，产生亚砜和4-羟甲基代谢物 ④由于西咪替丁广泛分布于各种组织中，因此会产生一些副作用，包括头痛、头晕、嗜睡和恶心等
雷尼替丁	①结构中二甲氨基取代的呋喃环模拟组胺中的咪唑基团，二甲氨基作为阳离子中心，而结构中的脒基部通过硝基修饰来消除其碱性 ②活性是西咪替丁的4~9倍。体内吸收迅速，在3小时内达到血浆浓度峰值。它更有效，且副作用更小 ③肾脏排泄是该药物的主要消除方式，不影响依赖细胞色素450酶系活性进行清除的药物作用。但在较大剂量时，也可能抑制细胞色素P450酶系，其临床影响明显小于西咪替丁 ④改变胃的pH值，某些依赖于高酸性胃环境的药物的吸收会受到影响

续表

结构/名称	性质和代谢
法莫替丁	①有一个2-胍基噻唑环代替西咪替丁中的咪唑环，这种碱性胍基提供与H₂受体结合所需的阳离子。含氮的平面极性基团为氨磺酰基脒，确保在生理pH值下为中性而提高了法莫替丁的活性 ②比雷尼替丁高约7.5倍，比西咪替丁高约20倍，为选择性最高和作用最强的组胺H₂受体拮抗药 ③能增加胃黏膜的血流，加强防御机制，提高止血效果 ④口服吸收迅速但不完全，在体内分布广泛，但不透过胎盘屏障

（二）质子泵抑制药

1. 不可逆质子泵抑制药的结构特征

（1）基本结构　由吡啶环、甲基亚磺酰基、苯并咪唑环三部分组成。

（2）构效关系

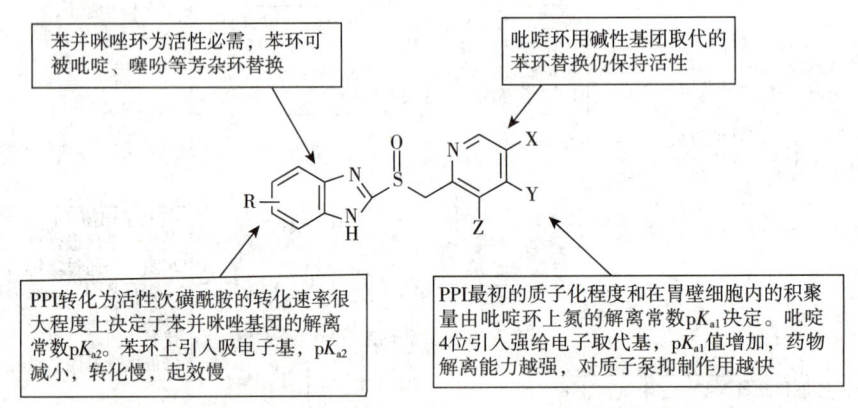

- 苯并咪唑环为活性必需，苯环可被吡啶、噻吩等芳杂环替换
- 吡啶环用碱性基团取代的苯环替换仍保持活性
- PPI转化为活性次磺酰胺的转化速率很大程度上决定于苯并咪唑基团的解离常数pK_{a2}。苯环上引入吸电子基，pK_{a2}减小，转化慢，起效慢
- PPI最初的质子化程度和在胃壁细胞内的积聚量由吡啶环上氮的解离常数pK_{a1}决定。吡啶4位引入强给电子取代基，pK_{a1}值增加，药物解离能力越强，对质子泵抑制作用越快

（3）常用药物

结构/名称	性质和代谢
奥美拉唑	①口服T_{max}为0.5～7小时，与血浆蛋白结合率为95%～96%。$t_{1/2}$为0.5～1小时 ②临床用于治疗消化性溃疡、糜烂性食管炎、佐林格-埃利森综合征、幽门螺杆菌感染
艾索奥美拉唑	①通常制成注射剂，镁盐为口服制剂 ②艾司奥美拉唑口服吸收迅速，艾司奥美拉唑的血浆蛋白结合率为高 ③血浆消除半期在重复血浆消除半衰期在重复每日1次用药后约为1.3小时
兰索拉唑	①结构与奥美拉唑相似，区别在苯并咪唑环上的苯环上无取代，而吡啶环上的4位上引入了三氟乙氧基 ②口服可快速吸收，有光学异构体代谢的差异，R-(+)-异构体不易代谢 ③在酸性情况下不稳定，通常作成肠溶制剂，主要用于胃溃疡、十二指肠溃疡等疾病

续表

结构/名称	性质和代谢
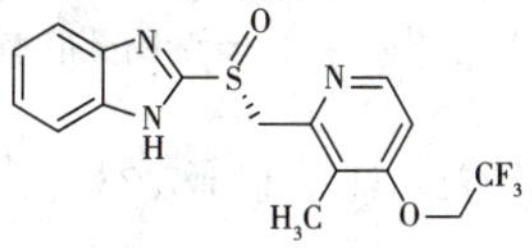 右兰索拉唑	①兰索拉唑的光学异构体，其代谢作用与艾司奥美拉唑类似 ②控释胶囊是首个设计提供分2次释药的双重控释（DDR）的质子泵抑制药 ③用于治疗非糜烂性胃食管反流病（GERD）患者引起的胃灼热、糜烂性食管炎和维持治疗糜烂性食管炎
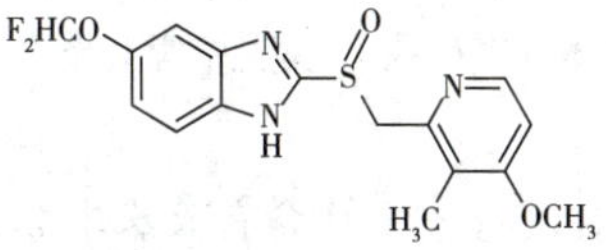 泮托拉唑	①结构特征为苯并咪唑的5位上有二氟甲氧基，呈弱碱性，通常使用其钠盐 ②具有两个手性异构体。在体内可发生右旋体向左旋体的单方向构型转化 ③泮托拉唑钠肠溶片口服后经小肠吸收，吸收不规则 ④用于治疗活动性消化性溃疡反流性食管炎和卓—艾综合症
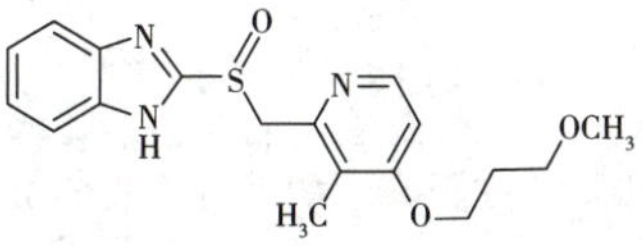 雷贝拉唑	①对基础胃酸和由刺激引起的胃酸分泌均有抑制作用；比奥美拉唑和兰索拉唑有更强的抗幽门螺杆菌活性；对胆碱受体和组胺H_2受体无拮抗作用 ②口服$t_{1/2}$约为1小时并且与剂量无关 ③用于胃酸过多导致的疾病。如胃及十二指肠溃疡，食道返流症等

2. 可逆性质子泵抑制药 可逆性质子泵抑制药（rPPI）不需要进行转化激活，即可与质子泵的钾离子区域进行离子化的竞争性结合，从而拮抗胃酸分泌，因此该类抑制剂又称钾离子竞争性酸阻滞剂（P-CAB）。由于其对H^+, K^+-ATP酶的抑制是可逆的，既能调节性减少胃酸的分泌，又不会造成过度抑制，因此能避免不可逆性质子泵抑制剂造成的胃酸缺乏症，减少相应的副作用。

结构/名称	性质和代谢
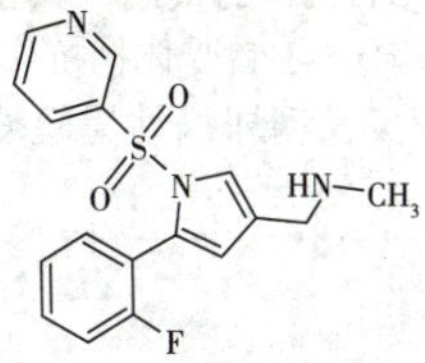 伏诺拉生	①具有弱碱性，其pK_a为9.3，在酸性条件下能迅速质子化，进而与K^+竞争H^+, K^+-ATP酶E2-P（H^+）构象的离子结合位点，从而抑制了该酶的构象改变，拮抗了H^+和K^+交换，达到抑制胃酸分泌的作用 ②用于治疗反流性食管炎
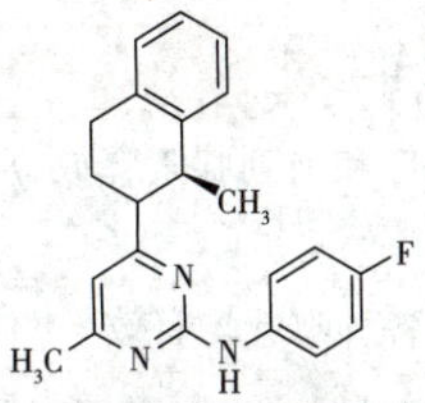 艾索奥美拉唑	①对H^+, K^+-ATP酶的选择性比Na^+, K^+-ATP酶高100倍以上，选择性高，对机体生理功能影响小，其作用强且完全可逆，体内抑制H^+, K^+-ATP酶活性强，抑酸的起效速度、强度及持久度均超过艾司奥美拉唑 ②用于治疗十二指肠溃疡和胃炎

考点2 促胃肠动力药物 ★★★

1. 临床应用 用于治疗胃肠道动力障碍的疾病，如反流症状、反流性食管炎、消化不良、肠梗阻等临床上的常见病。

2. 常用药物

结构/名称	性质和代谢
甲氧氯普胺	①结构与普鲁卡因胺类似，均为苯甲酰胺的类似物，但无局部麻醉和抗心律失常的作用 ②为多巴胺D_2受体拮抗药，同时还具有5-HT_4受体激动效应，对5-HT_3受体有轻度抑制作用 ③可作用于延髓催吐化学感受区（CTZ）中多巴胺受体而提高CTZ的阈值；具有促动力作用和止吐的作用，是第一个用于临床的促动力药；有中枢神经系统的副作用（锥体外系症状），常见嗜睡和倦怠
多潘立酮	①为较强的外周性多巴胺D_2受体拮抗药。分子中含有双苯并咪唑结构，极性较大，不能透过血-脑屏障，故较少出现中枢神经系统的副作用（锥体外系症状） ②止吐活性较甲氧氯普胺小
伊托必利	①具有拮抗多巴胺D_2受体活性和抑制乙酰胆碱酯酶活性的促胃肠动力药物 ②在中枢神经系统分布少，无致室性心律失常及其他严重的药物不良反应，安全性更高 ③适用于功能性消化不良引起的各种症状，如上腹不适、餐后饱胀、食欲不振、恶心、呕吐等
莫沙必利	①为新型促胃肠动力药物，克服了西沙必利的心脏副作用，无导致Q-T间期延长和室性心律失常作用。是强效、选择性5-HT_4受体激动剂 ②口服后吸收迅速，在胃肠道及肝、肾局部组织中浓度较高，血浆中次之，脑内几乎没有分布 ③莫沙必利在肝脏中由细胞色素P450中的CYP3A4酶代谢，其主要代谢产物为脱4-氟苄基莫沙必利，后者具有5-HT_3受体拮抗作用 ④用于治疗功能性消化不良、反流性食管炎、糖尿病性胃轻瘫及便秘等

考点3 止吐药物 ★★★

（一）早期止吐药分类

种类	临床常用药物	作用
类固醇类	地塞米松、强的松	能抑制体内缓激肽、5-HT和前列腺素释放，从而抑制恶心呕吐
吩噻嗪类	氯丙嗪、异丙嗪、三氟拉嗪	抑制催吐化学感受区,对各种呕吐均有效
抗组胺药	苯海拉明、茶苯海明	抑制呕吐中枢,兼有止吐和镇静作用,常用于晕动病呕吐
抗胆碱能药	东莨菪碱	抑制迷走神经和前庭神经而起作用,可用于防治晕动病呕吐
丁酰苯类	氟哌啶醇	阻滞中枢多巴胺受体而发挥镇静、镇吐作用
多巴胺D_2受体拮抗药	甲氧氯普胺、多潘立酮	促胃动和镇吐作用

(二) 5-HT₃ 受体拮抗剂镇吐药

5-HT₃ 受体拮抗剂通过拮抗中枢和外周神经中的 5-HT₃ 受体而发挥止吐效应,效率高、耐受性好,且无锥体外系反应,已成为目前主要的镇吐药物,特别是用于预防和治疗化疗引起的恶心、呕吐。

刺激 5-HT₃ 受体可抑制胃分泌,并刺激肠道中的离子迁移运动复合体。这可增强肠道分泌,从而促进排便。肠 5-HT₃ 受体的激活也刺激胃窦收缩和迷走神经传入神经,从而引起恶心。化疗药物诱导恶心,至少部分是通过在肠嗜铬细胞中释放大量 5-HT,刺激迷走神经传入神经并启动呕吐反射。

1. 构效关系

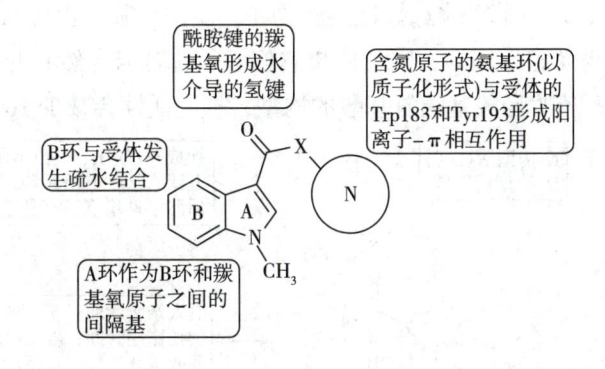

- 酰胺键的羰基氧形成水介导的氢键
- 含氮原子的氨基环(以质子化形式)与受体的 Trp183 和 Tyr193 形成阳离子-π 相互作用
- B 环与受体发生疏水结合
- A 环作为 B 环和羰基氧原子之间的间隔基

2. 常用药物

结构/名称	性质和代谢
昂丹司琼	①首个上市的 5-HT3 受体拮抗剂类镇吐药,为高度选择性的外周神经元和中枢神经系统内 5-HT₃ 受体拮抗剂 ②细胞毒性药物化疗引起小肠嗜铬细胞释放 5-HT,通过 5-HT₃ 受体引起迷走传入神经兴奋从而导致呕吐反射,而本品可拮抗这一反射发生 ③临床上用于化疗和放射治疗引起的恶心呕吐,也用于预防和治疗手术后的恶心呕吐
托烷司琼	①作用于外周神经元以及中枢神经系统内 5-HT₃ 受体 ②止吐作用时间长,耐受性好,副作用小 ③应用于预防放化疗引起的恶心呕吐。常见不良反应是头晕和疲劳 ④口服托烷司琼优于肌内注射,提示托烷司琼可直接在肠道起作用,也可由肠道吸收后通过血循环产生作用
帕洛诺司琼	①为第二代 5-HT₃ 受体拮抗剂,其化学结构与第一代 5-HT₃ 受体拮抗剂不同,由一个稠合的三环酰胺结构与奎宁环相连 ②比第一代 5-HT₃ 受体拮抗剂有更好的疗效,具有用量小、疗效高等特点 ③在组织中分布良好,并表现出适度的血浆蛋白结合。其代谢主要在肝脏中进行 ④用于治疗化疗引起的急性期恶心、呕吐。因持续时间更长,可用于预防迟发性化疗所致恶心、呕吐。用于预防成人和老年患者癌症化疗引起的恶心和呕吐

第六节　循环系统疾病药物

考点 1　抗高血压药物 ★★★

(一) 血管紧张素转换酶抑制药

血管紧张素转换酶(ACE)系指在肺或肾等器官中将十肽血管紧张素Ⅰ(AngⅠ)水解成八肽血管紧张素Ⅱ(AngⅡ)的锌蛋白酶。

从肾素水解作用开始到促进醛固酮分泌的调节机制过程，是肾素-血管紧张素-醛固酮系统的重要功能，该系统中的ACE和AngⅡ受体现已成为抗高血压药物的重要作用靶点。

1. 构效关系　ACE是一个立体选择性的药物靶点。由于临床上的ACE抑制药是模拟二肽或三肽作为酶的底物而起作用的，因此假想它们必须包含与自然界的L-氨基酸构型一致的一个立体化学结构，若改变羧基端氨基酸的构型，抑制活性会减少100~1000倍。

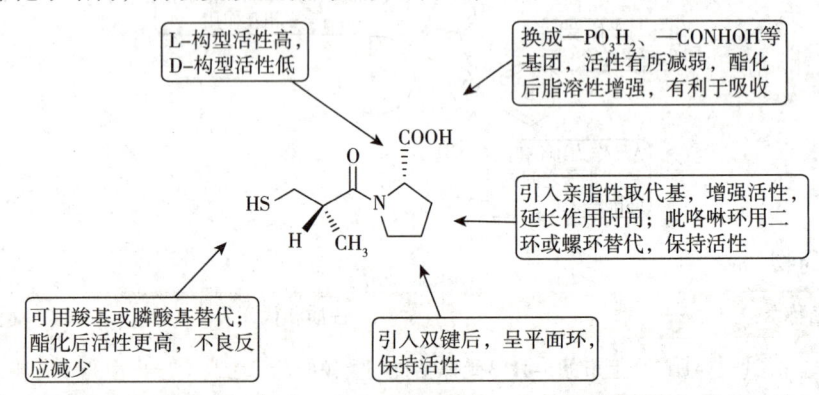

- L-构型活性高，D-构型活性低
- 换成—PO_3H_2、—$CONHOH$等基团，活性有所减弱，酯化后脂溶性增强，有利于吸收
- 引入亲脂性取代基，增强活性，延长作用时间；吡咯啉环用二环或螺环替代，保持活性
- 引入双键后，呈平面环，保持活性
- 可用羧基或膦酸基替代；酯化后活性更高，不良反应减少

2. 分类　①含巯基的ACE抑制药；②含二羧基的ACE抑制药；③含磷酰基的ACE抑制药。

3. 临床应用　适用于患有充血性心力衰竭(CHF)、左心室功能紊乱(LVD)或糖尿病的高血压病人。ACE抑制药能引起动脉和静脉的扩张，这不仅降低血压，而且对患有CHF的病人的前负荷和后负荷都有较好的效果。

副作用：有血压过低、血钾过多、咳嗽、皮疹、味觉障碍、头痛、头晕、疲劳、恶心、呕吐、痢疾、急性肾衰竭、嗜中性白细胞减少症、蛋白尿以及血管浮肿等。最主要的副作用是引起干咳，其产生原因是由于在发挥ACE抑制的同时也拮抗了缓激肽的分解，增加呼吸道平滑肌分泌前列腺素、慢反应物质以及神经激肽A等刺激咽喉-气道的C受体。

4. 常用药物

结构/名称	性质和代谢
卡托普利	①含巯基的ACE抑制药的唯一代表药；分子中含有巯基和脯氨酸片段，是关键的药效团 ②由于巯基的存在，会产生皮疹和味觉障碍；易被氧化，能够发生二聚反应而形成二硫键 ③口服吸收迅速，分布广泛，可透过胎盘并可进入乳汁 ④用于治疗各种类型的高血压，特别是其他降压药治疗无效的顽固性高血压，与利尿药合用可增强疗效，对血浆肾素活性高者疗效较好；也用于急、慢性充血性心衰，与强心药或利尿药合用效果更佳

续表

结构/名称	性质和代谢
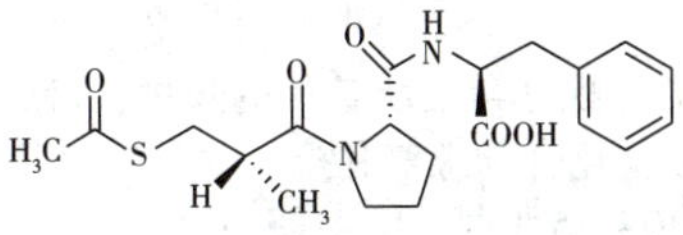 阿拉普利	①是卡托普利的巯基乙酰化合羧基与苯甘氨酸的氨基成酰胺的前药 ②口服吸收好，生物利用度为67% ③降压作用产生较慢，持久；用于高血压，心肌缺血，心力衰竭
依那普利	①双羧基的ACE抑制药的代表药；分子中含有三个手性中心，均为S-构型；依那普利是前体药物 ②依那普利拉是一种长效的血管紧张素转换酶抑制药，抑制血管紧张素Ⅱ的生物合成，导致全身血管舒张，血压下降 ③口服后能被快迅速吸收，依那普利 T_{max} 为1小时，依那普利拉 T_{max} 约为4小时；吸收程度大约为60%；口服吸收后，依那普利快速而充分完全地水解为依那普利拉；依那普利拉的 $t_{1/2}$ 为11小时
依那普利拉	④主要用于治疗高血压；可单独应用或与其他降压药如利尿药合用；也可治疗心力衰竭，可单独应用或与强心药、利尿药合用
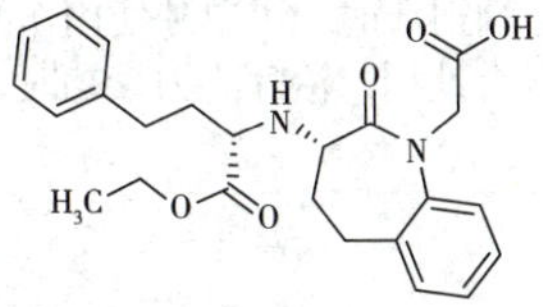 贝那普利	①双羧基的ACE抑制药；是一种前体药，水解后才具有活性；是用7元环的内酰胺代替依那普利分子中丙氨酰脯氨酸结构 ②口服 T_{max} 为0.5~1小时，食物对吸收没有明显影响；主要在肝脏被酯解成活性代谢物贝那普利拉 ③可用于治疗心力衰竭；可单用或与强心药、利尿药合用
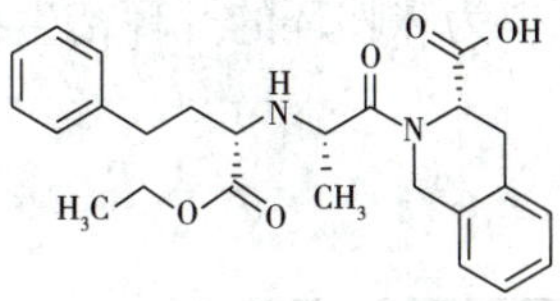 喹那普利	①可看成依那普利结构中的脯氨酸被四氢异喹啉羧酸所替代的药物；口服后在肝脏水解成具有活性的二酸型药物喹那普利拉，而产生降压作用 ②用于肾性高血压和原发性高血压及充血性心力衰竭
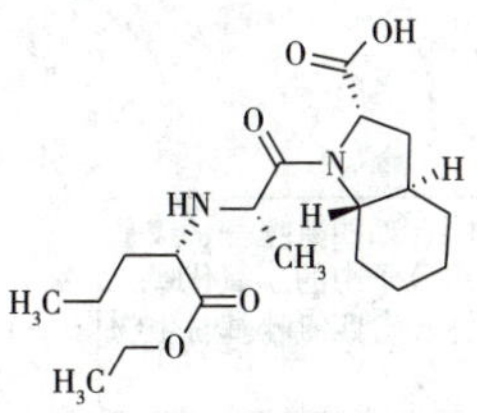 培哚普利	①依那普利侧链中苯丁酸被戊酸取代和脯氨酸被八氢-1H-吲哚羧酸替代的药物；口服后在肝脏水解成具有活性的二酸型化合物培哚普利拉，而产生降压作用 ②适用于治疗各型高血压和心力衰竭
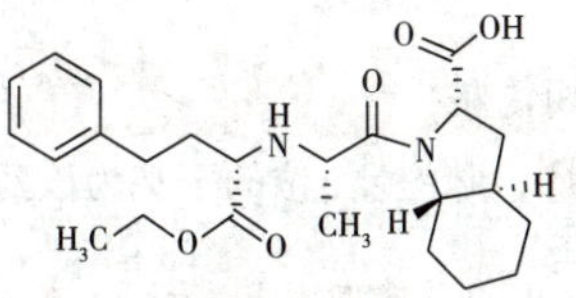 群多普利	①可看成依那普利结构中的脯氨酸被八氢-1H-吲哚羧酸所替代的药物；口服后在肝脏水解成具有活性的二酸型化合物群多普利拉，而产生降压作用 ②口服吸收率40%~50%，吸收不受饮食影响 ③临床主要用于治疗动脉高血压

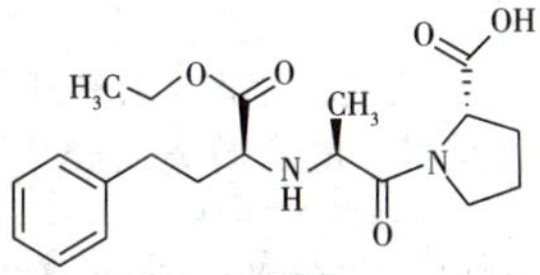

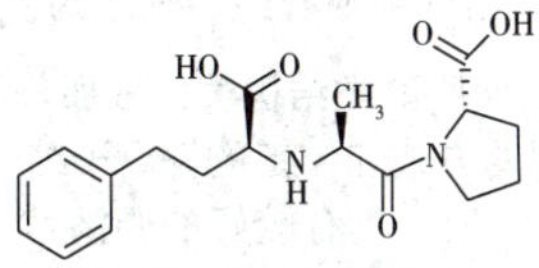

结构/名称	性质和代谢
螺普利	①可看成依那普利结构中的脯氨酸被螺环羧酸所替代的药物;口服后在肝脏水解成具有活性的二酸型化合物螺普利拉 ②ACE抑制药的前体药物,$t_{1/2}$为30~35小时 ③用于治疗原发性高血压,长期应用要防止低血钾
赖诺普利	①结构中含有碱性的赖氨酸基团取代了经典的丙氨酸(R=CH₃)残基,且具有两个没有被酯化的羧基;是唯一的含游离双羧酸的普利类药物 ②口服活性不如依那普利,却优于依那普利拉;为非前药的ACE抑制药 ③主要用于治疗高血压,可单独应用或与其他降压药(如利尿药)合用;也可治疗心力衰竭,可单独应用或与强心药、利尿药合用
福辛普利	①含有膦酰基的ACE抑制药的代表;以次膦酸类结构替代依那普利拉中的羧基,可产生与巯基和羧基相似的方式和ACE的锌离子结合 ②前药,是次膦酸与酰氧基烷基形成的酯,具有较好的脂溶性,同时也能提高其生物利用度。口服后形成了活性的福辛普利拉 ③作用效果优于卡托普利,但低于依那普利拉 ④适用于治疗高血压和心力衰竭,治疗高血压时,可单独使用作为初始治疗药物或与其他抗高血压药物联合使用;治疗心力衰竭时,可与利尿剂合用

(二)血管紧张素Ⅱ受体拮抗剂

1. 结构特征 血管紧张素Ⅱ(AⅡ)受体拮抗药是含有酸性基团的联苯结构,酸性基团可以为四氮唑环也可以是羧基,在联苯的一端联有咪唑环或可视为咪唑环的开环衍生物,咪唑环或开环的结构上都联有相应的药效基团。

2. 构效关系

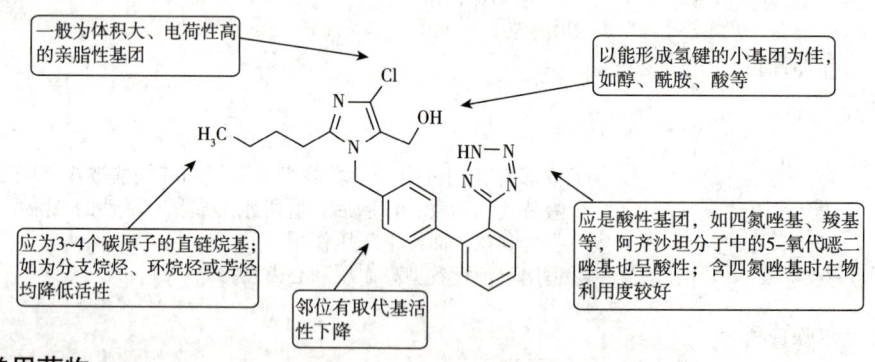

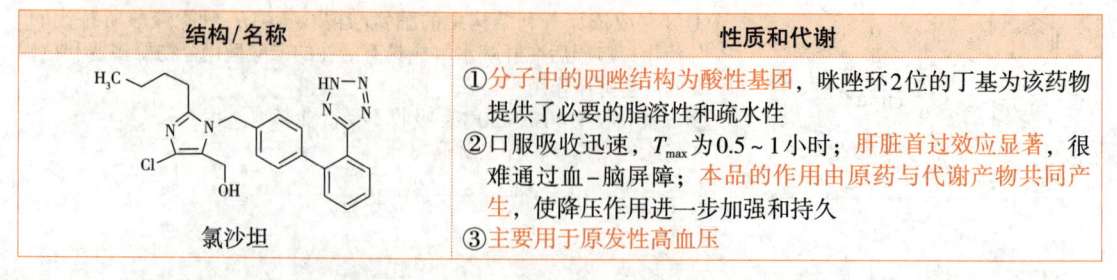

- 一般为体积大、电荷性高的亲脂性基团
- 以能形成氢键的小基团为佳,如醇、酰胺、酸等
- 应为3~4个碳原子的直链烷基;如为分支烷烃、环烷烃或芳烃均降低活性
- 邻位有取代基活性下降
- 应是酸性基团,如四氮唑基、羧基等,阿齐沙坦分子中的5-氧代噁二唑基也呈酸性;含四氮唑基时生物利用度较好

3. 常用药物

结构/名称	性质和代谢
氯沙坦	①分子中的四唑结构为酸性基团,咪唑环2位的丁基为该药物提供了必要的脂溶性和疏水性 ②口服吸收迅速,T_{max}为0.5~1小时;肝脏首过效应显著,很难通过血-脑屏障;本品的作用由原药与代谢产物共同产生,使降压作用进一步加强和持久 ③主要用于原发性高血压

续表

结构/名称	性质和代谢
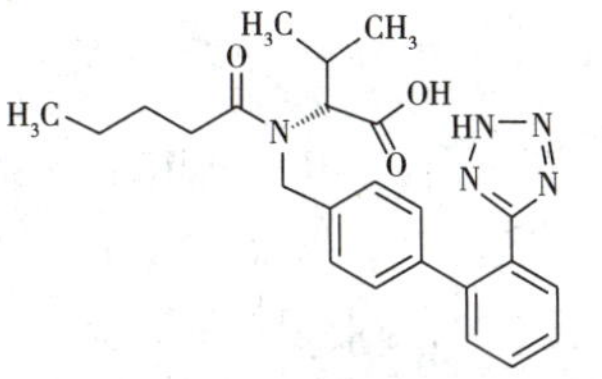 缬沙坦	①不含咪唑环的AⅡ受体拮抗药；其作用稍高于氯沙坦，分子中的酰胺基与氯沙坦的咪唑环上的 N 为电子等排体，可与受体形成氢键 ②为非前体药，不需要经过肝脏的生物转化而直接具有药理活性；口服吸收快，进食影响其吸收，药物起效快，作用强 ③用于各类轻、中度高血压，尤其适用于ACE抑制药不耐受的病人；缬沙坦可和氨氯地平组成复方制剂用于治疗原发性高血压，特别是单药治疗不能充分控制血压的患者；缬沙坦可和氢氯噻嗪组成复方制剂用于治疗单一药物不能充分控制血压的轻度至中度原发性高血压，但不适用高血压的初始治疗
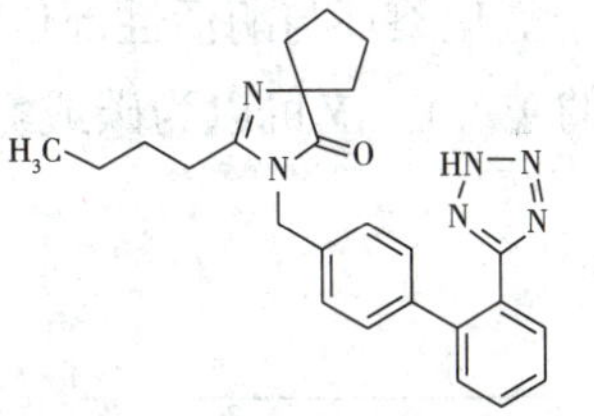 厄贝沙坦	①为螺环化合物，缺少氯沙坦结构中羟甲基，但与受体结合的亲和力却是氯沙坦的10倍 ②吸收良好，进食不会明显影响其生物利用度，通过CYP2C9发生氧化代谢或与葡萄糖醛酸结合代谢，经胆道和肾脏排泄 ③治疗原发性高血压，合并高血压的Ⅱ型糖尿病肾病的治疗；也可与氢氯噻嗪组成复方用于治疗单用厄贝沙坦或氢氯噻嗪不能有效控制血压的患者
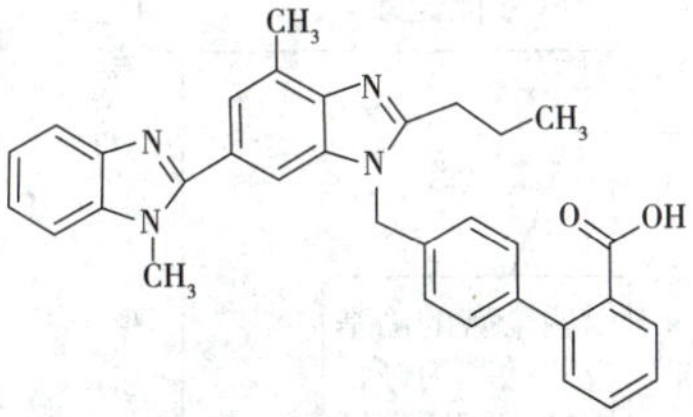 替米沙坦	①分子中不含四氮唑基的AⅡ受体拮抗药，分子中的酸性基团为羧酸基；是一种特异性AT_1受体拮抗药，与AT_1受体（已知的血管紧张素Ⅱ作用位点）具有较高亲和性，是AT_2受体的3000倍 ②口服后迅速吸收与葡糖苷酸结合代谢，结合产物无药理学活性 ③用于原发性高血压的治疗
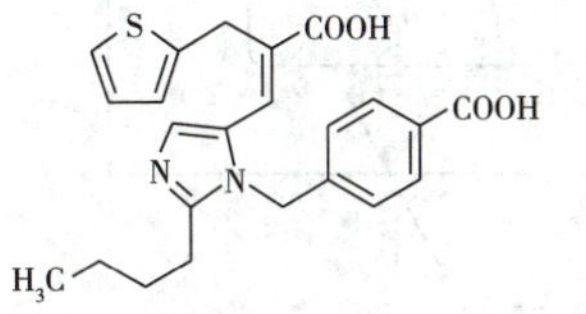 依普罗沙坦	①含有噻吩丙烯酸结构，不经CPY代谢，基本以原型药物形式排泄，耐受性好 ②高血压，尤其是高血压伴肾功能障碍者
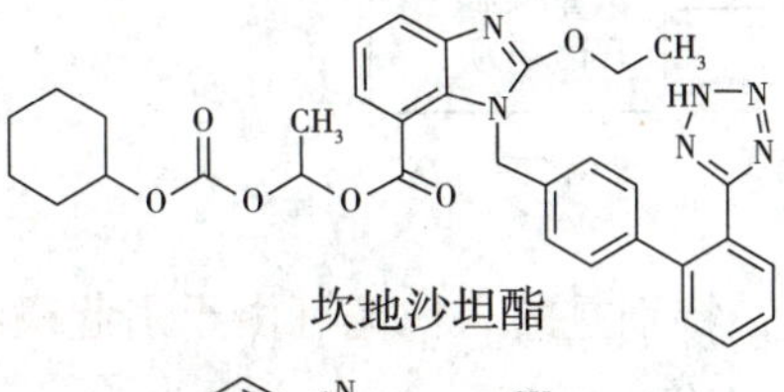 坎地沙坦酯 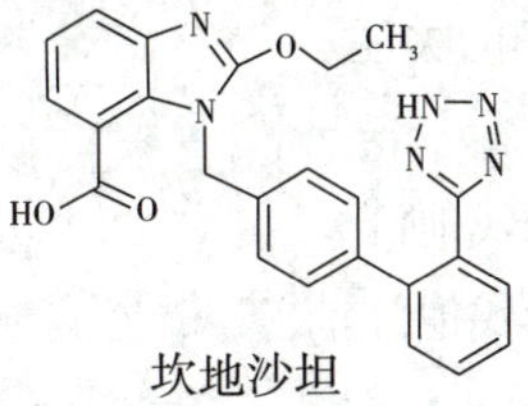 坎地沙坦	①为坎地沙坦的前药，在体内迅速并完全地代谢成活性化合物坎地沙坦 ②绝对生物利用度约为15%，T_{max} 为3~4小时。与血浆蛋白的结合率大于99%，极少通过血脑屏障，但可透过胎盘屏障并分布至胎儿 ③用于治疗原发性高血压，可单独使用，也可与其他抗高血压药物联用

考点 2 血脂调节药物 ★★★

1. 羟甲戊二酰辅酶A还原酶抑制药基本结构和构效关系 羟甲戊二酰辅酶A还原酶（HMG-CoA还原酶）是体内生物合成胆固醇的限速酶，是调血脂药物的重要作用靶点。

（1）基本结构

① 3,5-二羟基羧酸药效团；② 3,5-二羟基羧酸的5位羟基有时会和羧基形成内酯，该内酯须经水解后才能起效，可看作前体药物；③ 环A部分的十氢化萘环与酶活性部位结合是必需的，若以环己烷基取代则活性降低10000倍。环B部分的W、X、Y可以为碳或氮，n为0或1。

（2）构效关系

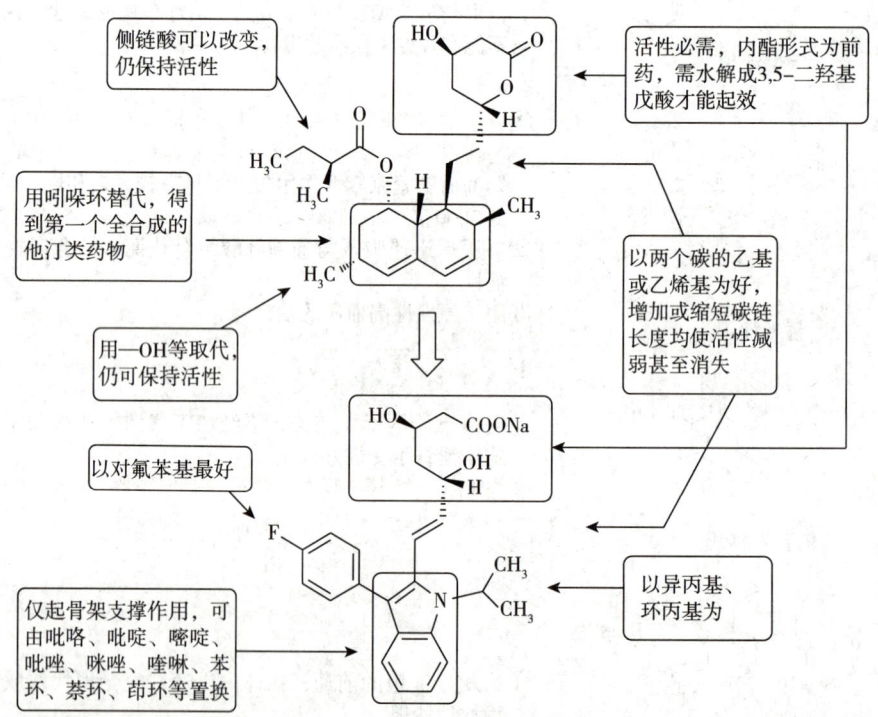

他汀类药物会引起肌肉疼痛或横纹肌溶解的副作用，特别是西立伐他汀由于引起横纹肌溶解，导致病人死亡的副作用而撤出市场后，更加引起人们的关注。

2. 常用药物

（1）天然的及半合成改造药物　洛伐他汀、辛伐他汀和普伐他汀。

（2）人工全合成药物　氟伐他汀钠、阿托伐他汀钙、瑞舒伐他汀钠。

结构/名称	性质和代谢
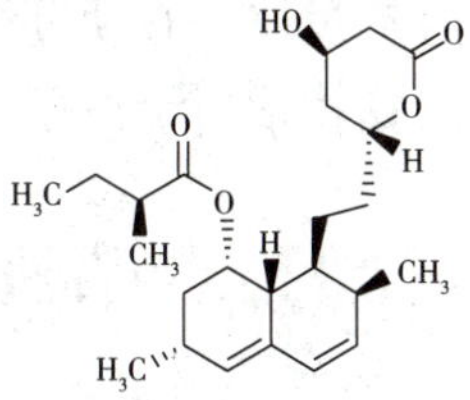 洛伐他汀	①是天然的HMG-CoA还原酶抑制 ②分子中存在内酯结构，体外无HMG-CoA还原酶抑制作用，可竞争性抑制HMG-GoA还原酶，选择性高，能显著降低LDL水平，并能提高血浆中HDL水平 ③用于治疗高胆固醇血症和混合型高脂血症，也可用于缺血性脑卒中的防治
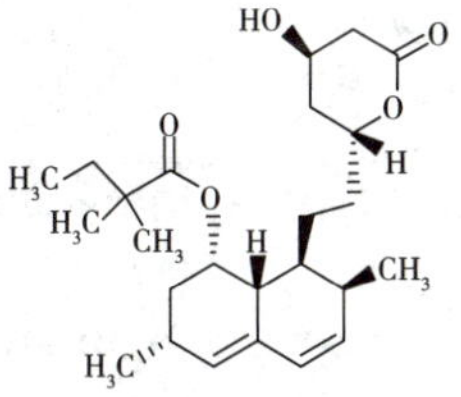 辛伐他汀	①在洛伐他汀十氢萘环的侧链上多一个甲基取代基改造得到，亲脂性的略有提高，活性比洛伐他汀略高 ②用于治疗高胆固醇血症和混合型高脂血症，也可用于冠心病和缺血性脑卒中的防治
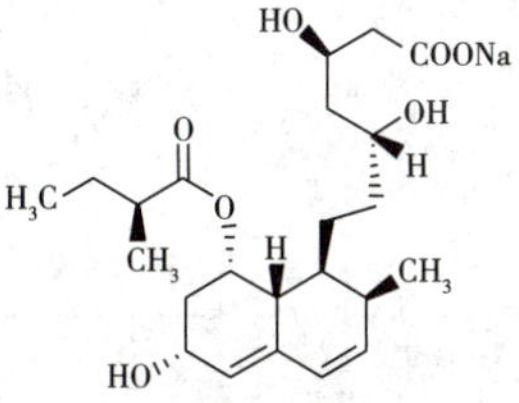 普伐他汀钠	①在洛伐他汀的基础上将内酯环开环成3,5-二羟基戊酸并与钠盐，以及将十氢萘环2位的甲基用羟基取代而得，具有更大的亲水性，减少了药物进入亲脂性细胞，对肝组织有更好的选择性，从而减少了洛伐他汀偶尔出现的副作用 ②用于治疗高脂血症、家族性高胆固醇血症
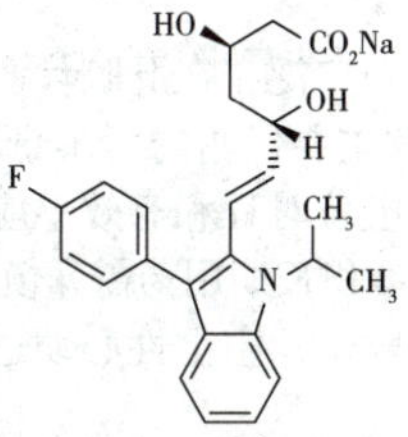 氟伐他汀钠	①第一个通过全合成得到的他汀类药物，用吲哚环替代洛伐他汀分子中的双环，并将内酯环打开与钠成盐后得到，水溶性好 ②口服吸收迅速而完全，与蛋白结合率较高 ③具强效降血脂作用，还能抗动脉硬化的潜在功能，降低冠心病发病率及死亡率
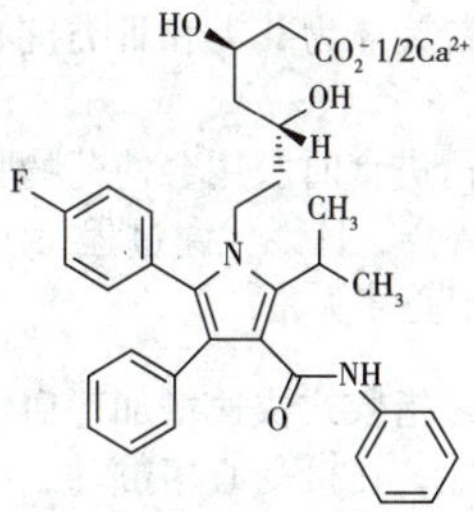 阿托伐他汀钙	①用吡咯环替代洛伐他汀分子中的双环，具有开环的二羟基戊酸侧链 ②通过抑制HMG-CoA还原酶降低了胆固醇的合成，增加肝细胞中低密度脂蛋白受体的表达，从而增加肝细胞对低密度脂蛋白的摄取和分解 ③用于各型高胆固醇血症和混合型高脂血症；也可用于冠心病和脑卒中的防治；可降低心血管病的总死亡率，亦适用于心肌梗死后不稳定性心绞痛及血管重建术后
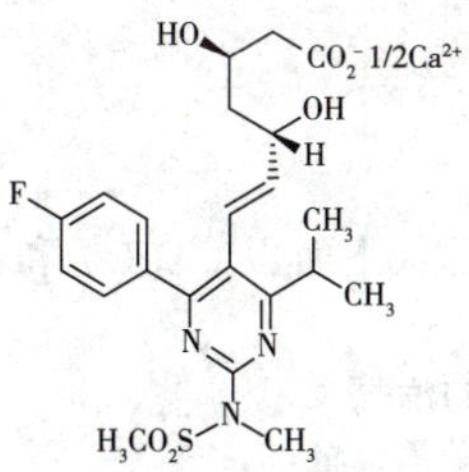 瑞舒伐他汀钙	①分子中的双环部分改成了多取代的嘧啶环，嘧啶环上引入的甲磺酰基作为氢键接受体，抑制作用更强 ②适用于经饮食控制和其他非药物治疗仍不能适当控制血脂异常的原发性高胆固醇血症或混合型血脂异常症

考点 3 抗心律失常药物 ★★★

心律失常是心动规律和频率异常,其临床表现为心动过缓或心动过速。心动过缓型心律失常可采用异丙肾上腺素或阿托品类药物治疗,而抗心律失常药物特指用于治疗心动过速型心律失常的药物。

类别	分类
Ⅰ类	钠通道阻滞药
Ⅱ类	β受体拮抗药
Ⅲ类	钾通道阻滞药——延长动作电位时程药物
Ⅳ类	钙通道阻滞药

Ⅰ、Ⅲ、Ⅳ类统称为作用于离子通道的抗心律失常药物。

(一)钾通道阻滞药

1. 作用机制 延长动作电位时程,增加不应期;主要通过拮抗参与动作电位2期和3期的钾通道发挥作用。

2. 结构特征 盐酸胺碘酮为钾通道阻滞药的代表药物,属苯并呋喃类化合物;其他钾通道阻滞药大都是索他洛尔及 N-乙酰普鲁卡因胺的衍生物。

3. 常用药物

结构/名称	性质和代谢
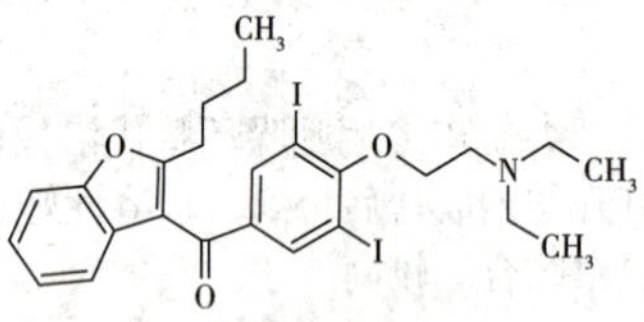 胺碘酮	①能选择性地扩张冠状血管,增加冠脉血流量,减少心肌耗氧量,减慢心律 ②口服吸收慢而多变,体内分布广泛;在肝脏代谢,代谢反应主要为 N-去乙基化,其主要代谢物为 N-脱乙基胺碘酮,同时可延长心肌动作电位时程和有效不应期;两者均为高亲脂性化合物,可蓄积长期用药需谨慎 ③用于阵发性心房扑动或心房颤动,室上性心动过速及室性心律失常
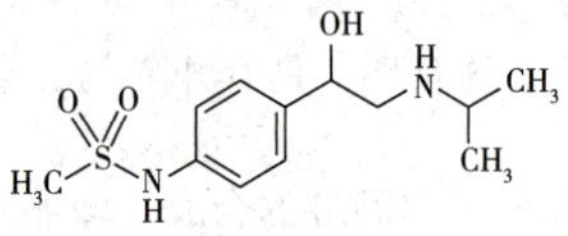 索他洛尔	①苯乙醇胺类结构,具有阻滞β受体和延长心肌动作电位的双重作用,脂溶性低,右旋体为Ⅱ类和Ⅲ类抗心律失常药,不良反应少 ②口服生物利用度90%以上;进食时服用会使药物吸收减少约20%;不与血浆蛋白结合,且无代谢过程 ③各种危及生命的室性快速型心律失常
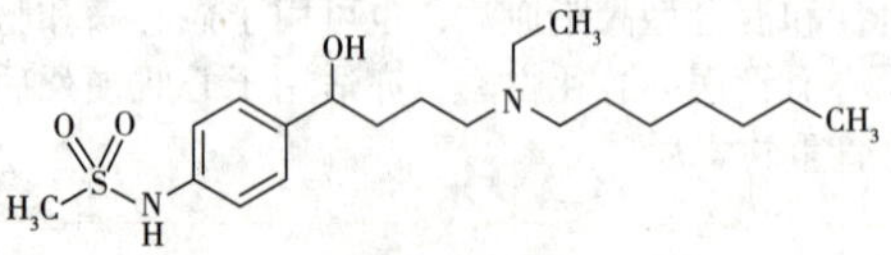 伊布利特	①静脉注射后,血药浓度呈多指数式快速增加;血流动力学在受试者呈高度的变异性;在接受心房颤动、心房扑动治疗的病人中,也能被快速的从血浆中清除和广泛的组织分布 ②用于心房扑动、心房颤动的发作
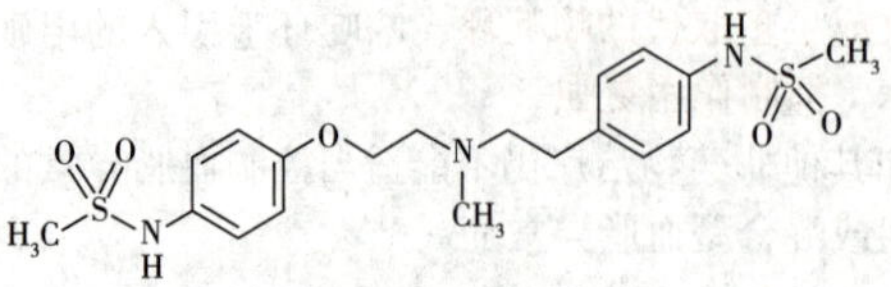 多非利特	①口服吸收完全,其药-时曲线下面积(AUC)和剂量呈线性关系 ②用于心房颤动、心房扑动的治疗

（二）β受体拮抗药

β受体拮抗药具有较好的抗心律失常作用，这类药物通过对抗兴奋心脏的作用，降低血压，减慢心率，减弱心肌收缩力，降低心肌耗氧量，临床上主要用于治疗心律失常、心绞痛、高血压、心肌梗死等心血管疾病。这类药物还有良好的抗高血压和抗心绞痛作用。

1. β受体拮抗药的基本结构与构效关系

（1）基本结构

类别	基本结构	关键药效团	活性与β碳原子构型
芳氧丙醇胺类		侧链上含有的带羟基手性中心，该羟基在药物与受体相互结合时，通过形成氢键发挥作用	S构型＞R构型
苯乙醇胺类			R构型＞S构型

（2）构效关系

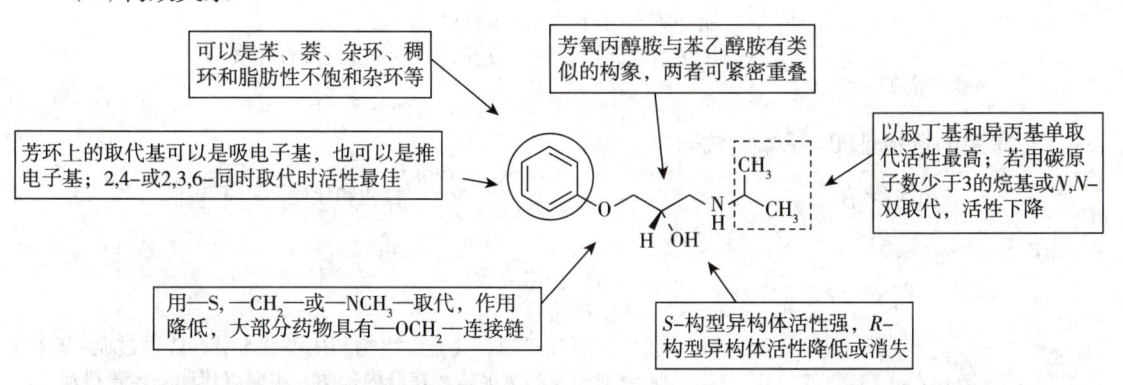

- 可以是苯、萘、杂环、稠环和脂肪性不饱和杂环等
- 芳环上的取代基可以是吸电子基，也可以是推电子基；2,4-或2,3,6-同时取代时活性最佳
- 用—S，—CH$_2$—或—NCH$_3$—取代，作用降低，大部分药物具有—OCH$_2$—连接链
- 芳氧丙醇胺与苯乙醇胺有类似的构象，两者可紧密重叠
- S-构型异构体活性强，R-构型异构体活性降低或消失
- 以叔丁基和异丙基单取代活性最高；若用碳原子数少于3的烷基或N,N-双取代，活性下降

2. 常用的非选择性β受体拮抗药

结构/名称	性质和代谢
盐酸普萘洛尔	①属于芳氧丙醇胺类结构类型，芳环为萘核 ②口服后几乎完全经胃肠道吸收，吸收率大于90%，脂溶性高，能进入CNS系统产生中枢效应，对β$_1$受体和β$_2$受体均有拮抗作用；有较强的抑制心肌收缩和引起支气管痉挛及哮喘的副作用 ③主要由肝脏代谢，有首过消除肝病患者要慎用
阿普洛尔	①具有苯丙醇胺结构和烯烃结构，是有内在拟交感活性的非选择性的β受体拮抗药，作用与普萘洛尔相似，但β受体拮抗作用较弱（为其1/3） ②临床用于窦性心动过速、阵发性室上性和室性心动过速等
氧烯洛尔	①与阿普洛尔结构相似，阿普洛尔结构中是烯丙基，氧烯洛尔是烯丙氧基 ②口服吸收良好，主要在肝脏代谢，经肾脏排出体外；可通过血-脑脊液屏障及胎盘屏障，也可通过乳汁排泄 ③适应证同阿普洛尔

续表

结构/名称	性质和代谢
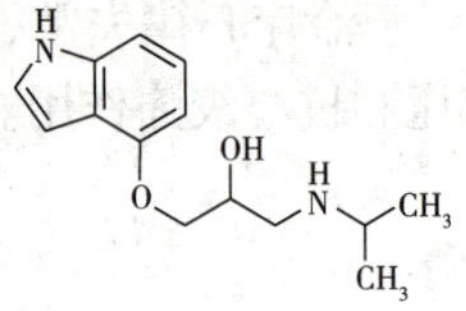 吲哚洛尔	①以吲哚环代替普萘洛尔的萘环，作用较普萘洛尔强6～15倍，有较强的内在拟交感活性，故对减少心率及心输出量的作用较弱，其降低血浆肾素活性的作用比普萘洛尔弱 ②用于高血压、心绞痛、心律失常、心肌梗死、甲状腺功能亢进等
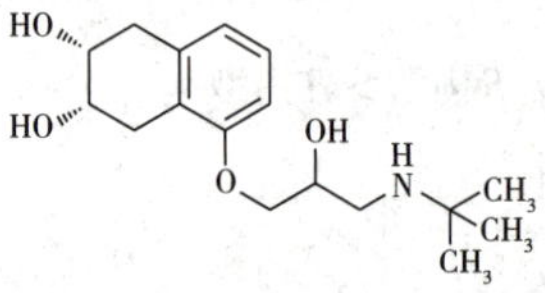 纳多洛尔	①含有二羟基四氢萘的苯丙醇胺结构，半衰期最长，无膜稳定和内在拟交感活性的药物 ②作用类似普萘洛尔，但强2～4倍 ③临床上主要用于治疗高血压、心绞痛、心律失常、甲状腺功能亢进症、偏头痛等
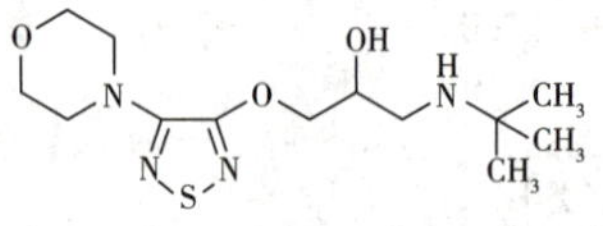 噻吗洛尔	①取代噻二唑结构，对β受体拮抗作用为普萘洛尔的5～10倍，对心肌抑制作用较普萘洛尔轻 ②用于治疗高血压病、心绞痛、心动过速及青光眼

3. 常用的选择性 β₁ 受体拮抗药

结构/名称	性质和代谢
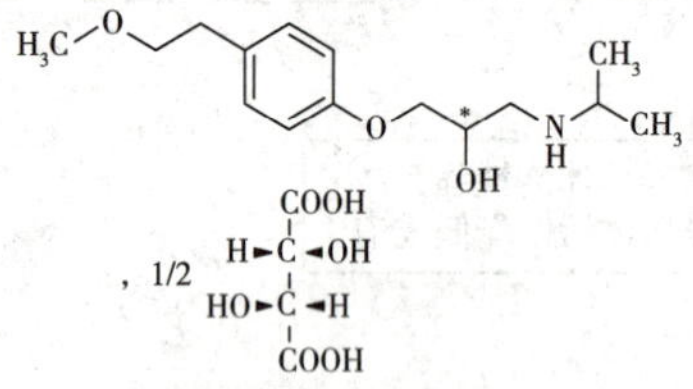 酒石酸美托洛尔	①又名倍他洛克。属第二代β受体拮抗剂，为选择性的β₁受体拮抗药 ②口服吸收迅速、完全，生物利用度约50%，能通过血-脑脊液屏障及胎盘屏障。在肝内代谢，主要以代谢物经肾排泄 ③治疗心绞痛、心肌梗死、心律失常和高血压等
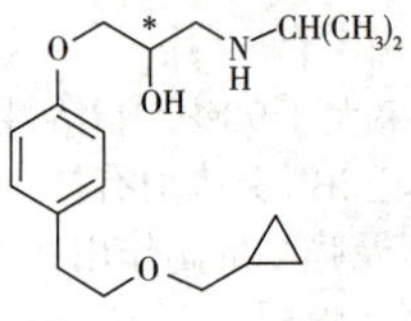 倍他洛尔	①结构与美托洛尔相似，临床应用的是其盐酸盐。其β₁受体拮抗作用为普萘洛尔的4倍 ②脂溶性较大，口服后在胃肠道易于吸收，无首过消除
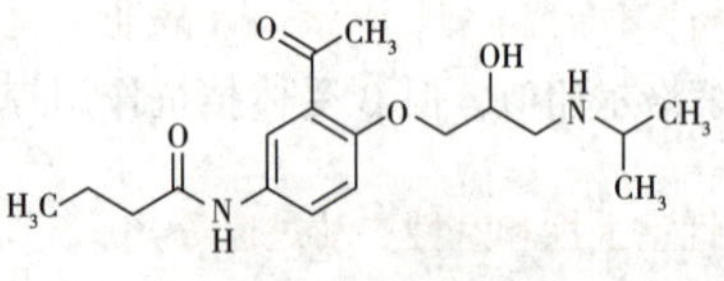 醋丁洛尔	①肠道吸收，2～4小时血浆浓度达峰；84%与血浆蛋白结合。$t_{1/2}$为3～6小时；其代谢产物二醋洛尔有选择性β受体拮抗作用；$t_{1/2}$超过12小时 ②用于高血压及心律失常
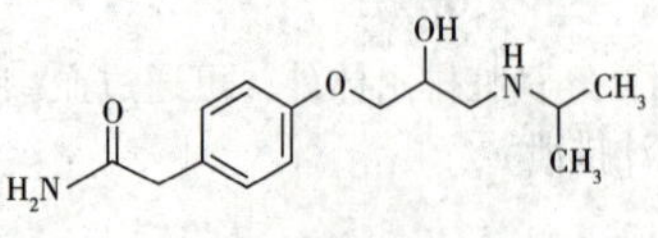 阿替洛尔	①长效β₁受体拮抗药，无内在拟交感活性和膜稳定性，是这类型药物中选择性最高的品种之一，作用持续时间较长且比较安全 ②口服吸收率为50%；生物利用度较低约40% ③用于治疗高血压、心绞痛及心律失常，对青光眼也有效

续表

结构/名称	性质和代谢
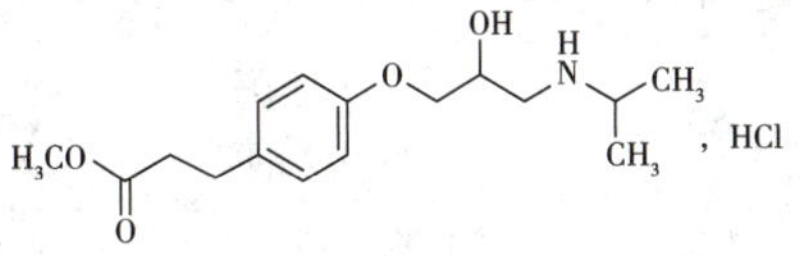 盐酸艾司洛尔	①分子中含有易水解的甲酯基 ②在体内可迅速被红细胞内酯酶水解而失活；$t_{1/2}$约9.2分钟；静脉给药6~10分钟作用最大 ③用于室上性心动过速、房颤、房扑；高血压的治疗

4. 常用的 α，β 受体拮抗药

结构/名称	性质和代谢
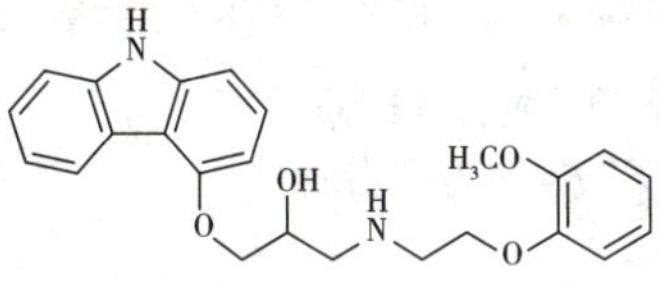 卡维地洛	①<u>含咔唑结构的 α、β 受体拮抗药</u>，分子中儿茶酚结构使其具有抗氧化功能 ②生物利用度为25%~35%；T_{max}为1~2小时；随餐服用可增加T_{max}而不会增加 AUC ③适用于有症状的心力衰竭，也用于原发性高血压
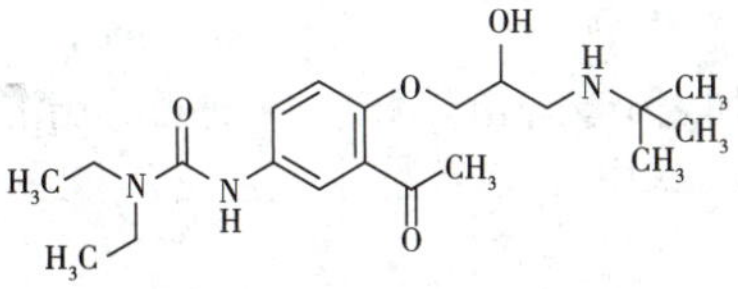 塞利洛尔	①<u>分子中含脲结构片段的 α、β 受体拮抗药</u> ②生物利用度为30%；服药后2~4小时血药浓度达峰值；$T_{1/2}$为2~3小时；能通过胎盘屏障，在体内不被代谢，以原形排出 ③适于轻、中度高血压的治疗
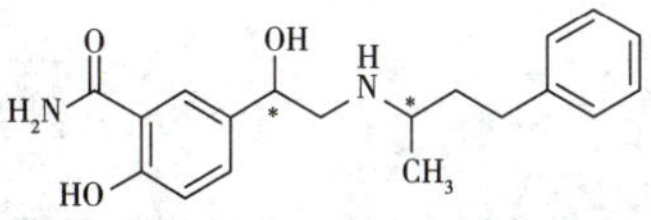 拉贝洛尔	①含两个手性碳原子，临床上使用4种异构体（RR、SR、SS 和 RS）的混合物。β 受体的拮抗活性来自 RR-异构体，而 α 受体拮抗活性大多来自 SR-异构体，SS 和 RS 异构体几乎无药理活性 ②亲脂性较低，进入中枢神经系统较少，没有活性代谢物，主要代谢途径为酚羟基与葡萄糖醛酸直接结合，消除半衰期为2.5~8小时 ③<u>属苯乙醇胺类，兼有 β 和 α 受体拮抗作用</u> ④副作用较少，可用于中度或严重的高血压及老年高血压患者，近年更成为妊娠高血压的首选降压药物

考点 4 抗心绞痛药物 ★★★

（一）硝酸酯类药

1. 基本结构 由醇或多元醇与硝酸或亚硝酸而成的酯。

2. 体内代谢

（1）代谢特点 其药物代谢动力学特点是<u>吸收快、起效快</u>。

（2）代谢途径 在肝脏被谷胱甘肽-有机硝酸酯还原酶降解，脱去硝基成为硝酸盐而失效，并与葡萄糖酸结合，主要经肾脏排泄，其次经胆汁排泄。

（3）各种硝酸酯类药物的起效时间、最大有效时间和作用时程的关系见下表

药物	起效时间（min）	最大有效时间（min）	作用时程（min）	给药方式
亚硝酸异戊醇	0.25	0.5	1	吸入
硝酸甘油	2	8	30	舌下黏膜

药物	起效时间 (min)	最大有效时间 (min)	作用时程 (min)	给药方式
硝酸异山梨酯	3	15	60	舌下（缓解） 口服（预防）
丁四硝酯	15	32	180	口服
硝酸异戊四醇酯	20	70	330	口服

3. 常用药物

结构/名称	性质和代谢
硝酸甘油	①有挥发性，具有爆炸性，本品不宜以纯品形式放置和运输 ②舌下含服，避免首过消除，1~2分钟起效，$t_{1/2}$约为42分钟
硝酸异山梨酯	①有稳定型和不稳定型两种晶型，药用为稳定性 ②口服后经胃肠道吸收完全，不受食物的影响，服药后15~20分钟起效，有效作用时间持续10~60分钟 ③由于5-硝酸异山梨醇酯的半衰期长，加之硝酸异山梨酯为二硝酸酯，脂溶性大，易透过血-脑屏障，有头痛的不良作用
单硝酸异山梨酯	①为5-单硝酸异山梨醇酯，水溶性增大，副作用降低 ②含服吸收迅速，药物在口内2分钟内即可溶解。可提高儿童和老年人用药的顺应性。并且生物利用度高，无肝脏首过消除，$t_{1/2}$为5~6小时，作用维持时间较长

（二）钙通道阻滞药

钙通道阻滞药是通过连接在位于L通道的α_1亚单位内的特异性受体部位而发挥作用的。钙通道阻滞药按化学结构特征可把钙通道阻滞药分为四类：1,4-二氢吡啶类、芳烷基胺类、苯硫氮䓬和三苯哌嗪类。

1. 1,4-二氢吡啶类

（1）构效关系

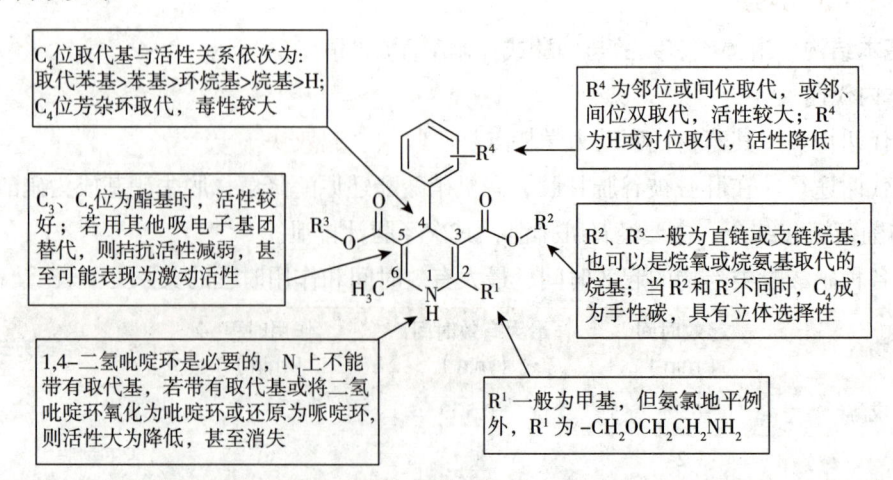

- C_4位取代基与活性关系依次为：取代苯基>苯基>环烷基>烷基>H；C_4位芳杂环取代，毒性较大
- C_3、C_5位为酯基时，活性较好；若用其他吸电子基团替代，则拮抗活性减弱，甚至可能表现为激动活性
- 1,4-二氢吡啶环是必要的，N_1上不能带有取代基，若带有取代基或将二氢吡啶环氧化为吡啶环或还原为哌啶环，则活性大为降低，甚至消失
- R^4为邻位或间位取代，或邻、间位双取代，活性较大；R^4为H或对位取代，活性降低
- R^2、R^3一般为直链或支链烷基，也可以是烷氧或烷氨基取代的烷基；当R^2和R^3不同时，C_3成为手性碳，具有立体选择性
- R^1一般为甲基，但氨氯地平例外，R^1为 -CH$_2$OCH$_2$CH$_2$NH$_2$

（2）特点 ①1,4-二氢吡啶环是该类药物的必需药效团；②遇光极不稳定，分子内部发生光催化的歧化反应，降解产生硝基苯吡啶衍生物和亚硝基苯吡啶衍生物。亚硝基苯吡啶衍生物对人体极为有害，故生产、贮存过程均应注意避光。

（3）体内代谢 ①与柚子汁一起服用时，会产生药物-食物相互作用，导致其的体内浓度增加，这种相互作用的机理可能是由于存在于柚子汁中的黄酮类和香豆素类化合物抑制了肠内的CYP450酶，减慢了1,4-二氢吡啶类钙通道拮抗药代谢速度。②除尼索地平外，都经历肝首过消除，1,4-二氢吡啶类钙通道拮抗药被肝脏细胞色素P450酶系氧化代谢，产生一系列失活的代谢物。

（4）常用药物

结构/名称	性质和代谢
硝苯地平	①口服后吸收迅速、完全。口服后10分钟即可测出其血药浓度，约30分钟后达血药峰浓度，嚼碎服或舌下含服达峰时间提前 ②与血浆蛋白高度结合，约为90%。口服15分钟起效，作用持续4~8小时；舌下给药2~3分钟起效，T_{max}为20分钟。$t_{1/2}$呈双相，药物在肝脏内转换为无活性的代谢产物 ③用于治疗冠心病，缓解心绞痛；适用于各种类型的高血压，对顽固性、重度高血压和伴有心力衰竭的高血压患者也有较好疗效
尼群地平	①为1,4-二氢吡啶环上所连接的两个羧酸酯的结构不同，使其4位碳原子具手性，临床用其外消旋体 ②口服吸收良好；食物能增加尼群地平的吸收；降压作用在口服后1~2小时最大，持续6~8小时；肝内代谢，70%经肾排泄 ③临床用于治疗高血压，可单用或与其他降压药合用；也可用于充血性心力衰竭
非洛地平	①为选择性钙通道阻滞药，主要抑制小动脉平滑肌细胞外钙离子的内流，选择性扩张小动脉，对静脉无此作用，不引起体位性低血压；对心肌亦无明显抑制作用 ②可增加心脏输出量和心脏指数，显著降低后负荷，而对心脏收缩功能、前负荷及心率无明显影响，用于治疗高血压
苯磺酸氨氯地平	①分子中的1,4-二氢吡啶环的2位甲基被2-氨基乙氧基甲基取代，3,5位羧酸酯的结构不同，因而4位碳原子具手性，可产生两个光学异构体，临床用其外消旋体和左旋体 ②生物利用度接近100%，吸收不受食物影响，血药浓度稳定；主要在肝脏代谢，为氧化的吡啶衍生物，无药理活性
尼莫地平	①容易通过血-脑屏障而作用于脑血管及神经细胞，选择性扩张脑血管，具有抗缺血和抗血管收缩作用，能选择性地扩张脑血管，对抗脑血管痉挛，增强脑血管流量，对局部缺血有保护作用 ②用于预防和治疗蛛网膜下隙出血后脑血管痉挛所致的缺血性神经障碍、高血压和偏头痛等

续表

结构/名称	性质和代谢
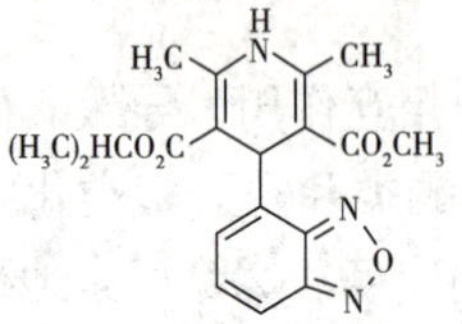 依拉地平	①分子中4位为2,1,3-苯并氧杂草二唑的二氢吡啶类 ②首过消除明显，生物利用率仅17%。由于对血管的选择性高，能舒张外周血管，可使血压下降，持续时间较久，但是起效较慢（2~4周）
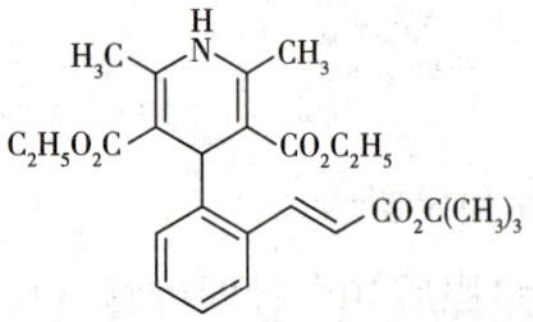 拉西地平	①苯环上取代基为3-（羧叔丁基）-3-氧代-1-丙烯基，系特异、强效持久的二氢吡啶类钙通道阻滞药 ②主要选择性的阻滞血管平滑肌的钙通道，扩张周围动脉，减低周围血管阻力和心脏后负荷，降低血压

2. 芳烷基胺类

（1）基本结构

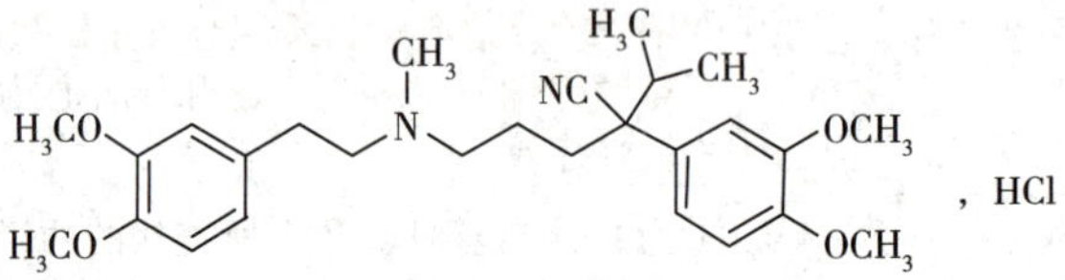

盐酸维拉帕米

（2）特点　①分子中含有手性碳原子，右旋体比左旋体的作用强得多；现用外消旋体。②呈弱酸性，pK_a=8.6。化学稳定性良好，然而其甲醇溶液，经紫外线照射2小时后，则降解50%。

（3）体内代谢　口服吸收后，经肝脏代谢，代谢物主要为N-脱甲基化合物，也就是去甲维拉帕米。去甲维拉帕米保持了大概20%的母体活性，并且能够达到甚至超过母体的稳定血药浓度。活性较高的S-(-)-异构体的肝脏首过消除高于活性较低的R-(+)-异构体。

单剂口服后1~2小时内达峰浓度，作用持续6~8小时。平均半衰期为2.8~7.4小时，在增量期可能延长。长期口服（间隔6小时给药至少10次）半衰期增加至4.5~12.0小时。老年患者的半衰期可能延长。16%或更多由粪便清除，约3%~4%以原型由尿排出。

3. 苯硫氮䓬类

（1）结构特征　主要有地尔硫䓬，分子结构中有两个手性碳原子，具有四个立体异构体，即反式d-和l-异构体，以及顺式d-和l-异构体，其中以顺式d-异构体活性最高，其活性大小顺序依此为顺式d-异构体＞顺式dl-异构体＞顺式l-异构体＞反式dl-异构体。

（2）体内代谢　地尔硫䓬口服吸收迅速完全，但有较高的首过消除。经肝肠循环，主要代谢途径为脱乙酰基、N-脱甲基和O-脱甲基化。

（3）应用　是高选择性的钙通道阻滞药，具有扩张血管作用，特别是对大的冠状动脉和侧支循环均有较强的扩张作用。临床用于治疗冠心病中各型心绞痛，也有减缓心率的作用。长期服用，对预防心血管意外病症的发生有效，无耐药性或明显副作用的报道。

考点5 抗血栓药物★★★

1. 分类

种类		临床常用药物	作用
抗凝血药物	香豆素类	华法林、双香豆素和醋硝香豆素	阻止血栓的形成和发展，防止血栓性疾病的发生
	凝血酶抑制药	达比加群酯、阿加曲班	
	凝血因子Ⅹa抑制药	阿哌沙班、利伐沙班	
血小板二磷酸腺苷受体拮抗药		氯吡格雷和噻氯匹定，近年有普拉格雷、坎格雷洛和替卡格雷等	
糖蛋白GP Ⅱb/Ⅲa受体拮抗药	肽类药物	单克隆抗体阿昔单抗和依替巴肽	溶栓药物，能溶解已经形成的血栓
	小分子非肽类药物	替罗非班	

2. 常用药物

结构/名称	性质和代谢
华法林	①是含4-羟基香豆素基本结构的药物，化学结构均与维生素K相似 ②华法林钠，口服吸收完全，生物利用度近100%，血浆蛋白结合率约为99.5%，口服后12～18小时起效，24～36小时作用达到高峰，静脉注射和加大剂量均不能加速其作用 ③结构中含有一个手性碳，S-异构体的抗凝活性是R-异构体的4倍，药用其外消旋体
达比加群酯	①口服给药经吸收后，部分转化为原药，以原药和前药两种形式进入门静脉，在肝脏中完全转化为达比加群 ②用于接收选择性全髋关节或膝关节置换术的成年患者静脉血栓的预防
阿加曲班	①本品结构中包含精氨酸、哌啶和喹啉的三脚架结构，与凝血酶的活性部位形成立体型的结合，可逆性地拮抗凝血酶的催化位点和非极性区，从而阻止凝血酶在血栓形成过程中发挥作用 ②静脉滴注剂量与血药浓度呈线性关系；T_{max}为2小时；持续静脉滴注在1～3小时内血药浓度达稳态；主要在肝脏代谢 ③主要用于改善慢性动脉闭塞症患者的四肢溃疡、静息痛以及冷感等
阿哌沙班	①口服可预防血栓，出血的不良反应低于华法林 ②绝对生物利用度约为50%；进食对10mg片剂的AUC或C_{max}无影响；在10mg剂量范围内，呈线性药代动力学特征，具有剂量依赖性 ③用于接受过髋部或膝部置换手术患者的血栓预防

续表

结构/名称	性质和代谢
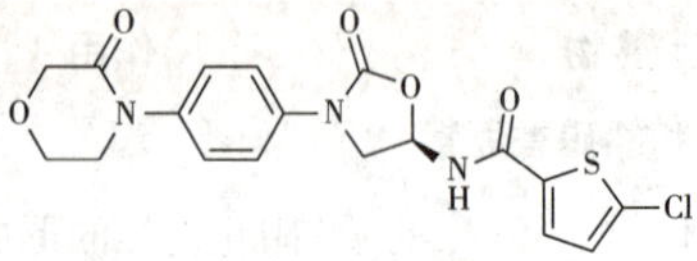 利伐沙班	①吸收迅速；进食对AUC或C_{max}无明显影响；本品通过CYP3A4、CYP2J2和不依赖CYP机制进行代谢，吗啉酮部分的氧化降解和酰胺键的水解是主要的生物转化部位 ②用于择期髋关节或膝关节置换手术成年患者，以预防静脉血栓（VTE）形成
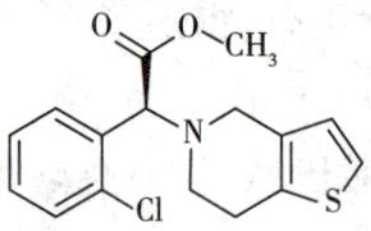 氯吡格雷	①有一个手性碳原子，为S-构型，本品体外无活性，为前药 ②口服后经CYP酶系转化，主要代谢产物是其羧酸盐衍生物 ③主要用于预防缺血性脑卒中、心肌梗死及外周血管病等
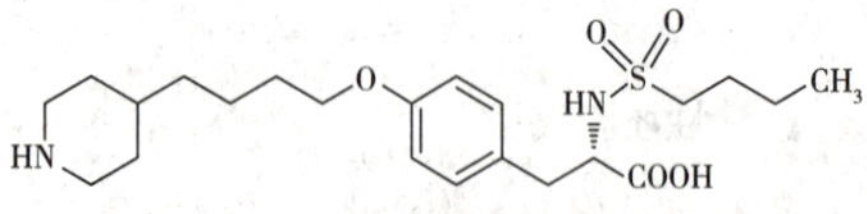 替罗非班	①阻止血小板聚集、黏附等活化反应，有效地抑制血小板介导的血栓形成并延长出血时间 ②用于治疗急性冠脉综合征、不稳定型心绞痛和非Q波心肌梗死、急性心肌梗死和急性缺血性心脏猝死等

第七节 内分泌系统疾病药物

考点1 甾体激素类药物★★★

甾体激素类药物的基本母核主要有：孕甾烷、雄甾烷和雌甾烷。

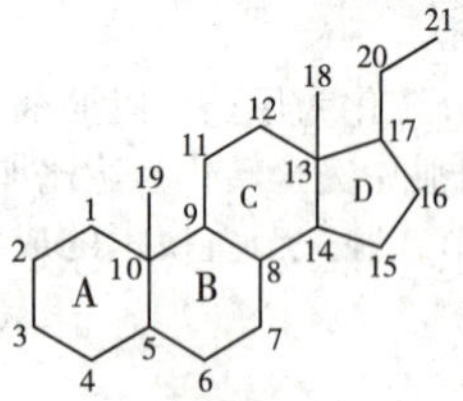

孕甾烷 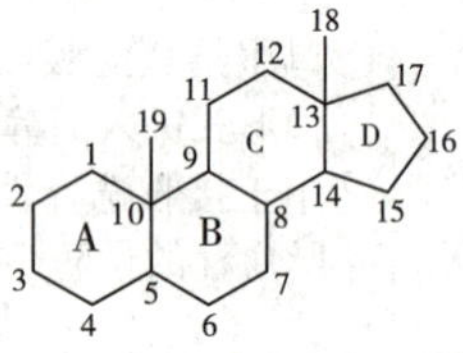　　　　雄甾烷 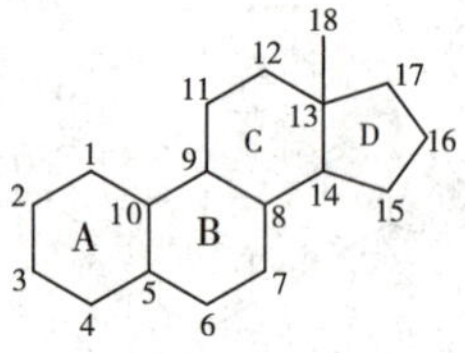　　　　雌甾烷

（一）肾上腺糖皮质激素类药物

1. 结构特征

类别	基本结构	特点
糖皮质激素	含有Δ^4-3,20-二酮和21-羟基、11位和17α位羟基孕甾烷	两者结构仅存在细微差别，通常糖皮质激素药物多带有一些盐皮质激素活性的副作用，如可产生钠潴留，导致水肿等
盐皮质激素	不同时具有17α-羟基和11-氧（羟基或氧代）	

2. 构效关系

类别	特点	药效	药物
Δ^1衍生物	引入C_1、C_2双键	抗炎活性增大4倍，不增加钠潴留作用	醋酸氢化泼尼松
6α-氟及9α-氟衍生物	引入氟原子	抗炎活性显著增加，未增加钠滞留作用	醋酸6α-氟代氢化可的松、醋酸6α-氟代泼尼松、曲安西龙、曲安奈德及氟轻松

续表

类别	特点	药效	药物
16-甲基衍生物	引入16-甲基	抗炎活性增加，钠潴留减少	地塞米松和倍他米松
21-位酯化衍生物	做成其前药	可增加口服的吸收率外，也可适应制备外用软膏剂的需要，增加其溶解性	最常见是乙酸酯

3. 常用药物

结构/名称	性质与代谢
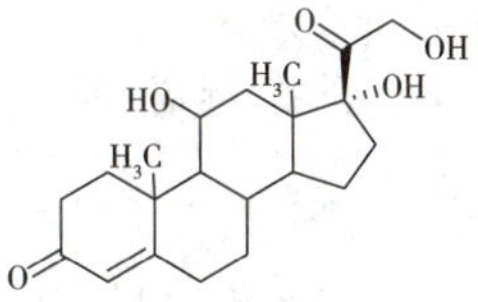 氢化可的松	①天然存在的糖皮质激素，抗炎作用为可的松的1.25倍 ②口服吸收快而完全；磷酸酯或琥珀酸酯水溶性增加，肌内或皮下注射后迅速吸收；但醋酸氢化可的松的溶解度很差，一般用其混悬液；肌内注射吸收缓慢 ③急、慢性肾上腺皮质功能减退、腺垂体功能减退及肾上腺次全切除术后行替代治疗；严重感染并发的毒血症；过敏性疾病及抗休克治疗
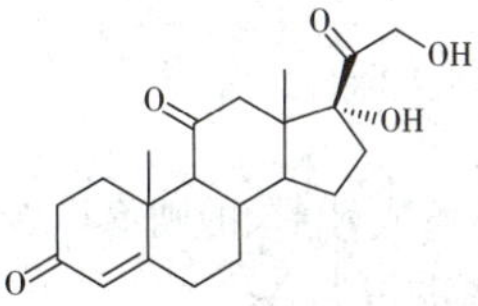 可的松	①可的松本身无活性，必需先在肝内转化成氢化可的松才有效 ②可的松口服易从胃肠道吸收 ③主要应用于肾上腺皮质功能减退症及垂体功能减退症的替代治疗，亦可用于过敏性和炎症性疾病
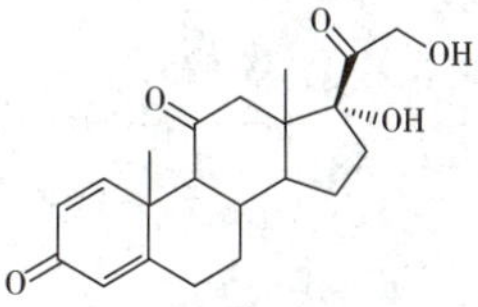 泼尼松	①可的松的1位双键衍生物 ②口服后吸收迅速而完全；本身无生物学活性，需在肝脏内转化成泼尼松龙而发挥作用 ③具有抗炎及抗过敏作用，能抑制结缔组织的增生，降低毛细血管壁和细胞膜的通透性
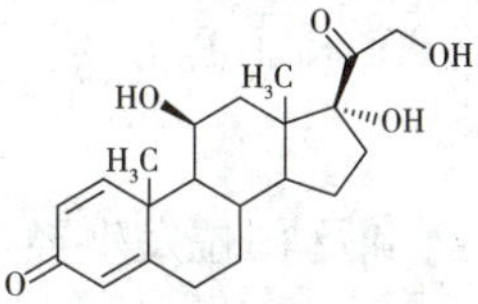 泼尼松龙	①氢化可的松的1位双键衍生物，又名氢化泼尼松 ②极易由消化道吸收，本身以活性形式存在，无须经肝脏转化即发挥其生物效应 ③主要用于治疗活动性风湿痛、关节炎、腱鞘炎、肌腱劳损等
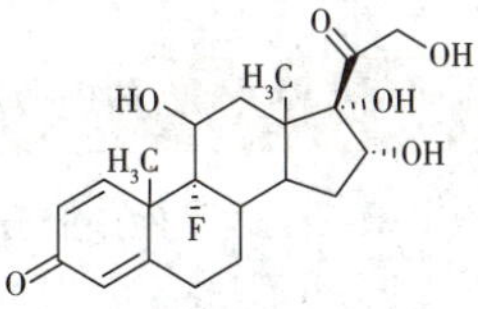 曲安西龙	①为氢化泼尼松的6α-氟及16α-羟基衍生物 ②主要代谢物为6β-羟基曲安西龙 ③用于系统性红斑狼疮、风湿性疾病、肾病综合征等免疫性肾脏疾病、特发性血小板减少性紫癜等免疫性血液病
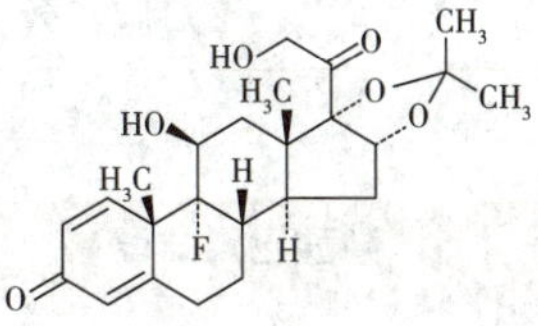 曲安奈德	①为曲安西龙的丙酮叉衍生物，提高脂溶性 ②口服易吸收，肌内注射吸收缓慢，数小时内起效，1~2天达最大效应，作用可维持2~3周；皮内、关节腔内局部注射吸收缓慢，作用持久 ③吸入给药治疗哮喘，可避免产生全身性的作用

结构/名称	性质与代谢
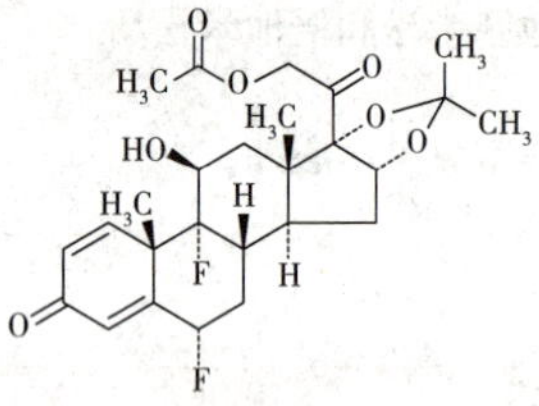 醋酸氟轻松	①在曲安奈德分子中引入6-氟原子，并将21-位羟基乙酯化，活性强 ②由于全身性吸收作用，可造成可逆性下丘脑-垂体-肾上腺轴的抑制，部分患者可出现库欣综合征、高血糖等，所以只能外用；具有强局部抗炎活性
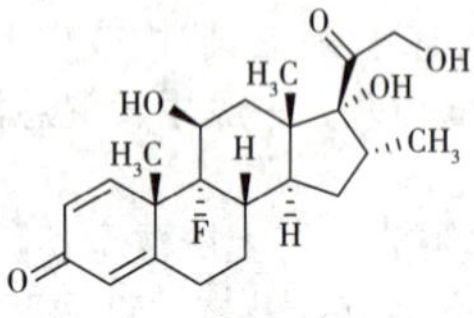 地塞米松	①曲安西龙分子的16α-羟基被甲基取代得到的化合物，稳定性和活性都得到提高 ②肌内注射比静脉注射吸收慢；生物利用度约为70%～78% ③为强效糖皮质激素，作用广泛，主要用于过敏性与自身免疫性炎症性疾病
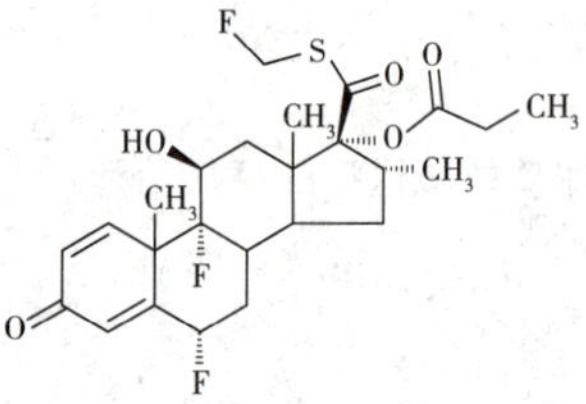 丙酸氟替卡松	①分子中存在具有活性的17位β-羧酸酯，水解成β-羧酸则不具活性，口服时经水解可失活，能避免糖皮质激素的全身作用 ②吸入给药时，具有较高的抗炎活性和较少的全身副作用

（二）雌激素类药物

1. 雌激素受体激动剂

（1）基本结构　雌激素在化学结构上都属于雌甾烷类，A环为芳香环，无19-甲基，3位带有酚羟基，17位带有羟基或羰基。

（2）分类　①雌二醇；②雌酮；③雌三醇。

（3）体内代谢　①口服几乎无效；②主要代谢是在A环和D环的2、4及16位发生羟基化反应；③雌二醇有极强的生物活性，10^{-8}～10^{-10}mol/L的浓度对靶器官即能表现出活性。

（4）其他类药物

类别	结构改造	药理效应
苯甲酸雌二醇、戊酸雌二醇	将雌二醇的3位和17β位羟基酯化得到的前药	作用时间长
炔雌醇	在雌二醇的17α位引入乙炔基，增大了空间位阻，提高了D环的代谢稳定性	口服有效
尼尔雌醇	将炔雌三醇的3位羟基醚化，提高了A环的代谢稳定性	口服长效

（5）非甾体类

代表药物	反式己烯雌酚	丙酸己烯雌酚	磷酸己烯雌酚
药物结构	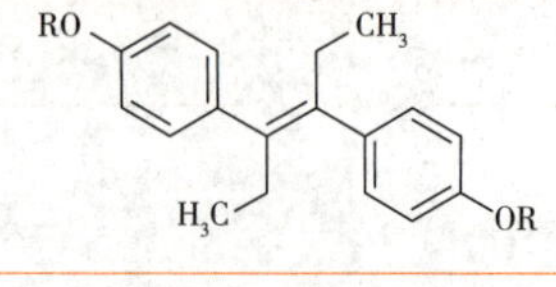 （结构式）	R=H　己烯雌酚 R=COCH₂CH₃　丙酸己烯雌酚 R=PO₃H₂　磷酸己烯雌酚	

续表

代表药物	反式己烯雌酚	丙酸己烯雌酚	磷酸己烯雌酚
药物性质	药理作用与雌二醇相同，但活性更强。顺式己烯雌酚没有雌激素的活性。在肝脏中失活很慢，口服有效，临床治疗作用除与雌二醇相同外，有时作为事后应急避孕药	油针剂吸收慢，注射一次可延效2~3天	可用于口服，亦可供静脉注射。作用快，耐受性好。对前列腺癌具有选择性，进入癌细胞后受磷酸酶的作用，释放出己烯雌酚而显效

2. 雌激素受体调控剂 雌激素受体调控剂可分为三类：选择性雌激素受体调节剂、选择性雌激素受体下调剂和芳构化酶抑制药。

（1）选择性雌激素受体调节剂

结构/名称	性质与代谢
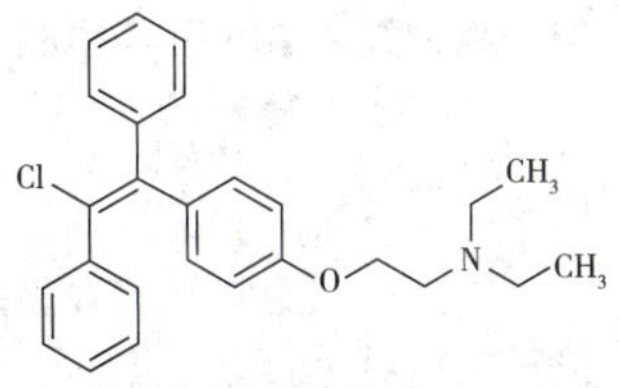 氯米芬	①非甾体化合物，E-异构体不太容易被吸收，且比Z-异构消除更迅速；在体内顺式结构药物，血浆药物浓度达峰时间较迟，消除较慢，给药后2小时，顺式和反式的血药浓度为1∶1，24小时后则为6∶1 ②治疗不孕症
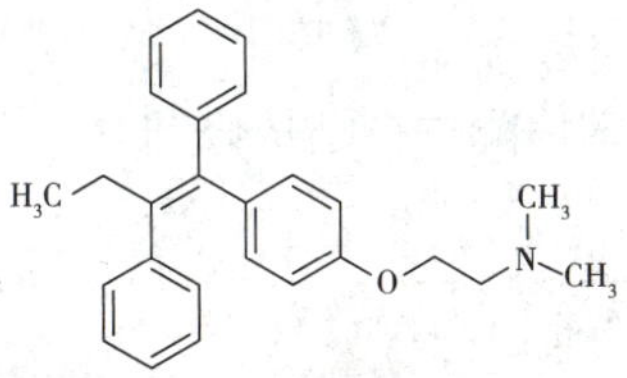 他莫昔芬	①药用Z-给药型异构体 ②口服给药 ③用于治疗雌激素依赖型的乳腺癌
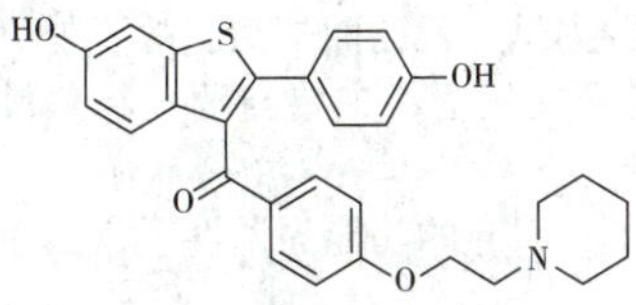 雷洛昔芬	①口服后迅速吸收；进入循环前被大量葡糖醛化；绝对生物利用度为2%；在体内代谢为雷洛昔芬-4-葡糖苷酸、雷洛昔芬-6-葡糖苷酸和雷洛昔芬-4,6-葡糖苷酸；通过肠肝循环维持雷洛昔芬的水平 ②临床上主要用于治疗女性绝经后骨质疏松症
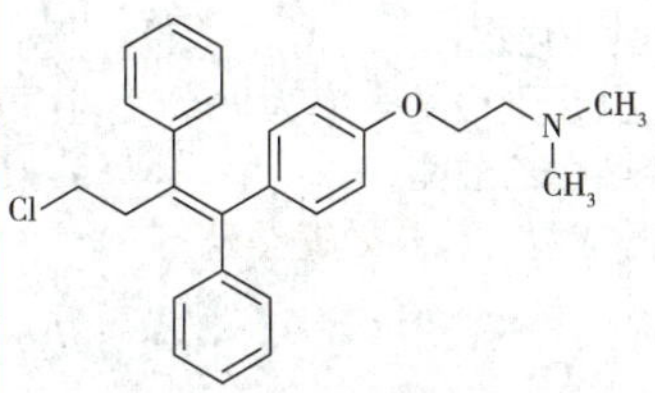 托瑞米芬	①非类固醇类三苯乙烯衍生物 ②用于治疗绝经后妇女雌激素受体阳性或不详的转移性乳腺癌

（2）芳构化酶抑制药 芳构化酶属细胞色素P450酶系中的一员，可将雄烯二酮和睾丸酮转化为雌酮和雌二醇，是雌激素生物合成的关键酶。芳构化酶抑制药可以显著降低体内雌激素水平，用于治疗雌激素依赖型疾病如乳腺癌。

类别	常用药物	结构特点	作用机制
甾体类	依西美坦		可与芳构化酶蛋白的血红素基的铁原子配位结合，对芳构化酶的高度选择性的竞争性抑制药
	福美司坦	含有三氮唑环	
非甾体类	阿那曲唑		
	来曲唑		

（三）孕激素类药物

1. 结构特征 基本结构为孕甾烷，其结构为 Δ^4-3-20-二酮孕甾烷，是含有 21 个碳原子的甾体化合物。天然孕激素主要由黄体合成和分泌，体内含量极少，最强效的内源性孕激素是黄体酮。

结构改造	结构特点	改造部位	药理作用	常见药物
由黄体酮衍生	17β位是乙酰基	6-位引入双键、卤素或甲基及17位酯化	可使黄体酮代谢受阻，极大地延长体内半衰期	醋酸甲羟孕酮、醋酸甲地孕酮
由睾酮衍生	17β位是羟基	引入17α-乙炔基，并去除19-甲基	为可口服的孕激素，抑制排卵作用强于黄体酮	炔诺酮
		炔诺酮的18位延长一个甲基	活性比炔诺酮增强十倍以上，左旋体才具有活性	左炔诺孕酮

2. 体内代谢 天然孕激素黄体酮在肝脏中代谢快，主要途径是 6-位羟基化、16-位和 17-位氧化，故口服无效。可从防止黄体酮的代谢角度出发，对黄体酮进行结构修饰。

3. 常用药物

结构/名称	性质与代谢
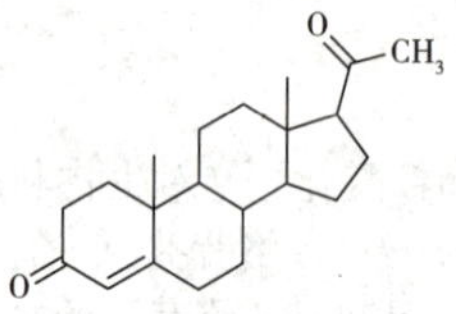 黄体酮	①为天然孕激素 ②口服后迅速从胃肠道吸收，并在肝内迅速代谢而失活，故不能口服；肌内注射后迅速吸收，并在肝内代谢；主要与葡萄糖醛酸结合 ③用于保胎，无排卵型或黄体功能不足引起的功能失调性子宫出血
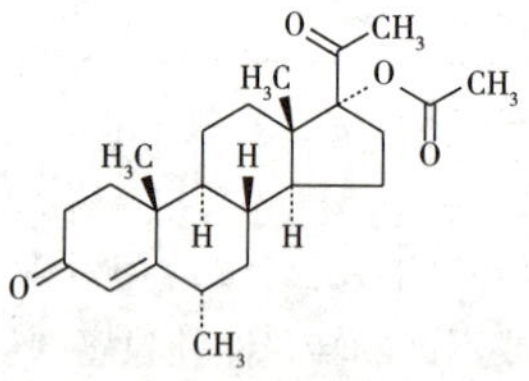 醋酸甲羟孕酮	①黄体酮的 17α-乙酰氧基和 6α-甲基化物 ②口服制剂之间的吸收差异很大；血浆蛋白结合率为 86%；主要代谢物 6β-羟基、2β-羟基甲羟孕酮乙酸酯 ③临床主要单独或与环戊丙酸雌二醇成复方作长效避孕药
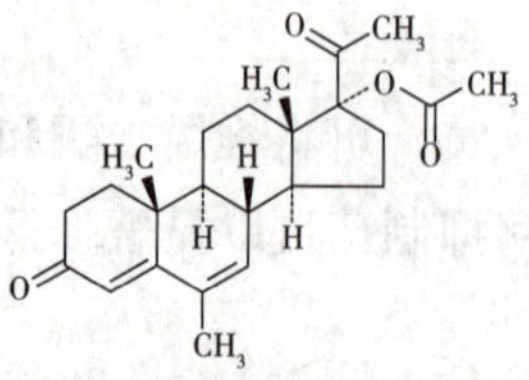 醋酸甲地孕酮	①醋酸甲羟孕酮的 6-位双键化物 ②为高效孕激素，口服时活性是黄体酮的 75 倍；注射时活性为黄体酮的 50 倍；口服吸收良好 ③主要作短效口服避孕药，也用于治疗妇科疾病

续表

结构/名称	性质与代谢
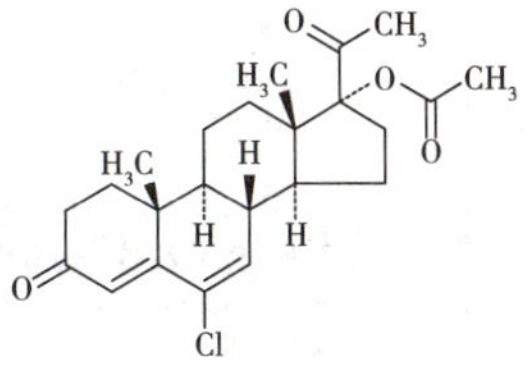 醋酸氯地孕酮	①醋酸甲地孕酮分子中6-甲基被氯原子替代物 ②为口服强效孕激素，主要与长效雌激素炔雌醚配伍成复方片剂，作长效口服避孕药
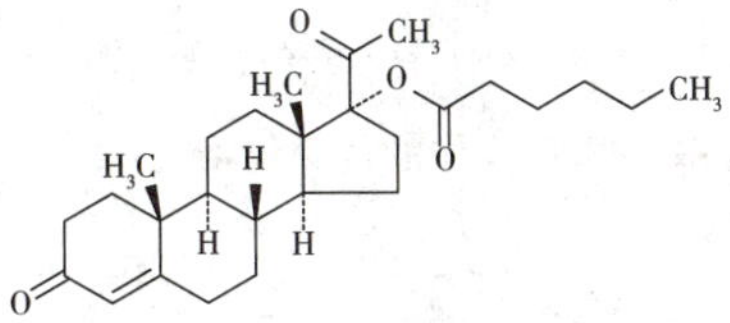 己酸羟孕酮	①黄体酮的17α-己酰氧基物 ②长效孕激素，肌内注射后缓慢释放，药效持续1个月 ③临床作长效避孕药
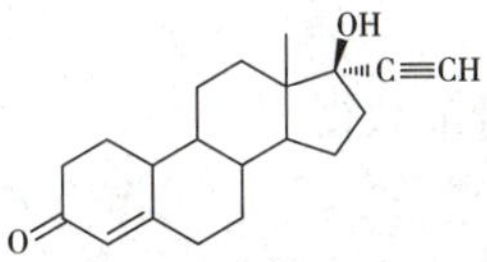 炔诺酮	①睾酮引入17α-乙炔基，并去除19-甲基 ②具有孕激素样作用，为可口服的孕激素，抑制排卵作用强于黄体酮
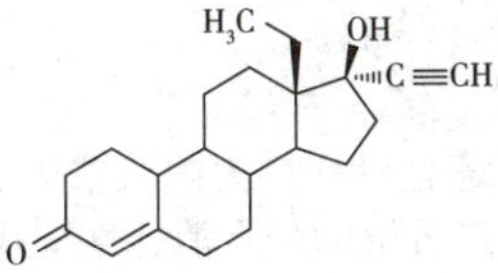 左炔诺孕酮	①炔诺酮的18位延长一个甲基 ②活性比炔诺酮增强十倍以上，其右旋体是无效的，左旋体才具有活性

（四）雄性激素及蛋白同化激素类药物

1. 雄激素

（1）基本结构　为雄甾烷类，3位和17位带有羟基或羰基。

（2）常用药物

分类	结构/名称	性质和代谢
天然雄激素	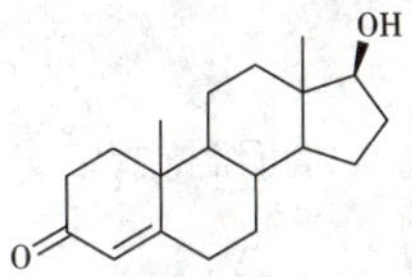 睾酮 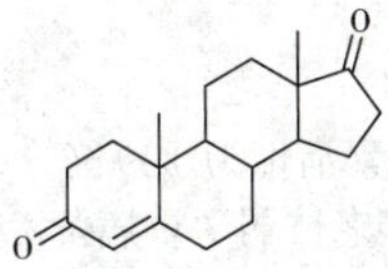 雄烯二酮	①睾酮作用最强，雄烯二酮的活性远远低于睾酮，但其可以转化为睾酮，被认为是睾酮的体内贮存形式 ②体内易被代谢，特别是5α-还原酶可将4、5位双键还原，3-羟甾脱氢酶可将3-羰基还原为3-羟基，17β-羟甾脱氢酶可将17β-羟基氧化为羰基，加之消化道细菌也会催化其降解

分类	结构/名称	性质和代谢
药用雄激素	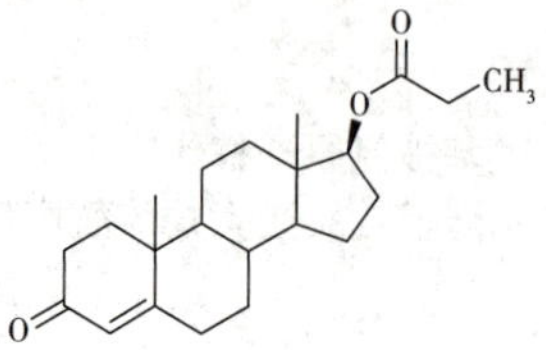 丙酸睾酮	①将睾酮的17-OH进行丙酸酯化制成的前药，可增加脂溶性，减慢代谢速度 ②肌内注射后在体内缓慢吸收，并逐渐水解释放出原药睾酮，使药物作用时间大大延长，注射一次可持续作用2~4天
	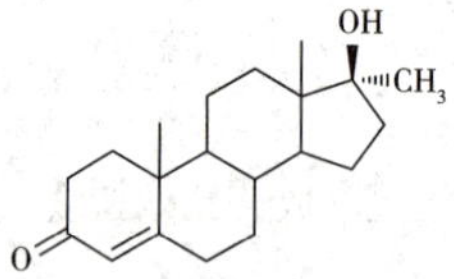 甲睾酮	①在睾酮的17α位引入甲基，增大17位的代谢位阻 ②可口服

2. 蛋白同化激素

（1）结构特征　蛋白同化激素是对雄性激素的化学结构进行修饰获得。

（2）常用药物

结构/名称	性质与代谢
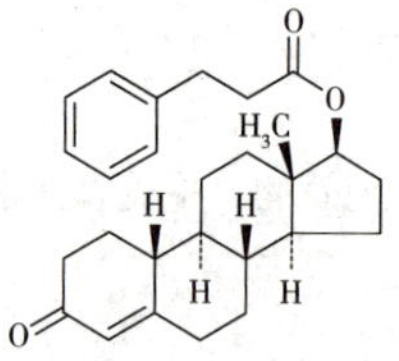 苯丙酸诺龙	①去掉睾酮的19位甲基，17位与苯丙酸成酯 ②蛋白同化激素作用为丙酸睾酮的12倍；雄激素活性作用为丙酸睾酮的1/2 ③临床主要用于治疗转移性乳腺癌及蛋白质大量分解的严重消耗性疾病，也可用于治疗骨质疏松
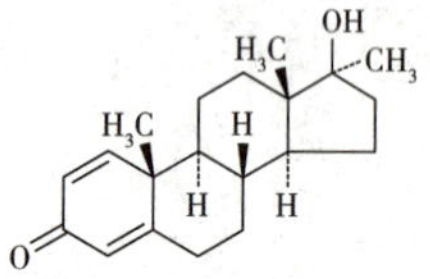 美雄酮	①为在甲睾酮的1位去氢衍生物，蛋白同化作用与丙睾丸素相同，雄激素活性约为丙睾丸素的1/100 ②蛋白同化作用增强，临床用口服片剂治疗贫血或严重体重丢失
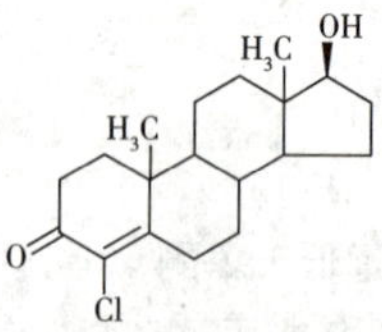 氯司替勃	①睾酮的4位氯代衍生物 ②肌内注射，雄激素活性较小，作用持久，可维持3周 ③主要用于慢性消耗性疾病、营养不良、骨质疏松
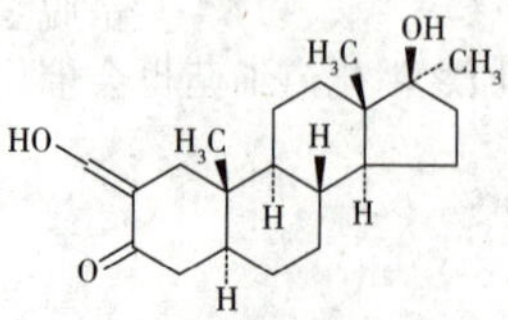 羟甲烯龙	①为甲睾酮2位羟甲烯基取代衍生物 ②蛋白同化作用为甲睾酮的4倍，雄激素活性为0.39倍 ③用于骨质疏松、慢性消耗性疾病、年老体弱、重病及术后体弱消瘦、小儿发育不全、再生障碍性贫血、白细胞减少症、高脂血症等

续表

结构/名称	性质与代谢
司坦唑醇	①甲睾酮的A环并杂环衍生物 ②促蛋白同化激素，蛋白同化作用为甲睾酮的30倍，雄激素活性为甲睾酮的1/4 ③用于慢性消耗性疾病、骨质疏松、重病及手术后体弱消瘦

考点2 降血糖药★★★

(一)胰岛素及其类似物

1. 结构特征 人胰岛素为多肽类激素，由51个氨基酸残基排列成A、B两条肽链，A链有21个氨基酸，B链有30个氨基酸，其中，A7和B7、A20和B19的四个半胱氨酸中的巯基形成两个二硫键相连。此外，A链中A6与A11之间也存在一个二硫键。

天然胰岛素碳端B26~B30的氨基酸与其受体的结合不起关键性作用，但对它的修饰可改变其聚合的倾向。

2. 化学和作用特点

分类	药物名称	化学结构	性质与代谢
速效胰岛素	格鲁辛胰岛素	B3位的谷氨酰胺被赖氨酸取代，B26的赖氨酸被谷氨酸取代	本品于餐前15~20分钟、皮下或静脉注射，速效，用于控制餐时高血糖
速效胰岛素	门冬胰岛素	B28脯氨酸由门冬氨酸取代	本品于餐前30分钟注射，控制餐后血糖；与胰岛素合用控制晚间或晨起血糖
速效胰岛素	赖脯胰岛素	B28脯氨酸和B29的赖氨酸的顺序交换	本品吸收较人胰岛素快3倍，速效，餐前注射即可
短效胰岛素	普通胰岛素	动物或人胰岛素	本品30分钟起效，作用5~8小时。用于控制餐后高血糖；人胰岛素唯一可静脉注射，只在急症时使用
长效胰岛素	甘精胰岛素	A21门冬酰氨被甘氨酸取代，B30的苏氨酸后加两个精氨酸	本品1~2小时起效，作用24小时，一日给药一次，可与短效胰岛素或口服降糖药合用，适用于中度糖尿病患者

(二)口服降糖药

口服糖尿病治疗药物主要有：①促胰岛素分泌药；②胰岛素增敏剂；③α-葡萄糖苷酶抑制药；④醛糖还原酶抑制药；⑤二肽基肽酶-4抑制药；⑥钠-葡萄糖协同转运蛋白2抑制药。

1. 促胰岛素分泌药

(1)磺酰脲类促胰岛素分泌药

1)基本结构 具有苯磺酰脲的基本结构，不同药物的苯环上及脲基末端带有不同的取代基。这些取代基导致药物的作用强度及持续时间存在差别。

2）构效关系

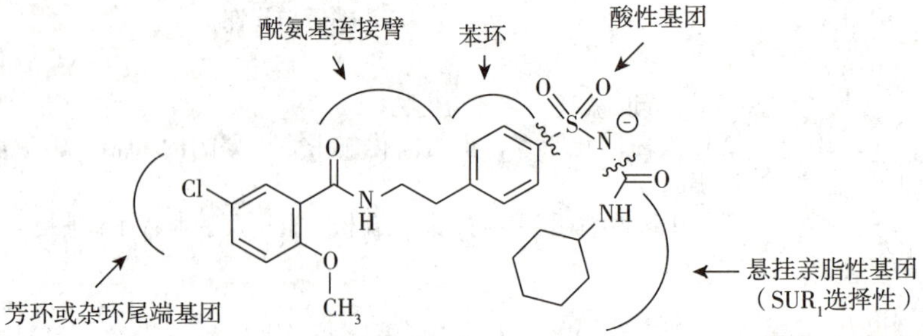

构效关系研究表明，结构中的磺酰脲基团为酸性基团，这对促胰岛素活性是必需的，在酸性基团上连接亲脂性基团取代基，可大大增强与SUR_1受体的亲和力，并且提高对SUR_1受体相对于SUR_{2A}和SUR_{2B}亚型的选择性。

3）常用药物

结构/名称	性质与代谢
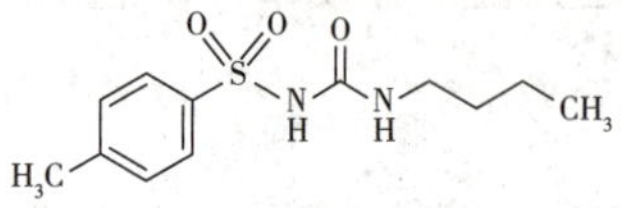 甲苯磺丁脲	受体亲和力小，服药剂量大，作用时间过长，药物相互作用较多，存在严重而持久的低血糖反应等缺点
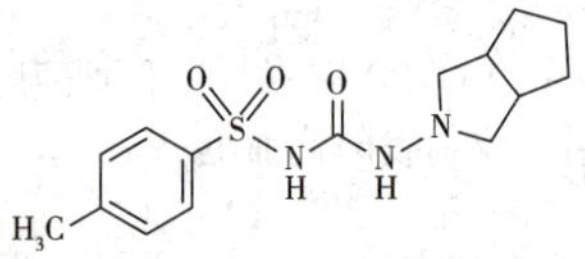 格列齐特	①甲苯磺丁分子中脲上丁基被八氢环戊烷并[C]吡咯环取代衍生物 ②吸收较快，口服T_{max}为2～6小时；作用维持时间为24小时 ③用于糖尿病伴有肥胖症或伴有血管病变者
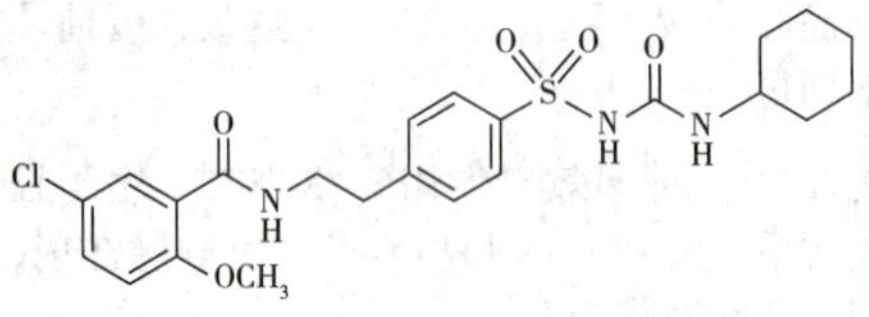 格列本脲	①<u>甲苯磺丁分子</u>中脲上丁基被环己基，甲基被取代苯甲酰胺乙基取代的衍生物 ②口服吸收迅速完全，血浆蛋白结合率约为99%；代谢物4-反式羟基格列本脲具有15%活性 ③适用于单用饮食控制疗效不满意的轻、中度非胰岛素依赖型糖尿病，病人胰岛β细胞有一定的分泌胰岛素功能，并无严重的并发症
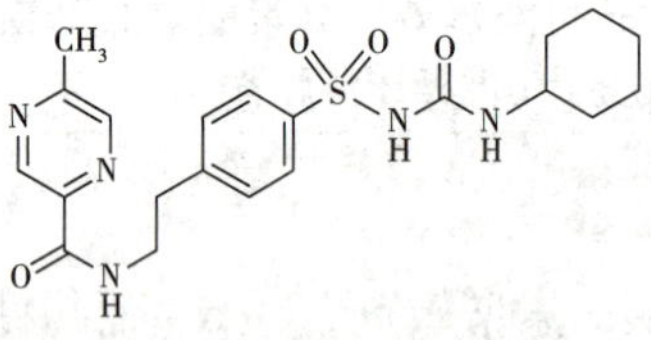 格列吡嗪	①格列本脲分子中的苯甲酰胺基被吡嗪甲酰基取代的衍生物 ②降血糖作用迅速而强，为甲苯磺丁脲的1000倍；口服30分钟后即可见血糖明显下降，与食物同服，吸收可延迟30～40分钟 ③主要用于单用饮食控制治疗未能达到良好效果的轻、中度非胰岛素依赖型患者
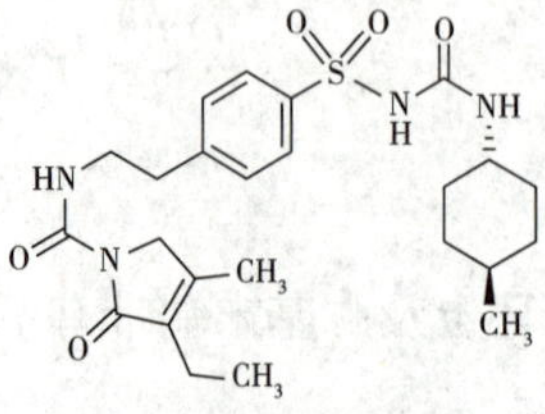 格列美脲	①格列本脲分子中的苯甲酰胺基被二氢吡咯甲酰基替代的衍生物，同时环己基被4-甲基环己基取代物 ②高效、长效，有独立于胰岛素的胰外作用，可与胰岛素同时使用，用于单纯饮食控制无效，尤其是超重和有胰岛素抵抗的2型糖尿病患者，可克服胰岛细胞继发性衰竭

（2）非磺酰脲类促胰岛素分泌药

1）结构特征　是一类<u>具有氨基羧酸结构</u>的新型口服降糖药。

该类药物与磺酰脲类的区别在对 K^+-ATP 通道具有"快开"和"快闭"作用，显著较其他口服降糖药起效迅速，作用时间短，使胰岛素的分泌达到模拟人体生理模式——餐时胰岛素迅速升高，餐后及时回落到基础分泌状态，被称为"餐时血糖调节剂"。

2）常用药物

结构/名称	性质与代谢
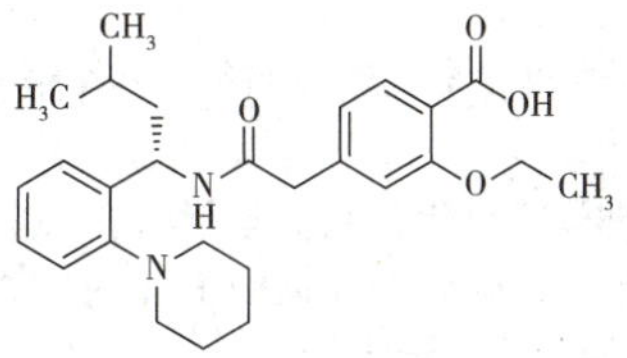 瑞格列奈	①是氨甲酰甲基苯甲酸的衍生物 ②分子结构中含有一手性碳原子，S-(+)-构型的活性是 R-(-)-构型的100倍，临床上使用其 S-(+)-异构体
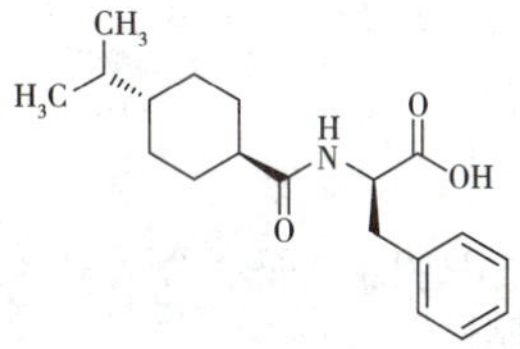 那格列奈	①为 D-苯丙氨酸衍生物，其降糖作用是其前体 D-苯丙氨酸的50倍 ②为手性药物，其 R-(-)-异构体活性高出 S-(+)-异构体100倍 ③毒性很低，降糖作用良好
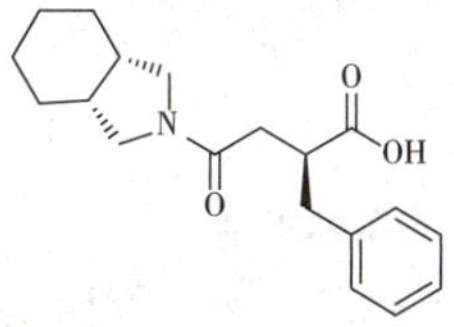 米格列奈	①起效更为迅速，作用时间更短，血糖可促进米格列奈刺激胰岛素释放的作用 ②临床上主要用于降低餐后高血糖

2. 胰岛素增敏药

分类	结构/名称	性质与代谢
双胍类	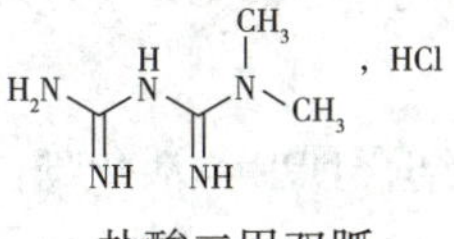 盐酸二甲双胍	①由一个双胍母核连接不同侧链而构成 ②二甲双胍具有强碱性，其 pK_a 值为12.4；其盐酸盐的1%水溶液的pH为6.68，呈近中性 ③吸收快，半衰期较短（1.5~2.8小时），很少在肝脏代谢，也不与血浆蛋白结合，几乎全部以原形由尿排出；肾功能损害者禁用
噻唑烷二酮类	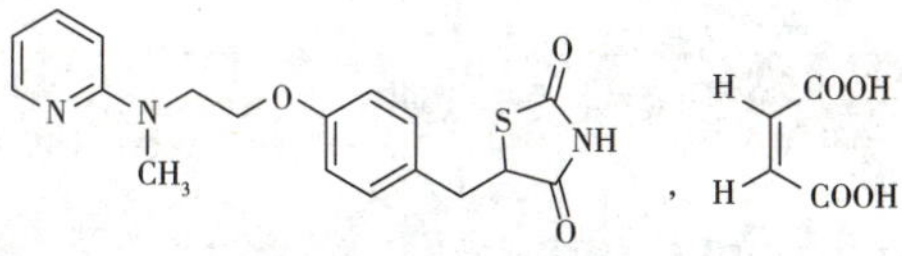 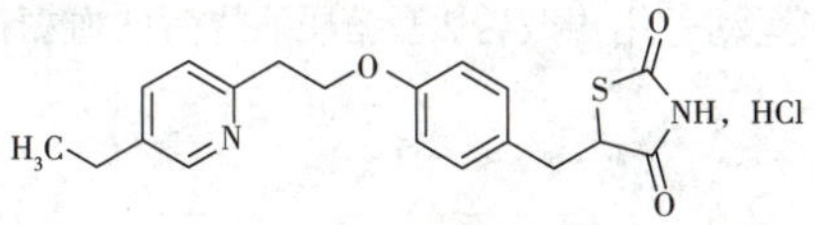 马来酸罗格列酮	①可使胰岛素对受体靶组织的敏感性增加，减少肝糖的产生；增强外周组织对葡萄糖的摄取 ②靶点为细胞核的过氧化酶-增殖体活化受体
	盐酸吡格列酮	

3. α-葡萄糖苷酶抑制药

（1）结构特征　均为单糖或多糖类似物。

（2）作用特点　可竞争性地与α-葡萄糖苷酶结合，抑制该酶的活性，从而减慢糖类水解产生葡萄糖的速度，并延缓葡萄糖的吸收。此类药物对1、2型糖尿病均适用。

（3）常用药物

结构/名称	性质与代谢
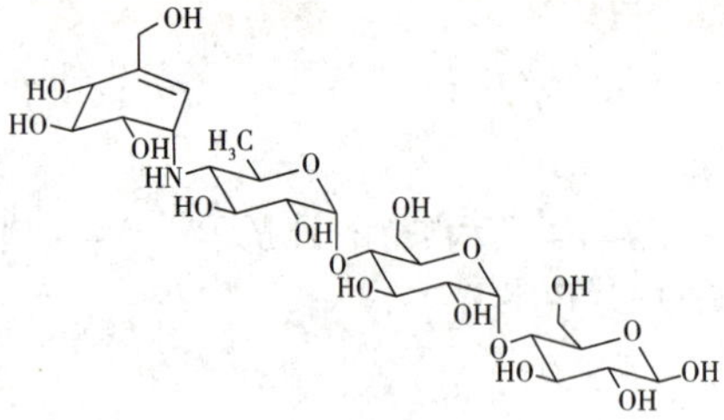 阿卡波糖	①一种假四糖，由不饱和环己多醇，氨基糖及两个分子右旋葡萄糖组成 ②在小肠上部黏膜细胞刷缘处与碳水化合物竞争活性位点，抑制了α-葡萄糖苷酶，延长了碳水化合物的消化时间，也减缓了葡萄糖吸收速度，使餐后血糖降低
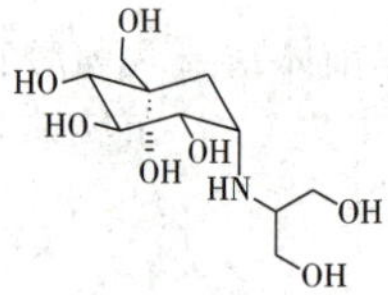 伏格列波糖	①氨基糖类似物 ②对小肠上皮绒毛膜刷状缘上的双糖水解酶抑制作用非常强，而对α-淀粉酶几乎无抑制作用
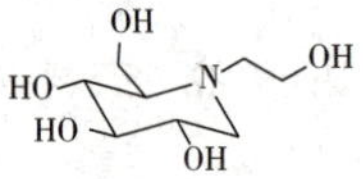 米格列醇	①α-葡萄糖苷酶强效抑制药 ②可显著性降低HbA1c，餐后及空腹血糖水平

4. 二肽基肽酶-4抑制药

（1）结构特征　二肽基肽酶-4（DPP-4）是二聚体形式的高特异性丝氨酸蛋白酶。

（2）作用特点

①以胰高血糖素样肽-1（GLP-1）和葡萄糖促胰岛素多肽（GIP）为天然底物，能快速降解体内的GLP-1和GIP使之失活。

②DPP-4抑制药（也称为列汀类药物）通过竞争性结合DPP-4活化部位，降低酶的催化活性，从而抑制其对GLP-1和GIP的降解失活，增加患者的GLP-1水平，进而发挥降糖活性。

（3）常用药物

结构/名称	性质与代谢
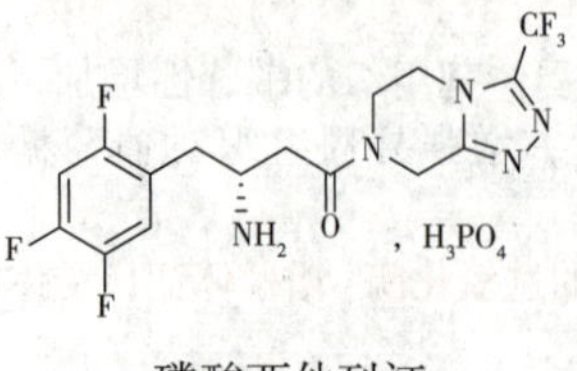 磷酸西他列汀	①芳香β-氨基酰胺衍生物 ②配合饮食控制和运动，用于改善2型糖尿病患者的血糖控制

结构/名称	性质与代谢
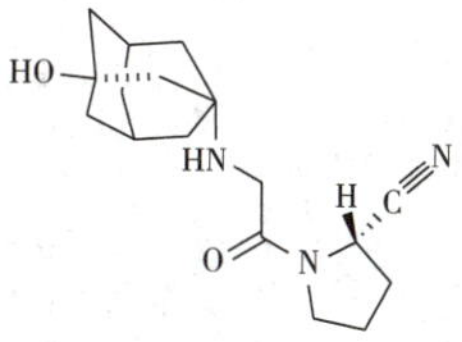 维达列汀	①含有金刚烷片段的甘氨酰胺衍生物 ②空腹口服吸收迅速；食物可轻微延迟达峰时间，但不改变AUC；血浆蛋白结合率低（9.3%），平均分布在血浆和红细胞间 ③治疗2型糖尿病
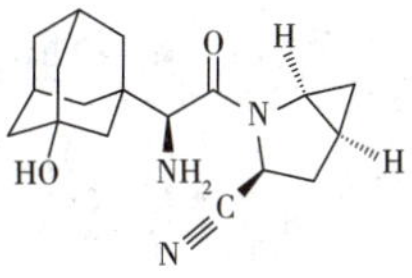 沙格列汀	①含有羟基金刚烷的α-氨基酰胺衍生物，其羟基的引入增加化合物对微粒体的稳定性，提高化学稳定性 ②与二甲双胍合用可有效改善胰岛β细胞功能，适于运动、饮食、药物控制不佳的2型糖尿病患者
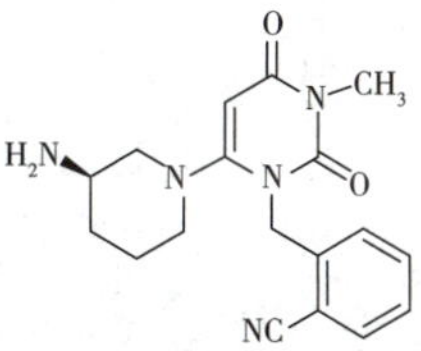 阿格列汀	①嘧啶二酮的衍生物 ②生物利用度约为100%；血浆蛋白结合率为20%；不经过广泛代谢 ③一日给药1次，适用于治疗2型糖尿病
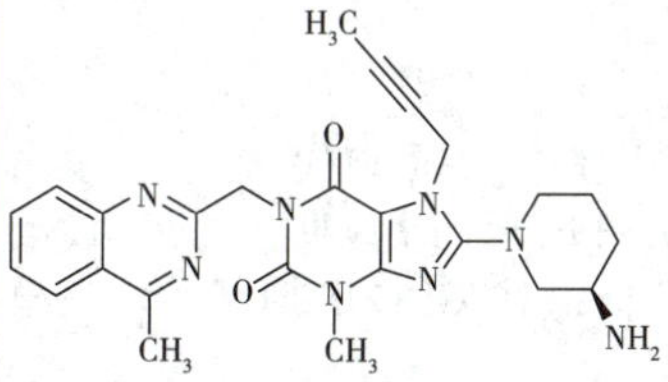 利格列汀	①含有黄嘌呤结构 ②一日给药1次，利格列汀与二甲双胍和磺脲类药物联合使用，配合饮食控制和运动，可用于成年人2型糖尿病患者的血糖控制

5. 钠-葡萄糖协同转运蛋白2抑制药

（1）作用特点　钠-葡萄糖协同转运蛋白2（SGLT2）是一类在小肠黏膜（SGLT1）和肾近曲小管（SGLT2）中发现的葡萄糖转运基因家族，它们的作用是在肾脏中对血糖进行重吸收。SGLT2是一种低亲和力的转运系统，其在肾脏中特异性的表达并且在近曲小管的肾脏中对血糖重吸收发挥作用。通过抑制肾脏中的血糖重吸收，增加尿糖的排出对糖尿病进行治疗。

（2）常用药物

结构/名称	性质与代谢
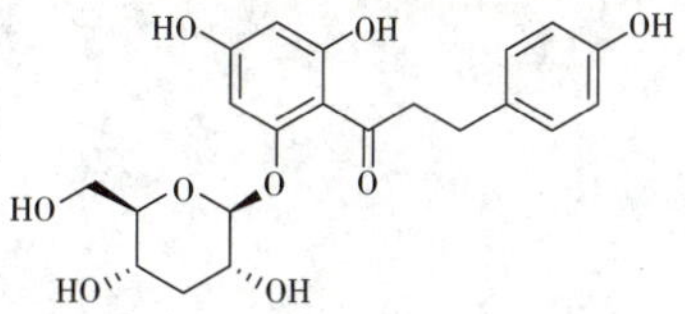 根皮苷	①第一个被评价的SGLT抑制药，从苹果树根皮中分离得到 ②选择性差，口服利用率低

结构/名称	性质与代谢
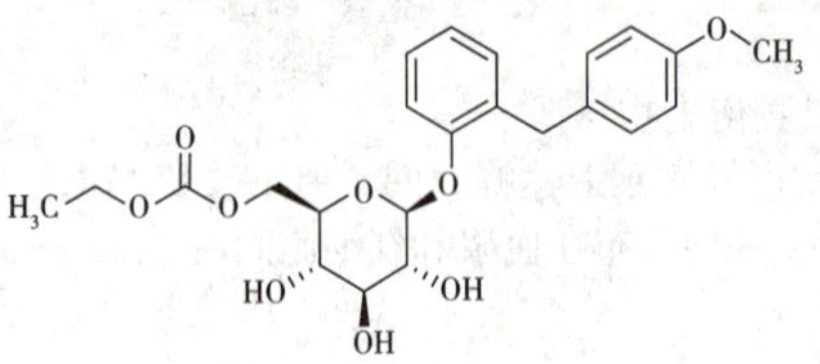 舍格列净	①将根皮苷分子结构中的糖基部分转变为碳酸酯前药的形式，同时对芳香性糖配基进行结构修饰，得到活性较好O-糖苷类药物
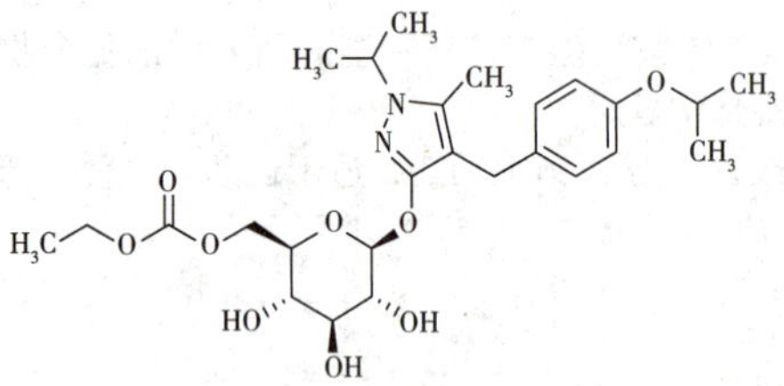 瑞格列净	②舍格列净对SGLT2的选择性较SGLT1高出296倍。瑞格列净对SGLT2是SGLT1的365倍 ③连接有O-葡萄糖苷使其容易遭到胃肠道β-葡萄糖苷酶的水解；药动学稳定性较差
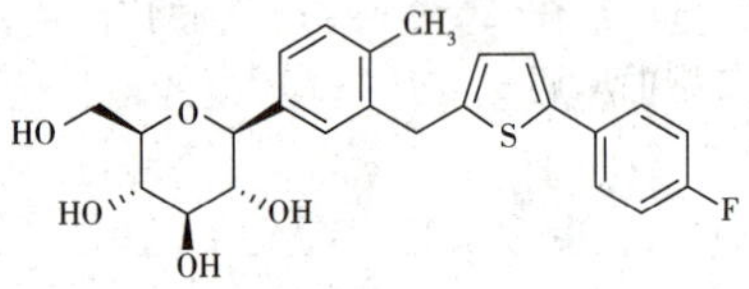 卡格列净	①稳定性强的C-糖苷类似物 ②对SGLT2的选择性是SGLT1的400倍
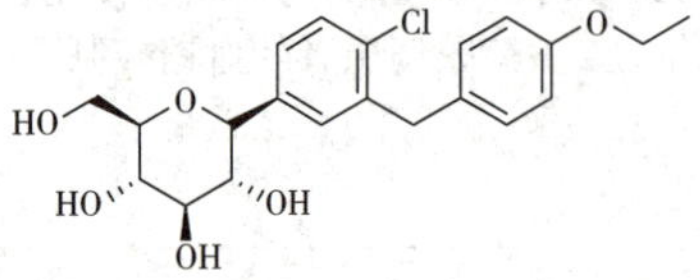 达格列净	①卡格列净中的噻吩基团用烷基苯基醚取代 ②具有高效的SGLT2亲和力和较长的半衰期，对SGLT2的选择性是SGLT1的3000倍，对SGLT2的抑制活性是根皮苷的32倍 ③单用或与二甲双胍、吡格列酮、格列美脲、胰岛素等药物联用，能够显著降低2型糖尿病患者的糖化血红蛋白A1c（HbA1c）和空腹血糖 ④常见的不良反应主要有低血糖、生殖器感染以及尿路感染等
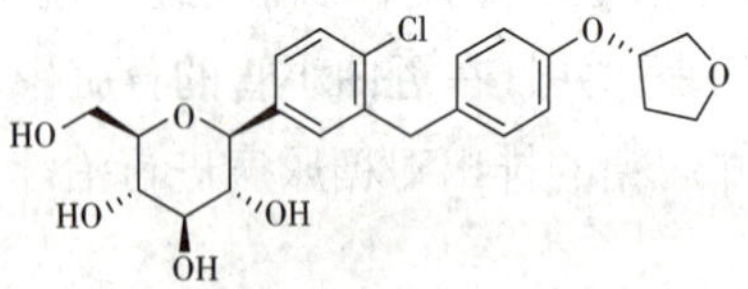 恩格列净	①将达格列净分子的乙基醚改为3-四氢呋喃醚 ②对SGLT2的选择性约是SGLT1的2700倍，降血糖效果显著 ③能够显著降低了心血管死亡风险，具有较高的安全性

考点3 调节骨代谢与形成药物★★

（一）双膦酸盐类药物

1. 结构与构效关系

（1）基本结构　双膦酸盐是焦磷酸盐的类似物，焦磷酸盐结构中心的氧原子被碳原子及其侧链取代，即为双膦酸盐类。其结构通式中R_1多为羟基，R_2可为烷基或取代烷基，烷基末端还可带有芳杂环。双膦酸可与钠离子形成单钠、二钠、三钠和四钠盐，临床药用多为单钠和二钠盐。

（2）构效关系

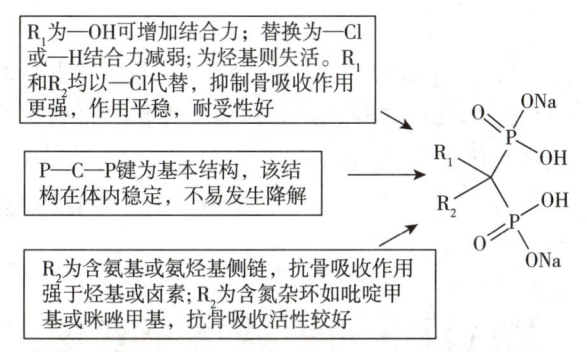

- R_1为—OH可增加结合力；替换为—Cl或—H结合力减弱；为烃基则失活。R_1和R_2均以—Cl代替，抑制骨吸收作用更强，作用平稳，耐受性好
- P—C—P键为基本结构，该结构在体内稳定，不易发生降解
- R_2为含氨基或氨烃基侧链，抗骨吸收作用强于烃基或卤素；R_2为含氮杂环如吡啶甲基或咪唑甲基，抗骨吸收活性较好

2. 代谢特点 ①<u>口服吸收较差</u>，空腹状态生物利用度范围0.7%~6%左右。②食物特别是含钙或其他多价阳离子，易与双膦酸盐形成复合物，减少药物吸收。③大约50%的吸收剂量沉积在骨组织中，并将保存较长时间。④药物不在体内代谢，以原型从尿液排出。⑤肾功能不全者慎用。

3. 常用药物

结构/名称	性质与代谢
依替膦酸二钠	①具有双向作用，小剂量时抑制骨吸收，大剂量时抑制骨矿化和骨形成 ②临床用于防治各种骨质疏松症，也用于严重高钙血症、特别是恶性肿瘤相关高钙血症的辅助治疗；大剂量用于预防和治疗异位骨化，但可能出现骨软化症和骨折
阿仑膦酸钠	①氨基双膦酸盐，其抗骨吸收作用较依替膦酸二钠强100倍，并且没有骨矿化抑制作用 ②可单独或与维生素D合用治疗骨质疏松症；<u>消化道症状是口服最常见的不良反应</u>，为避免药物刺激上消化道，患者应在清晨、空腹时服药（早餐前至少30分钟），用足量水整片吞服，然后身体保持立位（站立或端坐）30~60分钟
利塞膦酸钠	<u>主要用于防治绝经后骨质疏松症</u>；最常出现的不良反应为关节痛和胃肠功能紊乱；为降低消化道反应的危险，应遵守同阿仑膦酸钠一样的服药注意事项
唑来膦酸钠	①<u>第三代双膦酸类药物</u> ②直接作用于成骨细胞，增加骨吸收抑制药的分泌，抑制破骨细胞介导的骨吸收而降低血钙水平 ③<u>疗效更强，剂量更小</u>；以原型经肾脏排泄，<u>药效持续时间久</u>
米诺膦酸钠	①<u>第三代双膦酸类药物</u> ②在破骨细胞内阻止焦磷酸法尼酯合成酶，抑制破骨细胞的骨吸收机能，从而降低骨代谢

（二）促进钙吸收药物

1. 作用特点　维生素D_3可促进小肠黏膜、肾小管对钙、磷的吸收，促进骨代谢，维持血钙、血磷的平衡。

2. 体内代谢　维生素D_3须在肝脏和肾脏两次羟基化，先在肝脏转化为骨化二醇25-(OH)D_3，然后再经肾脏代谢为骨化三醇[1α,25-(OH)$_2D_3$]，才具有活性。由于老年人肾中1α-羟化酶活性几乎消失，无法将维生素D_3活化。

3. 临床常用的药物　包括阿法骨化醇和骨化三醇。阿法骨化醇稳定性较好，可在体内可进一步转化为骨化三醇。

第八节　泌尿系统疾病药物

考点1　利尿药★★★

（一）碳酸酐酶抑制剂

1. 作用机制　①碳酸酐酶抑制剂为催化二氧化碳和水生成碳酸的一种酶；②碳酸酐酶被抑制时，可使H_2CO_3形成减少，造成肾小管内可与Na^+交换的H^+减少，结果使Na^+排出量增加而产生利尿作用；③由于排Na^+的同时也有HCO_3^-排除，故尿液呈碱性，血液pH值下降（高氯血酸中毒）及钾排出增加。

2. 代表药物——乙酰唑胺

（1）药物特性　第一个应用于临床的碳酸酐酶抑制剂；虽较磺胺的利尿作用强2~3倍，但仍然较弱；长期服用可导致代谢性酸血症和耐受性。

（2）临床应用　目前很少单独作为利尿药物使用；可使房水生成减少，降低青光眼患者的眼内压，因此现主要用于治疗青光眼。

（3）化学性质　①磺酰胺基的氢离子能离解，呈现弱酸性，pK_a7.2；②可形成钠盐，抑制碳酸酐酶的能力是磺胺药物的1000倍；③可口服使用，使用时间长达8~12小时。

（二）Na^+-Cl^-协转运抑制剂

1. 结构特征　分子中多含有噻嗪核，又被称为噻嗪类利尿药；有微弱碳酸酐酶抑制活性，Cl^-和HCO_3^-排除均衡，不易引起酸碱平衡混乱；为最常用的利尿药物和抗高血压药物。

2. 构效关系

（1）2位上的氢由于受到1位磺酰胺基的强吸电作用而显酸性，2位烷基取代也可减少整个分子的极性延长其作用时间。

（2）7位的磺酰胺基也能为整个分子贡献酸性，但小于1位的贡献。7位的磺酰胺基被置换或除去，则或降低或失去活性。

（3）6位的吸电子基团有利于利尿作用，氯原子和三氟甲基为佳，三氟甲基由于其脂溶性大于氯，因此比氯取代有更长的作用时间。若以甲基、甲氧基等功电子基团置换时，其利尿作用明显减少。

（4）将3,4位的双键饱和的衍生物较原化合物的利尿作用强10倍。在3位引入亲脂性基团可明显增加利尿活性，3位以烷基、环烷基、卤素、芳烷基、巯基等亲脂基团取代时，可增加作用时间。

3. 代表药物 氯噻嗪、氢氟噻嗪。

（三）Na^+-K^+-$2Cl^-$协转运抑制剂

分类	结构/名称	性质和代谢
含磺酰氨基结构	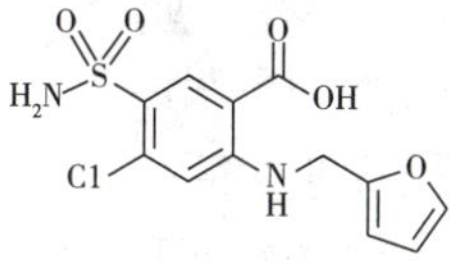 呋塞米	①是5-磺酰胺取代的邻氨基苯甲酸的衍生物，有很强的抑制重吸收的作用，也能影响近曲小管和远曲小管；起效快但作用时间短 ②酸性比噻嗪类强；口服有效 ③能有效治疗心因性水肿，肝硬化引起的腹水、肾性浮肿。还有温和的降低血压的作用
含磺酰氨基结构	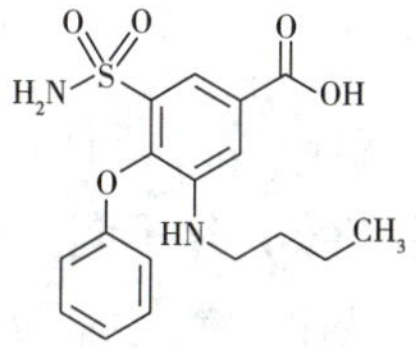 布美他尼	①为高效利尿药；用苯氧基替代了氯原子或三氟甲基，增加其利尿作用，约为呋塞米的40~60倍 ②4位的苯氧基被苯氨基或苯硫基取代也显示较好的利尿作用；但其5位的丁胺基若被在呋塞米中的呋喃甲基取代时则效果不佳
含磺酰氨基结构	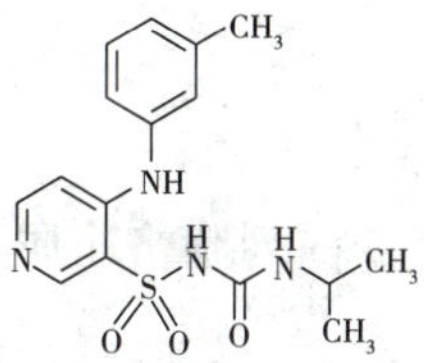 托拉塞米	①将呋塞米结构中的磺酰胺基用磺酰硫脲取代；但它不作用于近曲小管，因此不增加磷酸盐和碳酸盐的分泌 ②被FDA推荐用于治疗高血压、充血性心肌衰竭和肝硬化伴随的水肿
苯氧乙酸类	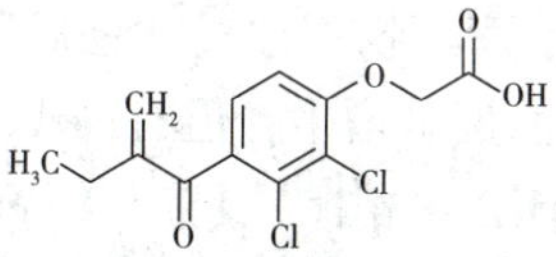 依他尼酸	①为强利尿药，利尿作用强而迅速，时间较短 ②苯环的2，3位引入氯原子或甲基可增强活性，分子中的亲脂部分可提供对酶的亲和力 ③因分子中具有α，β不饱和酮结构，在水溶液中不稳定
苯氧乙酸类	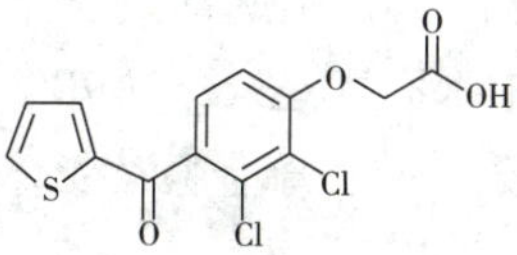 替尼酸	依他尼酸的衍生物，为第一个不升高血浆中尿酸水平的利尿药，伴有降压作用，但对肝脏有损伤作用

（四）阻滞肾小管上皮Na^+通道药物

该类药物具有排钠保钾作用，会产生高血钾的副作用。

结构/名称	性质和代谢
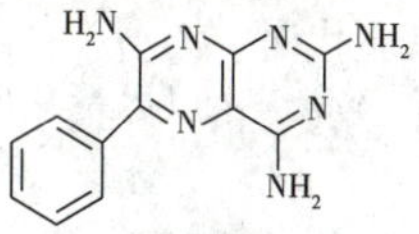 氨苯喋啶	口服后约有50%吸收，在30分钟内显效，代谢产物亦有利尿活性
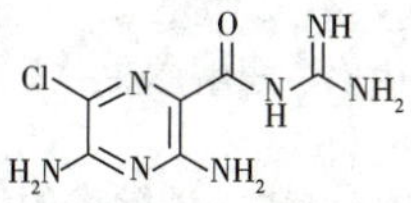 阿米洛利	喋啶的开环衍生物，故同样具有保钾排钠的利尿作用，但阿米洛利在作用时间、代谢、副作用方面都强于氨苯喋啶

(五)盐皮质激素受体拮抗剂

1. 螺内酯

（1）作用机制　①是盐皮质激素受体拮抗剂，竞争性抑制醛固酮和盐皮质激素受体的结合，发挥保钾利尿作用。②能与非活性构象形式的醛固酮受体键合，而阻止受体向活性构象翻转，从而抑制钠离子和氯离子的重吸收，同时大大减少了水的重吸收。

（2）代谢过程　①口服后约70%被吸收，在肝脏很容易被代谢，脱去乙酰巯基，生成坎利酮和坎利酮酸。有人认为坎利酮是螺内酯的体内活性形式。②坎利酮的内酯环易水解为无活性的阴离子形式，但它很容易内酯化返回坎利酮。

（3）作用部位　主要在远曲小管和集尿管。

（4）副作用　①常见高血钾症，所以有时与固定剂量的氢氯噻嗪联合使用。②抗雄激素作用，可引起阳痿和男性女性化，同时还有微弱孕激素作用导致妇女月经不调。

2. 依普利酮　①一种新型选择性醛固酮受体拮抗剂，它只作用于盐皮质激素受体，而不作用于雄激素和孕酮受体。②可以单独或与其他抗高血压药物联合用于高血压的治疗，副作用明显低于螺内酯。

考点2　良性前列腺增生治疗药 ★★★

良性前列腺增生症是一种中老年男性常见的疾病，增生的前列腺挤压尿道，导致一系列排尿障碍的下尿路症状（LUTSs）。

（一）α_1肾上腺素能受体拮抗剂

1. 作用机制　①通常是LUTSs和前列腺增生的一线治疗药物，通过放松膀胱颈和前列腺的肌肉降低尿道压力并增加尿液流量；②它们不能治愈前列腺增生，但有助于缓解某些症状。对于前列腺增生的中度症状，α_1肾上腺素能拮抗剂与5ARIs相比，其症状缓解起效更快。

2. 受体分布与功能　①有三种α_1肾上腺素受体亚型（α_{1A}、α_{1B}和α_{1D}）。②在前列腺增生中，α_1肾上腺素能受体拮抗剂拮抗肾上腺素能受体激活，引起前列腺平滑肌松弛，并缓解LUTSs症状。绝大多数α_1肾上腺素受体在前列腺中都有表达α_{1A}（70%）和α_{1D}亚型（27%）。③已知α_{1B}肾上腺素受体在血压调节中很重要。α_{1A}肾上腺素受体亚型主要在前列腺基质区域和尿道平滑肌细胞中表达。

3. 常用药物

结构/名称	性质和代谢
特拉唑嗪	①阿夫唑嗪、特拉唑嗪和多沙唑嗪是非选择性α_1肾上腺素能拮抗剂，均带有4-氨基-6,7-二甲氧基喹唑啉环母核结构 ②通过7-O-脱甲基和N-脱烷基代谢 ③特拉唑嗪和多沙唑嗪需要剂量滴定，以尽量减少直立性高血压和头晕
阿夫唑嗪	①是治疗BPH的一线尿选择性药物；具有更少的心血管效应，所以对治疗高血压无效 ②通过7-O-脱甲基和N-脱烷基（主要由CYP3A4）在肝脏代谢为无活性代谢物 ③在中度或重度肝功能不全的患者中，清除率的降低会导致其血浆浓度增加3～4倍，这可能需要减少剂量

结构/名称	性质和代谢
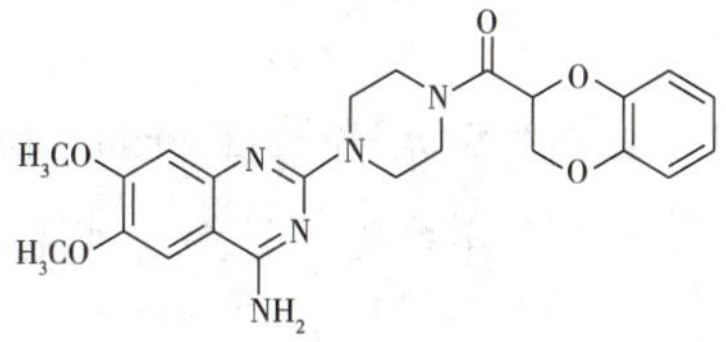 多沙唑嗪	①在CYP3A4的催化下，在肝脏中被广泛代谢。肾功能不全患者的消除半衰期与健康志愿者无显著差异 ②可以作治疗前列腺增生，也用于治疗高血压
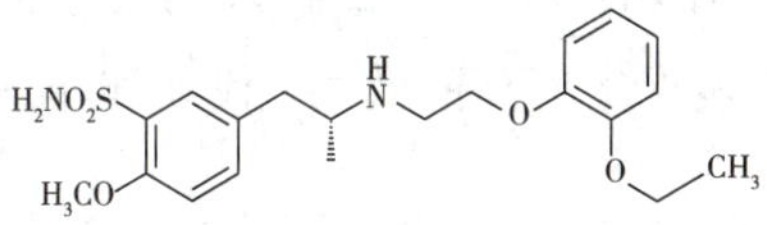 坦索罗辛	①对 α_{1A} 肾上腺素能受体具有尿选择性，为治疗前列腺增生的一线药物，但由于对血管 α_{1B} 肾上腺素能受体的敏感性较低，对治疗高血压无效。食物减少坦索罗辛的口服吸收；因此，应该空腹服用 ②由于芳基磺酰胺的存在，严重磺胺过敏患者应避免使用坦洛新
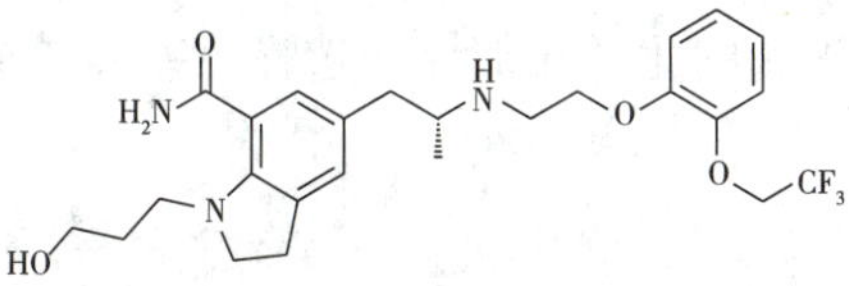 西洛多辛	①最具尿选择性的 α_1 肾上腺素受体拮抗剂，与 α_{1B} 和 α_{1D} 肾上腺素受体相比，其与 α_{1A} 的结合能力分别高出160倍和50倍。 ②葡糖苷酸缀合物具有活性，比母体药物具有更长的半衰期（24小时），并且达到比西洛多辛高4倍的血浆暴露量（AUC）

（二）5α-还原酶抑制剂

1. 作用机制 通过抑制前列腺内二氢睾酮（DHT）的产生发挥作用，减小前列腺的大小。

2. 常用药物

结构/名称	性质和代谢
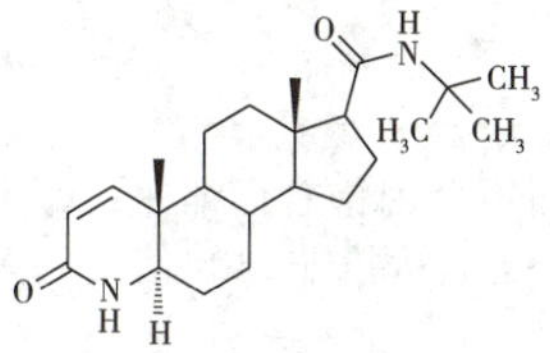 非那雄胺	①选择性抑制5AR2同工酶，降低DHT水平 ②长期使用可以减少前列腺增生终点，如急性尿潴留或手术；对前列腺较大的男性最有效；对变应性鼻炎没有副作用，也没有雄激素、抗雄激素、雌激素、抗雌激素或促孕作用 ③可穿过血脑屏障；主要通过CYP3A4在肝脏中代谢； ④肝功能异常患者用药时应谨慎，孕妇或可能怀孕的妇女不应接触
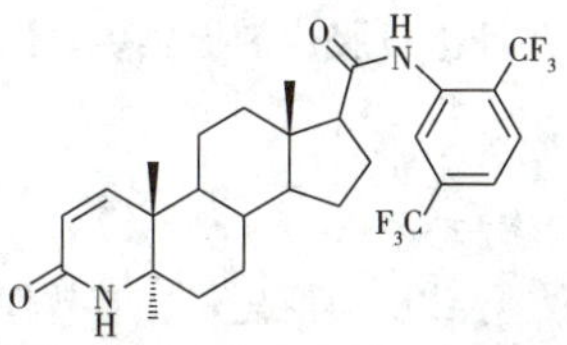 度他雄胺	①同时抑制5AR1和5AR2同功酶，导致血浆DHT更大和更一致的降低，在治疗BPH和其他DHT依赖性疾病状态(例如前列腺癌)中显示出优势 ②改善峰值尿流率，并减少了急性尿潴留；主要副作用是勃起功能障碍、性欲降低、男性乳房发育症和射精障碍 ③老年患者和肾功能损害患者无需调整剂量；怀孕和可能怀孕女性不应使用

3. 药物-药物相互作用 非那雄胺和度他雄胺主要通过CYP3A4代谢，所以CYP3A4抑制剂可能会增加这些药物的血药浓度，并可能导致药物相互作用。度他雄胺与坦索罗辛或特拉唑嗪、华法林、地高辛和考来烯胺之间没有药代动力学或药效学相互作用。

考点 3 性功能障碍改善药★★★

磷酸二酯酶抑制剂是目前治疗勃起功能障碍（ED）的一线治疗药物。

（一）结构-活性关系

1. 作用机制 ①磷酸二酯酶5抑制剂（PDE5）是cGMP的非水解竞争性抑制剂；②西地那非和伐地那非的修饰嘌呤环被认为是模拟cGMP的鸟嘌呤环系统，其他取代基充当cGMP的核糖和磷酸。

2. 结构差异与效力 ①哌嗪部分上的甲基/乙基在抑制PDE5的效力差异中起非常小的作用，而杂环系统的差异在伐地那非的较高效力中起关键作用；②体外抑制值（IC_{50}）的比较显示，每种药物在纳摩尔范围内抑制PDE5，伐地那非表现出更高的效力（伐地那非＞他达拉非＞西地那非＞阿伐那非）。

3. 选择性差异 在治疗剂量下，西地那非更有可能抑制PDE6，PDE6被认为是在西地那非的高剂量或血浆水平下观察到的短暂色觉异常的原因。

4. 药代动力学影响 PDE5抑制剂对11种PDE同工酶的化学相似性和选择性差异导致药代动力学差异，进而影响疗效。

（二）常用药物

结构/名称	性质和代谢
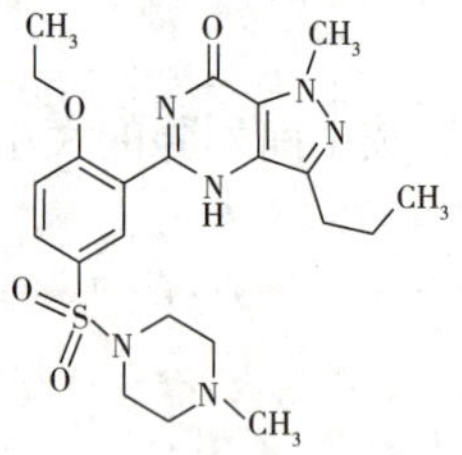 西地那非	①第一个选择性PDE抑制剂 ②CYP3A4是介导N-去甲基化的主要细胞色素，抑制CYP3A4的药物可能损害西地那非的生物转化和清除 ③口服后吸收迅速（92%），有首过效应；在高脂肪餐后服用，可能需要更长时间才能起效
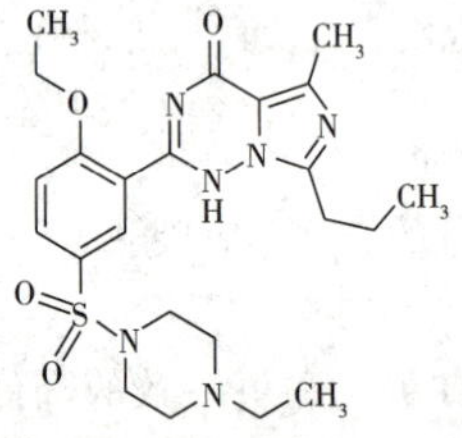 伐地那非	①是上市的第二种药物，优势在于其起效时间不会因饱食而缩短；作为PDE5抑制剂的效力是西地那非的约20倍，是他达拉非的48倍；对人PDE5的选择性较大，对PDE1的选择性中等 ②根据疗效和耐受性，剂量可减少（5mg）或增加（20mg）；可以与食物一起服用，脂肪餐对其效果存在影响 ③口腔崩解片型吸收速度比口服片剂更快，并且比口服片剂提供更高的全身暴露量
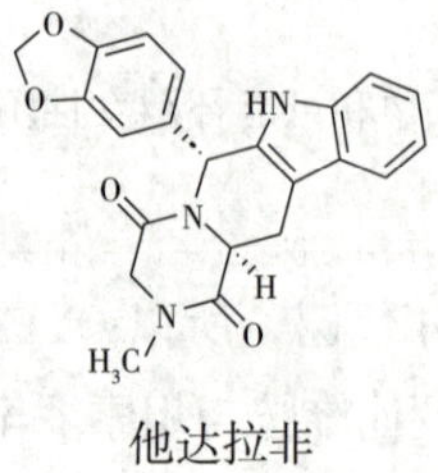 他达拉非	①是第三个上市的药物，在饱腹时服用而不会减缓起效 ②作用持续时间可达48小时；有更长的半衰期，导致反应期延长，有效性有更少的时间限制；如果定期和短时间间隔服用，可能会因累积，导致过量使用PDE5I的副作用风险增加 ③苯环上的3,4-亚甲二氧基取代对于增加其作为PDE5I的效力是重要的；哌嗪二酮环上链的优化没有导致IC_{50}的显著变化；是一种高效的PDE5抑制剂

续表

结构/名称	性质和代谢
阿伐那非	①是一种嘧啶衍生物，是最新批准的PDE5抑制剂；对PDE5的效力高于其他磷酸二酯酶；是cGMP与PDE5结合的竞争性抑制剂 ②有更高的选择性，作用开始更短（15分钟），增加其便利性；在肝脏中主要通过CYP3A4代谢，在较小程度上通过CYP2C亚型代谢，产生一种称为M4的活性代谢物

（三）药物动力学

1. 吸收与生物利用度 ①由于肠道 CYP3A 代谢和肝脏首过消除，PDE5 抑制剂的口服生物利用度有限，且具有显著差异，伐地那非约为 15%，而西地那非和他达拉非为 40%。②口服后可迅速吸收，并在 15~60 分钟内达到血浆浓度峰值，阿伐那非起效最快，允许患者在性活动前 15 分钟服用该药物。③给予高脂肪膳食对他达拉非的吸收率和吸收程度没有显著影响，但确实降低了其他三种药物的吸收率。

2. 代谢和消除 ①高度的蛋白结合（94%），游离血浆浓度分数仅为 4%~6%。②PDE5Is 的消除半衰期和作用持续时间相似（5 小时），但他达拉非的作用持续时间较长（<36 小时），半衰期为 18 小时，表明其主要通过肝脏 CYP3A4 代谢。③主要消除途径是肝脏代谢，CYP3A4 是主要药物代谢酶。西地那非和伐地那非都具有活性代谢物，其血浆浓度高到足以提高其母体药物分子的总体疗效和安全性。

3. 特殊人群用药 ①肝脏 CYP3A 和 CYP2C 的活性是年龄依赖性的，因此，老年患者西地那非和伐地那的剂量减少。②基于 CYP3A4/5 活性的已知种族差异，预计 PDE5Is 的药代动力学存在种族依赖性差异。③严重的肾功能损害导致西地那非、伐地那非和他达拉非的血药浓度增加，效应减少西地那非和他达拉非的剂量。

（四）药物-药物相互作用

①CYP3A 的代谢是 PDE5Is 的主要消除途径，所以 CYP3A 活性的所有诱导剂和抑制剂都有可能干扰这些药物的消除。②CYP3A4 的强抑制剂(利托那韦、茚地那韦、沙奎那韦、红霉素和酮康唑)增加了西地那非、伐地那非、他达拉非和阿伐那非的血浆水平。③CYP3A 肠道代谢的选择性抑制剂葡萄柚汁也增加了西地那非和伐地那非的血浆浓度，但不增加他达拉非的血浆浓度。葡萄柚汁可能会增加阿伐那非的暴露量。④利托那韦是一种强 CYP3A4 和 CYP2C9 抑制剂，它导致伐地那非的 AUC、C_{max} 和半衰期以及阿伐那非的 AUC 和半衰期增加。这很可能是同时抑制 CYP3A4 和 CYP2C9（两者的主要代谢途径）的结果。利托那韦对西地那非的作用远不如伐地那非显著；使他达拉非（CYP3A4）的血浆水平增加了大约 3 倍。

第九节 抗感染药物

考点 1 抗生素类抗菌药物 ★★★

（一）β-内酰胺类抗生素

β-内酰胺抗生素是指分子中含有由四个原子组成的 β-内酰胺环的抗生素。

类别	基本结构	功效基团	作用机制	特点
青霉素类	(结构图)			
头孢菌素类	(结构图)	β-内酰胺环	抑制细菌细胞壁的合成，导致细菌细胞破裂而死亡	①化学性质不稳定，易发生开环导致失活 ②由于哺乳动物的细胞不存在细胞壁，毒性较小
单环β-内酰胺类	(结构图)			

1. 青霉素类抗生素

（1）结构特征 含有四元的β-内酰胺环与五元的四氢噻唑环并合的结构，具有较大的分子张力。

（2）理化性质 ①青霉素不能和如氨基糖苷类抗生素等碱性药物合用，在酸性或碱性条件下，青霉素的β-内酰胺环发生裂解，生成青霉酸、青霉醛和青霉胺。②某些酶（例如耐药菌产生β-内酰胺酶）也可使青霉素的β-内酰胺环发生裂解，产生对β-内酰胺抗生素的耐药。③青霉素遇到胺和醇时，胺和醇中亲核基团也会向β-内酰胺环进攻，生成青霉酰胺和青霉酸酯。

（3）构效关系

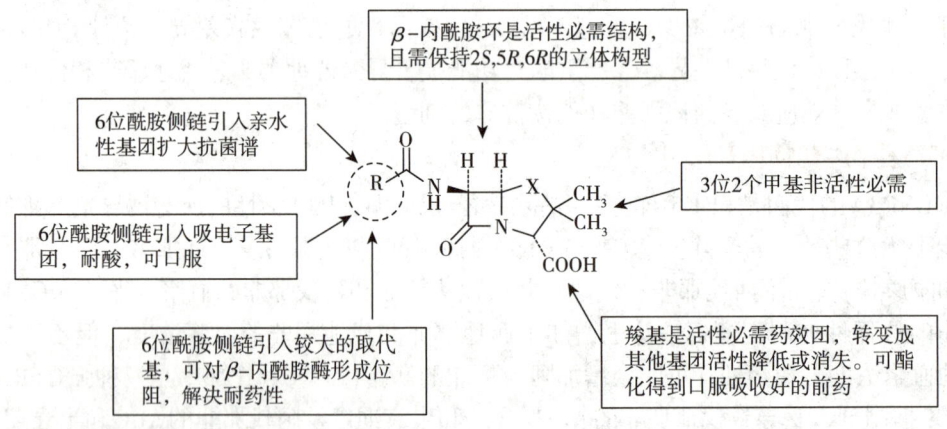

- β-内酰胺环是活性必需结构，且需保持2S,5R,6R的立体构型
- 6位酰胺侧链引入亲水性基团扩大抗菌谱
- 6位酰胺侧链引入吸电子基团，耐酸，可口服
- 6位酰胺侧链引入较大的取代基，可对β-内酰胺酶形成位阻，解决耐药性
- 3位2个甲基非活性必需
- 羧基是活性必需药效团，转变成其他基团活性降低或消失。可酯化得到口服吸收好的前药

（4）常用药物

1）天然青霉素 ①通常是指青霉素G，也被称为苄基青霉素，是第一个在临床使用的抗生素。临床上常用青霉素钠或青霉素钾。②临床上使用其钠盐的粉针剂，需现配现用。③注射给药后，能够被快速吸收，同时也很快以游离酸的形式经肾脏排出，$t_{1/2}$只有30分钟，为了延长青霉素在体内的作用时间，可将青霉素和丙磺舒合用，以降低青霉素的排泄速度。④青霉素类药物的母核结构中有3个手性碳原子，其立体构型为2S，5R，6R。其母核的2位存在羧基，可以与碱金属离子成盐，可制成供注射用；6位上存在氨基，可与不同羧酸形成酰胺，酰胺基团的变化可影响青霉素类药物的抗菌谱。⑤青霉素在生物合成中产生杂质蛋白，以及

生产、贮存过程中产生的杂质青霉噻唑高聚物是引起其过敏反应的根源。由于青霉噻唑基是青霉素类药物所特有的结构，因此青霉素类药物这种过敏反应是交叉过敏反应。

2）半合成青霉素药物

① 耐酸青霉素

结构/名称	性质和代谢
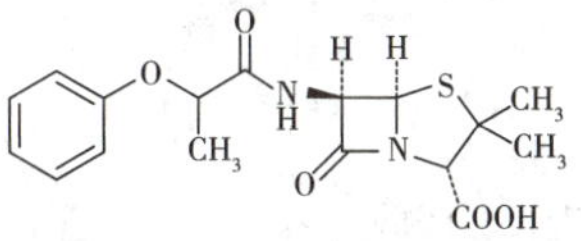 非奈西林	①苯氧乙酸侧链，6位侧链苯氧甲基的碳上引入甲基，耐酸性更强，可口服 ②主要用于治疗肺炎、咽炎、扁桃体炎、中耳炎及皮肤软组织等轻度至中度感染病症
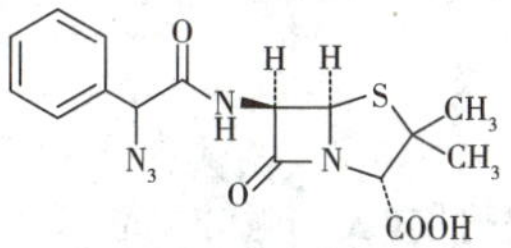 阿度西林	①6位侧链引入吸电子的叠氮基团，对酸稳定，口服吸收良好，其抗菌作用与用途类似青霉素V ②主要用于呼吸道、软组织等感染，对流感嗜血杆菌的活性更强

② 耐酶青霉素

结构/名称	性质和代谢
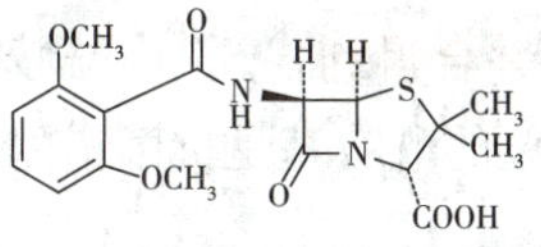 甲氧西林	①6位侧链上引入二甲氧基苯，可阻止药物与青霉素酶的相互作用，得到的第一个用于临床的耐酶青霉素，但对酸不稳定。 ②肌内注射甲氧西林0.5g，T_{max}为0.5小时；剂量加倍，血药浓度亦倍增；该药物难以透过正常血-脑屏障，成人不宜口服，小儿可以口服 ③主要用于治疗金黄色葡萄球属所致的败血症、心内膜炎、肺炎、脑膜炎、脑脓肿、心包炎、尿路感染、皮肤软组织感染、骨髓炎、假膜性肠炎等
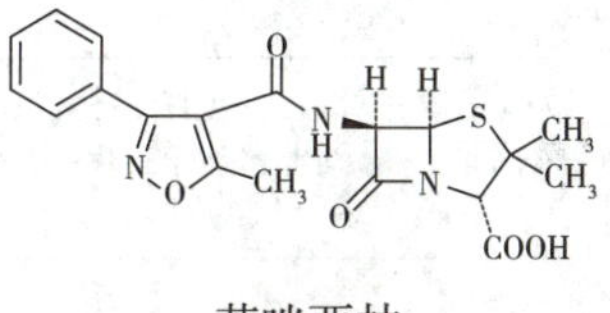 苯唑西林	①用3-苯基、5-甲基异噁唑取代甲氧西林的二甲氧基苯得到；药物耐酸活性提高，故具有耐酶、耐酸双重功效 ②主要用于耐青霉素葡萄球菌所致的各种感染，如败血症、呼吸道感染、脑膜炎、软组织感染等，也可用于化脓性链球菌或肺炎球菌与耐青霉素葡萄球菌所致的混合感染

③ 广谱青霉素

结构/名称	性质和代谢
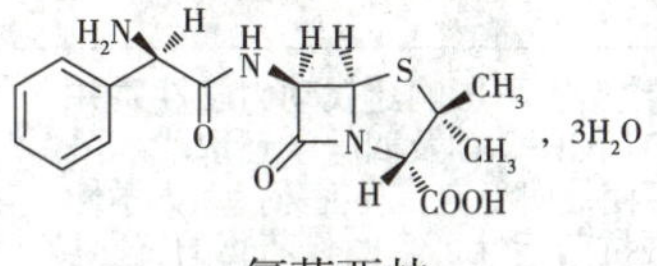 氨苄西林	①青霉素6位酰胺侧链引入苯甘氨酸得到 ②具有抗革兰阴性菌活性，为可口服的广谱抗生素，但口服生物利用度较低
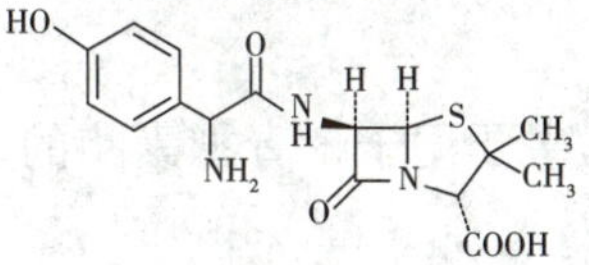 阿莫西林	①氨苄西林结构中苯甘氨酸的苯环4位引入羟基得到 ②口服后迅速吸收，约75%～90%可自胃肠道吸收；T_{max}为1～2小时；在多数组织和体液中分布良好 ③氨苄西林和阿莫西林水溶液不太稳定，室温放置24小时生成无抗菌活性聚合物

结构/名称	性质和代谢
羧苄西林	①将氨苄西林分子氨基以羧基替代物 ②对胃酸不稳定，不能口服给药；肌内注射，T_{max}为1小时 ③主要用于铜绿假单胞菌、大肠埃希菌等引起的感染，口服不吸收，毒性较低，体内分布广
磺苄西林	①将氨苄西林分子氨基以磺酸基替代物 ②口服不吸收，肌内注射或静脉给药后，吸收迅速 ③主要用于铜绿假单胞菌、变形杆菌、大肠埃希菌等敏感菌引起的感染
哌拉西林	①在氨苄西林6位侧链的氨基上引入极性较大的哌嗪酮酸基团的衍生物 ②口服不吸收；肌内注射2g，T_{max}为0.5小时，$t_{1/2}$约为1小时 ③抗假单胞菌，对革兰阳性菌的作用与氨苄西林相似

2. 头孢菌素类

（1）基本结构　基本母核为 β-内酰胺环与六元的氢化噻嗪环并合得到，β-内酰胺环分子内张力较小，稳定性高于青霉素。与青霉素相似，头孢菌素7位的酰胺基是抗菌谱的决定性基团。

（2）构效关系

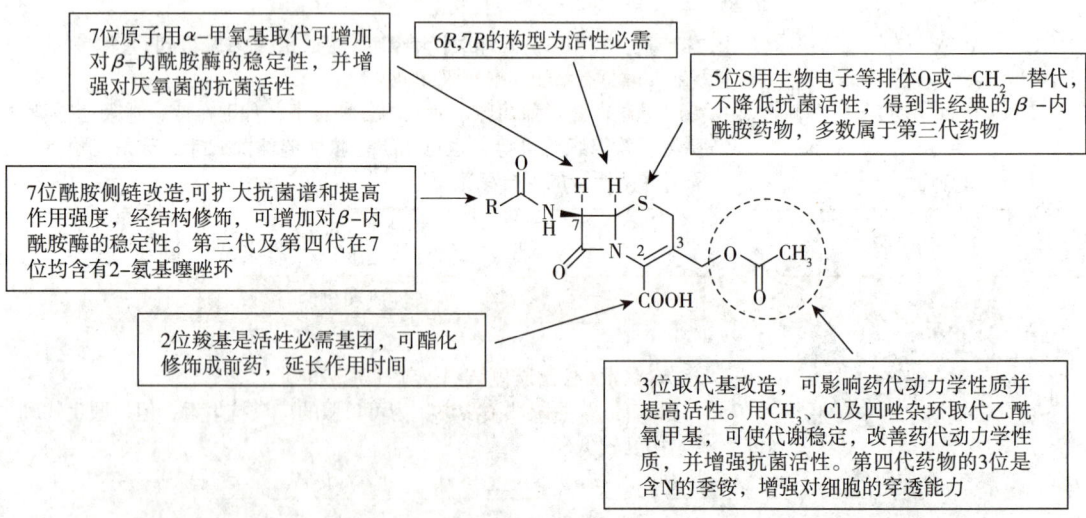

- 7位原子用α-甲氧基取代可增加对β-内酰胺酶的稳定性，并增强对厌氧菌的抗菌活性
- 6R,7R的构型为活性必需
- 5位S用生物电子等排体O或—CH_2—替代，不降低抗菌活性，得到非经典的β-内酰胺药物，多数属于第三代药物
- 7位酰胺侧链改造，可扩大抗菌谱和提高作用强度，经结构修饰，可增加对β-内酰胺酶的稳定性。第三代及第四代在7位均含有2-氨基噻唑环
- 2位羧基是活性必需基团，可酯化修饰成前药，延长作用时间
- 3位取代基改造，可影响药代动力学性质并提高活性。用CH_3、Cl及四唑杂环取代乙酰氧甲基，可使代谢稳定，改善药代动力学性质，并增强抗菌活性。第四代药物的3位是含N的季铵，增强对细胞的穿透能力

（3）常用药物

1）第一代头孢菌素　耐青霉素酶，但不耐β-内酰胺酶，主要用于耐青霉素酶的金黄色葡萄球菌等敏感革兰氏阳性球菌和某些革兰氏阴性球菌的感染。

结构/名称	性质和代谢
头孢氨苄	①侧链为苯甘氨酸，母核为7-ADCA，耐酸；对耐药金黄色葡萄球菌有良好抗菌作用 ②口服吸收良好；$t_{1/2}$加服丙磺舒可提高血药浓度，$t_{1/2}$延长 ③主要用于敏感菌所致的呼吸道感染、泌尿道感染、妇产科感染、皮肤及软组织感染、淋病等
头孢唑林	①侧链为四氮唑乙酰基，3位甲基上连有5-甲基-2-巯基-1,3,4-噻二唑 ②用于注射；$t_{1/2}$为1.8h ③用于敏感菌所致的呼吸道、泌尿生殖系、皮肤软组织、骨和关节、胆道等感染
头孢拉定	①将头孢氨苄中的苯核用1,4-环己二烯替代的药物 ②与头孢氨苄抗菌作用相似，对β-内酰胺酶稳定，毒性较小。口服吸收比肌内注射快且安全，血药浓度较高

2）**第二代头孢菌素** 对多数β-内酰胺酶稳定，抗菌谱较第一代广，对革兰阴性菌的作用较第一代强，但抗革兰阳性菌的作用则较第一代低。

结构/名称	性质和代谢
头孢克洛	①头孢氨苄C3位为氯替代得到的可口服的半合成头孢菌素 ②口服吸收良好；药物吸收后分布于大部器官组织及组织液中；在唾液和泪液中浓度较高；$t_{1/2}$为30～60分钟 ③用于敏感菌所致的急性咽炎、急性扁桃体炎、中耳炎、支气管炎、肺炎等呼吸道感染、皮肤软组织感染和尿路感染等
头孢呋辛	①C7位的氨基上连有顺式的α-甲氧肟基呋喃乙酰基侧链，使药物对β-内酰胺酶有高度的稳定作用；C3位为氨基甲酸酯，改变药代动力学性质 ②若同时给予丙磺舒，则可延长其排泄时间；在当脑膜有炎症时，头孢呋辛可通过血-脑屏障 ③用于敏感的革兰阴性菌所致的下呼吸道、泌尿系等感染，不良反应较少
头孢呋辛酯	①头孢呋辛的极性较大，将其分子中的羧基与1-乙酰氧基乙醇成酯，提高脂溶性，成为可以口服的药物 ②**脂溶性强，口服吸收良好**，吸收后迅速在肠黏膜和门脉循环中被非特异性酯酶水解为头孢呋辛；分布至全身细胞外液；饮用牛奶可使该品的药-时曲线下面积增高；$t_{1/2}$为1.2～1.6小时 ③用于敏感的革兰阴性菌所致的下呼吸道、泌尿系等感染，不良反应较少
氯碳头孢	①为碳头孢结构，相当于头孢克洛结构中的-S-被-CH_2-取代得到的化合物，药物的稳定性和对β-内酰胺酶的稳定性增加，具有广谱和长效的特点 ②为敏感菌所引起的肺炎、急性支气管炎、咽喉炎、扁桃体炎、肾盂肾炎、中耳炎、皮肤及软组织感染

3）**第三代头孢菌素** 在7-位的氨基侧链上以2-氨基噻唑-α-氧亚胺基乙酰基居多，对多数β-内酰胺酶高度稳定性，抗菌谱更广，对革兰阴性菌的活性强，但对革兰阳性菌的活性比第一代差，部分药物抗铜绿假单胞菌活性较强。

结构/名称	性质和代谢
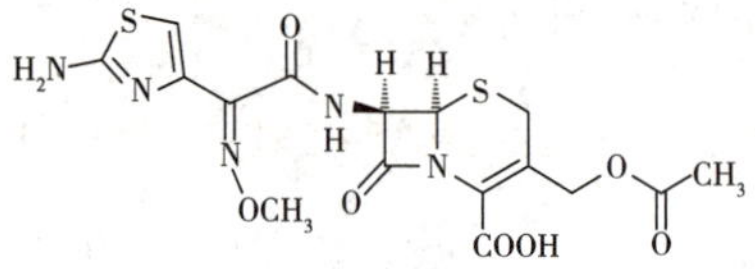 头孢噻肟	①肠道中不吸收；对组织穿透力强，体内分布广泛，在肝内代谢为去乙酰头孢噻肟 ②耐酶，广谱，对革兰阴性菌有较强抗菌活性，尤其对肠杆菌活性强
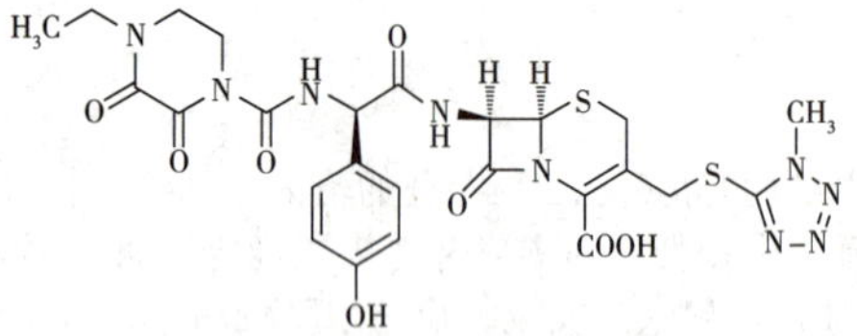 头孢哌酮	①在C3位甲基上用甲基四氮唑巯基取代乙酰氧基；在其C7位将头孢羟氨苄的氨基上引入乙基哌嗪二酮侧链，扩展其抗菌谱 ②用于各种敏感菌所致的呼吸道、泌尿道、腹膜、胸膜、皮肤和软组织、骨和关节、五官等部位的感染，还可用于败血症和脑膜炎等
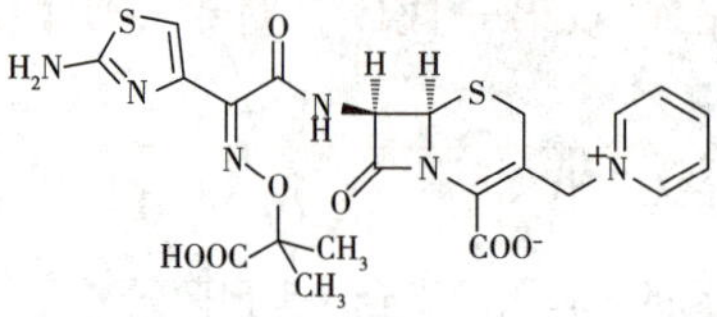 头孢他啶	①在头孢噻肟的C3位甲基上引入吡啶取代乙酰氧基，对革兰阳性菌作用弱，对革兰阴性菌作用突出，且对铜绿假单胞菌的作用极强 ②口服不吸收，静脉或肌内注射该品后迅速广泛分布于体内组织及体液中，在体内几乎不发生代谢生物转化 ③用于革兰阴性菌所致的下呼吸道、皮肤软组织等感染，口服不吸收
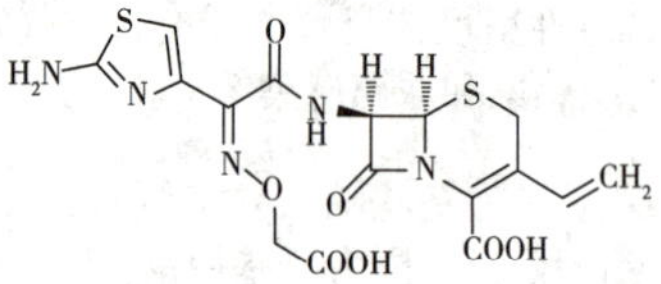 头孢克肟	①本品7位的氨基侧链上引入乙酸基，在C3位为乙烯基，不与其他头孢菌素形成交叉过敏，口服后血药浓度高，具有良好的生物利用度 ②用于敏感菌所致的肺炎、支气管炎、泌尿道炎等
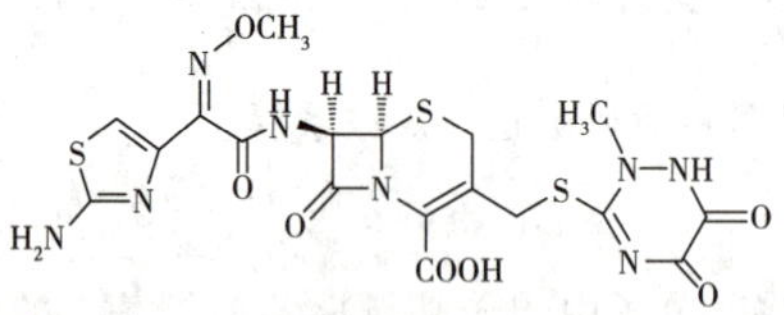 头孢曲松	①在C3位上引入酸性较强的杂环，以钠盐的形式注射给药，可广泛分布全身组织和体液，可以透过血-脑屏障，在脑脊液中达到治疗浓度 ②用于敏感菌所致的肺炎、支气管炎、腹膜炎、胸膜炎，以及皮肤和软组织、尿路、胆道、骨及关节、五官、创面等部位的感染
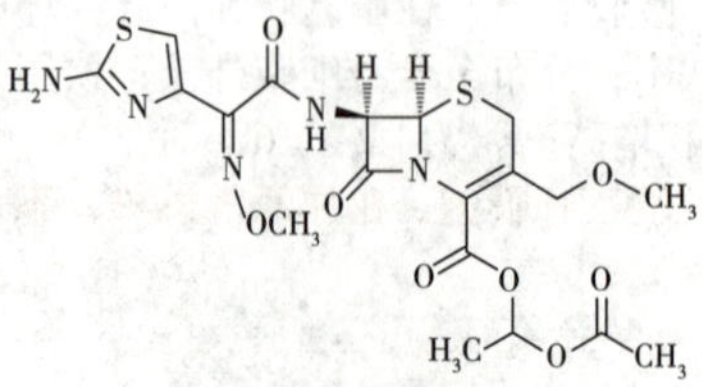 头孢泊肟酯	①头孢泊肟的前药，头孢泊肟口服的吸收率仅有9.4%，成酯后口服吸收率提高到58.1% ②抗菌谱广，抗菌作用强，且组织分布广泛，半衰期长；对β-内酰胺酶稳定，耐受性良好，可口服 ③临床主要用于敏感菌所致的肺炎、急性支气管炎、咽喉炎、扁桃体炎、肾盂肾炎、膀胱炎、淋病性尿道炎及皮肤软组织感染等

结构/名称	性质和代谢
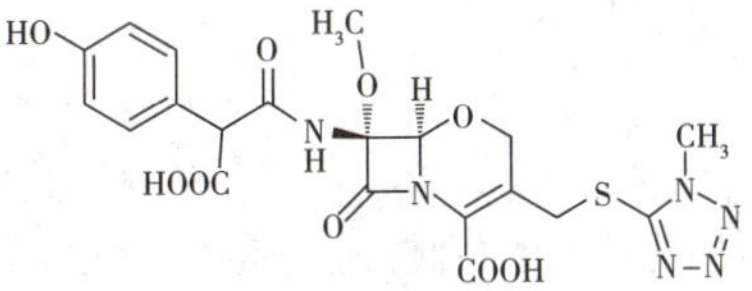 拉氧头孢	①属于碳头孢类，4位的-S-被-O-取代得到的化合物，对多种β-内酰胺酶稳定，较少发生耐药性；对各种革兰阴性菌有较强抗菌活性，对革兰阳性球菌作用弱于青霉素 ②用于敏感菌所致肺炎、气管炎、胸膜炎、腹膜炎，以及皮肤和软组织、骨和关节、耳鼻咽喉、创面等部位的感染，还可用于败血症和脑膜炎

4）第四代头孢菌素　是在第三代的基础上在3位引入季铵基团，能使头孢菌素类药物迅速穿透细菌的细胞壁并与细菌细胞1个或多个青霉素结合蛋白（PBPs）结合，对大多数的革兰阳性菌和革兰阴性菌产生高度活性，尤其是对金黄色葡萄球菌等革兰阳性球菌，并且对β-内酰胺酶作用稳定，穿透力强。

结构/名称	性质和代谢
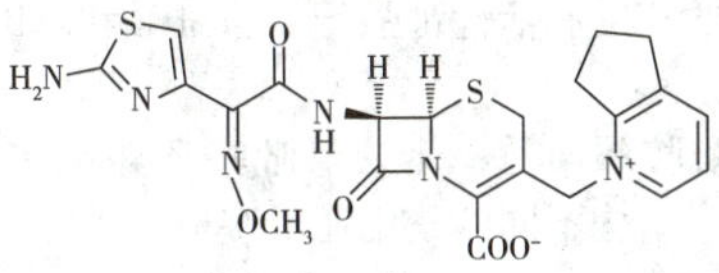 头孢匹罗	①本品7位的氨基侧链上以α-（2-氨基噻唑）-α-甲氧亚胺基乙酰基取代，3位上为吡啶鎓离子衍生物，对耐药性金黄色葡萄球菌、铜绿假单胞菌、肠杆菌及柠檬酸菌等感染均有较好疗效 ②适用于严重的下呼吸道感染，如支气管炎、大叶性肺炎、肺脓肿、感染性支气管扩张等
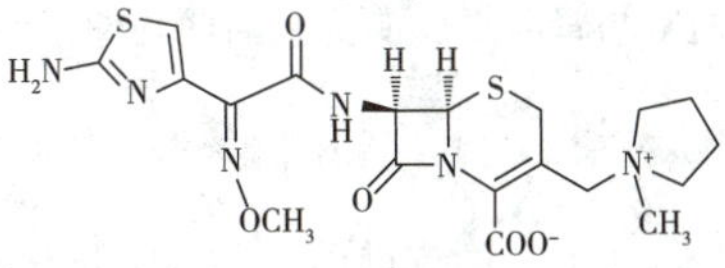 头孢吡肟	①本品3位上为甲基四氢吡咯鎓盐衍生物，对革兰阳性、革兰阴性和需氧菌均有很强的活性，杀菌力较第三代强，对β-内酰胺酶稳定 ②静脉或肌内给药后吸收迅速；绝对生物利用度为100%；药物吸收后分布广泛 ③适用于治疗敏感菌所致的下呼吸道感染、泌尿系统感染、皮肤及软组织感染、腹腔感染和妇产科感染
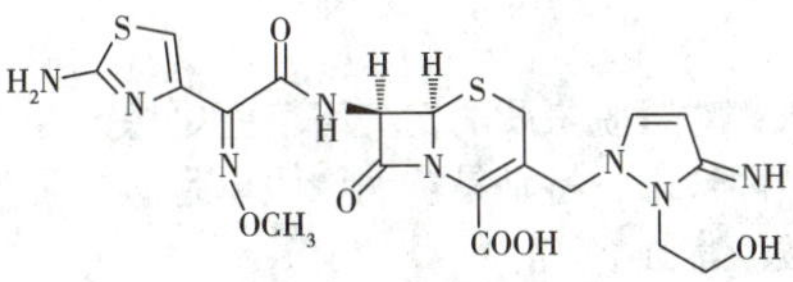 头孢噻利	①本品3位为2-羟乙基-3-氨基吡唑基鎓盐，对甲氧西林耐药性金黄色葡萄球菌及假单胞菌有良好的抗菌活性，耐头孢噻肟和头孢他啶的肺炎杆菌高度敏感 ②在人体内迅速且分布广泛，通过肾小球的滤过作用排泄 ③临床用于细菌性肺炎、慢性支气管炎、急性支气管炎、脓胸、皮肤及软组织感染、产科及妇科感染等

3. 其他β-内酰胺类

类别	结构/名称	性质和代谢
氧青霉烷类	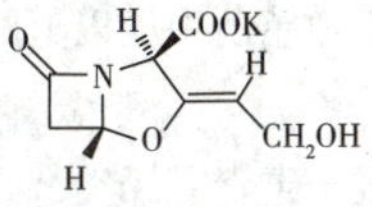 克拉维酸钾	①由β-内酰胺环和氢化异噁唑环骈合而成，张力比青霉素要大得多 ②"自杀性"的酶抑制药，使β-内酰胺酶彻底失活 ③临床上使用克拉维酸和阿莫西林组成的复方制剂；也可与其他β-内酰胺类抗生素联合使用 ④用于治疗耐阿莫西林细菌所引起的感染

续表

类别	结构/名称	性质和代谢
青霉烷砜类	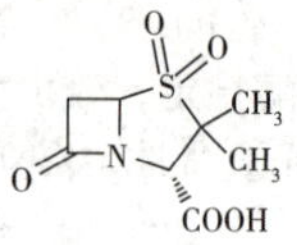 舒巴坦钠	①具有青霉烷酸的基本结构，但分子结构中的S被氧化成砜，为不可逆竞争性β-内酰胺酶抑制药 ②为广谱的、不可逆竞争性β-内酰胺酶抑制药，活性比克拉维酸低，但稳定性却强得多
	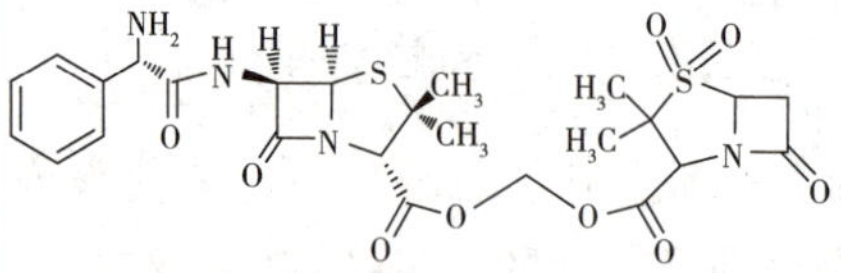 舒他西林	①将氨苄西林与舒巴坦以1∶1的形式以次甲基相连形成双酯结构的前体药物 ②口服后可迅速吸收
	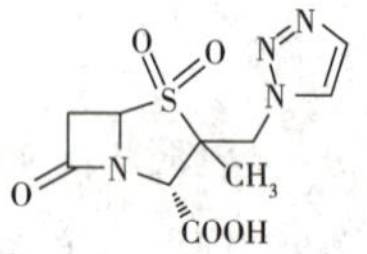 他唑巴坦	①舒巴坦结构中甲基上氢1,2,3-三氮唑取代得到的衍生物，为不可逆竞争性β-内酰胺酶抑制药 ②抑酶谱的广度和活性都强于克拉维酸和舒巴坦
碳青霉烯类	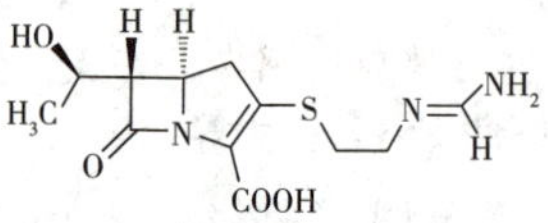 亚胺培南	①β-内酰胺环与另一个二氢吡咯环并在一起，和青霉素结构不同的是用亚甲基取代了噻唑环的硫原子 ②对大多数β-内酰胺酶高度稳定，对脆弱拟杆菌、铜绿假单胞菌有高效 ③临床上通常与肾脱氢肽酶抑制药西司他丁钠合并使用
	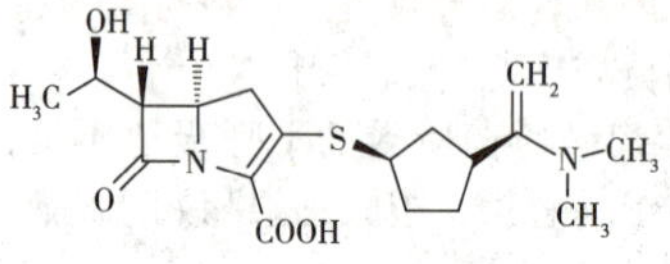 美罗培南	①为4位上带有甲基的广谱碳青霉烯类抗生素，对肾脱氢肽酶稳定 ②对许多需氧菌和厌氧菌有很强的杀菌作用
	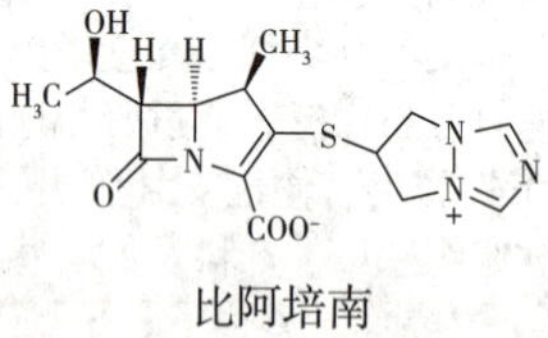 比阿培南	①溶于水；对肾脱氢肽酶比美洛培南更稳定 ②抗革兰阴性菌，特别是抗铜绿假单胞菌的活性比亚胺培南强 ③用于敏感菌引起的急性重度感染，较轻度感染只用于其他抗菌药无效的患者
	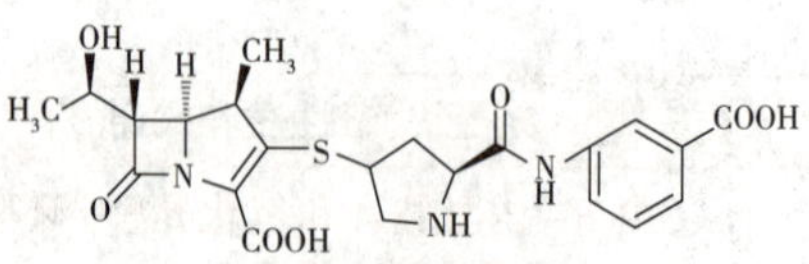 厄他培南	①与青霉素结合蛋白（PBP）结合，干扰细菌细胞壁的合成，导致细菌生长繁殖受抑制 ②对各种β-内酰胺酶，包括青霉素酶、头孢菌素酶以及超广谱酶稳定，但能被金属酶水解，用于敏感菌中度以上的感染
	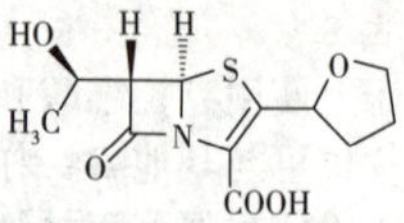 法罗培南	①不属于碳青霉烯类，是青霉烯结构的药物 ②口服吸收效果好，抗菌作用不受食物的影响；$t_{1/2}$约1小时

续表

类别	结构/名称	性质和代谢
单环 β-内酰胺类	氨曲南	①全合成单环 β-内酰胺抗生素 ②对需氧的革兰阴性菌包括绿脓杆菌有很强的活性，对需氧的革兰阳性菌和厌氧菌作用较小，对各种 β-内酰胺酶稳定，能透过血脑屏障，副反应少 ③用于呼吸道感染、尿路感染、软组织感染、败血症等；耐受性好，副作用发生率低，未发生过敏性反应

（二）大环内酯类抗生素

1. 结构特点 分子中都含有一个内酯结构的十四元或十六元大环，通过内酯环上羟基与去氧氨基糖或6-去氧糖缩合成碱性苷。

结构中都含有脱氧氨基糖，是一类弱碱性抗生素，pK_a 约为8。游离的大环内酯类抗生素不溶于水，其葡萄糖酸盐和乳糖酸盐的水溶解度较大，其他盐的水溶性降低。化学性质不稳定，在酸性条件下易发生苷键的水解，遇碱其内酯环易破裂。

2. 作用靶点 ①作用于敏感细菌的50S核糖体亚基，通过拮抗转肽作用和 mRNA 转位而抑制细菌的蛋白质合成。②十六元环系列的大环内酯类抗生素则通过抑制肽酰基转移反应达到抑制细菌蛋白质合成的目的。③所有的大环内酯类抗生素能与细菌核糖体50S亚基的 L22 蛋白结合，在肽链延伸过程中促使肽酰 tRNA 从核糖体上解离，从而抑制肽链的延长。

3. 红霉素的结构及其化学稳定性

1）结构特征　<u>红霉内酯环</u>为14原子的大环，无双键，偶数碳原子上共有六个甲基，9位上有一个羰基，C-3、C-5、C-6、C-11、C-12共有五个羟基，内酯环的C-3通过氧原子与<u>克拉定糖</u>相连，C-5通过氧原子与<u>去氧氨基糖</u>连接。

2）化学稳定性　红霉素水溶性较小，只能口服，但在酸中不稳定，易被胃酸破环。为了增加其在水中的溶解性，用红霉素与乳糖醛酸成盐，得到的盐可供注射使用。

改造部位	改造目的	代表药物	药理作用
将红霉素5位氨基糖上的2″羟基与各种酸制成各种酯	增加红霉素的稳定性和水溶性	红霉素碳酸乙酯	配制混悬剂供儿童服用
		依托红霉素	在酸中较稳定并适于口服
		琥乙红霉素	可使红霉素苦味消失，体内水解后释放出红霉素

4. 红霉素类常用药物

结构/名称	性质和代谢
克拉霉素	①是红霉素6-羟基经甲基化得到甲氧基，故称6-O-甲基红霉素。且药代动力学性能优于红霉素 ②体内的主要代谢物14-羟克拉霉素也具有抗菌活性，且与母药呈协同抗菌作用，故对流感杆菌较红霉素强，对革兰阴性菌和革兰阳性菌的抗菌活性成为大环内酯类抗生素中最强的一种 ③对结核分枝杆菌也有良好抗菌活性，并能增强其他抗结核药物的敏感性

续表

结构/名称	性质和代谢
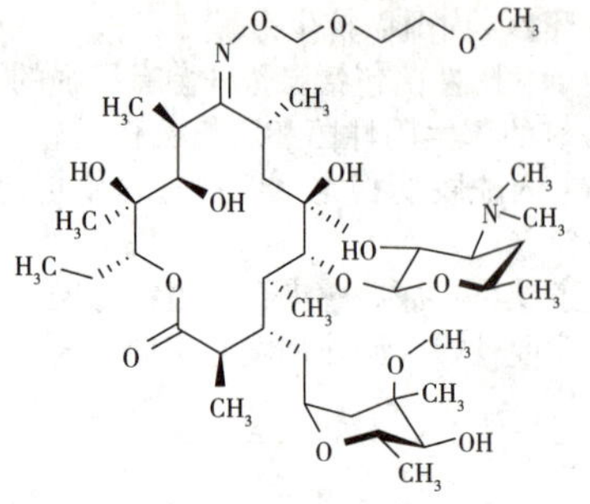 罗红霉素	①将9-酮羰基与羟胺形成红霉肟，再与侧链缩合得到。口服吸收迅速，增加其酸性稳定性，但体外抗菌活性较弱；口服生物利用度明显改善 ②适用于敏感菌引起的上下呼吸道感染，耳鼻喉科、皮肤软组织感染以及支原体、衣原体、军团菌的感染。由于本品脂溶性高，若与牛奶同服有助吸收
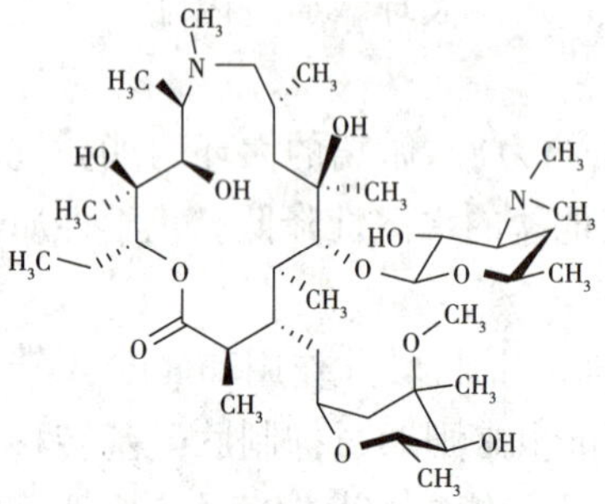 阿奇霉素	①将红霉素肟经贝克曼重排后得到扩环产物。在大环内酯环的9α-位上杂入一个甲氨基，阻止了分子内部亲核性进攻形成半酮缩醇的反应，对胃酸的稳定性大大增强；由于分子中的N甲基，分子具有更强的碱性，具有独特的药代动力学性质 ②口服生物利用度高，半衰期长，为红霉素的32倍。吸收后可被转运到感染部位，使组织内浓度明显高于血药浓度
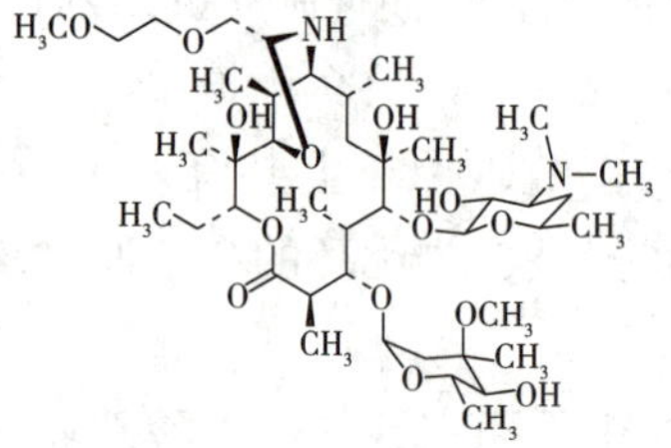 地红霉素	①是红霉素9-酮羰基形成肟，进一步还原、胺化后再与2-（2-甲氧基乙氧基）乙醛进行反应得到 ②抗菌谱与红霉素相似，对衣原体、支原体有强抗菌作用，对流感杆菌活性较差 ③对酸稳定，口服迅速吸收，在细胞内可以保持较高的和长时间的药物浓度，半衰期长达32.5小时。服用抗酸药或H_2受体拮抗剂后立即服用本品，可增加本品的吸收
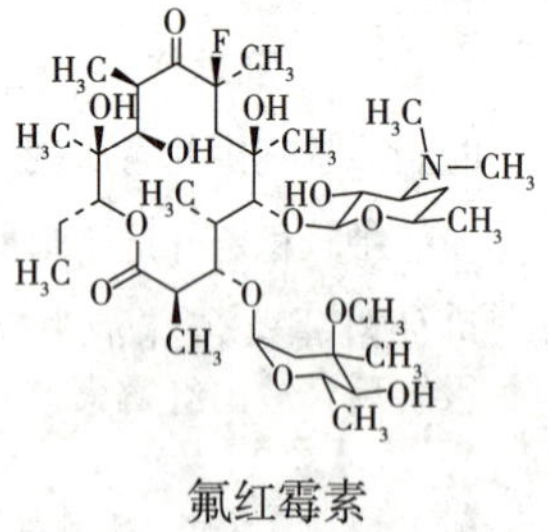 氟红霉素	①在内酯环的8-位引入氟原子，使羰基的活性下降，阻止了C-8与C-9之间不可逆的脱水反应，对胃酸比红霉素稳定 ②在血液、组织体液及细胞内药物浓度高且持久，半衰期长，对肝脏几乎没有损伤
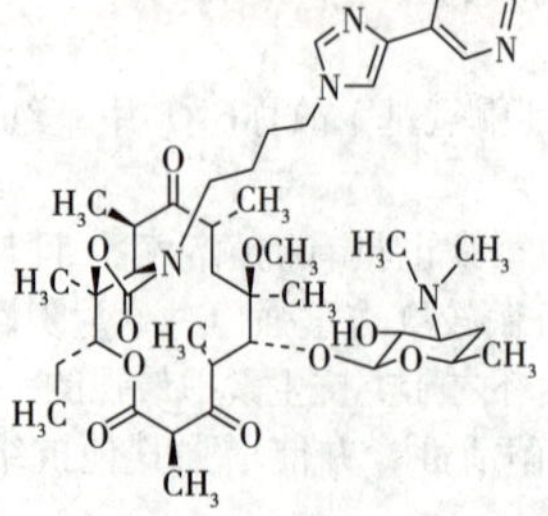 泰利霉素	①是由红霉素修饰得到的第一个酮内酯类抗生素，具有耐酸耐酶两大特点 ②口服吸收良好，生物利用度约为57%，不受食物影响。抗菌谱类似红霉素，具有广谱抗菌活性

（三）四环素类抗生素

1. 结构特征与构效关系

（1）结构特征　四环素类抗生素是由放线菌产生以氢化并四苯为基本骨架的一类广谱抗生素。天然的四环素类药物有金霉素、土霉素和四环素。

（2）构效关系

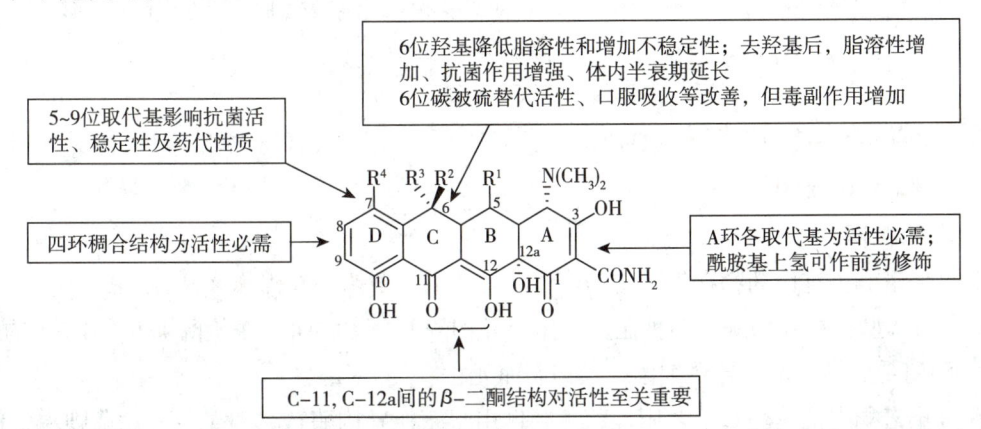

- 5~9位取代基影响抗菌活性、稳定性及药代性质
- 6位羟基降低脂溶性和增加不稳定性；去羟基后，脂溶性增加、抗菌作用增强、体内半衰期延长
- 6位碳被硫替代活性、口服吸收等改善，但毒副作用增加
- 四环稠合结构为活性必需
- A环各取代基为活性必需；酰胺基上氢可作前药修饰
- C-11，C-12a间的β-二酮结构对活性至关重要

2. 作用靶点
①能与细菌70S核糖体中的30S亚单位上的A位特异结合，阻止氨基酰基tRNA进入该位而拮抗蛋白质合成；②可使细菌细胞膜通透性增大，导致细胞内容物外漏，使之生存受到抑制。

3. 化学稳定性

（1）含有酸性的酚羟基和烯醇羟基及碱性的二甲氨基，因此，该类药物均为两性化合物，临床上使用其盐酸盐；药物等电点为pH 5。

（2）干燥条件下其固体比较稳定，但遇日光可变色。

（3）在酸性及碱性条件下均不稳定。在酸性条件下生成无活性橙黄色脱水物。在pH 2~6条件下，C-4上的二甲胺基易发生差向异构化反应，生成活性低且毒性大的差向异构体。

（4）四环素类药物的脱水产物、差向异构体、内酯结构异构体的抗菌活性均减弱或消失。

（5）在近中性条件下，能与多种金属离子形成不溶性螯合物。在体内，与钙离子形成的螯合物呈黄色，可沉积在骨骼和牙齿上，导致小儿牙齿变黄，孕妇产儿牙齿变色、骨骼生长受抑制。

4. 常用药物

结构/名称	性质
盐酸多西环素，HCl, 1/2H₂O, 1/2CH₃CH₂OH	与土霉素的差别仅在6位的羟基被除去，稳定性有较大的提高
盐酸美他环素，HCl	为土霉素6位甲基与6位羟基脱水衍生物，稳定性较好

续表

结构/名称	性质
盐酸米诺环素	①为四环素脱去6位甲基和6位羟基，同时在7位引入二甲氨基得到的衍生物 ②对酸很稳定，不会发生脱水和重排形成内酯环的产物

考点 2 合成抗菌药物 ★★

（一）氟喹诺酮类抗菌药

1. 作用机理

（1）喹诺酮类抗菌药物在细菌中的作用靶点：ⅡA型拓扑异构酶。

（2）ⅡA型拓扑异构酶有两种亚型：拓扑异构酶Ⅱ（又称DNA螺旋酶）和拓扑异构酶Ⅳ，任何一种酶受到抑制都会导致细菌生长抑制而死亡。

（3）喹诺酮类抗菌药对革兰阳性菌主要作用于拓扑异构酶Ⅳ，对革兰阴性菌则主要作用于DNA螺旋酶。

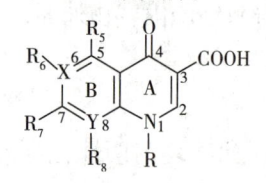

2. 基本结构与构效关系

（1）基本结构 具有1,4-二氢-4-氧代喹啉（或氮杂喹啉）-3-羧酸结构的化合物。结构中的A环（1,4-二氢-4-氧代喹啉环）及环上其他取代基的存在和性质都将对药效、药代、毒性有较大的影响。

（2）构效关系

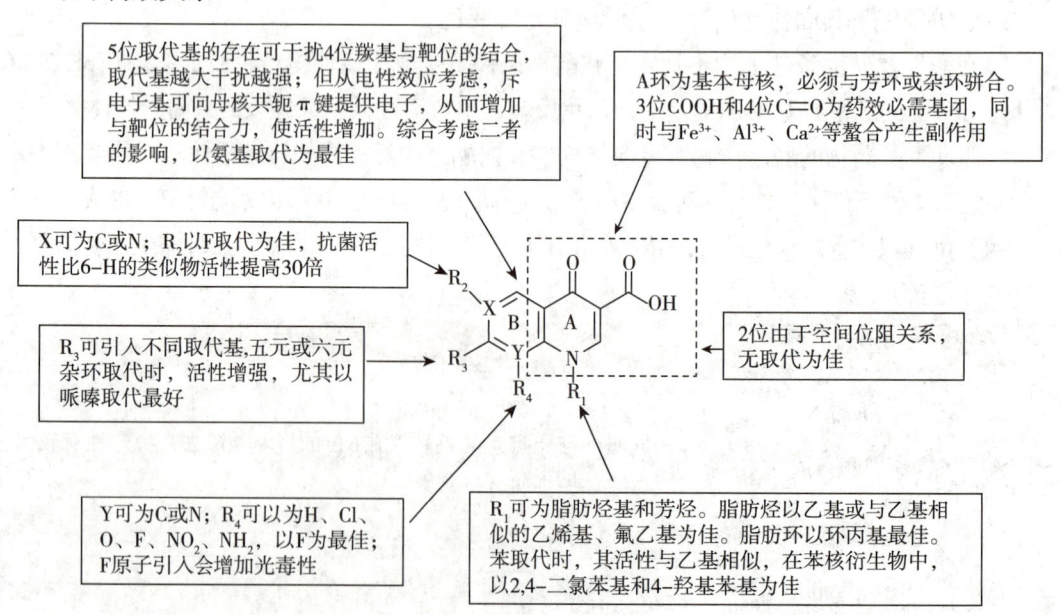

5位取代基的存在可干扰4位羰基与靶位的结合，取代越大干扰越强；但从电性效应考虑，斥电子基可向母核共轭π键提供电子，从而增加与靶位的结合力，使活性增加。综合考虑二者的影响，以氨基取代为最佳

A环为基本母核，必须与芳环或杂环骈合。3位COOH和4位C=O为药效必需基团，同时与Fe^{3+}、Al^{3+}、Ca^{2+}等螯合产生副作用

X可为C或N；R_2以F取代为佳，抗菌活性比6-H的类似物活性提高30倍

R_3可引入不同取代基，五元或六元杂环取代时，活性增强，尤其以哌嗪取代最好

2位由于空间位阻关系，无取代为佳

Y可为C或N；R_4可以为H、Cl、O、F、NO_2、NH_2，以F为最佳；F原子引入会增加光毒性

R_1可为脂肪烃基和芳烃。脂肪烃以乙基或与乙基相似的乙烯基、氟乙基为佳。脂肪烃以环丙基最佳。苯取代时，其活性与乙基相似，在苯核衍生物中，以2,4-二氯苯基和4-羟基苯基为佳

3. 常用药物

结构/名称	性质和代谢
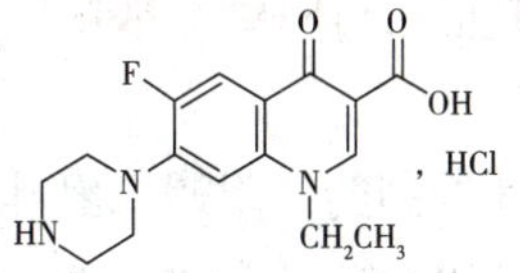 盐酸诺氟沙星	①首个在喹诺酮分子引入氟原子的药物 ②口服吸收迅速但不完全，约为给药量的30%~40%；广泛分布于各组织 ③主要用于敏感菌所致的泌尿生殖道感染、消化系统感染和呼吸道感染等
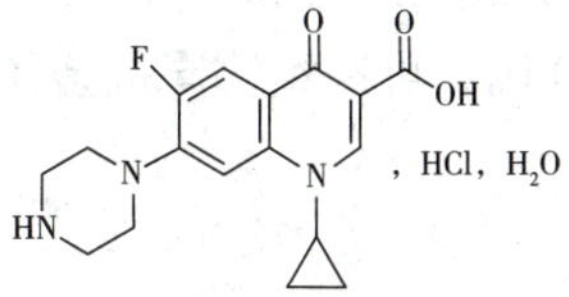 盐酸环丙沙星	①诺氟沙星分子中1位乙基被环丙基取代得到 ②临床用途较诺氟沙星为广，除尿路感染、肠道感染、淋病等外，尚可用于治疗由流感杆菌、大肠埃希菌、肺炎杆菌、奇异变形杆菌、普通变形杆菌、葡萄球菌属等引起的骨和关节感染、皮肤软组织感染和肺炎、败血症等
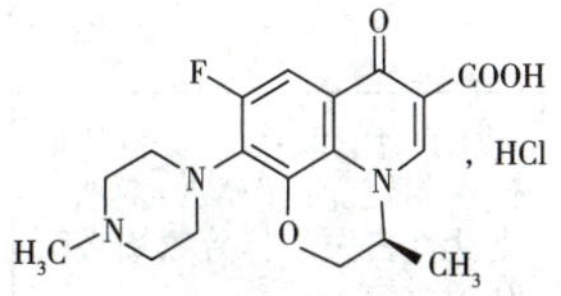 盐酸左氧氟沙星	①将喹诺酮1位和8位成环得到含有手性吗啉环的药物，药用左旋体；左旋体的抗菌作用大于右旋异构体8~128倍。临床上也用外消旋体。左氧氟沙星活性为氧氟沙星的2倍，水溶性为氧氟沙星的8倍，更易制成注射剂；毒副作用小 ②适用于敏感菌引起的泌尿生殖系统感染、呼吸道感染、胃肠道感染、伤寒、骨和关节感染、皮肤软组织感染和败血症等全身感染
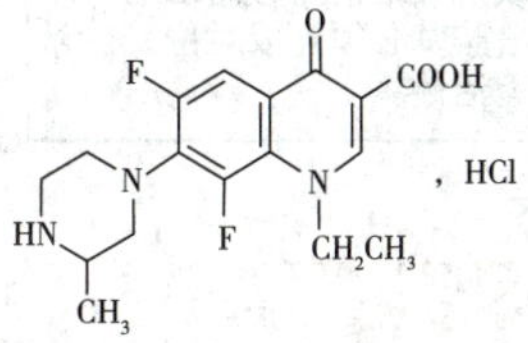 盐酸洛美沙星	①在喹诺酮类药物的6位和8位同时引入2个氟原子，并在7位引入3-甲基哌嗪得到的药物 ②适用于敏感细菌引起的呼吸道感染、泌尿生殖系统感染及腹腔、胆道、肠道、伤寒等感染
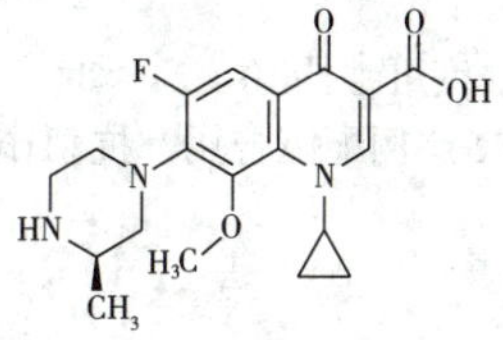 加替沙星	①具有广谱的抗革兰阴性和阳性菌的活性；8位有甲氧基取代，但其光毒性较小；7位的3-甲基哌嗪取代后，引入手性中心，但其R-对映体和S-对映体抗菌活性相同 ②口服吸收良好，其绝对生物利用度为96%；无酶诱导作用，不改变自身和其他合用药物的清除代谢 ③主要用于由敏感病原体所致的各种感染性疾病
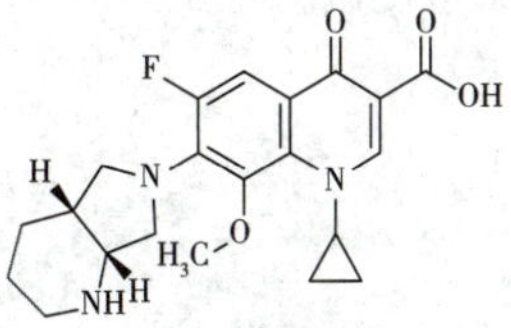 莫西沙星	①8位有甲氧基取代，对革兰阳性菌、革兰阴性菌、厌氧菌、抗酸菌和非典型微生物如支原体、衣原体、军团菌有广谱抗菌活性，对β-内酰胺类和大环内酯类抗生素耐药的细菌亦有效 ②用于治疗成人患有上呼吸道和下呼吸道感染，如急性窦炎、慢性支气管炎急性发作、社区获得性肺炎以及皮肤和软组织感染
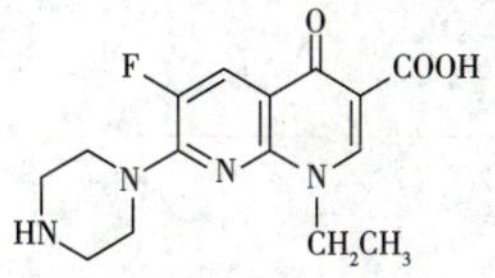 依诺沙星	①母核为萘啶酸环 ②口服生物利用度98% ③用于对其敏感的革兰阴性菌和革兰阳性菌引起的感染，如泌尿、肠道、呼吸道、外科、眼科、妇产科、皮肤科及五官科等感染性疾病

（二）磺胺类抗菌药

1. 作用机理

（1）作用靶点　细菌的二氢叶酸合成酶（DHFAS），使其不能充分利用对氨基苯甲酸合成叶酸。

（2）抗菌增效剂—甲氧苄啶（TMP）　是二氢叶酸还原酶可逆性抑制药，阻碍二氢叶酸还原为四氢叶酸，影响辅酶F的形成，从而影响微生物DNA、RNA及蛋白质的合成，抑制了其生长繁殖。当磺胺类药物和抗菌增效剂甲氧苄啶一起使用时，磺胺类药物能拮抗二氢叶酸的合成，而甲氧苄啶又能拮抗二氢叶酸还原成四氢叶酸。二者合用，可产生协同抗菌作用，使细菌体内叶酸代谢受到双重拮抗，抗菌作用增强数倍至数十倍。

2. 基本结构与构效关系

（1）基本结构是对氨基苯磺酰胺　$H_2N-\phenyl-SO_2NH_2$

（2）构效关系

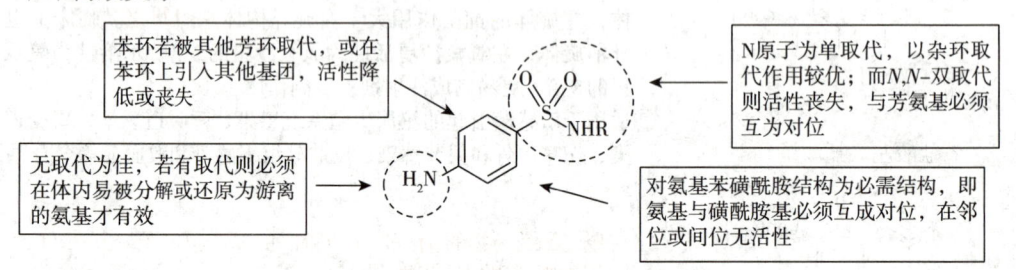

- 苯环若被其他芳环取代，或在苯环上引入其他基团，活性降低或丧失
- 无取代为佳，若有取代则必须在体内易被分解或还原为游离的氨基才有效
- N原子为单取代，以杂环取代作用较优；而N,N-双取代则活性丧失，与芳氨基必须互为对位
- 对氨基苯磺酰胺结构为必需结构，即氨基与磺酰胺必须互成对位，在邻位或间位无活性

3. 常用药物

结构/名称	性质和代谢
磺胺甲𫫇唑	①又名新诺明，磺胺甲基异𫫇唑（SMZ） ②抗菌谱广，抗菌作用强 ③吸收及排泄缓慢，一次给药后有效药物浓度可维持10～24小时 ④可与抗菌增效剂甲氧苄啶（TMP）按5:1比例配伍合用，抗菌作用增强，称为复方新诺明
磺胺嘧啶	①进入脑脊液浓度超过血药浓度一半可达到治疗浓度 ②有较强酸性，可以制成钠盐和银盐，磺胺嘧啶银盐可预防和治疗重度烧伤的感染
甲氧苄啶	①为抗菌增效剂 ②口服吸收完全，吸收给药量的90%以上 ③可透过血-脑脊液屏障，脑膜无炎症时脑脊液药物浓度为血药浓度的30%～50%，有炎症时可达50%～100%

（三）抗真菌药

1. 多烯类抗真菌药

（1）作用机理　主要用于深部真菌感染，与真菌细胞膜上的甾醇结合，损伤膜的通透

性，破坏正常代谢而起抑菌作用。

（2）主要代表药物　①制霉菌素A1；②那他霉素；③两性霉素B；④哈霉素；⑤曲古霉素。

（3）常用药物——两性霉素B　①结构中有氨基和羧基，故兼有酸碱两性。②本品消除缓慢，一次静脉滴注给药后，有效血药浓度可维持24小时以上，半衰期为18~24小时。静滴后少量自肾排出，少量可达脑脊液。

2. 唑类抗真菌药　唑类抗真菌药是目前临床上治疗真菌感染药物主流药物，该类药物具有代谢稳定，既可口服又可注射，对浅部真菌和深部真菌都有疗效等优点。

（1）作用机理　①抑制14α-去甲基化来抑制麦角甾醇的生物合成。②作用靶点为CYP450去甲基酶。

（2）基本结构与构效关系

1）结构特征

类别	基本结构	差异	特点
咪唑	$\text{N}-(\text{CH}_2)_n-\overset{R_1}{\underset{Ar}{C}}-R_2$　$n=0,1$　$X=N, CH$	两个氮原子	①五元芳香杂环 ②唑环通过N1连接到一个侧链上，该侧链至少含一个芳香环
三氮唑		三个氮原子	

2）构效关系　①分子中的氮唑环（咪唑或三氮唑）是必需的，三氮唑类化合物的治疗指数明显优于咪唑类化合物。②氮唑上的取代基必须与氮杂环的1位上的氮原子相连。③Ar基团上取代基中苯环的4位取代基有一定的体积和电负性，苯环的2位有电负性取代基，对抗真菌活性有利。④R_1、R_2上取代基结构类型变化较大，其中活性最好的有两大类：R_1、R_2形成取代二氧戊环结构，成为芳乙基氮唑环状缩酮类化合物，代表性的药物有酮康唑、伊曲康唑。该类药物的抗真菌活性较强，但由于体内治疗时肝毒性较大，而成为目前临床上首选的外用药；R_1为醇羟基，代表性药物为氟康唑，该类药物体外无活性，但体内活性非常强，是治疗深部真菌病的首选药。⑤该类化合物的立体化学：氮唑类抗真菌药对立体化学要求十分严格，情况是在3-三唑基-2-芳基-1-甲基-2-丙醇类化合物中，1R,2R-立体异构与抗真菌活性有关。

咪唑类药物的代表药物为噻康唑、益康唑、酮康唑等。此类药物化学结构特点多数可以看作为乙醇取代物，其中羟基多为醚化，C-1与芳核直接相连，C-2与咪唑基联结，因而C-1是手性碳，此类药物应具有旋光性，但临床使用的药物多数为消旋体。

（3）常见药物

结构/名称	性质和代谢
酮康唑	①分子中含有乙酰哌嗪和缩酮结构使该药吸收后在体内广泛分布，并增加代谢稳定性，以改善口服生物利用度和维持血浆药物浓度 ②在胃酸内溶解易吸收；吸收后在体内广泛分布，可穿过血-胎盘屏障 ③适用于全身真菌感染

续表

结构/名称	性质和代谢
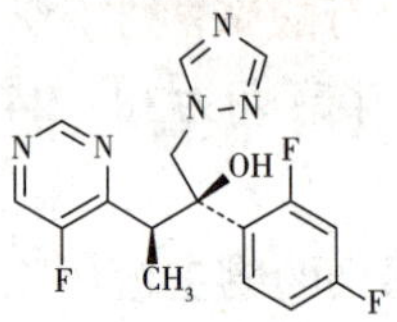 伏立康唑	①为改善氟康唑水溶性设计得到的药物,具有广谱抗真菌药物,药物相互作用发生率高于氟康唑 ②代谢具有可饱和性,其药代动力学呈非线性;口服本品吸收迅速而完全 ③治疗侵袭性曲霉病、耐药的念珠菌引起的严重侵袭性感染、AIDS进行性的并可能威胁生命的真菌感染
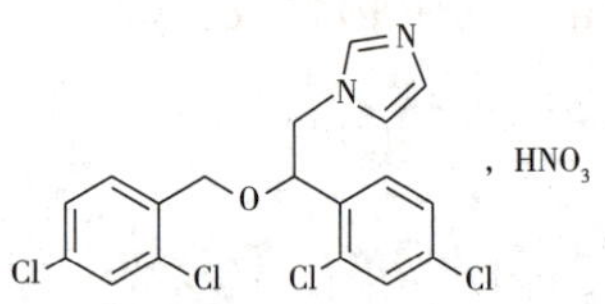 硝酸咪康唑	①分子中含有双2,4-二氯苯基,具有弱碱性 ②用于皮肤癣菌,酵母菌念珠菌等引起的皮肤感染
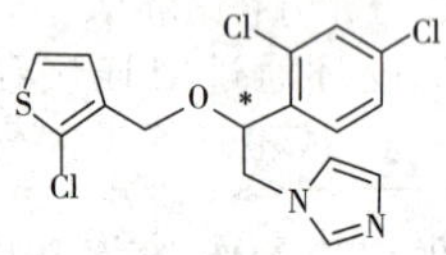 噻康唑	①咪唑类广谱抗真菌药,对表皮癣菌、白色念珠菌、酵母菌等均有抗菌活性,对毛发癣菌病、花斑糠疹和皮肤念珠菌病等病原菌有效 ②主要剂型是栓剂和软膏剂 ③用于阴道真菌感染,如白色念珠菌、其他念珠菌属及阴道毛滴虫引起的感染
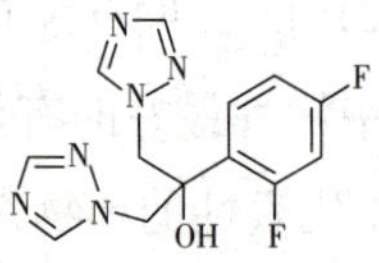 氟康唑	①结构中含有两个弱碱性的三氮唑环和一个亲脂性的2,4-二氟苯基,使其具有一定的水溶解度;口服吸收可达90%,且不受食物、抗酸药、组胺H_2受体拮抗药类抗溃疡药的影响;作用强,可透过血-脑屏障,是治疗深部真菌感染的首选药 ②主要用于念珠菌病、隐球菌病、球孢子菌病等
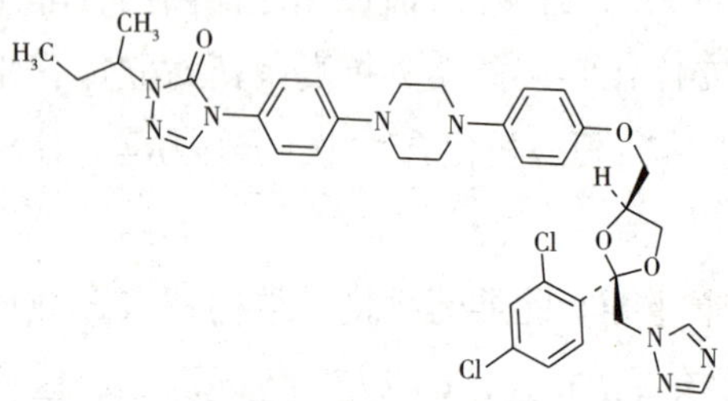 伊曲康唑	①结构中含有1,2,4-三氮唑和1,3,4-三氮唑,脂溶性较强,在体内某些脏器组织中浓度较高;在体内代谢产生羟基伊曲康唑,活性比伊曲康唑更强,但半衰期比伊曲康唑更短 ②抗菌谱与氟康唑相似;临床用于深部真菌感染和浅表真菌感染,可治疗曲霉病
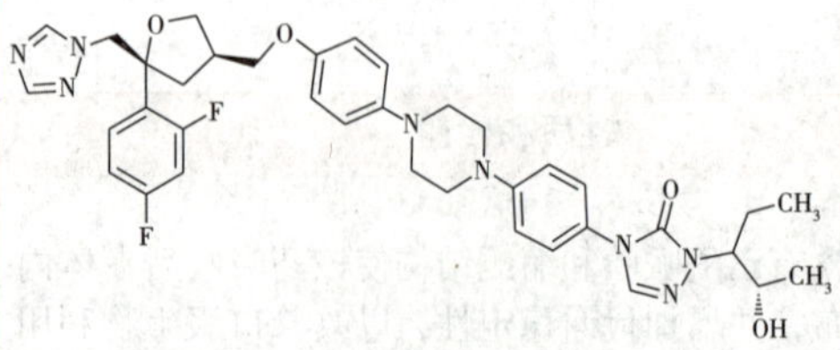 泊沙康唑	①是伊曲康唑的衍生物,比氟康唑和伊曲康唑更有效预防侵袭性曲霉菌感染并可降低侵袭性真菌感染相关的病死率 ②吸收速度和消除速度符合单室模型,口服混悬剂不同剂量间相对生物利用度有显著不同 ③适用于念珠菌属、隐球菌属真菌引起的真菌血症,呼吸、消化道、尿路真菌病,腹膜炎、脑膜炎等

3. 其他抗真菌类

（1）分类

类别	举例	作用机制
烯丙胺类	萘替芬、特比萘芬	特异性地抑制角鲨烯环氧化酶，导致胞膜脆性增加而破裂，细胞死亡
苯甲胺类	布替萘芬	同烯丙胺类
棘白菌素类	卡泊芬净、米卡芬净、阿尼芬净	天然或半合成的脂肽，非竞争性地抑制真菌细胞壁的 β-(1,3)-D-葡聚糖的合成，导致真菌细胞壁渗透性改变，细胞溶解死亡而发挥杀菌作用
嘧啶类	氟胞嘧啶	/

（2）常用药物

结构/名称	性质和代谢
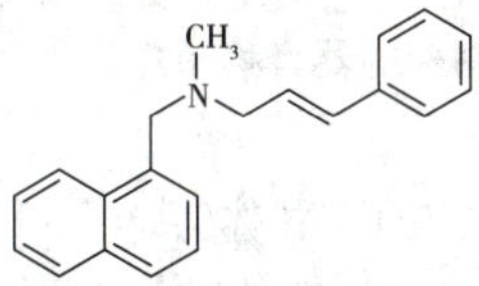 萘替芬	①烯丙胺类药物，具有较高的广谱抗真菌活性，局部使用治疗皮肤癣菌病的效果优于克霉唑和益康唑 ②用于局部真菌病，如体股癣、手足癣、头癣、甲癣、花斑癣、浅表念珠菌病等
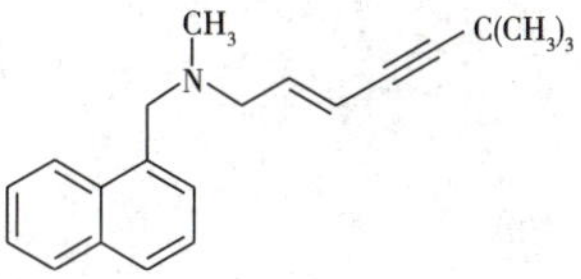 特比萘芬	①在萘替芬结构中用乙炔基团代替苯环得到的，抗真菌谱比萘替芬更广，作用更强并可以口服 ②口服吸收迅速，血浆蛋白结合率高达99%；$t_{1/2}$为1小时 ③适用于治疗各种浅部真菌感染
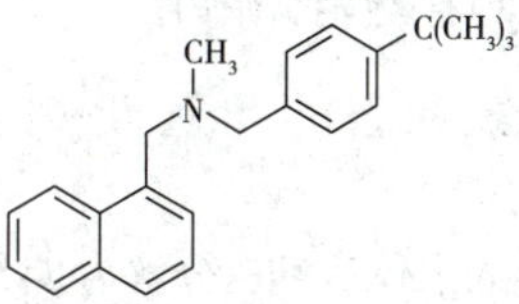 布替萘芬	①苯甲胺类抗真菌药物，在体内潴留时间比较长，局部应用后，经皮肤角质层渗透迅速，是安全有效的优良药物 ②抗菌谱比较广，主要用于浅表真菌感染的治疗

考点3 抗病毒药物 ★★★

（一）抗非逆转录病毒药物

1. 干扰病毒核酸复制的药物

（1）核苷类抗病毒药物

1）作用机制　基于代谢拮抗的原理，模拟天然核苷的结构，竞争性的作用于酶活性中心，嵌入正在合成的病毒DNA或RNA链中，终止DNA或RNA链的延长，从而最终抑制病毒复制。由于它们是DNA或RNA病毒合成中基本原料的类似物，故具有广谱的抗病毒活性，但毒性和副作用也较大。

2）分类　①嘧啶核苷类抗病毒药物；②嘌呤核苷类抗病毒药物。核苷类药物通常需要在体内转变成三磷酸酯的形式而发挥作用，这是此类药物共有的作用机理。

（2）开环核苷类抗病毒药物　由于腺苷类药物在体内易被脱氨酶转化成脱氨化合物而丧

失活性，在寻找腺苷脱氨酶抑制药的过程中，通过对糖基进行修饰发现了一些开环的核苷类抗病毒药物有较好的抗病毒活性。

结构/名称	性质和代谢
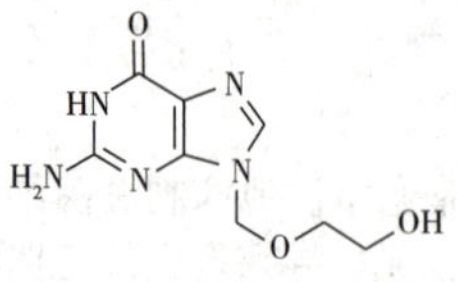 阿昔洛韦	①本品为开环的鸟苷类似物；该化合物不含有其他羟基，是链中止剂，从而使病毒的DNA合成中断 ②口服吸收差，在肾、肝和小肠中浓度高，脑脊液中浓度约为血中浓度的一半；血浆蛋白结合率低 ③在体内比较稳定，仅约15%在肝脏代谢为无活性的9-羧甲氧基甲基鸟嘌呤和少量的8-羟基化合物 ④治疗各种疱疹病毒感染的首选药
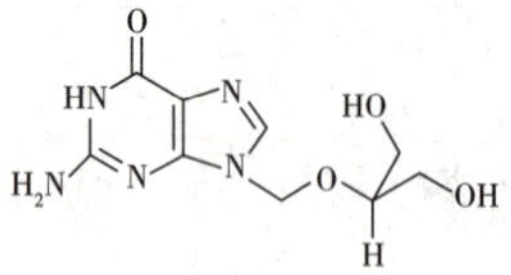 更昔洛韦	①分子中的侧链比阿昔洛韦多一个羟甲基，对巨细胞病毒（CMV）的作用比阿昔洛韦强 ②主要是通过肾小球滤过作用以原型排出 ③预防及治疗免疫功能缺陷病人的CMV感染，如艾滋病患者，接受化疗的肿瘤患者，使用免疫抑制药的器官移植患者
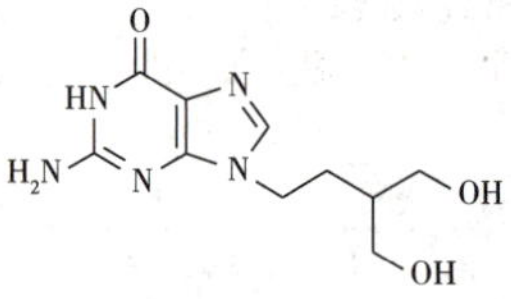 喷昔洛韦	①为更昔洛韦侧链上的氧原子被生物电子等排体碳原子取代所得 ②生物利用度较低；只能用作外用药；体外对HSV-1和HSV-2有抑制作用 ③用于口唇或面部单纯疱疹、生殖器疱疹
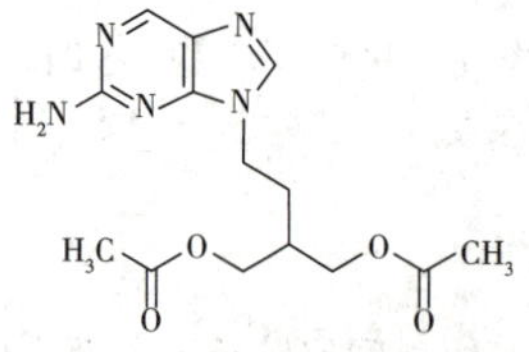 泛昔洛韦	①喷昔洛韦6-脱氧衍生物的二乙酰基酯。是喷昔洛韦的前体药物 ②对VZV、HSV-1、HSV-2和HBV均有较强抑制作用
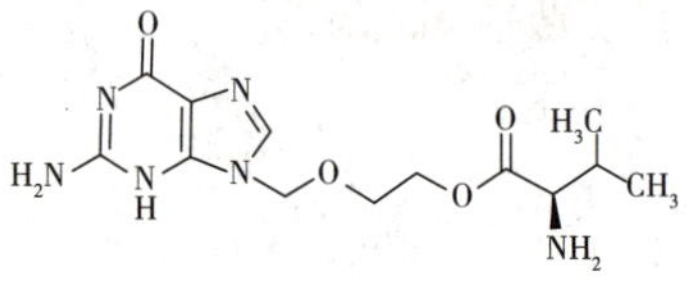 伐昔洛韦	①为阿昔洛韦（ACV）的前药，进入人体后迅速分解为L-缬氨酸和阿昔洛韦 ②水溶性好，口服后肠道吸收快，并在体内迅速转化为ACV ③用于水痘、带状疱疹及HSV-Ⅰ、HSV-Ⅱ，包括初发和复发生殖器疱疹
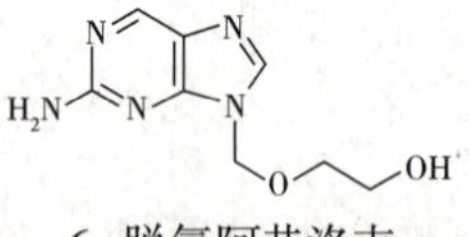 6-脱氧阿昔洛韦	①阿昔洛韦的前药，可在黄嘌呤氧化酶的作用下被快速代谢为阿昔洛韦，优势在于水溶性得到了提高 ②用于治疗水痘-带状疱疹病毒感染
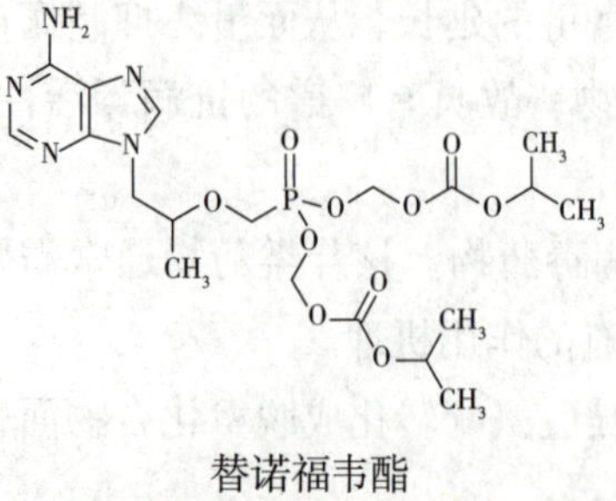 替诺福韦酯	①为昔诺福韦的磷酸酯类前药，进入细胞后即释放出一磷酸核苷，提高了生物利用度。在鸟嘌呤环的6位接上氨基也可改善药物的药代动力学性质，如脂溶性、溶解度、口服生物利用度等 ②临床应用于HIV及HBV感染

结构/名称	性质和代谢
阿德福韦酯	①阿德福韦的磷酸酯类前药 ②用于治疗HBV活动复制期，并伴有ALT或AST持续升高或肝脏组织学活动性病变的肝功能代偿的成年慢性乙型肝炎患者

（3）非核苷类抗病毒药物

代表药物：利巴韦林，又名：三氮唑核苷，病毒唑，为广谱抗病毒药。

1）结构特征　磷酸腺苷（AMP）和磷酸鸟苷（GMP）生物合成前体氨基咪唑酰氨核苷（AICAR）的类似物。

2）作用机制　利巴韦林三磷酸抑制mRNA的5'-末端鸟嘌呤化和末端鸟嘌呤残基的N7甲基化，并且与GTP和ATP竞争抑制RNA聚合酶。

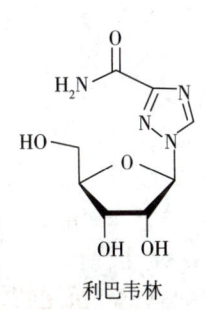

利巴韦林

2. 干扰病毒进入宿主细胞和病毒释放的药物

分类	结构/名称	性质和代谢
金刚烷胺类药物	盐酸金刚烷胺	①是 M_2 蛋白抑制药，可以抑制病毒的增殖，同时还能拮抗病毒的装配，不能形成完整的病毒 ②结构为一种对称的饱和三环癸烷，形成稳定的刚性笼状结构 ③具有生物碱性质
	盐酸金刚乙胺	①是盐酸金刚烷胺的衍生物 ②抗A型的流感病毒的活性比盐酸金刚烷胺强4～10倍，中枢神经的副作用也比较低
干扰素（IFN）	分为α、β、γ三种	①是一类具有高活性、多功能的诱生蛋白，只有在诱生剂诱生的情况下，才能活化产生，都是糖蛋白，有特异的抗病毒活性 ②在极低的浓度就可发挥作用，口服无法达到可检测的血清浓度，需注射给药
神经氨酸酶（NA）抑制药	磷酸奥司他韦	①口服后在胃肠道迅速被吸收，75%的口服剂量以活性代谢产物的形式进入体循环，且不受进食影响 ②用于甲型流感和乙型流感

分类	结构/名称	性质和代谢
神经氨酸酶（NA）抑制药	帕拉米韦	①奥司他韦分子中六元碳环换为五元碳环，引入与神经氨酸酶作用更强的胍基基团 ②可用于其他抗病毒药物(包括神经氨酸酶抑制剂)无效的严重H1N1流感病例
	玛巴洛沙韦	①是巴洛沙韦的前药，属于病毒RNA聚合酶抑制剂 ②不应与含多价阳离子泻药或抗酸药、或含有铁、锌、硒、钙、镁的口服补充剂一起使用，应避免与乳制品、钙强化一同饮料 ③用于治疗甲型和乙型流感

（二）抗逆转录病毒药物

与逆转录病毒相关的疾病主要有获得性免疫缺陷综合症，又称艾滋病（AIDS），及T-细胞白血病。

1. 逆转录酶抑制药 逆转录酶（RT）是艾滋病病毒复制过程中的一个重要酶，在人类细胞中无此酶存在。

（1）核苷类逆转录酶抑制药

1）构效关系

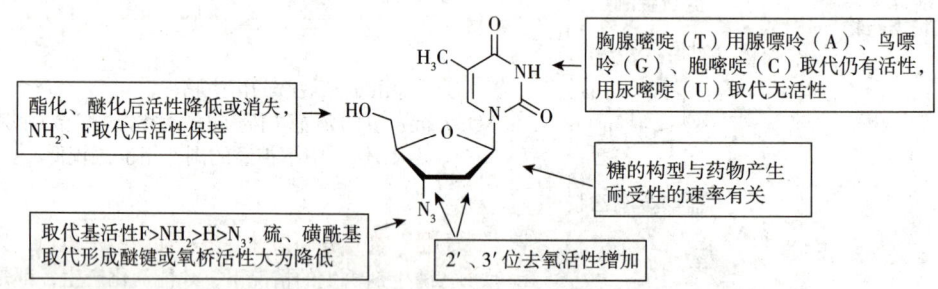

- 酯化、醚化后活性降低或消失，NH₂、F取代后活性保持
- 胸腺嘧啶（T）用腺嘌呤（A）、鸟嘌呤（G）、胞嘧啶（C）取代仍有活性，用尿嘧啶（U）取代无活性
- 糖的构型与药物产生耐受性的速率有关
- 取代基活性F>NH₂>H>N₃，硫、磺酰基取代形成醚键或氧桥活性大为降低
- 2′、3′位去氧活性增加

核苷类逆转录酶抑制药物需要在体内转变成三磷酸酯的形式而发挥作用。

2）常用药物

结构/名称	性质和代谢
齐多夫定	①为脱氧胸腺嘧啶核苷的类似物，在其脱氧核糖部分的3位上以叠氮基取代，又名：叠氮胸苷 ②为抗逆转录酶病毒药物，主要用于治疗艾滋病及重症艾滋病相关综合症

续表

结构/名称	性质和代谢
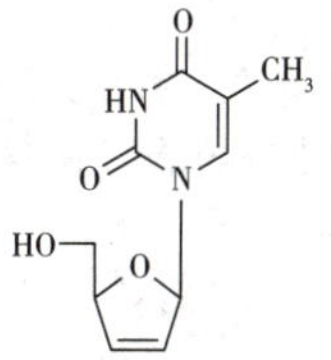 司他夫定	①为脱氧胸腺嘧啶核苷的脱水产物，是不饱和的胸苷衍生物；对酸稳定，口服吸收良好 ②适用于对齐多夫定、扎西他滨等不能耐受或治疗无效的艾滋病及其相关综合症 ③与其他抗病毒药物联合使用，用于治疗HIV-Ⅰ感染
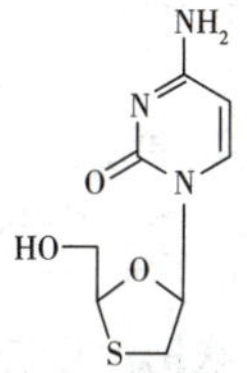 拉米夫定	①双脱氧硫代胞苷化合物，有二种异构体，都具有较强的抗HIV-I的作用，但其β-L-(-)-异构体对胞苷-脱氧胞苷脱氨酶的脱氨基作用有拮抗作用 ②口服后吸收良好；在治疗剂量范围内，拉米夫定的药物代谢动力学呈线性关系，血浆蛋白结合率低 ③临床上可单用或与AZT合用治疗病情恶化的晚期HIV感染病人；还具有抗乙型肝炎病毒的作用
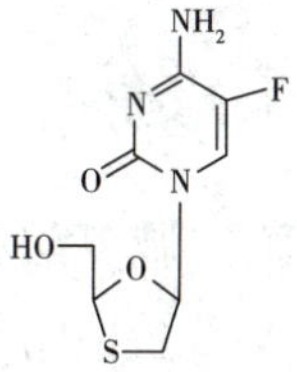 恩曲他滨	①在拉米夫定尿嘧啶碱基的5位以氟取代得到衍生物 ②与其他抗逆转录病毒药物联合用于成人HIV-1感染的治疗
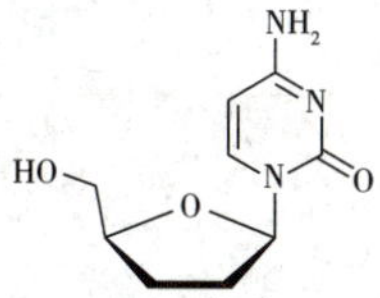 扎西他滨	①作用机制与齐多夫定相同；与齐多夫定联用时，有加合和协同的抗病毒作用；可有效抑制病毒的复制和疾病的发展 ②用于对齐多夫定无效的艾滋病患者的治疗，或与齐多夫定合用治疗晚期HIV感染
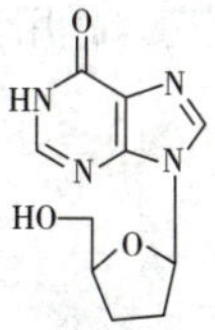 去羟肌苷	①嘌呤核苷类衍生物，进入体内后需转变成三磷酸酯的形式而发挥作用；除本身的作用外，在体内可由部分去羟肌苷三磷酸酯转化得到 ②在临床上主要用于治疗那些不能耐受齐多夫定或对齐多夫定治疗无效的晚期HIV感染的患者

（2）非核苷类逆转录酶抑制药

1）作用机制　直接与病毒逆转录酶催化活性部位的P疏水区结合，使酶蛋白构象改变而失活，从而抑制HIV-1的复制。

2）特点　①易产生耐药性；②毒副作用小。

3）常用药物

结构/名称	性质和代谢
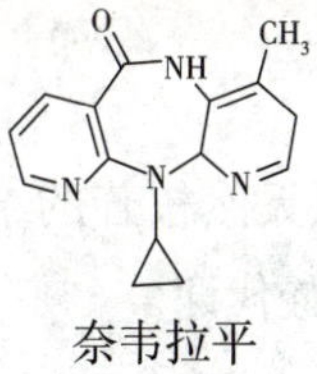 奈韦拉平	①专一性HIV-1非核苷类逆转录酶抑制药；与核苷类抑制药合用有加和作用，一旦和病毒接触后，很快诱导产生抗药性 ②与核苷类抑制药联合使用治疗晚期HIV感染的成年患者

结构/名称	性质和代谢
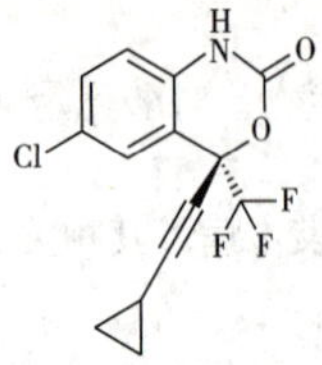 依法韦仑	①非竞争性地抑制HIV-1的逆转录酶,而对HIV-2逆转录酶和人细胞DNA的α、β、γ、δ合成酶没有抑制作用;对耐药病毒菌株也有效 ②与其他抗病毒药联合应用,用于HIV-1感染的艾滋病成人、青少年和儿童的联合治疗
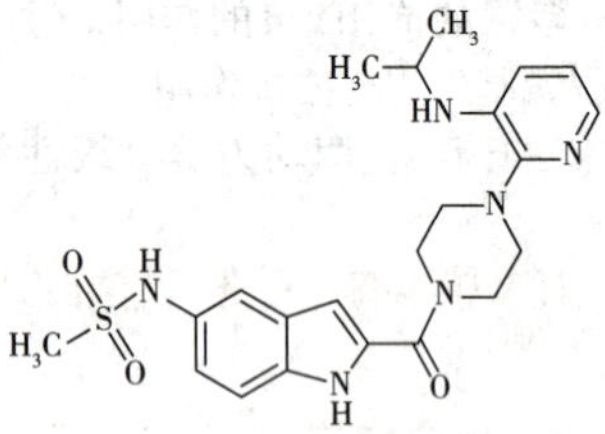 地拉韦定	①双芳杂环取代的哌嗪类化合物;在体外与核苷类药物和蛋白酶抑制药有协同作用,对其他药物耐药的病毒菌株也具有活性,但与奈韦拉平有交叉耐药性 ②临床上与核苷类逆转录酶抑制药或蛋白酶抑制药联用治疗进展性HIV

2. HIV 蛋白酶抑制药（PIs）

（1）作用机制　HIV蛋白酶属于天冬氨酸蛋白酶类,能水解断裂苯丙氨酸-脯氨酸和酪氨酸-脯氨酸的肽键,而蛋白酶抑制药作为底物类似物,可竞争性地抑制HIV-1蛋白酶的活性,导致蛋白前体不能裂解,最终不能形成成熟病毒体。

（2）常用药物

结构/名称	性质和代谢
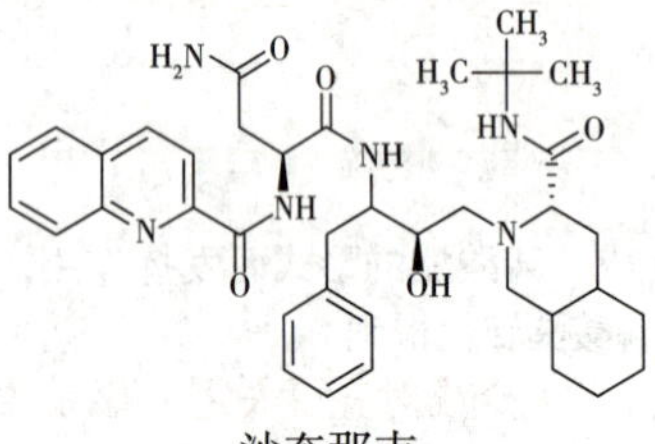 沙奎那韦	①属于拟多肽衍生物,是第一个上市用于治疗HIV感染的高效、高选择性的HIV蛋白酶抑制药,作用于HIV繁殖的后期 ②临床上与其他药物合用治疗严重的HIV感染
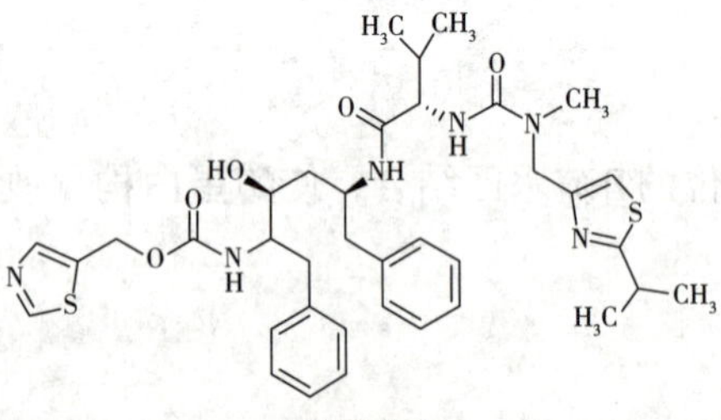 利托那韦	①对齐多夫定敏感的和齐多夫定与沙奎那韦耐药的HIV一般均有效 ②临床上单独或与抗逆转录病毒的核苷类药物合用治疗晚期或非进行性的艾滋病患者

（三）前药技术修饰核苷类药物的结构特征及应用

1. 核苷类药物特点

（1）作用机制　作用靶点多为DNA聚合酶或RNA逆转录酶;模拟天然核苷的结构,竞争性地作用于酶活性中心,嵌入正在合成的DNA或RNA链中,干扰核酸代谢。

（2）早期修饰问题　早期的设计是将核苷药物修饰为一磷酸类似物来绕过了限速反应步骤，但带来新的问题，即分子中磷酸基存在两个负电荷，这不利于过膜吸收，加上磷氧键的代谢稳定性较差等限制了其应用。

2. ProTide 前药技术

（1）设计原理　将核苷膦酸/磷酸类药物分别通过磷酯键/磷酰胺键(芳基模块/氨基酸酯基模块)与极性基团连接形成磷酯/磷酰胺前药，通过掩蔽极性基团来降低分子极性增加透膜性，当前药吸收进入体内后再经特定酶水解释放原型药物。

（2）体内代谢　①一磷酸核苷的一个磷酸的负电荷与丙氨酸异丙酯的氨基形成磷酰胺，另一个磷酸的负电荷与(取代的)苯酚形成磷酯形式作暂时性掩蔽；②进入体内后，磷酰胺键被肝细胞中的组氨酸三元体核苷结合蛋白（HINT1）水解；③磷酸酯键被酯酶水解，释放出一磷酸核苷绕过了一磷酸化的限速反应步骤，直接进入后面的磷酸化产生三磷酸化核苷，产生抗病毒作用；④代谢过程中释放出的丙氨酸异丙酯为天然氨基酸，不会产生不良反应。

（3）上市药物

结构/名称	性质和代谢
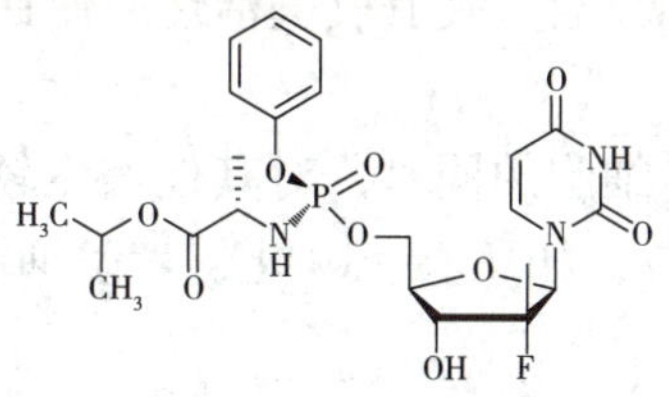 索磷布韦	①用于治疗 HCV 感染，是全球首个获批上市的 Protide 药物；口服后经肝脏代谢形成活性三磷酸代谢物，从而对 HCV NS5B 聚合酶产生竞争性抑制作用 ②具有疗效显著、安全性高、耐药屏障高等特点，可用于 1~6 型 HCV 感染的治疗，其中对 2 型和 3 型 HCV 感染患者的治愈率可高达 90%
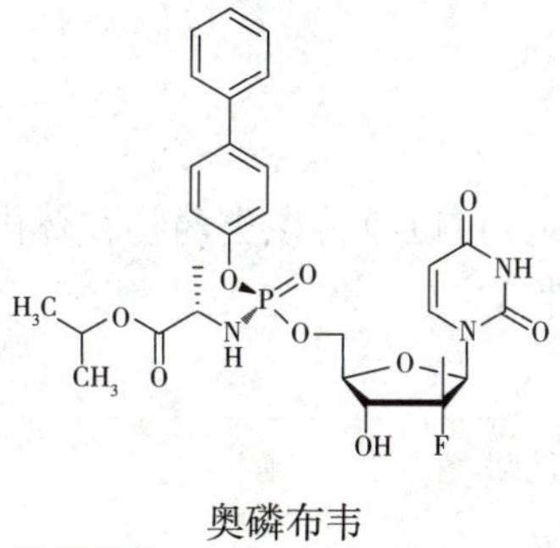 奥磷布韦	①是国内首个自主研发 HCV NS5B 聚合酶抑制剂 ②体外抗病毒活性是索非布韦的 2~3 倍；具有良好的药代动力学性质，能够与其他抗 HCV 药物联合使用
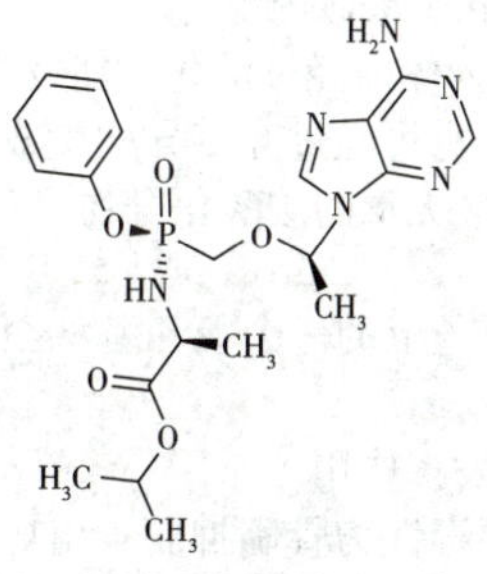 替诺福韦艾拉酚胺	①用于治疗 HIV-1 感染的前药，对 HIV-1 的抑制效果明显强于相应的 R_p 异构体及其母体化合物 ②具有更强的血浆稳定性，能够在淋巴组织中特异性积聚，并在细胞中经 CTSA 代谢、磷酸化产生具有逆转酶抑制活性的二膦酸代谢物（TFV-DP），可以有效改善因血浆高 TFV 水平而引起的骨密度降低和肾毒性问题

结构/名称	性质和代谢
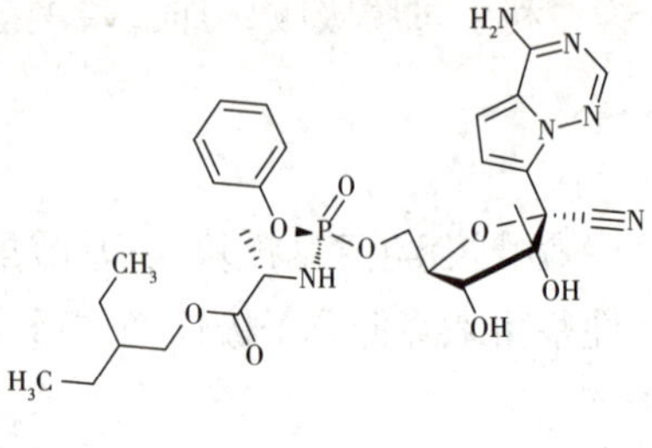 瑞德西韦	一种病毒RNA依赖性RNA聚合酶（RdRp）抑制剂，对埃博拉病毒、SARS冠状病毒和中东呼吸综合征冠状病毒等均具有体外抑制活性

第十节 抗肿瘤药物

考点1 烷化剂类抗肿瘤药物★★★

烷化剂又被称为生物烷化剂，是一类在体内能形成缺电子活泼中间体或其他具有活泼亲电性基团的化合物，它能与生物大分子（如DNA、RNA或某些重要的酶类）中含有丰富电子的基团（如氨基、巯基、羟基、羧基、磷酸基等）发生共价结合，使其丧失活性或使DNA分子发生断裂。

烷化剂属于细胞毒类药物，在抑制和毒害增生活跃肿瘤细胞的同时，对其他增生较快的正常细胞也同样产生抑制作用，因而会产生严重的副反应，如恶心、呕吐、骨髓抑制、脱发等。

（一）氮芥类

1. 结构特征

（1）氮芥类药物是 β-氯乙胺类化合物的总称。

（2）关键药效基团：β-氯乙胺。

（3）结构可分为两部分：烷基化部分和载体部分。载体部分可以改善该类药物在体内的吸收、分布等药物的动力学性质，提高其选择性和抗肿瘤活性。

2. 常用药物

结构/名称	性质和代谢
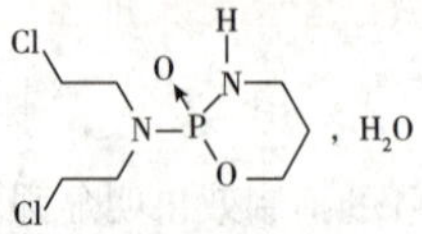 环磷酰胺	①在氮芥的氮原子上连有一个吸电子的环状磷酰胺内酯 ②属于前药，在体外对肿瘤细胞无效，进入体内经过活化才能发挥作用；在肝脏中被细胞色素P450氧化酶氧化，也可经过互变异构生成开环的醛基化合物，并在肝脏中进一步氧化生成无毒的羧酸化合物
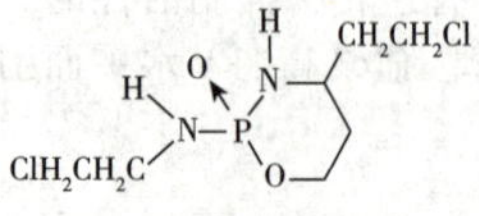 异环磷酰胺	①在环磷酰胺结构的基础上，将环外氮原子上的一个氯乙基移至环上的氮原子上得到 ②属于前体药物，在体内经酶代谢活化后发挥作用 ③抗瘤谱与环磷酰胺不完全相同，其主要毒性为骨髓抑制、出血性膀胱炎、尿道出血等，须和尿路保护剂美司纳（巯乙磺酸钠）一起使用，以降低毒性

（二）亚硝基脲类

1. 结构特征

（1）将 β-氯乙基与 N-亚硝基脲相连即得。

（2）在酸性和碱性溶液中相当不稳定，分解时可放出氮气和二氧化碳。

2. 作用机理 由于 N-亚硝基的存在，使得该氮原子与相邻羰基之间的键变得不稳定，在生理 pH 环境下易发生分解，生成亲核性试剂与 DNA 的碱基和磷酸酯基发生烷基化，引起 DNA 链间交联和单链破裂达到治疗的作用。

3. 常用药物

结构/名称	性质和代谢
卡莫司汀	①具有 β-氯乙基亚硝基脲的结构单元；属于周期非特异性药，与一般烷化剂无完全交叉耐药 ②脂溶性高，可透过血-脑屏障，主要在肝脏代谢 ③适用于脑瘤、转移性脑瘤及其他中枢神经系统肿瘤及恶性淋巴瘤等治疗 并且其他抗肿瘤药物合用时可增强疗效。但有迟发性和累积性骨髓抑制的副作用
洛莫司汀	①以环己烷取代卡莫司汀分子中的一个氯乙基，脂溶性强，可进入脑脊液 ②用于脑部原发肿瘤及继发肿瘤；与氟尿嘧啶合用治疗胃癌及直肠癌；亦用于治疗霍奇金淋巴瘤
司莫司汀	①在洛莫司汀的环己基上引入甲基得到 ②抗肿瘤疗效优于卡莫司汀和洛莫司汀，毒性较低，临床用于脑瘤、肺癌和胃肠道肿瘤

（三）金属铂配合物

1. 结构特征 顺-二氯·二氨合铂（Ⅱ）和顺-四氯·二氨合铂（Ⅳ）对细胞繁殖有抑制作用。1978 年，美国 FDA 批准顺铂为睾丸肿瘤和卵巢癌的治疗药。

2. 作用机制 使肿瘤细胞 DNA 复制停止，阻碍细胞分裂。

3. 构效关系

①取代顺铂中氯的配位体要有适当的水解速率，而且，双齿配位体较单齿配位体活性高；②烷基伯胺或环烷基伯胺取代顺铂中的氨，可明显增加治疗指数；③中性配合物要比离子配合物活性高；④平面正方形和八面体构型的铂配合物活性高。

4. 常用药物

结构/名称	性质和代谢
顺铂	水溶性差，且仅能注射给药并伴有严重的肾脏、胃肠道毒性、耳毒性及神经毒性
卡铂	①第二代铂配合物。理化性质、抗肿瘤活性和抗瘤谱与顺铂类似 ②不同点为：血清蛋白结合率，卡铂仅 24%，而顺铂在 90% 以上 ③可超滤的非结合型铂半衰期，卡铂为 6 小时，而顺铂很短 ④一日尿排泄量，卡铂为 6.5%，而顺铂为 16%～35%，因此二者的肾脏毒性有明显差异

药学专业知识（一）

续表

结构/名称	性质和代谢
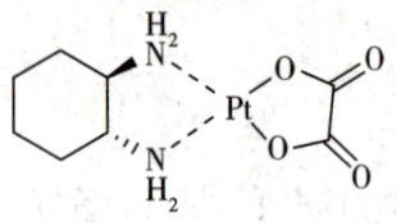 奥沙利铂	①为草酸根（1R,2R-环己二胺）合铂 ②性质稳定，在水中的溶解度介于顺铂和卡铂之间，也是第一个显现对结肠癌有效的铂类烷化剂 ③对大肠癌、非小细胞肺癌、卵巢癌及乳腺癌等多种动物和人肿瘤细胞株有显著的抑制作用

考点 2 抗代谢抗肿瘤药物 ★★★

干扰DNA合成的药物，又称为抗代谢抗肿瘤药物，通过抑制肿瘤细胞生存和复制所必需的代谢途径，导致肿瘤细胞死亡。抗代谢药物的选择性较小，并且对增殖较快的正常组织如骨髓、消化道黏膜等也呈现毒性。

（一）嘧啶类抗代谢药

1. 分类 ①尿嘧啶类；②胞嘧啶类。

2. 常用药物

结构/名称	性质和代谢
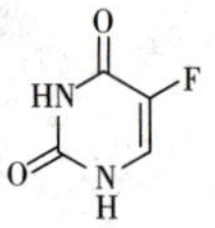 氟尿嘧啶	①结构中含有两个氮原子，pK_a值分别为8.0和13.0；必须在体内经核糖基化和磷酰化等生物转化作用后，才具有细胞毒性；在细胞内转化为有效的脱氧核糖尿苷酸后，抑制胸腺嘧啶核苷酸合成酶，导致肿瘤细胞缺少胸苷酸，干扰DNA的合成；同样可以干扰RNA的合成 ②抗瘤谱比较广，对绒毛膜上皮癌及恶性葡萄胎有显著疗效，对结肠癌、直肠癌、胃癌、乳腺癌和头颈部癌等有效，是治疗实体肿瘤的首选药物
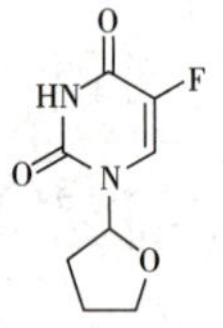 替加氟	①为氟尿嘧啶N-1的氢被四氢呋喃替代的衍生物，在体内转化为氟尿嘧啶而发挥作用 ②作用特点和适应证与氟尿嘧啶相似，但毒性较低
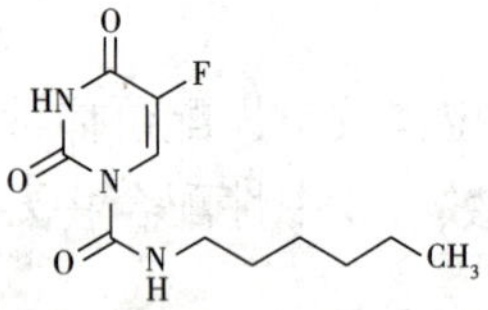 卡莫氟	①在体内缓缓释放出氟尿嘧啶，抗瘤谱广，化疗指数高 ②临床上可用于胃癌、结直肠癌、乳腺癌的治疗，特别是对结肠癌、直肠癌的疗效较高
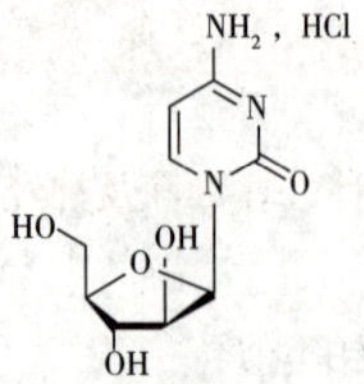 盐酸阿糖胞苷	①是胞嘧啶的衍生物，以阿拉伯糖替代核糖，阿拉伯糖的2位羟基可产生空间障碍，妨碍嘧啶碱基的旋转，使阿糖胞苷酸的碱基不能像脱氧核苷酸那样正常堆积，发挥抗癌作用 ②静脉注射后呈双消除相，大多数在肝脏代谢 ③急性淋巴细胞白血病及非淋巴细胞白血病的诱导缓解期或维持巩固期、慢性粒细胞白血病的急变期

续表

结构/名称	性质和代谢
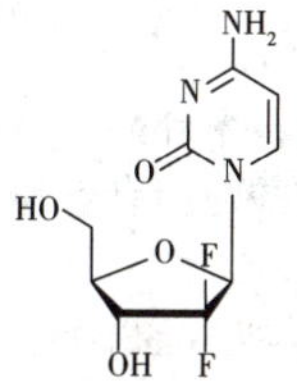 吉西他滨	①是用两个氟原子取代胞嘧啶核苷糖基C-2′位的氢和羟基的衍生物；在体内被磷酸化生成活性代谢物三磷酸类似物，渗入DNA和RNA中抑制DNA和RNA的合成 ②$t_{1/2}$较阿糖胞苷长为19小时 ③用于治疗乳腺癌、胰腺癌和非小细胞肺癌
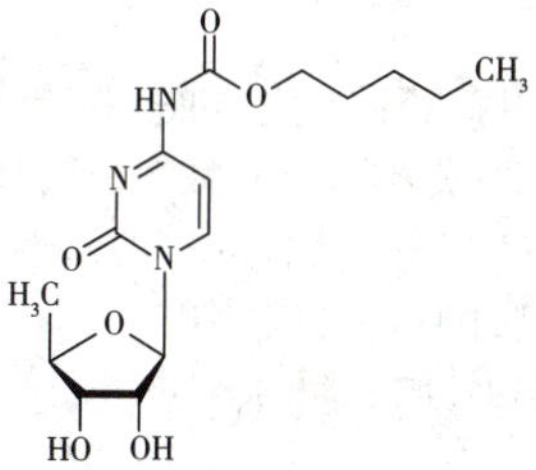 卡培他滨	①是5-氟尿嘧啶（5-FU）的前体药物；进入体内后，转化为5′-脱氧-5-氟胞苷（5′-DFCR），再在肿瘤组织中特有的胞嘧啶脱氨酶作用下转化为5′-脱氧-5-氟尿苷（5′-DFUR）；5′-DFUR经胸腺嘧啶磷酸化酶水解成活性成分5-FU，因而卡培他滨比5-FU的疗效/毒性比高 ②结肠癌辅助化疗

（二）嘌呤类抗代谢药

1. 分类 ①次黄嘌呤和鸟嘌呤的衍生物；②腺嘌呤核苷拮抗物。

2. 常用药物

结构/名称	性质和代谢
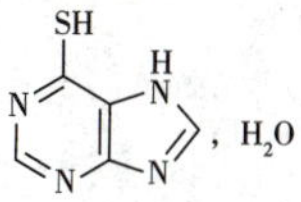 巯嘌呤	①为黄嘌呤6位羟基以巯基取代得到的衍生物；在体内代谢生成活性的6-硫代次黄嘌呤核苷酸（硫代肌苷酸），通过抑制腺苷琥珀酸合成酶和肌苷酸脱氢酶，阻止嘌呤核苷酸，从而抑制DNA和RNA的合成 ②可用于各种急性白血病的治疗，对绒毛膜上皮癌、恶性葡萄胎也有效
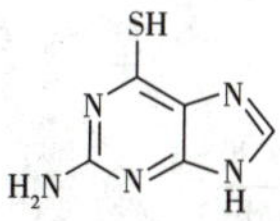 巯鸟嘌呤	①对鸟嘌呤进行结构改造得到的衍生物 ②在体内转化为硫代鸟嘌呤核苷酸，阻止嘌呤核苷酸的相互转换，影响DNA和RNA的合成

（三）叶酸类抗代谢药

叶酸拮抗剂主要有甲氨蝶呤、亚叶酸钙和培美曲塞。

结构/名称	性质和代谢
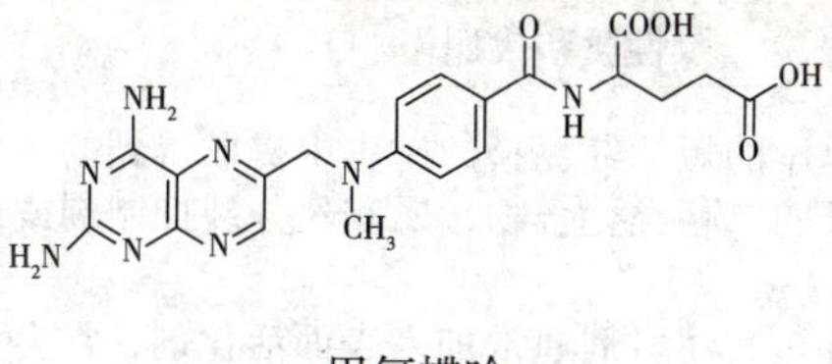 甲氨蝶呤	①为二氢叶酸还原酶的抑制剂，不可逆地和二氢叶酸还原酶结合，使二氢叶酸不能转化为四氢叶酸，抑制DNA和RNA的合成，阻碍肿瘤细胞的生长 ②主要用于治疗急性白血病、绒毛膜上皮癌和恶性葡萄胎，对头颈部肿瘤、乳腺癌、宫颈癌、消化道癌和恶性淋巴瘤有一定的疗效

结构/名称	性质和代谢
亚叶酸钙	①是四氢叶酸钙甲酰衍生物的钙盐，系叶酸在体内的活化形式，在体内可转变为四氢叶酸，能有效地对抗甲氨蝶呤引起的毒性反应 ②与甲氨蝶呤合用可降低毒性，不降低肿瘤活性
培美曲塞	①是具有多靶点抑制作用的抗肿瘤药物，能够抑制胸苷酸合成酶、二氢叶酸还原酶和甘氨酰胺核苷酸甲酰转移酶、氨基咪唑甲酰胺核苷酸甲基转移酶等的活性，影响了叶酸代谢途径，使嘧啶和嘌呤合成受阻 ②主要用于非小细胞肺癌和耐药性间皮瘤的治疗

考点 3 天然产物类抗肿瘤药物 ★★★

（一）紫杉烷类

1. 作用机制　主要作用于聚合态的微管，可促进微管形成并抑制微管解聚，导致细胞在有丝分裂时不能形成纺锤体和纺锤丝，使细胞停止于 G_2/M 期，抑制细胞分裂和增殖。

长期使用可出现耐药性，其原因：①与多药耐药的P-糖蛋白相关，药物进入细胞后被P-糖蛋白从细胞内泵出；②与微管蛋白突变相关。

2. 构效关系

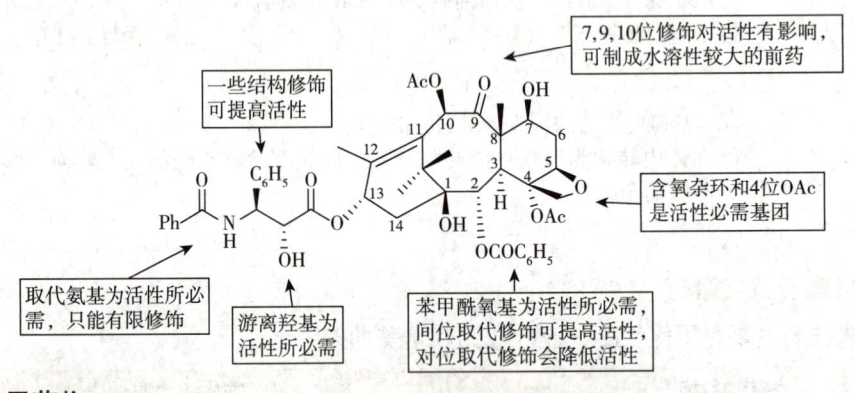

- 7,9,10位修饰对活性有影响，可制成水溶性较大的前药
- 一些结构修饰可提高活性
- 含氧杂环和4位OAc是活性必需基团
- 取代氨基为活性所必需，只能有限修饰
- 游离羟基为活性所必需
- 苯甲酰氧基为活性所必需，间位取代修饰可提高活性，对位取代修饰会降低活性

3. 常用药物

结构/名称	性质和代谢
紫杉醇	①是从美国西海岸的短叶红豆杉的树皮中提取得到的一个具有紫杉烯环的二萜类化合物，属有丝分裂抑制剂或纺锤体毒素 ②由于水溶性小，其注射剂通常加入表面活化剂，常会引起血管舒张、血压降低及过敏反应等副作用 ③临床为广谱抗肿瘤药物，主要用于治疗卵巢癌、乳腺癌及非小细胞肺癌，为治疗难治性卵巢癌及乳腺癌的有效药物之一

续表

结构/名称	性质和代谢
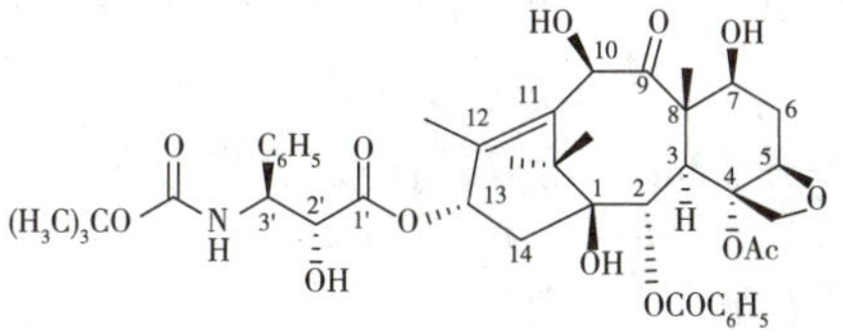 多烯他赛	①由 10-去乙酰基浆果赤霉素进行半合成得到的又一个紫杉烷类抗肿瘤药物 ②水溶性比紫杉醇好，毒性较小，但抗肿瘤谱更广，对除肾癌、结、直肠癌以外的其他实体瘤都有效
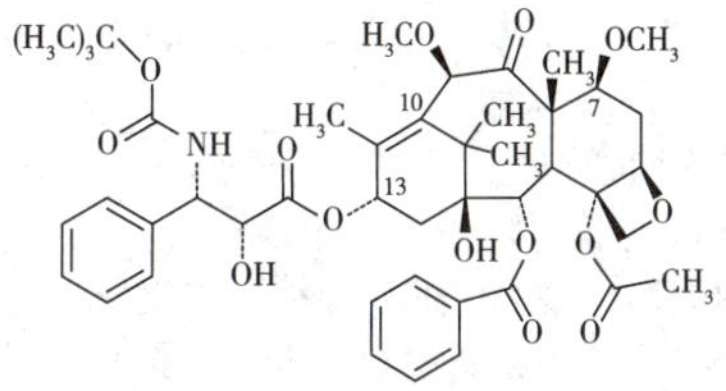 卡巴他赛	①是在多烯他赛结构上，将 C-10 位和 C-7 位进行双甲基化得到的药物 ②主要由 CYP3A4/5 同工酶（80%～90%）代谢 ③用于治疗激素难治性前列腺癌

(二) 喜树碱类

喜树碱及其衍生物属于拓扑异构酶 I 的抑制剂。

结构/名称	性质和代谢
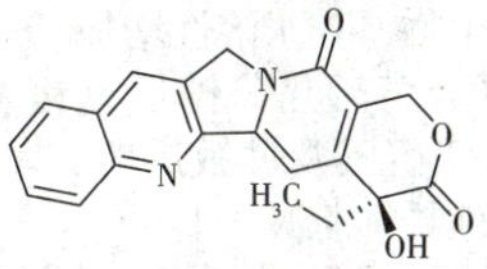 喜树碱	①从中国特有珙桐科植物喜树中分离得到含五个稠和环的内酯生物碱 ②不溶于水，也几乎不溶有机溶剂 ③对消化道肿瘤（如胃癌、结肠直肠癌）、肝癌、膀胱癌和白血病等恶性肿瘤有较好的疗效；但毒性比较大，主要为尿频、尿痛和尿血等
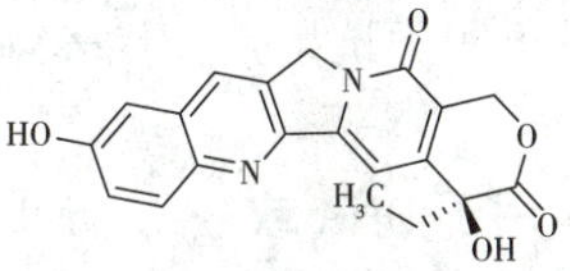 羟基喜树碱	①是从喜树中又分离得到的另一个化合物，其天然含量低于喜树碱，但抗肿瘤活性更高，毒性较小 ②不溶于水，微溶于有机溶剂 ③主要用于肠癌、肝癌和白血病的治疗，毒性比喜树碱低，很少引起血尿和肝肾功能损伤
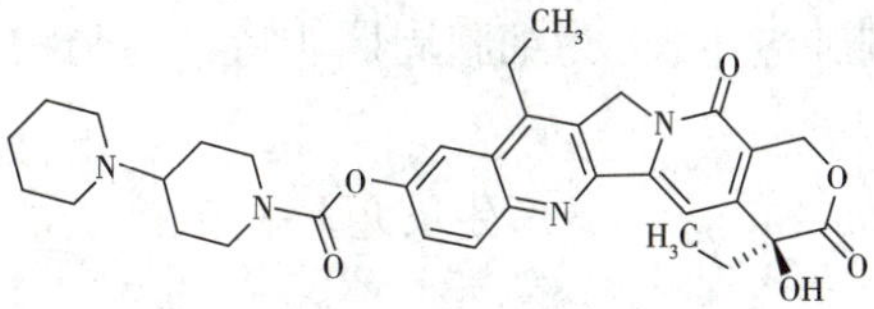 盐酸伊立替康	①在 7-乙基-10-羟基喜树碱（SN-38）结构中引入羰酰基哌啶基哌啶侧链，可与盐酸成盐，得到水溶性药物 ②在体内（主要是肝脏）经代谢生成 SN-38 而起作用，属前体药物 ③主要用于小细胞、非小细胞肺癌、结肠癌、卵巢癌、子宫癌、恶性淋巴瘤等的治疗；主要副作用是中性白细胞减少和腹泻
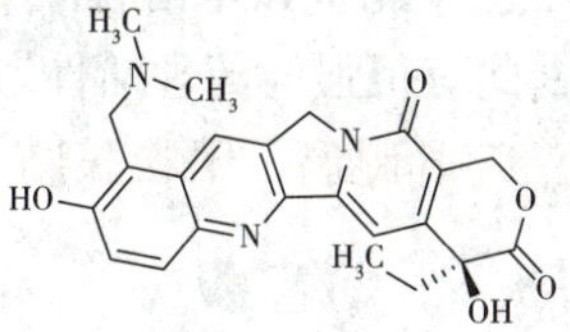 盐酸拓扑替康	①在羟基喜树碱的羟基邻位引入二甲氨基甲基得到的另一个半合成水溶性喜树碱衍生物 ②主要用于转移性卵巢癌的治疗；对小细胞肺癌、乳腺癌、结肠癌、直肠癌的疗效也比较好

（三）鬼臼毒素类

药物名称	药物结构	性质和代谢
鬼臼毒素		①是喜马拉雅鬼臼和美鬼臼的根茎中分离得到地抗肿瘤成分，有较强的细胞毒作用 ②其作用靶点是拓扑异构酶Ⅱ ③毒性反应严重，不能用于临床
依托泊苷		①在鬼臼毒素的结构基础上通过4′-脱甲氧基4-差向异构化得到4′-脱甲氧基表鬼臼毒素，再经数步反应制得 ②为细胞周期特异性抗肿瘤药物，作用于DNA拓扑异构酶Ⅱ，阻碍DNA修复 ③中毒性较低，对小细胞肺癌、淋巴瘤、睾丸肿瘤等疗效较为突出，对卵巢癌、乳腺癌、神经母细胞瘤亦有效，是临床上常用的抗肿瘤药物之一
替尼泊苷		①又名VM-26，作用于DNA拓扑异构酶Ⅱ ②代谢主要是由胆汁中与葡萄糖醛酸或硫酸盐结合排除 ③脂溶性高，达血-脑屏障，为脑瘤首选药物
依托泊苷磷酸酯		①是在依托泊苷的4′位酚羟基上引入磷酸酯结构得到的衍生物，其水溶性增加 ②为前药，在给药后几分钟后迅速发挥作用，未见明显的低血压及过敏反应，其剂量限制性毒性为中性粒细胞减少

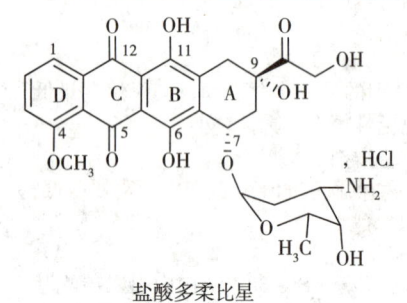

盐酸多柔比星

（四）抗肿瘤抗生素类

1. 结构特征 主要是蒽醌类抗生素，代表药物有阿霉素和柔红霉素等。

2. 作用机制 直接作用于DNA或嵌入DNA的双链中，形成DNA拓扑异构酶Ⅱ稳定复合物，抑制拓扑异构酶Ⅱ的活性，阻止拓扑异构酶Ⅱ催化的DNA双链断裂－再链接的过程，抑制肿瘤生长。为细胞周期非特异性药物。

3. 盐酸多柔比星

（1）来源 又名阿霉素，是由 *Streptomyces peucetium var. caesius* 产生的蒽环糖甙抗生素，临床上常用其盐酸盐。

（2）性质 ①由于结构为共轭蒽醌结构，为桔红色针状结晶。②易溶于水，水溶液稳定，在碱性条件下不稳定易迅速分解。③结构中具有脂溶性蒽环配基和水溶性柔红糖胺，又有酸性酚羟基和碱性氨基，易通过细胞膜进入肿瘤细胞，因此有很强的药理活性。

（3）临床应用 是广谱的抗肿瘤药物，临床上主要用于治疗乳腺癌、甲状腺癌、肺癌、卵巢癌、肉瘤等实体瘤；毒性主要为骨髓抑制和心脏毒性。

考点 4 靶向抗肿瘤药物 ★★★

靶向抗肿瘤药物是指利用肿瘤组织或细胞所具有特异性结构分子作为靶点，使用某些能与这些靶分子特异性结合的抗体、配体等达到直接治疗或导向治疗目的。近20年来，发展起来的蛋白激酶抑制剂是靶向抗肿瘤药物的重要药物。

1. 作用机制　蛋白质氨基酸侧链的可逆性磷酸化是酶和信号蛋白活性调节非常重要的机制。蛋白激酶和蛋白磷酸酶参与可逆性磷酸化过程，在调节代谢、基因表达、细胞生长、细胞分裂和细胞分化等方面起关键性作用。

2. 蛋白酪氨酸激酶（PTK）

①是一类重要的蛋白激酶，在体内发挥重要作用，其功能的失调会引发一系列疾病。

②超过50%的原癌基因和癌基因产物都具有PTK活性，它们的异常表达将导致细胞增殖调节发生紊乱，进而导致肿瘤发生。

③PTK的异常表达还与肿瘤的侵袭和转移，肿瘤新生血管的生成，肿瘤的化疗抗性密切相关。

④PTK已经成为药物作用的靶点，通过设计蛋白激酶的抑制剂而干扰细胞信号传导通路，寻找有效的肿瘤治疗药物。

3. 甲磺酸伊马替尼

（1）作用机制　第一个上市的蛋白酪氨酸激酶抑制剂，在体内外均可在细胞水平上抑制"费城染色体"的Bcr-Abl酪氨酸激酶，能选择性抑制Bcr-Abl阳性细胞系细胞、Ph染色体阳性的慢性粒细胞白血病和急性淋巴细胞白血病病人的新鲜细胞的增殖和诱导其凋亡。此外，甲磺酸伊马替尼还可抑制血小板衍化生长因子（PDGF）受体、干细胞因子（SCF），c-Kit受体的酪氨酸激酶，从而抑制由PDGF和干细胞因子介导的细胞行为。

（2）应用　用于治疗费城染色体阳性的慢性粒细胞白血病和恶性胃肠道间质肿瘤。

（3）耐药性　由于患者体内的表达Abl激酶的基因发生了点突变，导致了Abl激酶的氨基酸改变，从而使伊马替尼与Abl激酶相互作用时的构型发生变化，产生耐药性。

4. 常见的酪氨酸激酶抑制剂

结构/名称	靶点	用途
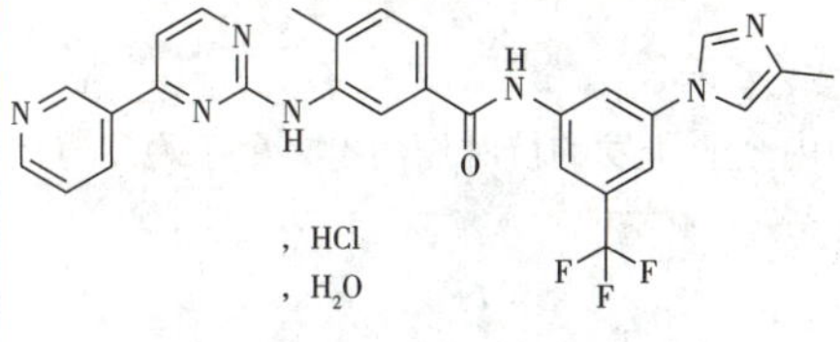 尼洛替尼	Bcr-Abl	慢性粒细胞白血病，对表达Bcr-Abl耐伊马替尼的细胞，如K562、KBM5等有很好的抑制活性
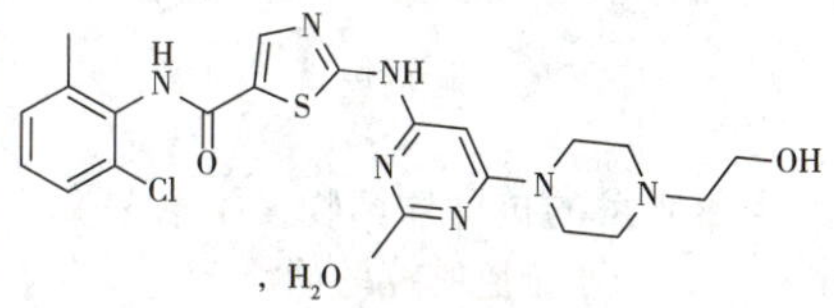 达沙替尼	多种构型酪氨酸蛋白激酶Abl	用于对包括甲磺酸伊马替尼在内的治疗方案耐药或不能耐受的慢性髓细胞样白血病
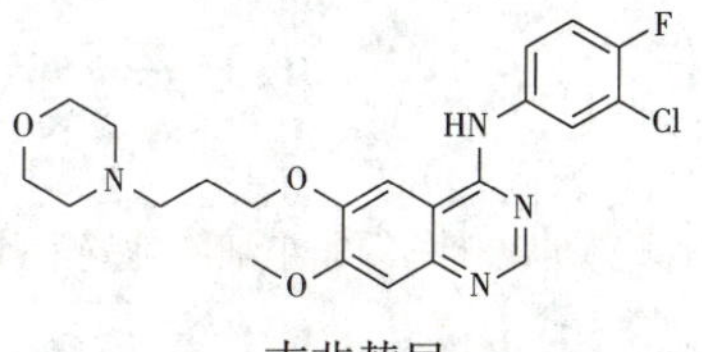 吉非替尼	ErbB-1	第一个选择性表皮生长因子受体酪氨酸激酶抑制剂，用于非小细胞肺癌、转移性非小细胞肺癌治疗

续表

结构/名称	靶点	用途
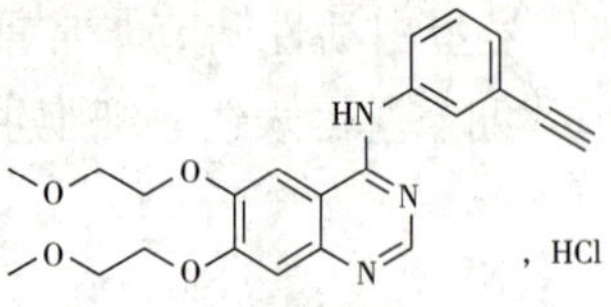 厄洛替尼	EGFR	选择性的EGFR（ErbB1）酪氨酸蛋白激酶抑制剂，用于胰腺癌、转移性非小细胞肺癌的治疗
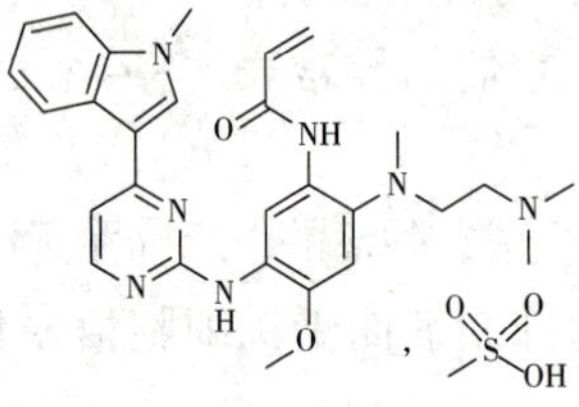 奥希替尼	EGFR	第三代口服、不可逆的选择性EGFR突变抑制剂，用于非小细胞肺癌（NSCLC）的治疗
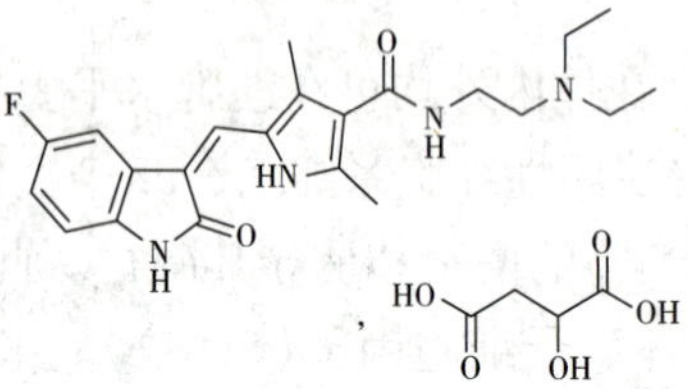 舒尼替尼	PDGFR/VEGFR	甲磺酸伊马替尼治疗失败或不能耐受的胃肠间质瘤（GIST），不能手术的晚期肾细胞癌（RCC）
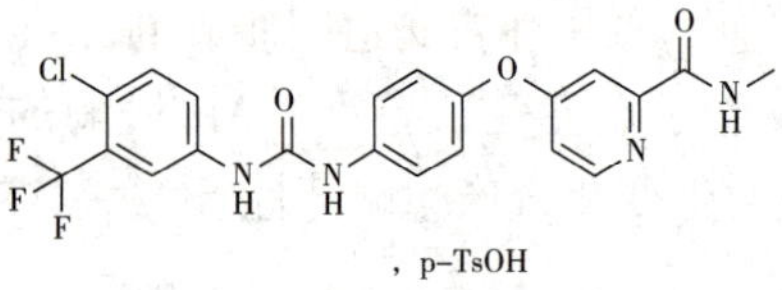 索拉非尼	RAF/PDGFR/VEGFR	口服的、作用于多个激酶靶点的抗肿瘤药物，用于晚期肾细胞癌的治疗，能够获得明显而持续的治疗作用；对晚期的非小细胞肺癌、肝细胞癌、黑色素瘤也有较好的疗效
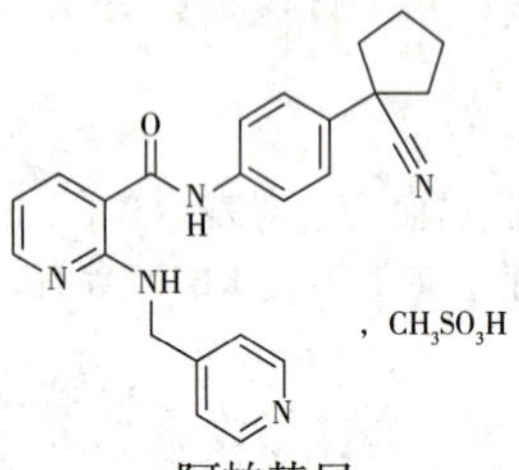 阿帕替尼	VEGFR-2	国内企业研发的抗肿瘤药物，用于晚期胃癌（AGC）的治疗
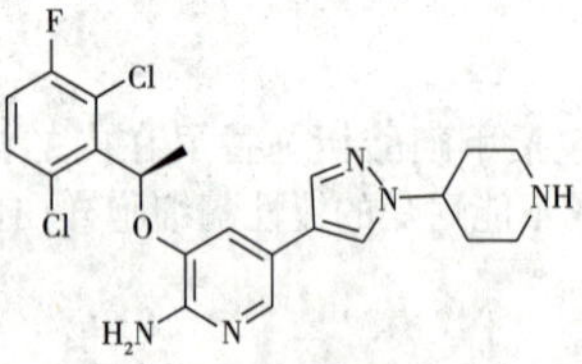 克唑替尼	ALK/C-MET	国内企业研发的抗肿瘤药物，用于ALK阳性的转移性非小细胞肺癌的治疗
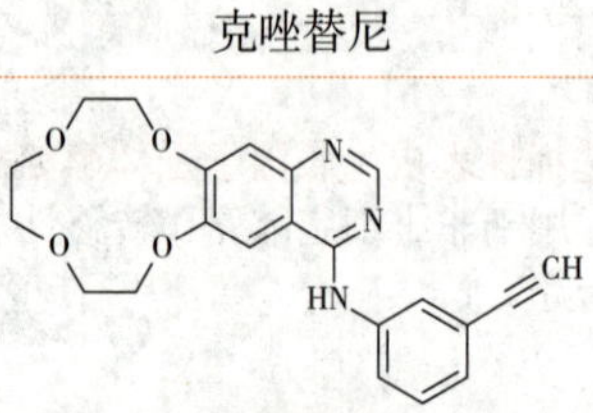 埃克替尼	EGFR	用于局部晚期或转移的非小细胞肺癌治疗

第七章　口服制剂与临床应用

第一节　口服固体制剂

考点 1 口服固体制剂的一般要求 ★★

1. 定义及分类　口服固体制剂是指一类经口服用后在胃肠道内吸收而作用于全身或保留在消化道内起局部作用的固体制剂产品。

口服固体制剂包括：散剂、颗粒剂、胶囊剂、片剂及包衣片剂、滴丸剂和膜剂等。

2. 口服固体制剂的特点

（1）优点　服用方便，顺应性好，易携带，安全性高，适合多种药物，临床使用广泛。

（2）缺点　①需经胃肠道吸收后才能发挥作用，药物起效较慢，一般不宜用于急救，也不适用于昏迷、呕吐等不能口服的患者；②药物易受胃肠内容物的影响；③易被消化液破坏或在消化道中难以吸收的药物也不宜制成口服制剂。

3. 口服固体制剂的作用　口服固体制剂服用后，在胃肠道经崩解（散剂除外）、药物溶出后，药物发挥局部治疗作用，或经胃肠道黏膜吸收进入血液，进而发挥全身治疗作用，因此，口服固体制剂的崩解和溶出是保证其质量及药效与治疗作用非常重要的指标。

考点 2 口服固体制剂的常用辅料 ★★★

固体制剂通常由主药和辅料两大类物质组成。辅料亦称赋形剂，系指固体制剂内除主药以外一切附加物料的总称。

（一）常用辅料的分类及其作用

根据辅料的性质和功能不同，分为稀释剂（填充剂）、黏合剂、崩解剂、润滑剂，也可根据需要加入着色剂和矫味剂等。

1. 稀释剂（填充剂）　凡主药剂量小于 50mg 时需要加入一定剂量的稀释剂（亦称填充剂）。主要作用是用来填充片剂的重量或体积，从而便于压片。常用稀释剂种类如下：

种类	特点
淀粉（以玉米淀粉最为常用）	性质稳定，吸湿性小，但可压性较差
乳糖	性能优良，可压性、流动性好
糊精	较少单独使用，多与淀粉、蔗糖等合用
蔗糖	吸湿性强
预胶化淀粉（可压性淀粉）	具有良好的可压性、流动性和自身润滑性
微晶纤维素（MCC）	具有较强的结合力与良好的可压性，亦有"干黏合剂"之称
无机盐类（磷酸氢钙、硫酸钙、碳酸钙）	性质稳定
甘露醇	常用于咀嚼片中，兼有矫味作用

2. 润湿剂和黏合剂

润湿剂：系指本身没有黏性，而通过润湿物料诱发物料黏性的液体。常用的润湿剂有纯化水和乙醇，其中纯化水是首选的润湿剂。

黏合剂：系指依靠本身所具有的黏性赋予无黏性或黏性不足的物料以适宜黏性的辅料。

种类	特点
淀粉浆	最常用之一，常用浓度8%~15%，价廉、性能较好
甲基纤维素（MC）	水溶性较好
羟丙基纤维素（HPC）	可作粉末直接压片黏合剂
羟丙甲纤维素（HPMC）	溶于冷水
羧甲基纤维素钠（CMC-Na）	适用于可压性较差的药物
乙基纤维素（EC）	不溶于水，但溶于乙醇
聚维酮（PVP）	吸湿性强，可溶于水和乙醇
明胶、聚乙二醇（PEG）	/

3. 崩解剂 促使片剂在胃肠液中迅速破裂成细小颗粒的辅料。除了缓释片、控释片、咀嚼片等有特殊要求的口服片剂外，一般均需加入崩解剂。

种类	特点
干淀粉	适于水不溶性或微溶性药物
羧甲淀粉钠（CMS-Na）	高效崩解剂
低取代羟丙基纤维素（L-HPC）	吸水迅速膨胀
交联羧甲基纤维素钠（CCNa）	不溶于水
交联聚维酮（PVPP）	流动性良好
泡腾崩解剂	碳酸氢钠和枸橼酸组成的混合物，也可以用柠檬酸、富马酸与碳酸钠、碳酸钾、碳酸氢钾

4. 润滑剂 广义的润滑剂按作用不同可以分为三类：助流剂、抗黏剂和狭义润滑剂。

种类	特点
助流剂	降低颗粒之间的摩擦力，改善粉体流动性，有助于减少重量差异
抗黏剂	防止压片时发生黏冲，保证压片操作顺利进行，改善片剂外观
润滑剂（狭义）	降低物料与模壁之间的摩擦力，保证压片与推片等操作顺利进行

常用的润滑剂（广义）有：①硬脂酸镁（MS）；②微粉硅胶；③滑石粉；④氢化植物油；⑤聚乙二醇类；⑥十二烷基硫酸镁。

5. 其他辅料

（1）着色剂　主要用于改善片剂的外观，使其便于识别。

（2）芳香剂和甜味剂　主要用于改善片剂的口味，如口崩片和咀嚼片。常用的芳香剂包括各种芳香油、香精等；甜味剂包括阿司帕坦、蔗糖等。

(二)常用辅料的特点与要求

①较高的化学稳定性,不与主药发生任何物理化学反应。
②对人体无毒、无害、无不良反应。
③不影响主药的疗效和相关质量检测。

考点 3 口服散剂和颗粒剂 ★★

(一)口服散剂

1. 定义及特点　口服散剂为散剂的一种,散剂系指药物或与适宜的辅料经粉碎、均匀混合制成的干燥粉末状制剂。其特点如下:①一般为细粉,粒径小、比表面积大、易分散、起效快;②制备工艺简单,剂量易于控制,便于特殊群体如婴幼儿与老人服用;③包装、贮存、运输及携带较方便;④对于中药散剂,其包含各种粗纤维和不能溶于水的成分,完整保存了药材的药性;⑤由于散剂的分散度较大,往往对制剂的吸湿性、化学活性、气味、刺激性、挥发性等性质影响较大,故对光、湿、热敏感的药物一般不宜制成散剂。

2. 分类　可分为口服散剂和局部用散剂。口服散剂一般溶于或分散于水、稀释液或其他液体中服用,也可直接用水送服。

按照不同的分类方法,散剂可分为:

类别	种类	举例
按药物组成数目	单散剂	蒙脱石散、口服酪酸梭菌活菌散等
	复散剂	复方胰酶散、复方磺胺嘧啶散等
按剂量	单剂量包装散剂	内服散剂常用形式
	多剂量包装量散剂	外用散剂常用形式
按药物性质	含剧毒药散剂	九分散
	含液体药物散剂	蛇胆川贝散、紫雪散等
	含共熔组分散剂	白避瘟散

3. 质量要求、包装与贮藏

(1)质量要求　①供制散剂的药物均应粉碎。除另有规定外,口服散剂应为细粉,儿科用和局部用散剂应为最细粉。②散剂应干燥、疏松、混合均匀、色泽一致。制备含有毒性药、贵重药或药物剂量小的散剂时,应采用配研法混匀并过筛。③散剂可单剂量包(分)装和多剂量包装。含有毒性药应单剂量包装。④散剂中可含或不含辅料。口服散剂需要时亦可加矫味剂、芳香剂、着色剂等。

(2)质量检查项目　①中药散剂中一般含水量不得过9.0%;②除中药散剂外,散剂在105℃干燥至恒重,减失重量不得过2.0%。

(3)包装与贮藏　单剂量包装散剂多采用铝塑包装;多剂量包装散剂采用塑料瓶/盒、玻璃瓶等包装。

由于散剂中的粒子比表面积大,散剂吸湿性和风化性均较显著,散剂吸湿后可出现潮解、结块、变色、分解、霉变等系列不稳定现象，严重影响用药安全，因此散剂的包装与贮存重点都在防潮。包装时可加内盖或干燥剂。另外，复方散剂包装应填满、压紧，以免在运输过程中因为密度不同而造成组分分层，影响其均匀性。

除另有规定外，散剂应密闭贮存，含挥发性原料药或易吸湿性原料药散剂应密封贮存。

4. 口服散剂的临床应用与注意事项　①一般为细粉，需过80~100目筛，以便儿童以及老人服用，服用时不宜过急。②口服散剂应温水送服，服用后半小时内不可进食，服用剂量过大时应分次服用以免引起呛咳；中药散剂可加蜂蜜调和送服或装入胶囊吞服。对于温胃止痛的散剂不需用水送服，应直接吞服以利于延长药物在胃内的滞留时间。

5. 典型处方分析

①六一散

【处方】滑石粉、甘草

【注解】甘草应粉碎成细粉与滑石粉混合。

②蛇胆川贝散

【处方】蛇胆汁、川贝母

【注解】蛇胆汁和川贝母分别为液体和固体主药成分，制备时将干燥川贝母粉碎为细粉，与蛇胆汁吸附混匀，干燥粉碎过筛。

（二）口服颗粒剂

1. 定义及特点　颗粒剂系指药物与适宜的辅料混合制成的具有一定粒度的干燥颗粒状制剂。既可直接吞服，又可冲入水中饮服。口服颗粒剂是指经口服给药的颗粒剂。口服颗粒剂在中药制剂中的应用也较多。

与散剂相比，颗粒剂具有以下特点：①分散性、附着性、团聚性、引湿性等较小；②服用方便，并可加入添加剂如着色剂和矫味剂，提高患者服药的顺应性；③通过采用不同性质的材料对颗粒进行包衣，使颗粒具有防潮、缓释、肠溶等性质；④通过制成颗粒剂，可有效防止复方散剂各组分因粒度或密度差异而产生不均匀性。

2. 分类

类别	定义	说明
混悬颗粒	难溶性固体药物与适宜辅料混匀制成一定粒度的干燥颗粒剂	临用前加水或其他适宜的液体振摇，即可分散成混悬液供口服
泡腾颗粒	含有碳酸氢钠和有机酸，遇水可放出大量气体而呈泡腾状的颗粒剂	药物应是易溶性的，加水产生气泡后应能溶解
肠溶颗粒	采用肠溶材料包裹颗粒或其他适宜方法制成的颗粒剂	耐胃酸，在肠液中释放活性成分或控制药物在肠道内定位释放，可防止药物胃内分解失效，避免对胃刺激
缓释颗粒	在规定的释放介质中缓慢地非恒速释放药物的颗粒剂	/
控释颗粒	在规定的释放介质中缓慢地恒速释放药物的颗粒剂	/

3. 质量要求、包装与贮藏

（1）质量要求

①药物与辅料应均匀混合。含药量小或含剧毒药物的颗粒剂，应根据药物的性质采用适宜方法使药物分散均匀。

②凡属挥发性药物或遇热不稳定的药物在制备过程应注意控制适宜的温度条件，凡遇光不稳定的药物应遮光操作。

③除另有规定，挥发油应均匀喷入，密闭至规定时间或用包合等技术处理后加入。

④根据需要可加入适宜的辅料，如稀释剂、黏合剂、分散剂、着色剂以及矫味剂等。

⑤为了防潮、掩盖药物的不良气味等，也可进行包薄膜衣。

⑥应干燥、颗粒均匀、色泽一致，无吸潮、软化、结块、潮解等现象。

⑦颗粒剂的微生物限度应符合要求。

⑧根据原料药物和制剂的特性，溶出度、释放度、含量均匀度等应符合要求。

⑨除另有规定外，颗粒剂应密封，置干燥处贮存，防止受潮。

（2）质量检查项目

检查项目	标准
粒度	不能通过一号筛与能通过五号筛颗粒及粉末总和不得过15%
水分	中药颗粒剂中一般水分含量不得过8.0%
干燥失重	减失重量不得超过2.0%
溶化性	除混悬颗粒以及已规定检查溶出度或释放度的颗粒剂可不进行溶化性检查外，可溶性颗粒剂应全部溶化或轻微浑浊，泡腾颗粒剂5分钟内颗粒均应完全分散或溶解在水中，均不得有异物，中药颗粒还不得有焦屑

（3）包装与贮藏　主要有单剂量袋装、多剂量袋装、多剂量瓶装，袋装的包装材料一般选用双层铝塑复合膜；瓶装常用玻璃瓶、塑料瓶。

颗粒剂吸湿性较强，除另有规定外，颗粒剂宜密封，置干燥处贮存，防止受潮。

4. 临床应用与注意事项

（1）临床应用　适宜于老年人和儿童用药以及有吞咽困难的患者使用。

①普通颗粒剂冲服时应使药物完全溶解，充分发挥有效药物成分的治疗作用；②肠溶、缓释、控释颗粒剂服用时应保证制剂释药结构的完整性。

（2）注意事项　①可溶型、泡腾型颗粒剂应加温开水冲服，切忌放入口中用水送服；②混悬型颗粒剂冲服如有部分药物不溶解也应该一并服用；③中药颗粒剂不宜用铁质或铝制容器冲服，以免影响疗效。

5. 典型处方分析

（1）板蓝根颗粒

【处方】板蓝根、蔗糖、糊精

【注解】板蓝根为主药，糊精、蔗糖为稀释剂、其中蔗糖也是矫味剂。

（2）利福昔明干混悬颗粒剂

【处方】利福昔明、羧甲基纤维素钠、微晶纤维素、果胶、枸橼酸钠、蔗糖粉

【注解】本品为混选型颗粒剂。利福昔明为主药，微晶纤维素、羧甲基纤维素钠、果胶为助悬剂；枸橼酸钠为絮凝剂；蔗糖为稀释剂，也兼具矫味剂的作用。

（3）维生素C泡腾颗粒剂

【处方】酸性颗粒部分：维生素C、枸橼酸、柠檬黄、纯化水、95%乙醇；碱性颗粒部分：碳酸氢钠、蔗糖、糖精钠、柠檬黄、纯化水、食用香料

【注解】维生素C为主药，枸橼酸、碳酸氢钠为泡腾崩解剂，柠檬黄为着色剂，蔗糖为稀释剂，糖精钠和食用香料为矫味剂，纯化水和95%乙醇为溶剂。

考点 4 口服肠内营养粉剂 ★★★

肠内营养粉剂是一种通过肠道提供营养的特殊配方食品，主要用于无法正常进食或需要额外营养支持的患者。通常含有碳水化合物、蛋白质、脂肪、维生素、矿物质和其他必需的营养物质，且易被消化和吸收。多数肠内营养粉剂是粉末状，少数为颗粒状。

1. 肠内营养粉剂的分类

类型	特点
标准型	含有均衡的蛋白质、碳水化合物和脂肪，适用于大多数患者
高蛋白型	适用于需要更多蛋白质的患者，如烧伤、术后恢复者
低脂型	针对脂肪吸收不良或胰腺疾病的患者
纤维增强型	含有膳食纤维，帮助维持肠道健康

2. 特点 ①易于消化和吸收；②营养成分全面；③配方种类丰富；④免疫支持；⑤服用方便；⑥特定疾病配方；⑦可长期储存和便于携带。

3. 质量要求 ①营养成分的准确性和均衡性；②原材料符合质量要求；③理化性质稳定；④生产控制；⑤严格的包装和标签规范；⑥安全性评估与临床验证。

4. 包装与贮藏

（1）包装要求　包装材料为食品级材料，具有良好的密封性和防潮性。可采用充氮包装，延长产品的保质期。小包装设计，便于携带和使用。标签规范。

（2）贮藏要求　储存应在干燥环境，避免潮湿。避光储存。常温存放。

开封后，肠内营养粉应尽可能放在密封容器中或用原包装的密封条封好，防止空气中的湿气和细菌进入。干燥且阴凉处存放。标记开封日期，在规定的时间内（通常为1~2个月）用完，以确保其营养价值和安全性。运输过程中，防潮防撞，必要时须温度控制。

5. 临床应用与注意事项

（1）临床应用　主要应用于营养不良或消瘦的患者、术后暂时性无法正常进食的康复患者、肿瘤患者、消化功能障碍患者、吞咽困难/消化吸收能力差或进食量不足的老年或婴幼儿患者。

（2）注意事项　①需对患者自身状况及过敏史进行评估，确定配方的组成；②根据患者进食能力确定摄入方式进食速度；③及时清洗用具，确保清洁；④对于患有肾病或糖尿病等特殊患者，需关注配方的组成，以减轻肾脏负担、控制血糖；⑤使用过程中，应对营养状况监测，观察可能出现的诸如腹泻、便秘、恶心、呕吐等胃肠道不良反应；⑥不能用于严重肠道梗阻或穿孔、严重腹泻或呕吐和急性胰腺炎的患者。

6. 肠内营养粉剂的典型处方分析

（1）标准型肠内营养粉剂

配方组成（每100g）：蛋白质15~20g、脂肪10~15g、碳水化合物60~70g、膳食纤维5~10g，维生素和矿物质，人体所需的微量元素。提供热量为400~450Kcal。

适用于术后康复期、轻中度营养不良的患者或需短期额外营养补充的健康人群。

（2）高蛋白型肠内营养粉剂

配方组成（每100g）：蛋白质25~30g、脂肪10~15g、碳水化合物45~55g、膳食纤维5~10g，维生素和矿物质，人体所需的微量元素。提供热量为400~450Kcal。

适用于术后创伤恢复期、高代谢状态患者（如烧伤、肿瘤），或需增加蛋白质摄入以促进康复的患者。

（3）低脂型肠内营养粉剂

配方组成（每100g）：蛋白质15~20g、脂肪5~8g、碳水化合物70~75g、膳食纤维5g，维生素和矿物质，人体所需的微量元素。提供热量为350~400 Kcal。

适用于脂肪吸收障碍、胆囊炎、慢性胰腺炎、肝硬化等需限制脂肪摄入的患者。

（4）糖尿病患者专用肠内营养粉剂

配方组成（每100g）：蛋白质15~20g、脂肪10~15g、碳水化合物40~50g、膳食纤维7~10g，维生素和矿物质，含镁、铬等控制血糖的微量元素及人体所需的微量元素。提供热量为350~400 Kcal。

针对糖尿病或高血糖风险的患者，在提供营养的同时，可有效控制血糖水平。

（5）肾病患者专用肠内营养粉剂

配方组成（每100g）：蛋白质5~10g（低蛋白配方）、脂肪10~15g、碳水化合物60~70g、钾、磷、钠，低含量、维生素和矿物质，含钙、铁等基础营养成分，适当降低电解质水平。提供热量为400~450 Kcal。

适用于慢性肾病、透析患者及肾功能受损的患者。

考点5 口服片剂★★★

（一）分类、特点、质量要求、包装与贮藏

1. 口服片剂的定义及特点 片剂系指原料药物与适宜的辅料制成的圆片状或异形片状的固体制剂。中药还有浸膏片、半浸膏片和全粉片等。口服片剂则指供口服的片剂。

优点	缺点
剂量准确、服用方便	幼儿及昏迷病人等不易吞服
化学性质更稳定	制备工序较其他固体制剂多，技术难度更高
生产机械化、自动化程度高，生产成本低、产量大，售价较低	某些含挥发性成分的片剂，贮存期内含量会下降
可满足不同临床医疗需要，如速效（分散片）、长效（缓释片）等，应用广泛	/
运输、使用、携带方便	/

2. 口服片剂的分类

类别	定义与特点
普通片	将药物与辅料混合压制而成，一般用水吞服，应用最广
口腔崩解片（口崩片）	一般适合于小剂量原料药物，常用于吞咽困难或不配合服药的患者。可采用直接压片和冷冻干燥法制备。口崩片应在口腔内迅速崩解或溶解、口感良好、容易吞咽，对口腔黏膜无刺激性
分散片	在水中能迅速崩解并均匀分散的片剂，分散片中的药物应是难溶性的
泡腾片	含有碳酸氢钠和有机酸，遇水可产生气体而呈泡腾状的片剂，药物应是易溶性的。有机酸一般用枸橼酸、酒石酸、富马酸等。泡腾片不得直接吞服
可溶片	临用前能溶解于水的非包衣片或薄膜包衣片剂
咀嚼片	口腔中咀嚼后吞服的片剂。一般应选择甘露醇、山梨醇、蔗糖等水溶性辅料作填充剂和黏合剂
肠溶片	用肠溶性包衣材料进行包衣的片剂
缓释片	在规定的释放介质中缓慢地非恒速释放药物的片剂。具有服药次数少、作用时间长、不良反应少的特点
控释片	在规定的释放介质中缓慢地恒速释放药物的片剂
多层片	由两层或多层（配方或色泽不同）组成的片剂，目的系避免各层药物的接触，减少配伍变化，调节各层药物释放、作用时间等，也有改善外观的作用
阴道片与阴道泡腾片	阴道片在阴道内应易溶化、溶散或融化、崩解并释放药物，主要起局部消炎杀菌作用，也可给予性激素类药物。具有局部刺激性的药物，不得制成阴道片

3. 片剂的质量要求、包装与贮存

（1）质量要求　①硬度适中，一般认为普通片剂的硬度在50 N以上为宜。②脆碎度反映片剂的抗磨损和抗振动能力，小于1%为合格片剂。③符合片重差异的要求，含量准确，具体要求见表。④色泽均匀，外观光洁。⑤符合崩解度或溶出度的要求。⑥小剂量的药物或作用比较剧烈的药物，应符合含量均匀度的要求。⑦符合有关卫生学的要求。

《中国药典》规定的片重差异限度见下表：

片剂的平均重量（g）	片重差异限度（%）
<0.30	±7.5
≥0.30	±5.0

《中国药典》规定的片剂的崩解时限见下表：

类别	崩解时限	类别	崩解时限
普通片剂	15分钟	薄膜衣片	30分钟
分散片、可溶片	3分钟	肠溶衣片	①盐酸溶液中2小时不得有裂缝、崩解或软化等现象 ②在pH 6~8磷酸盐缓冲液中1小时全部溶散或崩解并通过筛网
舌下片、泡腾片	5分钟		

(2)包装与贮存

1)多剂量包装 多剂量包装指几十、几百片合装在一个容器中。常用的容器有玻璃瓶（管）、塑料瓶（盒）及由软性薄膜、纸塑复合膜、金属箔复合膜等制成的药袋。

类别	优点	缺点
玻璃瓶（管）	密封性好，不透蒸汽和空气，具有化学惰性，不易变质，价格低廉，有色玻璃有避光作用	重量较大、容易破碎
塑料瓶（盒）	质地轻，不易破碎，易制成各种形状	对环境的隔离作用差，某些成分可能溶出进入药品，或与片剂中某些成分发生化学反应或有吸附作用；可因高温、水汽及药物的作用等变形或硬化

2)单剂量包装 每一片剂分别包装，提高对产品的保护作用，使用方便，外形美观。

类别	组成	特点
泡罩式	底层材料（无毒铝箔）和热成型塑料薄板（无毒聚氯乙烯硬片）经热压形成的水泡状包装	透明，坚硬而美观
窄条式	由两层膜片（铝塑复合膜、双纸塑料复合膜等）经黏合或加压形成的带状包装	较泡罩式简便，成本稍低

3)片剂的贮存 片剂宜密封贮存，防止受潮、发霉、变质。

类别	片剂的贮存
一般片剂	阴凉（20℃以下）、通风、干燥处
对光敏感的片剂	应避光
受潮后易分解变质的片剂	应在包装容器内放入干燥剂（如干燥硅胶等）
含挥发性物质的片剂	如硝酸甘油等，应用前也应再作含量检查
糖衣片	应避光、密封、置干燥阴凉处

（二）口服片剂制备中的常见问题及原因

常见问题种类	主要原因	常见问题种类	主要原因
裂片	①物料中细粉太多 ②物料的塑性较差，结合力弱	溶出超限	①片剂不崩解 ②颗粒过硬 ③药物的溶解度差
松片	①黏性力差 ②压缩压力不足	含量不均匀	①片重差异超限 ②药物与辅料的混合度差 ③可溶性成分迁移
崩解迟缓	①片剂的压力过大，影响水分渗入 ②增塑性物料或黏合剂使片剂的结合力过强 ③崩解剂性能较差		

（三）临床应用与注意事项

1. 临床应用

(1) 服药方法

片剂类型	服用方法
肠溶衣片、双层糖衣片	需整片服用，不可嚼服和掰开服用

续表

片剂类型	服用方法
缓控释制剂	要求患者不要压碎或咀嚼，以免破坏剂型的原本调释作用
分剂量服用的缓控释制剂	外观有一分刻痕，服用时也要保持半片的完整性
咀嚼片	嚼服有利于更快的发挥药效，提高药物生物利用度；有些药物由于本身性质原因也不可嚼服，例如普罗帕酮可引起局部麻醉，因此不能嚼服
糖衣片	不宜在口中久含，以免糖衣溶解后露出里面过苦的药物引起恶心，且糖尿病患者不宜服用此类制剂
咀嚼片、泡腾片	要求水溶后或嚼碎后服用，比整片吞服起效快

（2）服药次数及时间　①缓、控释片剂单片的剂量远大于普通制剂，用药次数过多或增加给药剂量使血药浓度不稳定而带来不安全因素。②用药次数不够则使药物的血药浓度过低，达不到应有的疗效。③驱虫药需在半空腹或空腹时服用，抗酸药、胃肠解痉药多数需在餐前服用，也可在症状发作时服用。需餐前服用的药物还有收敛药、肠道抗感染药、利胆药、盐类泻药、催眠药、缓泻药等。

（3）服药溶剂　最好是白开水，选用其他如茶、酒精服药、果汁等应慎重。

（4）服药姿势　采用坐位或站位服药，服药后，稍微活动一下再卧床休息。躺服会使药物黏附于食管，不仅影响疗效还可能引起咳嗽或局部炎症等反应。

2. 注意事项　①只有刻痕片和分散片可掰分使用，其他片剂均不适宜分劈服用，尤其是糖衣片、包衣片和缓释、控释片。②片剂粉碎或联合其他药物外用是不正确的，不仅对治疗无益处，且会增加药物的相互作用，危险性增加。

（四）片剂的包衣

1. 目的　①掩盖药物的苦味或不良气味，改善用药顺应性，方便服用；②防潮、避光，以增加药物的稳定性；③可用于隔离药物，避免药物间的配伍变化；④改善片剂的外观，提高流动性和美观度；⑤控制药物在胃肠道的释放部位，实现胃溶、肠溶或缓控释等目的。

2. 常规类型　包衣的基本类型包括糖包衣、薄膜包衣和压制包衣等，薄膜包衣又分为胃溶型、肠溶型和水不溶型三种。为保证包衣过程的顺利进行，用于包衣的片芯要求具有适当的硬度和适宜的厚度与弧度。

3. 包衣的作用及相关材料

包衣材料的种类		特性及应用	常用包衣材料
糖包衣	隔离层	起隔离作用的衣层，以防止水分透入片芯	①玉米朊 ②邻苯二甲酸醋酸纤维素及明胶浆
	粉衣层	用于消除片芯边缘棱角	滑石粉、蔗糖粉、明胶、阿拉伯胶或蔗糖的水溶液
	糖衣层	使其表面光滑、细腻	适宜浓度的蔗糖水溶液
	有色糖衣层	片剂的美观和便于识别	蔗糖水溶液＋食用色素

续表

包衣材料的种类		特性及应用	常用包衣材料
薄膜包衣	高分子包衣材料 — 胃溶型	在水或胃液中可以溶解	①羟丙甲纤维素（HPMC） ②羟丙纤维素（HPC） ③丙烯酸树脂Ⅳ号 ④聚乙烯吡咯烷酮（PVP） ⑤聚乙烯缩乙醛二乙氨基乙酸（AEA）
	高分子包衣材料 — 肠溶型	在胃中不溶，但可在pH较高的水及肠液中溶解	①醋酸纤维素钛酸酯（CAP） ②丙烯酸树脂类（Ⅰ、Ⅱ、Ⅲ号） ③羟丙甲纤维素酞酸酯（HPMCP）
	高分子包衣材料 — 水不溶型	在水中不溶解的高分子薄膜材料	①乙基纤维素（EC） ②醋酸纤维素
	增塑剂 — 水溶性	用来改变高分子薄膜的物理机械性质，使其更柔顺，增加可塑性	①丙二醇；②甘油；③聚乙二醇
	增塑剂 — 非水溶性		①甘油三醋酸酯；②乙酰化甘油酸酯；③邻苯二甲酸酯
	致孔剂	改善水不溶性薄膜衣的释药速度	①蔗糖 ②氯化钠 ③表面活性剂 ④聚乙二醇（PEG）
	着色剂	增加片剂的识别性，改善片剂外观	①水溶性色素 ②水不溶性色素 ③色淀
	遮光剂	增加药物对光的稳定性	二氧化钛

（五）典型处方分析

1. 伊曲康唑片

【处方】伊曲康唑、淀粉、糊精、淀粉浆适量、羧甲基淀粉钠、硬脂酸镁、滑石粉。规格为每片含伊曲康唑50mg。

【注解】伊曲康唑为主药，淀粉、糊精为填充剂，淀粉浆为黏合剂，羧甲基淀粉钠为崩解剂，硬脂酸镁和滑石粉为润滑剂。

2. 甲氧氯普胺口腔崩解片

【处方】喷雾干燥颗粒处方：交联聚乙烯吡咯烷酮（PVPP）、微晶纤维素（MCC）、甘露醇、阿司帕坦。

片剂处方：喷雾干燥颗粒、甲氧氯普胺、硬脂酸镁，规格为每片含甲氧氯普胺10mg。

【注解】本片剂的制备是先制备喷雾干燥颗粒，之后再与药物混合，压片的方式。处方各个成分的作用是：甲氧氯普胺为主药，PVPP与MCC为崩解剂，甘露醇为填充剂，阿司帕坦为甜味剂，硬脂酸镁为润滑剂。

3. 阿奇霉素分散片

【处方】阿奇霉素、羧甲基淀粉钠、乳糖、微晶纤维素、甜蜜素、2% HPMC水溶液适量、滑石粉、硬脂酸镁，规格为每片含阿奇霉素250mg。

【注解】阿奇霉素为主药，羧甲基淀粉钠为崩解剂（内外加法），乳糖和微晶纤维素为填充剂，甜蜜素为矫味剂，2% HPMC水溶液为黏合剂，滑石粉和硬脂酸镁为润滑剂。该分散片遇水迅速崩解，均匀分散为混悬状，适合大剂量难溶性药物的剂型设计；且服用方便、崩解迅速、吸收快和生物利用度高。

4. 维生素C泡腾片

【处方】维生素C、葡萄糖酸钙、碳酸氢钠、柠檬酸、苹果酸、富马酸、碳酸钙、无水乙醇适量、甜橙香精适量，规格为每片含维生素C 100mg。

【注解】本处方采用非水制粒法压片，有利于酸源、碱源充分接触，加速片剂崩解。维生素C和葡萄糖酸钙为主药，碳酸氢钠、碳酸钙和柠檬酸、苹果酸、富马酸为泡腾崩解剂，甜橙香精为矫味剂。

5. 盐酸西替利嗪咀嚼片

【处方】盐酸西替利嗪、甘露醇、乳糖、微晶纤维素、预胶化淀粉、硬脂酸镁、苹果酸、阿司帕坦、8%聚维酮乙醇溶液，规格为每片含盐酸西替利嗪5mg。

【注解】盐酸西替利嗪为主药，甘露醇、微晶纤维素、预胶化淀粉、乳糖为填充剂，甘露醇兼有矫味的作用，苹果酸、阿司帕坦为矫味剂，聚维酮乙醇溶液为黏合剂，硬脂酸镁为润滑剂。

6. 吲哚美辛肠溶片

【处方】片芯：吲哚美辛、糊精、淀粉、糖粉、硬脂酸镁、十二烷基硫酸钠、乳糖、聚维酮K 30、乙醇溶液。包衣材料：丙烯酸Ⅱ号树脂，邻苯二甲酸酯，无水乙醇。规格为每片含吲哚美辛250mg。

【注解】吲哚美辛为主药，糊精、淀粉、糖粉和乳糖为稀释剂，硬脂酸镁为润滑剂，十二烷基硫酸钠为表面活性剂，增加药物的溶解性能，聚维酮K30为黏合剂，丙烯酸Ⅱ号树脂为肠溶衣材料，邻苯二甲酸酯为增塑剂，无水乙醇为溶剂。

考点6 口服胶囊剂 ★★★

（一）分类、特点、质量要求、包装与贮藏

1. 定义及特点　胶囊剂指原料药物与适宜辅料充填于空心胶囊或密封于软质囊材中的固体制剂。胶囊剂主要供口服用。

（1）优点　①掩盖药物的不良嗅味，提高药物稳定性；②起效快、生物利用度高；③帮助液态药物固体剂型化；④药物缓释、控释和定位释放。

（2）局限性　①胶囊壳多以明胶为原料制备，受温度和湿度影响较大；②生产成本相对较高；③婴幼儿和老人等特殊群体，口服此剂型的制剂有一定困难；④胶囊剂型对内容物具有一定的要求，一些药物不适宜制备成胶囊剂。

种类	原因	种类	原因
水溶液或稀乙醇溶液药物	囊壁溶化	醛类药物	明胶变性
风化性药物	囊壁软化	含有挥发性、小分子有机物的液体药物	囊材软化或溶解
强吸湿性的药物	囊壁脆裂	O/W型乳剂药物	囊壁变软

2. 胶囊剂的分类　胶囊剂可分为硬胶囊和软胶囊（胶丸）。根据释放特性不同还有缓

释胶囊、控释胶囊、肠溶胶囊等。

类别	定义
硬胶囊（统称为胶囊）	采用适宜的制剂技术，将原料药物或加适宜辅料制成粉末、颗粒、小片、小丸、半固体或液体等，充填于空心胶囊中的胶囊剂
软胶囊	将一定量的液体药物直接包封，或将固体药物溶解或分散在适宜的辅料中制备成溶液、混悬液、乳状液或半固体，密封于软质囊材中的胶囊剂，可用滴制法或压制法制备。软质囊材一般是由胶囊用明胶、甘油或其他适宜的药用材料单独或混合制成
肠溶胶囊	用适宜的肠溶材料制备而得的硬胶囊或软胶囊，或用经肠溶材料包衣的颗粒或小丸充填于胶囊而制成的胶囊剂，不溶于胃液，但能在肠液中崩解而释放活性成分
缓释胶囊	在规定的释放介质中缓慢地非恒速释放药物的胶囊剂
控释胶囊	在规定的释放介质中缓慢地恒速释放药物的胶囊剂

3. 胶囊剂的质量要求、包装与贮藏
（1）质量要求

检查项目	内容
外观	应外观整洁，不得有黏结、变形、渗漏或囊壳破裂现象，且不能有异臭
水分	中药硬胶囊水分含量不得过9.0%，硬胶囊内容物为液体或半固体者不检查水分
装量差异	每粒装量与平均装量相比较（有标示装量的胶囊剂，每粒装量应与标示装量比较），超出装量差异限度的不得多于2粒，且不得有1粒超出限度1倍；凡规定检查含量均匀度的胶囊剂，一般不再进行装量差异的检查
崩解时限	①按照崩解时限检查法检查，均应符合规定 ②凡规定检查溶出度或释放度的胶囊剂，不再进行崩解时限的检查

胶囊剂装量差异限度要求见下表：

平均装量或标示装量	装量差异限度
0.30g以下	±10%
0.30g及0.30g以上	±7.5%（中药±10%）

胶囊剂崩解时限指标见下表：

剂型分类	取样量	装置与方法	指标
硬胶囊	除另有规定外，取供试品6粒，若有不符合规定的，另取供试品6粒复试	同片剂	30分钟
软胶囊			1小时
肠溶胶囊			盐酸溶液中2小时（不加挡板），不得有裂缝或崩解现象；人工肠液中（加挡板），1小时应全部崩解
结肠肠溶胶囊			盐酸溶液中2小时（不加挡板），不得有裂缝或崩解现象；pH6.8磷酸盐缓冲液检查3小时（不加挡板），不得有裂缝或崩解现象；pH7.8磷酸盐缓冲液检查（加挡板），1小时应全部崩解

（2）包装与贮藏　胶囊剂易受温度、湿度的影响，一般高温、高湿（相对湿度＞60%）对胶囊剂可产生不良的影响，不仅会使胶囊吸湿、软化、粘连、膨胀、内容物团聚，而且

会造成微生物滋生。胶囊剂的包装通常采用密封性能良好的玻璃瓶、透湿系数较小的塑料瓶、泡罩式和窄条式包装。

除另有规定外，胶囊剂应密封贮存，其存放环境温度不高于30℃，湿度应适宜。

（二）临床应用与注意事项

1. 临床应用 胶囊剂多为口服。服用胶囊剂的最佳姿势：站着服用，低头咽，且须整粒吞服。服用胶囊剂时，所用的水一般是温度不能超过40℃的温开水，水量在100ml左右较为适宜。

2. 注意事项

（1）服用胶囊剂时，送服水温度不宜过高。温度过高，会使以明胶为主要原料的胶囊壳软化，甚至破坏，影响药物在体内的生物利用度。

（2）胶囊剂一般应整粒吞服，避免被掩盖的异味散发，确保服用剂量准确，在提高患者顺应性的同时，发挥最佳药效。

（三）典型处方分析

1. 克拉霉素胶囊

【处方】克拉霉素、淀粉、低取代羟丙基纤维素（L-HPC）、微粉硅胶、硬脂酸镁、淀粉浆（10%），规格为每粒胶囊含克拉霉素250mg。

【注解】克拉霉素为主药，淀粉为稀释剂和崩解剂，L-HPC为崩解剂，有较大的吸湿速度和吸水量，增加膨胀性。微粉硅胶、硬脂酸镁为润滑剂，其中微粉硅胶主要用于改善克拉霉素颗粒的流动性，硬脂酸镁起润滑作用。淀粉浆为黏合剂。

2. 硝苯地平软胶囊

【处方】内容物：硝苯地平、PEG 400。囊皮处方：明胶、甘油、纯化水。规格为每粒胶囊含硝苯地平5mg。

【注解】硝苯地平胶囊制备采用压制法。硝苯地平系光敏性药物，生产中应避光。因为主药不溶于植物油，因而采用PEG 400作为分散介质。PEG 400易吸湿，使胶丸壁硬化，故在囊材中加入甘油（增塑剂兼有保湿作用），使囊壁干燥后仍保留水分约5%。

3. 奥美拉唑肠溶胶囊

【处方】丸芯处方：奥美拉唑、甘露醇、十二烷基硫酸钠、交联聚乙烯吡咯烷酮、磷酸氢二钠、微晶纤维素（28~32目空白丸核）、15%羟丙基甲基纤维素水溶液；

隔离包衣液成分：滑石粉、25%羟丙基甲基纤维素水溶液；

包衣液处方：Eudragit L30D-55水分散体、滑石粉、纯化水，规格为每粒胶囊含奥美拉唑20mg。

【注解】本奥美拉唑肠溶胶囊的制备过程是以微晶纤维素空白微丸为起点，采用层层加药，包隔离衣，包肠溶衣的制备过程。奥美拉唑属苯并咪唑类，具有亚磺酰基，在酸性和中性介质中非常不稳定。因此将奥美拉唑制备成肠溶制剂可避免药物口服后被胃酸破坏而失效。在处方中选取的包衣材料为Eudragit L30 D-55，由于包衣液的pH在4左右，因此选用含滑石粉的羟丙基甲基纤维素混悬液作为隔离材料进行包衣。丸芯处方中甘露醇为稀释剂；十二烷基硫酸钠为表面活性剂；磷酸氢二钠为pH调节剂可增加奥美拉唑的稳定性；交联聚维酮可加速奥美拉唑在肠中的溶出速率；羟丙甲纤维素为黏合剂；滑石粉作为包隔离衣用辅料及包肠溶衣时的抗黏剂。

考点 7 口服滴丸剂 ★★★

（一）分类、特点、质量要求、包装与贮藏

1. 定义及特点 滴丸剂系指原料药物与适宜的基质加热熔融混匀，滴入不相混溶、互不作用的冷凝介质中制成的球形或类球形制剂，主要供口服用。

滴丸剂具有以下特点：①设备简单、操作方便、工艺周期短、生产率高。②工艺条件易于控制，质量稳定，剂量准确，受热时间短，易氧化及具挥发性的药物溶于基质后，可增加其稳定性。③基质容纳液态药物的量大，故可使液态药物固形化。④用固体分散技术制备的滴丸具有吸收迅速、生物利用度高的特点。⑤五官科制剂多为液态或半固态剂型，作用时间不持久，制成滴丸剂可起到延效作用。

2. 分类

类别	特点	举例
速释滴丸	利用固体分散体的技术进行制备	/
缓释/控释滴丸	药物在较长时间内缓慢溶出，而达长效，或以恒定速度溶出	氯霉素控释滴丸
溶液滴丸	采用水溶性基质来制备，在水中可溶解为澄明溶液	氯己定滴丸
装于硬胶囊的滴丸	可装入不同溶出度的滴丸，组成所需溶出度的滴丸胶囊	联苯双酯的硬胶囊滴丸
包衣滴丸	需包糖衣、薄膜衣等	联苯双酯滴丸
含脂质体的滴丸	将脂质体在不断搅拌下加入熔融的聚乙二醇4000中形成混悬液，倾倒于模型中冷凝成型	/
肠溶滴丸	采用在胃中不溶解的基质制备而成	酒石酸锑钾滴丸
干压包衣滴丸	以滴丸为中心，压上衣层，融合了两种剂型的优点	喷托维林氯化钾干压包衣

3. 质量要求、包装与贮藏

（1）质量要求 ①性状检查，确保大小均匀，色泽一致；②丸重差异检查；③圆整度检查；④溶散时限的检查；⑤小剂量滴丸剂还应进行含量均匀度的检查。

（2）包装与贮藏 滴丸剂一般用玻璃瓶、瓷瓶或塑料瓶包装。除另有规定外，应密封贮存，防止受潮、发霉、虫蛀、变质。

（二）口服滴丸剂的常用基质

类别	常用基质
水溶性基质	聚乙二醇类（PEG 6000、PEG 4000等）、硬脂酸钠、甘油明胶、泊洛沙姆、聚氧乙烯单硬脂酸酯（S-40）等
脂溶性基质	硬脂酸、单硬脂酸甘油酯、氢化植物油、虫蜡、蜂蜡等

（三）临床应用与注意事项

多为舌下含服，一般含服5~15分钟就能起效。部分滴丸剂加入了调释剂，可明显延长

药物的半衰期，达到长效的目的，可供口服。滴丸技术<mark>适用于含液体药物，及主药体积小或有刺激性的药物</mark>。

（四）典型处方分析

1. 联苯双酯滴丸

【处方】联苯双酯、PEG 6000、吐温 80。

【注解】联苯双酯为主药，<mark>PEG 6000 为基质，吐温 80 为表面活性剂</mark>，处方中加入吐温 80 与 PEG 6000 的目的是与难溶性药物联苯双酯形成固体分散体，从而增加药物溶出度，提高生物利用度。在制备过程中采用液状石蜡作为冷凝液。

2. 元胡止痛滴丸

【处方】醋延胡索、白芷、PEG 6000。

【注解】醋延胡索和白芷为主药，<mark>PEG 6000 为基质，采用二甲基硅油作为冷凝剂</mark>。

3. 复方丹参滴丸

【处方】丹参、三七、冰片、PEG 6000。

【注解】丹参、三七、冰片为主药，<mark>PEG 6000 为基质</mark>，在制备中采用<mark>液状石蜡为冷凝剂</mark>。

4. 妇痛宁滴丸

【处方】当归油、聚乙二醇 6000、硬脂酸。

【注解】当归油为主药，<mark>聚乙二醇和硬脂酸为基质，采用二甲基硅油为冷凝剂</mark>。本品包肠溶衣，可减少当归油对胃的刺激。成膜材料选择丙烯酸树脂L100，溶剂为90%乙醇。

考点 8　口服膜剂 ★★

（一）特点、质量要求、包装与贮藏

1. 定义与特点

定义		原料药物与适宜的成膜材料经加工制成的膜状制剂。供口服或黏膜用
特点	优点	生产工艺简单，成膜材料用量较小，药物吸收快，体积小，质量轻，应用、携带及运输方便
	缺点	载药量小，只适合于小剂量的药物，膜剂的重量差异不易控制，收率不高

2. 质量要求、包装与贮藏

（1）质量要求　①成膜材料及其辅料应无毒、无刺激性、性质稳定、与药物不起作用。常用的成膜材料有聚乙烯醇、丙烯酸树脂类、纤维素类及其他天然高分子材料。②药物如为水溶性，应与成膜材料制成具一定黏度的溶液；如为不溶性药物，应粉碎成极细粉，并与成膜材料等混合均匀。③外观应完整光洁，厚度一致，色泽均匀，无明显气泡。多剂量的膜剂，分格压痕应均匀清晰，并能按压痕撕开。④包装材料应无毒性，易于防止污染，方便使用，并不能与药物或成膜材料发生理化作用。⑤除另有规定外，膜剂应密封贮存，防止受潮、发霉、变质。

（2）包装与贮藏

1）包装　所用包装材料应无毒性，易于防止污染，方便使用，并不能与药物或成膜材料发生理化作用。生产时，用聚乙烯薄膜、涂塑铝箔或金属箔等材料封装膜剂。

2）贮存　应密封，防止受潮、发霉、变质。

（二）临床使用与注意事项

膜剂经口服后通过胃肠道吸收，起全身作用。①单层膜剂，临床应用较多；②多层膜剂可解决药物之间配伍禁忌问题，也可制备成缓释和控释膜剂；③夹心膜剂通过不同材料的膜来控制药物释放速度，属于控释膜剂。

（三）典型处方分析

地西泮膜剂

【处方】内层含药膜：地西泮微粉、PVA（17-88）、纯化水；外层避光包衣膜：PVA（17-88）、甘油、二氧化钛、糖精、食用蓝色素、纯化水。

【注解】内层含药膜处方中地西泮为主药，PVA（17-88）为成膜材，纯化水为溶剂；上下两层为避光包衣膜处方中 PVA（17-88）为成膜材料，甘油为增塑剂，二氧化钛为遮光剂，食用蓝色素为着色剂，糖精为矫味剂，水作为溶剂，在制备过程中采用液状石蜡作为脱膜剂。主药难溶于水，为了使它能均匀分散在成膜材料 PVA 的溶液中，故将其微粉化。

考点 9　口服缓控释固体制剂　★★★

（一）口服缓控释固体制剂的分类、特点、质量要求、包装与贮藏

调释制剂系指与普通制剂相比，通过技术手段调节药物的释放速率、释放部位或释放时间的一大类制剂。调释制剂可分为缓释、控释、迟释制剂等。

类别	定义
缓释制剂	在规定的释放介质中，按要求缓慢地非恒速释放药物，与相应的普通制剂比较，给药频率减少一半或有所减少，且能显著增加患者用药依从性的制剂
控释制剂	在规定的释放介质中，按要求缓慢地恒速释放药物，与相应的普通制剂比较，给药频率减少一半或有所减少，血药浓度比缓释制剂更加平稳，且能显著增加患者用药顺应性的制剂
迟释制剂	可延迟释放药物，从而发挥肠溶、结肠定位或脉冲释放等功能

1. 分类

分类方式	类别
剂型	缓释颗粒剂、胶囊剂、片剂；控释颗粒剂、胶囊剂、片剂
释药机理	骨架型（凝胶骨架、溶蚀性骨架、不溶性骨架）、膜控型、渗透泵型

2. 特点　与普通制剂相比，缓释制剂或控释制剂的活性药物释放缓慢，吸收入血后可维持较长时间的有效治疗血药浓度。

优点：①使用方便：对半衰期短的或需要频繁给药的药物，可以减少服药频率，大大提高了患者的顺应性；②控制或调控药物释放速度：使血药浓度平稳，避免峰谷现象，有利于降低药物的毒副作用，特别是治疗指数低的药物；③毒副作用小：减少血药浓度的峰谷波动，故可减少某些药物的毒副作用，减少耐药性的发生；④临床疗效佳：缓释制剂或控释制剂可发挥药物的最佳治疗效果；⑤可定时、定位释药：某些缓控释制剂可按要求定时、定位释放，更加适合疾病的治疗。

缺点：①临床用药时，剂量调整的灵活性不佳；②长期服用可能造成体内药物蓄积；

③某些首过效应强的药物,其缓释制剂或控释制剂的生物利用度可能会低于普通制剂。

3. 质量要求　口服缓释制剂或控释制剂是以控制或调控药物释放速度为目的而制备的制剂产品,药物释放度测定方法及其限度确定是口服缓释制剂和控释制剂质量研究的重要内容。①应建立释放度测定方法并进行相关验证。②应考察至少3批产品批与批之间体外药物释放度的重现性,并考察同批产品体外药物释放度的均一性。③如制备工艺中使用有机溶剂,应测定并规定残留溶剂限度。④质量研究项目还应包括性状、鉴别、重(装)量差异、含量均匀度、有关物质、微生物限度、含量测定等。在稳定性考察时应重点考察释放度的变化,分析产生变化的原因及对体内释放行为的可能影响,必要时修改、完善处方工艺。

4. 包装与贮藏　口服缓释制剂或控释制剂多为口服固体制剂,如颗粒剂、胶囊剂和片剂,其包装和贮存应满足相应制剂的要求,此外,重点关注可能影响药物释放性能的因素,如包装的密闭性、避光性等,如外界温度、湿度或光线的影响等。

(二)缓控释制剂的释药原理与常见剂型

1. 释药原理　缓释制剂或控释制剂药物释放的原理主要包括溶出、扩散、溶蚀、渗透压驱动等。

原理		方法
控制溶出速度		①控制药物的粒径大小 ②将药物制成适当的盐或其他衍生物 ③用缓慢溶解的材料包衣,与慢溶解材料混合以其为载体制成骨架型制剂 ④通过化学反应将药物制成溶解度小的盐或成酯 ⑤包衣衣膜的厚度也会影响药物的释放速度
控制扩散速度	贮库型	①主要依赖于半透膜的控释作用,制成包衣小丸或者片剂 ②药物在水不溶性包衣膜中扩散过程 ③通过水性孔道扩散
	骨架型	①主要依赖骨架本身的控释作用 ②可制备药物微囊化制剂、包衣制剂、不溶性骨架制剂
通过溶蚀作用		①是溶出限速和扩散限速相结合的过程 ②制成溶蚀型给药系统 ③制成溶胀型骨架系统
通过渗透压驱动作用		制成口服渗透泵片

2. 常见剂型　依据药物释放的原理,可制备骨架型、膜控型和渗透泵型缓释制剂或控释制剂。

缓、控释制剂	种类	常用材料
骨架型	亲水性凝胶骨架型	羧甲基纤维素钠(CMC-Na)、甲基纤维素(MC)、羟丙甲纤维素(HPMC)、聚乙烯吡咯烷酮(PVP)、卡波姆、海藻酸盐、脱乙酰壳多糖(壳聚糖)
	不溶性骨架型	聚甲基丙烯酸酯(Eudragit RS,Eudragit RL)、乙基纤维素(EC)、聚乙烯、无毒聚氯乙烯、乙烯-醋酸乙烯共聚物、硅橡胶等
	溶蚀性骨架型	主要是蜡纸材料,如动物脂肪、蜂蜡、巴西棕榈蜡、氢化植物油、硬脂醇、单硬脂酸甘油酯等

续表

缓、控释制剂	种类	常用材料
膜控型	微孔膜包衣型：**不溶性高分子材料**	乙基纤维素（EC）、聚丙烯酸树脂（Eudragit RL-100、Eudragit RS-100、Eudragit E 30D）、醋酸纤维素（CA）、乙烯-醋酸乙烯共聚物等。包衣液中加入少量致孔剂，如聚乙二醇（PEG）类、聚乙烯醇（PVA）、聚乙烯吡咯烷酮（PVP）、十二烷基硫酸钠、糖和盐等水溶性物质
	肠溶膜包衣型	丙烯酸树脂L和S型（Eudragit L100、Eudragit S100）、醋酸纤维素酞酸酯（CAP）、醋酸羟丙甲纤维素琥珀酸酯（HPMCAS）和羟丙甲纤维素酞酸酯（HPMCP）
渗透泵片	一般包括主药、渗透剂或渗透压活性物质、推动剂、半渗透膜材	①渗透剂是产生渗透压的主要物质，其用量与释药时间有关。常用的渗透剂主要是氯化钠，还有葡萄糖或乳糖等 ②推动剂又称助渗剂，能吸水膨胀，产生推动力，最常用的推动剂为高分子量的聚环氧乙烷和高分子量的PVP ③半通透性膜材常用醋酸纤维素，常用二醋酸纤维素 ④渗透泵片需在半渗透膜上激光打孔 ⑤除常规的渗透泵片外，难溶性药物可选择制备成单室双层渗透泵片、双室渗透泵片，但因工艺复杂，应用不多

（三）体外释放行为评价

体外释放度试验是在模拟体内消化道条件下（如温度、介质的pH值、搅拌速率等），测定制剂的药物释放速率，并最后制订出合理的体外药物释放度标准，以监测产品的生产过程及对产品进行质量控制。结合体内外相关性研究，释放度可以在一定程度上预测产品的体内行为。

体外释放行为的影响因素		
制剂本身	主药的性质	溶解度、晶型、粒度分布等
	制剂的处方与工艺	/
外界因素	释放度测定的仪器装置	采用溶出度测定仪进行
	温度	应控制在37℃±0.5℃，以模拟体温
	释放介质	一般推荐选用水性介质，包括水、稀盐酸（0.001~0.1mol/L）或pH3~8的醋酸盐或磷酸盐缓冲液等；对难溶性药物通常不宜采用有机溶剂，可加适量的表面活性剂（如十二烷基硫酸钠等）；必要时可考虑加入酶等添加物
	转速	一般不推荐过高或过低转速
	取样时间点	全过程的时间不应低于给药的间隔时间，且累积释放百分率要求达到90%以上。从释药曲线图中至少选出3个取样时间点，第一点为开始0.5~2小时，用于考察药物是否有突释；第二点为中间的取样时间点，用于确定释药特性；最后的取样时间点，用于考察释药是否基本完全。控释制剂取样点不得少于5个
释药模型的拟合		①缓释制剂可用一级方程和Higuchi方程等拟合 ②控释制剂的释药数据可用零级方程拟合

(四)临床应用与注意事项

1. 临床应用 口服缓释制剂或控释制剂,通常是每12小时或24小时给药一次,具有较好的用药顺应性。

目前已有众多缓释制剂或控释制剂产品应用于临床,这些药物包括:抗心律失常药、抗心绞痛药、降压药、抗组织胺药、支气管扩张药、抗哮喘药、解热镇痛药、抗精神失常药、抗溃疡药、铁盐、氯化钾等等。显示缓释制剂或控释制剂具有广泛的临床应用。

2. 注意事项

(1)服药方法 部分缓释制剂与控释制剂的药物释放速度和释放部位是由制剂表面或夹层的包衣膜控制,如膜控型制剂,只有保持膜的完整性才能使药物按设定的速度和部位释放达到缓控释的目的。可分剂量服用的缓控释制剂通常外观有一分刻痕,服用时也要保持半片的完整性。所有的缓释制剂或控释制剂一般均要求患者不要压碎或咀嚼,以免破坏剂型的原本调释作用。

(2)服药次数及时间 为了更好地发挥药物疗效、减轻或避免不良反应的发生,必须严格按照医嘱或药品使用说明书上规定的服药次数和时间服用药物。缓释制剂或控释制剂的剂量远大于普通制剂,用药次数过多或增加给药剂量使血药浓度不稳定而带来安全隐患,临床用药调查也表明此类制剂用药次数过多的差错率占品种的60%以上;相反若用药次数不够则使药物的血药浓度过低,达不到应有的疗效。如缓释剂每日仅用1～2次,故服药时间最好放在清晨起床后或傍晚睡觉前,以适应人体生物钟规律变化。

(五)缓释制剂或控释制剂的典型处方分析

1. 盐酸二甲双胍缓释片

【处方】盐酸二甲双胍,羧甲基纤维素钠,羟丙甲纤维素K100M,羟丙甲纤维素E5M,微晶纤维素,硬脂酸镁。规格为每片含盐酸二甲双胍500mg。

【注解】本品为亲水凝胶骨架片。盐酸二甲双胍为主药,羟丙甲纤维素K100M和羟丙甲纤维素E5M为亲水凝胶骨架材料,羧甲基纤维素钠和微晶纤维素为填充剂,硬脂酸镁为润滑剂。

2. 依托度酸缓释片

【处方】依托度酸,羟丙甲纤维素,乙基纤维素,乳糖,磷酸二氢钠。规格为每片含依托度酸400mg。

【注解】本品为不溶性骨架片。依托度酸为主药,乙基纤维素为不溶性骨架材料,羟丙基甲基纤维素为黏合剂,乳糖和磷酸二氢钠为骨架的致孔剂。

3. 硝酸甘油缓释片

【处方】硝酸甘油,硬脂酸,十六醇,聚乙烯吡咯烷酮(PVP),微晶纤维素,微粉硅胶,乳糖,滑石粉,硬脂酸镁。规格为每片含硝酸甘油2.6mg。

【注解】本品为溶蚀型骨架片。硝酸甘油为主药,硬脂酸和十六醇为溶蚀型骨架材料,聚乙烯吡咯烷酮(PVP)具有黏合剂作用,微晶纤维素和乳糖为填充剂,微粉硅胶与滑石粉和硬脂酸镁为润滑剂。

4. 茶碱微孔膜缓释小片

【处方】片芯:茶碱15g、5%CMC乙醇液、硬脂酸镁;包衣液1处方组成:乙基纤维素、聚山梨酯20；包衣液2处方组成：Eudragit RL100、Eudragit RS100。

【注解】本品为膜控缓释小片。茶碱为主药，CMC乙醇液为黏合剂，硬脂酸镁为润滑剂，乙基纤维素为其中一种包衣材料，聚山梨酯20为致孔剂，Eudragit RL100和Eudragit RS 100共同构成处方中另一种包衣材料。与相应的普通制剂比较，本品给药频率减少一半或有所减少，能显著增加患者顺应性。

5. 复方盐酸伪麻黄碱缓释胶囊

【处方】盐酸伪麻黄碱，马来酸氯苯那敏，糖丸，乙基纤维素水分散体，聚乙烯吡咯烷酮（PVP），枸橼酸三乙酯，滑石粉，硬脂酸钙。

【注解】本品为膜控缓释胶囊。盐酸伪麻黄碱和马来酸氯苯那敏为主药，聚乙烯吡咯烷酮为黏合剂，滑石粉和硬脂酸钙为润滑剂，乙基纤维素水分散体为包衣材料，枸橼酸三乙酯为增塑剂，糖丸是药物的载体。

6. 硝苯地平渗透泵片

【处方】药物层：硝苯地平，氯化钾，聚环氧乙烷，HPMC，硬脂酸镁；助推层：聚环氧乙烷，氯化钠，硬脂酸镁；包衣液：醋酸纤维素，PEG 4000，三氯甲烷，甲醇。

【注解】本品为渗透泵片。硝苯地平为主药，氯化钾和氯化钠为渗透压活性物质，聚氧乙烷为助推剂，HPMC为黏合剂，硬脂酸镁为润滑剂，醋酸纤维素为包衣材料，PEG 4000为致孔剂，三氯甲烷和甲醇为包衣液溶剂。

第二节 口服液体制剂

考点1 口服液体制剂的一般要求 ★★★

1. 定义与特点 液体制剂系指药物分散在适宜的分散介质中制成的液体形态的制剂。口服液体制剂则是液体制剂中供内服用的品种，经胃肠道给药、吸收发挥全身治疗作用。其特点如下：

（1）优点 ①药物以分子或微粒状态分散在介质中，分散程度高，吸收快，作用较迅速；②易于分剂量，使用方便，尤其适用于婴幼儿和老年患者；③可减少某些药物的刺激性，避免固体药物（溴化物、碘化物等）口服后由于局部浓度过高引起胃肠道刺激作用。

（2）缺点 ①药物分散度较大，易引起药物的化学降解，从而导致失效；②液体制剂体积较大，携带运输不方便；③非均相液体制剂的药物分散度大，易产生一系列物理稳定性问题；④水性液体制剂容易霉变，需加入防腐剂。

2. 口服液体制剂的分类

分类	分散状态	举例
均相分散系统	药物以分子或离子状态分散	低分子溶液剂、高分子溶液剂
非均相分散系统	药物以微粒、小液滴、胶粒分散	溶胶剂、乳剂、混悬剂

按分散系统分类其分散相大小和特征如下表：

类型		分散相大小（nm）	特征
低分子溶液剂		<1	真溶液；无界面，热力学稳定体系；扩散快，能透过滤纸和某些半透膜
胶体溶液	高分子溶液剂	1~100	真溶液；热力学稳定体系；扩散慢，能透过滤纸，不能透过半透膜
	溶胶剂		胶态分散形成多相体系；有界面，热力学不稳定体系；扩散慢，能透过滤纸而不能透过半透膜
混悬剂		>500	固体微粒分散形成多相体系，动力学和热力学均不稳定体系；有界面，显微镜下可见。为非均相系统
乳剂		>100	液体微粒分散形成多相体系，动力学和热力学均不稳定体系；有界面，显微镜下可见，为非均相系统

3. 质量要求、包装与贮藏

（1）质量要求　①均相液体制剂应是澄明溶液；②非均匀相液体制剂的药物粒子应分散均匀；③应外观良好，口感适宜；④制剂应稳定、无刺激性，不得有发霉、酸败、变色、异物、产生气体等变质现象；⑤包装容器适宜，方便患者携带和使用；⑥根据需要可加入适宜的附加剂，如抑菌剂、分散剂、助悬剂、增稠剂、助溶剂、润湿剂、缓冲剂、乳化剂、稳定剂、矫味剂以及色素等，其品种与用量应符合国家标准的有关规定。除另有规定外，在制剂确定处方时，该处方的抑菌效力应符合抑菌效力检查法的规定。

（2）包装与贮藏

1）口服液体制剂的包装　①液体制剂包装的选择，特别注意所选包装的牢固性、密封性、化学稳定性、隔光性及对液体制剂运输与贮存的方便性等。②用于液体制剂的包装材料主要有：容器（如玻璃瓶、塑料瓶等）、瓶盖（如金属盖、塑料盖、赛璐珞瓶帽等）、硬纸盒、塑料盒、纸箱、木箱、标签、说明书等。③口服液体制剂、乳剂、含醇制剂及含芳香挥发性成分制剂等，常采用琥珀色玻璃瓶包装；洗剂、滴眼剂等，较多使用塑料容器包装。④医院液体制剂的投药瓶上还应根据其用途贴上不同颜色的标签，内服液体制剂标签为白底蓝字或黑字，外用液体制剂标签为白底红字或黄字。

2）液体制剂的贮藏　①液体制剂一般应密闭贮存于洁净、阴凉干燥的地方；②一些量小、对热敏感的液体制剂，可置于冰箱冷藏；③对光敏感者，则应避光贮存；④医院液体制剂应尽量临时配制或减少生产批量，以缩短存放时间。

考点2　口服液体制剂的溶剂和附加剂 ★★★

1. 口服液体制剂的溶剂

（1）理想的溶剂应符合以下要求　①毒性小、无刺激性、无不适的臭味；②化学性质稳定，不与药物或附加剂发生化学反应、不影响药物含量测定；③对药物具有较好的溶解性和分散性。

（2）液体制剂的常用溶剂按极性大小分为

类别	种类
极性溶剂	水、甘油、二甲基亚砜等
半极性溶剂	乙醇、丙二醇、聚乙二醇等
非极性溶剂	脂肪油、液状石蜡、油酸乙酯、乙酸乙酯等

2. 口服液体制剂的附加剂

（1）增溶剂　增溶是指难溶性药物在表面活性剂的作用下，在溶剂中增加溶解度并形成溶液的过程。具增溶能力的表面活性剂称为增溶剂，被增溶的药物称为增溶质。增溶量为每1g增溶剂能增溶药物的克数。以水为溶剂的液体制剂，增溶剂的最适亲水亲油平衡值（HLB值）为15～18，常用增溶剂为聚山梨酯类、聚氧乙烯脂肪酸酯类等。

（2）助溶剂　难溶性药物与加入的第三种物质在溶剂中形成可溶性分子间的络合物、缔合物或复盐等，以增加药物在溶剂中的溶解度。这第三种物质称为助溶剂。助溶剂可溶于水，多为低分子化合物，形成的络合物多为大分子。

种类	举例
某些有机酸及其盐类	苯甲酸、碘化钾等
酰胺或胺类化合物	乙二胺等
一些水溶性高分子化合物	聚乙烯吡咯烷酮等

（3）潜溶剂　系指能形成氢键以增加难溶性药物溶解度的混合溶剂。能与水形成潜溶剂的有乙醇、丙二醇、甘油、聚乙二醇等。如甲硝唑在水中的溶解度为10%（W/V），使用水－乙醇混合溶剂，则溶解度提高5倍。

（4）防腐剂　又称抑菌剂，系指具有抑菌作用，能抑制微生物生长繁殖的物质。

品名	适用情况	特点	常用量
苯甲酸、苯甲酸钠	酸性制剂（pH 4以下）	/	0.25%～0.4%
对羟基苯甲酸酯类（尼泊金类）	酸性溶液	无毒、无臭、无味、不挥发、性质稳定，抑菌作用强与苯甲酸（0.25%∶0.05%～0.1%）联合使用对防治霉变、发酵效果最佳。聚山梨酯类增加溶解度，但防腐能力下降，因此含聚山梨酯类的药液中不宜选用	0.01%～0.25%
山梨酸、山梨酸钾	酸性制剂（pH 4）	对细菌和霉菌均有较强抑菌效力，在含有聚山梨酯的液体制剂中仍有较好的防腐效力	0.15%～0.25%
其他防腐剂	/	乙醇、甲酸、苯甲醇、甘油、桉油、桂皮油、薄荷油等	/

（5）矫味剂　系指药品中用以改善或屏蔽药物不良气味和味道，使患者难以觉察药物的强烈苦味（或其他异味如辛辣、刺激等）的药用辅料。

种类		常用品种
甜味剂	天然	蔗糖、单糖浆、橙皮糖浆、桂皮糖浆等
	合成	糖精钠和阿司帕坦（又称蛋白糖，甜度比蔗糖高150～200倍）

续表

种类		常用品种
芳香剂	天然	柠檬、薄荷挥发油等，以及它们的制剂，如薄荷水、桂皮水等
	人造	苹果、香蕉香精等
胶浆剂		阿拉伯胶、羧甲基纤维素钠、琼脂、明胶、甲基纤维素等
泡腾剂		将有机酸与碳酸氢钠混合后，遇水产生大量二氧化碳（麻痹味蕾）

（6）着色剂 系指能够改善制剂的外观颜色从而识别制剂的品种、区分应用方法以及减少患者厌恶感的一类附加剂。着色剂分为天然色素和合成色素两大类。

类别		举例
天然色素	植物性色素	黄色：胡萝卜素、姜黄等；绿色：叶绿酸铜钠盐；红色：胭脂红、苏木等；棕色：焦糖；蓝色的有乌饭树叶、松叶兰等
	矿物性色素	棕红色的氧化铁
合成色素		胭脂红、柠檬黄、苋菜红等，通常将其配成1%的贮备液使用

3. 表面活性剂

（1）定义 表面活性剂系指具有很强的表面活性、加入少量就能使液体的表面张力显著下降的物质。表面活性剂能降低表面（界面）张力，主要取决于其分子结构。表面活性剂分子是一种既亲水又亲油的两亲性分子。

结构组成	内容
亲水基团	是解离的离子或不解离的亲水基团，如羧酸或磺酸及其盐，硫酸酯及其可溶性盐，磷酸酯基、氨基或胺基及其盐，羟基、酰胺基、羧酸酯基等
亲油基团	长度在8个碳原子以上的烃链，或者是含有杂环或芳香族基团的碳链

（2）分类与特点 ①根据来源：可分为天然、合成两大类。②根据溶解性：可分为水溶性表面活性剂和油溶性表面活性剂。③具有较强的表面活性的水溶性高分子：称为高分子表面活性剂，如海藻酸钠、羧甲基纤维素钠、甲基纤维素、聚乙烯醇、聚乙烯吡咯烷酮等。④根据分子组成特点和极性基团的解离性质：分为离子表面活性剂和非离子表面活性剂。根据离子表面活性剂所带电荷，又可分为阳离子表面活性剂、阴离子表面活性剂和两性离子表面活性剂。

离子型	种类	举例	特点及应用
阴离子型		高级脂肪酸盐、硫酸化物、磺酸化物等	多用于外用制剂，很少用于口服
阳离子型	季铵盐类	苯扎氯铵（洁尔灭）、苯扎溴铵（新洁尔灭）	杀菌、外用消毒、防腐剂
两性离子型	天然	卵磷脂	乳化剂、杀菌作用，毒性较小
	人工合成	氨基酸型和甜菜碱型	
非离子型表面活性剂		系指在水溶液中不解离的一类表面活性剂，如脂肪酸山梨坦类（司盘）、聚山梨酯（吐温）、蔗糖脂肪酸酯、聚氧乙烯脂肪酸酯、聚氧乙烯脂肪醇醚类、聚氧乙烯—聚氧丙烯共聚物（泊洛沙姆）等，均可用于口服液体制剂。该类表面活性剂毒性低、不解离、不受溶液pH的影响，能与大多数药物配伍，因而在制剂中应用较广，常用作增溶剂、润湿剂、乳化剂或助悬剂	

（3）表面活性剂的毒性　①毒性顺序为：阳离子表面活性剂>阴离子表面活性剂>非离子表面活性剂。②两性离子表面活性剂的毒性和刺激性均小于阳离子表面活性剂。③非离子表面活性剂口服一般认为无毒性。④表面活性剂用于静脉给药的毒性大于口服。⑤阳离子表面活性剂和阴离子表面活性剂不仅毒性较大，而且还具有较强的溶血作用。非离子表面活性剂的溶血作用较轻微，聚山梨酯类的溶血作用通常比其他含聚氧乙烯基的表面活性剂更小。

溶血作用的顺序为：聚氧乙烯烷基醚>聚氧乙烯芳基醚>聚氧乙烯脂肪酸酯>吐温20>吐温60>吐温40>吐温80。

（4）表面活性剂在口服液体制剂中的应用

1）增溶剂　一些难溶性维生素、甾体激素、挥发油等许多难溶性药物在水中的溶解度很小，达不到治疗所需的浓度，此时可利用表面活性剂的增溶作用提高药物的溶解度。这种起增溶作用的表面活性剂称为增溶剂。

2）乳化剂　一般来说，亲水亲油平衡值（HLB）值在3~8的表面活性剂适用作W/O型乳化剂。HLB值在8~16的表面活性剂可用作O/W型乳化剂。①阳离子表面活性剂由于其毒性和刺激性比较大，故不做内服乳剂的乳化剂用；②阴离子表面活性剂一般作为外用制剂的乳化剂；③两性离子表面活性剂，如卵磷脂等可用作内服制剂的乳化剂；④非离子表面活性剂不仅毒性低，而且相容性好可用于内服制剂。

3）润湿剂　能起润湿作用的物质叫作润湿剂。表面活性剂作为润湿剂时，最适HLB值通常为7~9，并且要在合适的温度下才能够起到润湿作用。

4. 增加溶解度和溶出速度的方法

（1）溶解度

1）定义　药物的溶解度系指在一定温度（气体在一定压力）下，在一定量溶剂中达到饱和时溶解的最大药量。

2）影响溶解度的因素　①药物分子结构与溶剂；②温度；③结晶型药物因晶格排列不同可分为稳定型、亚稳定型、无定型。稳定型药物溶解度小，无定型药物溶解度大。溶剂化物和非溶剂化物的熔点、溶解度及溶出速度等物理性质不同。多数情况下，溶解度和溶出速度的顺序排列为：水合化物<无水物<有机溶剂化物；④粒子大小；⑤溶液中加入溶剂、药物以外的其他物质可能改变药物的溶解度，如加入助溶剂、增溶剂可以增加药物的溶解度，加入某些电解质可能因同离子效应而降低药物的溶解度，例如许多盐酸盐药物在0.9%氯化钠溶液中的溶解度比在水中低。

（2）溶出速度及其影响因素　药物的溶出速度是指单位时间药物溶解进入溶液主体的量。固体药物的溶出速度主要受扩散控制，可用Noyes-Whitney方程表示：

$$dC/dt=KS(C_s-C)$$

式中，dC/dt为溶出速度，S为固体的表面积，C_s为溶质在溶出介质中的溶解度，C为t时间溶液中溶质的浓度，K为溶出速度常数。

①同一重量的固体药物，其粒径越小，表面积越大；②对同样大小的固体药物，孔隙

率越高，表面积越大；③温度升高，大多数药物溶解度增大、扩散增强、黏度降低，溶出速度加快。少数药物则会随着温度的增加溶解度下降，溶出速度也会随之减慢。溶出介质的体积小，溶液中药物浓度高，溶出速度慢；反之则溶出速度快。

（3）增加药物溶解度和溶出速度的方法

1）加入增溶剂　具有增溶作用的表面活性剂称为增溶剂。表面活性剂能增加难溶性药物在水中的溶解度，是由于表面活性剂在水中形成胶束。

2）加入助溶剂　常用助溶剂可分为三类：①某些有机酸及其钠盐：如苯甲酸钠、水杨酸钠、对氨基苯甲酸钠等；②酰胺化合物：如乌拉坦、尿素、烟酰胺、乙酰胺等；③无机盐：如碘化钾等。

常见难溶性药物及其应用的助溶剂如下表所示。

药物	助溶剂
碘	碘化钾，聚乙烯吡咯烷酮
咖啡因	苯甲酸钠，水杨酸钠，对氨基苯甲酸钠，枸橼酸钠，烟酰胺
可可豆碱	水杨酸钠，苯甲酸钠，烟酰胺
茶碱	二乙胺，其他脂肪族胺，烟酰胺，苯甲酸钠
盐酸奎宁	乌拉坦，尿素
核黄素	苯甲酸钠，水杨酸钠，烟酰胺，尿素，乙酰胺，乌拉坦
卡巴克络	水杨酸钠，烟酰胺，乙酰胺
氢化可的松	苯甲酸钠，邻、对、间羟苯甲酸钠，二乙胺，烟酰胺
链霉素	蛋氨酸，甘草酸
红霉素	乙酰琥珀酸酯，维生素C
新霉素	精氨酸

3）制成盐类　某些难溶性弱酸、弱碱，可制成盐而增加其溶解度。选择盐型，除考虑溶解度外，还需考虑到稳定性、刺激性等方面的变化。

4）使用混合溶剂　混合溶剂是指能与水任意比例混合、与水分子能以氢键结合、能增加难溶性药物溶解度的溶剂，如乙醇、丙二醇、甘油、PEG 300、PEG 400与水组成混合溶剂。药物在混合溶剂中的溶解度，与混合溶剂的种类、混合溶剂中各溶剂的比例有关。在混合溶剂中各溶剂在某一比例中，药物的溶解度比在各单纯溶剂中的溶解度大，而且出现极大值，这种现象称为潜溶，这种溶剂称为潜溶剂。如苯巴比妥在90%乙醇中溶解度最大。

5）制成共晶　药物共晶是药物活性成分与合适的共晶试剂通过分子间作用力（如氢键）而形成的一种新晶型，共晶可以在不破坏药物共价结构的同时改变药物的理化性质，包括提高溶解度和溶出速度。共晶试剂目前多是药用辅料、维生素、氨基酸等，当共晶试剂的分子结构和极性与药物活性成分相似时，比较容易形成共晶。

6）制备固体分散体　固体分散体是药物以分子、胶态、微晶或无定型状态高度分散在适宜的固体载体中形成的固体分散体系。

①制备方法

种类	举例
非溶剂法	熔融法、热熔挤出法、KinetiSol法、微波法以及3D打印技术等
溶剂法	成膜法、喷雾干燥法、喷雾冷冻干燥法、超速喷雾干燥法、超临界流体法、静电纺丝法、激光熔融静电纺丝法以及溶液电喷雾技术等

其中，喷雾干燥技术与热熔挤出技术是目前采用固体分散体技术上市产品主要采取的制备技术方法。

②常用载体材料：聚乙烯吡咯烷酮（PVP）、羟丙基甲基纤维素（HPMC）、聚乙二醇（PEG）、羟丙基纤维素（HPC）、硅酸铝镁、介孔二氧化硅、多孔淀粉、介孔碳酸镁、羟基磷灰石及蒙脱石、泊洛沙姆、十二烷基硫酸钠（SDS）、聚乙二醇羟基硬脂酸酯（Solutol HS 15）、聚乙烯己内酰胺-聚醋酸乙烯酯-聚乙二醇接枝共聚物（Soluplus）和2-甲基丙烯酰乙氧基磷酰胆碱单体与甲基丙烯酸丁酯单体嵌段共聚物（Poly［MPC-coBMA］, pm）等，此外，还包括缓释、控释载体材料（乙基纤维素（EC）、羟丙基甲基醋酸纤维素琥珀酸酯（HPMCAS）、卡波姆、聚甲基丙烯酸羟乙酯（PHEMA）等）或肠溶性载体材料（邻苯二甲酸羟丙基甲基纤维素（HP 55）、醋酸纤维素酞酸酯（CAP），丙烯酸树脂类和羧甲基乙基纤维素（CMEC）等。

7) 包合技术

①定义：包合物系指一种化合物分子全部或部分包合于另一种化合物分子空腔中而形成的络合物。制备包合物所采用的技术称为包合技术。

②组成：由主分子和客分子组成。主分子是包合材料，具有适宜的空腔结构，所以包合物又称为分子胶囊；被包合到主分子空间中的小分子物质（药物），称为客分子。包合物形成主要取决于主分子和客分子的立体结构和两者的极性。包合物的稳定性依赖于两种分子间范德瓦耳斯力的强弱，如分散力、偶极子间引力、氢键、电荷迁移力等，有时单一作用力起作用，多数为几种作用力的协同作用。

③包合材料：常用的包合材料为环糊精及其衍生物。环糊精常见的有α、β和γ三种，分别由6、7、8个葡萄糖通过$\alpha-1,4$苷键连接所组成。水溶性环糊精衍生物有甲基β-CD、羟丙基β-CD、糖基β-CD，衍生化后均易溶解于水，可提高难溶性药物的溶解度，促进药物的吸收；疏水性环糊精衍生物有乙基β-CD，使其具有缓释性。其中HP-β-CD和SBE-β-CD获批用于静脉注射。

④制备方法：有共沉淀法、捏合法、超声法、冷冻干燥法、喷雾干燥法。

⑤验证方法：相溶解度法、差示热分析法、X射线衍射法、红外分光光度法、核磁共振法、紫外-可见分光光度法、扫描电子显微镜法、圆二色谱法、薄层色谱法等。

⑥应用目的：增加药物溶解度，提高生物利用度；液体药物固体化，提高药物稳定性；防止挥发性成分挥发；掩盖药物不良气味及味道；调节药物释药速度；降低药物刺激性与毒副作用。

考点3 口服溶液剂 ★★

口服溶液剂系指原料药物溶解于适宜溶剂中制成的供口服的澄明液体制剂。口服溶液剂的药物一般为不挥发性的化学药物，溶剂多为水，也可用不同浓度乙醇或油为溶剂。根据需要可加入增溶剂、助溶剂、防腐剂等附加剂。**按照包装形式，口服溶液剂可分为单剂量口服溶液剂和多剂量口服溶液剂。**

（一）特点与质量要求

1. 特点

（1）药物为小分子药物，以分子或离子状态存在溶液中，有利于药物在胃肠道吸收，起效快，生物利用度高。

（2）易调整剂量，适合儿童、老年人等需要个体化剂量的患者。

（3）服用方便，适于吞咽困难的患者及老年与儿童患者服用。

（4）可通过添加甜味剂、香料、着色剂等增加患者的服药依从性。

（5）适用于水溶性和难溶性药物，且可通过配方调整，适用于不同的患者群体。

（6）液体剂型，保质期通常比固体剂型短，稳定性较差，易污染，须添加防腐剂。

（7）外观澄明。

（8）相较于固体剂型体积大，不易携带，且对储存温度和条件要求较高。

2. 质量要求 ①应澄清，具有原药的气味，不得有霉败、异臭、变色、浑浊及沉淀等；②配制时可适当加入pH调节剂、黏度调节剂、抗氧剂、防腐剂、缓冲剂、矫味剂及着色剂等；③所加入的添加剂均不得影响主药的性能，也不得干扰药品检验；④应符合药品卫生标准的有关规定；⑤应密闭，置阴凉处保存。

（二）临床使用与注意事项

1. 临床应用

（1）适用于儿童给药，常用于治疗感冒、咳嗽、发热、消化不良等常见疾病。

（2）适用于吞咽困难的老年患者。

（3）对于需要迅速起效的药物，如止痛药、退烧药、镇咳药等，口服溶液剂因吸收快、起效迅速，常用于急性疾病的缓解。

2. 注意事项

（1）需精确的量取和服用。

（2）某些口服溶液剂对温度、光照等条件敏感，应按药品说明书要求储存。

（3）患者使用前应仔细阅读药品说明书，了解其含有的成分，或咨询医生。

（4）口服溶液剂通常包装颜色鲜艳、口感良好，易吸引儿童。避免儿童误服，应遵循医嘱，按时按量服用。

（5）服药时应避免混合，直接用水送服为宜。

（6）口服溶液剂开封后稳定性可能会下降，通常需在一定时间内用完。

（三）典型处方分析

1. 对乙酰氨基酚口服液

【处方】对乙酰氨基酚、聚乙二醇400（PEG 4000）、L-半胱氨酸盐酸盐、单糖浆、甜蜜素、香精、8%羟苯丙酯：羟苯乙酯（1∶1）、乙醇溶液、纯化水，规格为每100ml含对乙酰氨基酚3g。

【注解】对乙酰氨基酚为主药，半胱氨酸可降低对乙酰氨基酚过量引起的肝损伤，单糖浆、甜蜜素为矫味剂，香精为芳香剂，羟苯丙酯和羟苯乙酯为防腐剂，聚乙二醇400为助溶剂和稳定剂。

2. 地高辛口服液

【处方】地高辛、β-环糊精、羟苯乙酯、纯化水。规格为每100ml含地高辛5mg。

【注解】地高辛为主药，羟苯乙酯为防腐剂，纯化水为溶剂，β-环糊精为增溶剂。地高辛是不溶于水的强心苷类药物，不能直接用水作溶剂制成口服液，β-环糊精明显提高地高辛的溶解度，可能是其包合作用或增溶效应所致。

考点4 口服混悬剂 ★★★

（一）分类、特点与质量要求

根据是否含有分散介质，可分为混悬剂和浓混悬剂或干混悬剂。

口服混悬剂系指难溶性固体原料药物分散在液体介质中制成的供口服的混悬液体制剂。

干混悬剂系指难溶性固体原料药物与适宜辅料制成的粉状物或颗粒状物，使用时加水振摇即可分散成混悬液。非难溶性药物也可根据临床需求制备成干混悬剂。

混悬剂中药物微粒一般在0.5～10μm之间，根据需要药物粒径也可小于0.5μm或大于10μm，甚至达50μm。混悬剂属于热力学、动力学均不稳定体系，所用分散介质大多为水，也可用植物油等分散介质。

1. 混悬剂的特点

（1）有助于难溶性药物制成液体制剂，并提高药物的稳定性。

（2）混悬液属于粗分散体，可以掩盖药物的不良气味。

（3）产生长效作用。

2. 质量要求

类别	内容	说明
沉降容积比（F）	沉降容积比是指沉降物的容积与沉降前混悬液的容积之比。F值在0~1，F值愈大混悬剂就愈稳定	$F=\dfrac{H}{H_0}$
重新分散性	优良混悬剂在贮存后再振摇，沉降物应能很快重新分散	保证服用时的均匀性、分剂量的准确性
微粒大小	关系到混悬液的稳定性，影响混悬剂的药效及生物利用度	评价混悬剂稳定性的重要指标
絮凝度	β值愈大，絮凝效果愈好，混悬剂的稳定性愈高	$\beta=\dfrac{F}{F_\infty}$
流变学	混悬液的流动类型为触变流动、塑性触变流动或假塑性触变流动，能有效地减缓混悬剂微粒的沉降速度	旋转黏度计测定流动曲线，由流动曲线的形状确定流动类型

（二）口服混悬剂常用稳定剂

为提高该剂型物理稳定性，在混悬剂制备时常加入稳定剂，包括润湿剂、助悬剂、絮凝剂或反絮凝剂等。

类别		具体品种
润湿剂		泊洛沙姆、聚山梨酯类、脂肪酸山梨坦类等
助悬剂	低分子	甘油、糖浆等
	高分子	天然：果胶、琼脂、白芨胶、西黄蓍胶、阿拉伯胶或海藻酸钠等
		合成或半合成：纤维素类（如甲基纤维素、羧甲基纤维素钠、羟丙基甲基纤维素）、聚乙烯吡咯烷酮、聚乙烯醇等
絮凝剂	ζ电位降低	枸橼酸盐、枸橼酸氢盐、酒石酸盐、酒石酸氢盐、磷酸盐和一些氯化物（如三氯化铝）等
反絮凝剂	ζ-电位升高	

（三）口服混悬剂的临床应用与注意事项

1. 临床应用 主要适用于难溶性药物制成液体制剂，属于粗分散体系，所用分散介质大多数为水，也可用植物油。

2. 注意事项

（1）使用前需要摇匀后才可服用，以便使药物的质量均匀，保证每次服用剂量。

（2）混悬剂应放在低温避光的环境中保存，避免其发生不可逆的变化。

（四）典型处方分析

1. 布洛芬口服混悬剂

【处方】布洛芬、羟丙基甲基纤维素、山梨醇、甘油、枸橼酸、纯化水。规格为每100ml含布洛芬2g。

【注解】布洛芬为主药，甘油为润湿剂，羟丙基甲基纤维素为助悬剂，山梨醇为甜味剂，枸橼酸为pH调节剂，纯化水为分散介质。

2. 复方磺胺甲噁唑混悬剂

【处方】磺胺甲噁唑、枸橼酸钠、琼脂、甲氧苄啶、单糖浆、羟苯乙酯、纯化水，规格为每100ml含磺胺甲噁唑4g和甲氧苄啶0.8g。

【注解】磺胺甲噁唑和甲氧苄啶为主药，琼脂和糖浆为助悬剂，单糖浆兼有矫味剂的作用，枸橼酸钠为絮凝剂，羟苯乙酯为防腐剂，纯化水为分散介质。

考点5 口服乳剂 ★★★

（一）分类、特点与质量要求

口服乳剂系指用两种互不相溶的液体将药物制成的供口服等胃肠道给药的水包油型液体制剂。

分散的液滴状液体称为分散相（内相），包在外面的液体称为分散介质（外相）。液体分散相分散于不相混溶介质中形成乳剂的过程称为"乳化"。

1. 组成 由油相（O）、水相（W）和乳化剂组成。此外，为增加乳剂的稳定性，乳剂中还可加入辅助乳化剂与防腐剂、抗氧剂等附加剂。

2. 分类

分类方式	种类	特点	应用
按分散系统组成	单乳	水包油型乳剂（O/W型）与油包水型乳剂（W/O型）	/
	复乳	在W/O型或O/W型乳的基础上进一步乳化而形成，常以W/O/W或O/W/O表示，可通过二步法乳化完成	/
按乳滴大小（一般属于O/W型乳剂）	普通乳	1～100μm，呈乳白色不透明液体，属于热力学不稳定系统	可供内服，也可外用
	亚微乳	0.1～0.6μm，稳定性不如纳米乳，可热压灭菌，属于热力学不稳定系统	胃肠外给药的载体，尤其用于静脉注射乳剂
	纳米乳	10～100nm，乳滴多为球形，大小比较均匀，透明或半透明，热压灭菌或离心也不能使之分层，属于热力学稳定系统	脂溶性药物和对水解敏感药物的载体

3. 特点 ①乳剂中液滴的<u>分散度很大，药物吸收快、药效发挥快及生物利用度高</u>；②O/W型乳剂可掩盖药物的不良气味并可以加入矫味剂；③减少药物的刺激性及毒副作用；④可增加难溶性药物的溶解度；⑤油性药物制成乳剂后，其分剂量准确，使用方便。

但乳剂也存在一些不足，因为其大部分属热力学不稳定系统，在贮藏过程中易受环境因素影响，出现分层、破乳或酸败等现象。

4. 口服乳剂的质量要求 ①液滴大小均匀，粒径符合规定，外观乳白（普通乳、亚微乳）或半透明、透明（纳米乳），无分层现象；②无异嗅味，内服口感适宜；③有良好的流动性；④具有一定的防腐能力，在贮存与使用中不易霉变。

（二）乳化剂与乳剂的不稳定表现

乳化剂是指乳剂制备时，除油相与水相外，尚需要加入的能促使分散相乳化并保持稳定的物质，它是乳剂的重要组成部分，在乳剂的形成、稳定及药效的发挥等方面均具有重要的作用。

1. 基本要求 乳化剂的作用：①有效地降低界面张力，有利于形成乳滴并使液滴荷电形成双电层，使乳剂保持一定的分散度和稳定性；②能增加乳剂的黏度，无刺激性，无毒副作用；③在乳剂的制备过程中不必消耗更多的能量。

2. 乳化剂的分类

乳化剂种类	特点	具体品种
高分子化合物	亲水性强，黏度较大，形成多分子乳化膜，稳定性较好，但表面活性很小，制备乳剂时耗能较大，且用量大	阿拉伯胶、西黄蓍胶、明胶、杏树胶、卵黄、果胶等
表面活性剂类	乳化能力强，形成单分子膜，稳定性不如高分子化合物乳化剂，目前应用广泛	/
固体粉末乳化剂	不溶性细微的固体粉末，不受电解质的影响，若与非离子型表面活性剂合用效果更好	O/W型：硅皂土、氢氧化镁、氢氧化铝、二氧化硅、白陶土等
		W/O型：氢氧化钙、氢氧化锌、硬脂酸镁等

(三)乳剂的不稳定性表现

乳剂属于热力学不稳定的非均相分散体系,制成后在放置过程中常出现<u>分层、合并、破裂、絮凝、转相、酸败</u>等不稳定的现象。

现象	特点	原因
分层(乳析)	指乳剂放置后出现分散相粒子上浮或下沉的现象,是一个<u>可逆过程</u>	分散相与分散介质密度相差较大
絮凝	指乳剂中分散相的乳滴由于某些因素的作用使其荷电减少,ζ电位降低,<u>出现可逆性的聚集</u>	ζ电位降低
合并与破裂(分裂)	合并是指乳滴周围有乳化膜存在,但乳化膜出现部分破裂导致液滴合并变大的现象	①微生物污染、可引起乳剂的破裂 ②温度过高或过低 ③加入可与乳化剂发生作用的物质
	破裂是指液滴合并进一步发展,最后使得乳剂形成油相和水相两相的现象,破裂是一个<u>不可逆过程</u>	
转相(转型)	指由于某些条件的变化而改变乳剂的类型的现象	①乳化剂性质发生改变 ②加入相反类型的乳化剂 ③两种乳化剂的量比大于转相临界点
酸败	指乳剂受外界因素及微生物的影响,使其中的油、乳化剂等发生变质的现象	①外界因素及微生物的影响 ②加入抗氧剂或防腐剂等防止或延缓衰败

(四)口服乳剂的临床应用与注意事项

1. 临床使用 口服乳剂生物利用度较高。乳剂中的油脂可促进胆汁的分泌,油脂性药物可通过淋巴系统转运,这些作用都有助于药物的吸收。O/W型乳剂中的油相有很大的表面积,能提高油相中药物在胃肠道中的分配速度,有利于药物的溶解吸收。另外,乳剂中含有的乳化剂,可以改变胃肠道黏膜的性能,亦可促进药物的吸收。

2. 注意事项 ①乳剂在服用前需摇匀;②应放在低温避光的环境中保存,避免其发生不可逆的变化。

(五)典型处方分析

1. 鱼肝油乳剂

【处方】鱼肝油、阿拉伯胶细粉、西黄蓍胶细粉、糖精钠、挥发杏仁油、羟苯乙酯、纯化水,规格为每100ml含鱼肝油50ml。

【注解】鱼肝油为主药和油相,阿拉伯胶为乳化剂,西黄蓍胶为稳定剂,糖精钠和杏仁油为矫味剂,羟苯乙酯为防腐剂,纯化水为水相分散介质。

2. 榄香烯口服乳

【处方】榄香烯、大豆磷脂、胆固醇、大豆油、纯化水,规格为每100ml含榄香烯1g。

【注解】榄香烯为主药,是温莪术(郁金)提取物,并与大豆磷脂、胆固醇、大豆油组成油相,其中大豆磷脂为乳化剂,纯化水为水相分散介质。

考点6 其他口服溶液型液体制剂 ★★★

口服溶液型液体制剂还包括糖浆剂、芳香水剂、醑剂、酊剂、酏剂、合剂、高分子溶液剂和溶胶剂等。上述制剂的共同点是药物呈溶解状态，制剂外观澄清，均可口服给药。区别点在于所使用的药物类型和或溶剂种类不同。

（一）糖浆剂

1. 定义与特点

定义：糖浆剂系指含有药物的浓蔗糖水溶液，供口服使用。

特点：糖浆剂中的药物可以是化学药物也可以是药材的提取物。蔗糖能掩盖某些药物的苦味、咸味及其他不适臭味，使其容易服用，但糖浆剂易被真菌和其他微生物污染，使糖浆剂浑浊或变质。

2. 质量要求 ①含蔗糖量应不低于45%（g/ml）；②将药物用新煮沸过的水溶解，加入单糖浆；如直接加入蔗糖配制，则需煮沸，必要时滤过，并自滤器上添加适量新煮沸过的水至处方规定量。③根据需要可加入适宜的附加剂：如抑菌剂、防腐剂等，必要时可加入适量的乙醇、甘油或其他多元醇作稳定剂。④除另有规定外，糖浆剂应澄清。在贮存期间不得有发霉、酸败、产生气体或其他变质现象，药材提取物糖浆剂允许有少量摇之易散的沉淀。⑤一般应检查相对密度、pH值等。⑥除另有规定外，糖浆剂应密封，置阴凉干燥处贮存。

3. 临床应用与注意事项 服用糖浆剂时应注意以下几点：①不宜饭前、睡前服用；②不宜口对瓶直接服用；③止咳糖浆剂服用后不宜立即饮水；④有禁忌者忌服，如糖尿病者忌服。

4. 典型处方分析

（1）复方磷酸可待因糖浆

【处方】磷酸可待因、盐酸异丙嗪、维生素C、焦亚硫酸钠、苯甲酸钠、蔗糖、乙醇，规格为每100ml含磷酸可待因200mg和盐酸异丙嗪125mg。每100ml含蔗糖65g。

【注解】磷酸可待因和盐酸异丙嗪为主药，维生素C和焦亚硫酸钠为抗氧化剂，苯甲酸钠为防腐剂，蔗糖为矫味剂，乙醇和水为溶剂。复方磷酸可待因糖浆是新型镇咳抗组胺药，内含磷酸可待因和盐酸异丙嗪，经临床研究两药联用，疗效协同作用明显，而毒副作用未见增强。

（2）硫酸亚铁糖浆

【处方】硫酸亚铁、枸橼酸、薄荷醑、蔗糖，规格为每100ml含硫酸亚铁4g。每100ml含蔗糖82.5g。

【注解】硫酸亚铁为主药，蔗糖和薄荷醑为矫味剂，枸橼酸为抗氧化剂，水为溶剂。硫酸亚铁易被氧化，蔗糖在酸性溶液中，部分可以转化为具有还原性的果糖和葡萄糖，防止硫酸亚铁的氧化变色。

（二）芳香水剂

1. 定义与特点

定义：芳香水剂系指芳香挥发性药物（多为挥发油）的饱和或近饱和水溶液，亦可用水与乙醇的混合溶剂制成浓芳香水剂。含挥发性成分的饮片用水蒸气蒸馏法制成的芳香水剂称为露剂。

特点：芳香水剂中含有的药物为芳香挥发性药物，药物浓度达饱和或近饱和，溶剂是水。

2. **质量要求**　①应为澄明水溶液，一般应检查 pH 值；②一般浓度很低，可作矫味、矫臭和分散剂使用；③芳香水剂大多易分解、变质甚至霉变，所以不宜大量配制和久贮。

3. **典型处方分析**

（1）薄荷水

【处方】薄荷油、纯化水，规格为每 100ml 含薄荷油 0.2ml。

【注解】①薄荷油在水中溶解度为 0.05%；②滑石粉作为薄荷油的分散剂与薄荷油共研使其被吸附在滑石粉颗粒周围，加水振摇时，易使挥发油均匀分布于水中以增加溶解速度。同时，滑石粉还具有吸附作用，过量的挥发油过滤时因吸附在滑石粉表面而被滤除，起到助滤作用，所以，滑石粉不宜过细。

（2）金银花露

【处方】金银花（水蒸气蒸馏物）、纯化水。

【注解】金银花为主药，纯化水为溶剂。金银花洗净润湿，加水适量，水蒸气蒸馏法收集馏液即得。

（三）醑剂

1. **定义与特点**

定义：醑剂系指挥发性药物的浓乙醇溶液。挥发性药物多数为挥发油。凡用以制备芳香水剂的药物一般都可以制成醑剂。

特点：醑剂中的药物为挥发性药物，多数为挥发油，溶剂是高浓度的乙醇。醑剂与芳香水剂主要的区别是溶剂的不同。

2. **质量要求**　①醑剂中药物浓度一般为 5%～20%，乙醇的浓度一般为 60%～90%。当醑剂与水性制剂混合或制备过程中与水接触时，会因乙醇浓度降低而发生浑浊。②由于醑剂中的挥发油易氧化、酯化或聚合，久贮会变色，甚至出现黏性树脂物沉淀，故应贮于密闭容器中，且不易久贮。

3. **典型处方分析**

薄荷醑

【处方】薄荷油、90%乙醇，规格为每 100ml 含薄荷油 10ml。

【注解】薄荷油为主药，90%乙醇为溶剂。

（四）酊剂

1. **定义与特点**

定义：酊剂系指原料药物用规定浓度的乙醇浸出或溶解而制成的液体制剂，也可用流浸膏稀释制得。酊剂中的药物浓度除另有规定外，含剧毒药品的酊剂，每100ml相当于原药物10g，其他酊剂每100ml相当于原药物20g。

特点：酊剂中的药物可以是提取物或流浸膏，也可以是原料药物。溶剂为规定浓度的乙醇水溶液。与芳香水剂和醑剂相比，药物种类不同，溶剂不同。

2. 质量要求　①不同浓度的乙醇对药材中各成分的溶解性不同，制备时应根据有效成分的溶解性选择适宜浓度的乙醇，以减少杂质含量，酊剂中乙醇的最低含量为30%（V/V）；②酊剂久贮会发生沉淀，可过滤除去，再测定乙醇含量、有效成分含量并调整至规定标准，仍可使用。

3. 典型处方分析：

（1）颠茄酊

【处方】颠茄草粗粉、85%乙醇、纯化水，规格为每100ml含相当于颠茄草粗粉10g。

【注解】颠茄为抗胆碱药，可解除平滑肌痉挛，抑制胆碱分泌。颠茄草粗粉为主药，主要有效成分为莨菪碱，85%乙醇和纯化水为溶剂。

（2）橙皮酊

【处方】橙皮粗粉、60%乙醇，规格为每100ml含相当于橙皮粗粉10g。

【注解】干橙皮和鲜橙皮的含油量差异极大，本品规定用干橙皮。橙皮粗粉为主药，60%乙醇为溶剂。

（五）酏剂

1. 定义与特点

定义：系指药物溶解于稀醇中，形成澄明香甜的口服溶液剂。酏剂中含有芳香剂（香精、挥发油等）、甜味剂（单糖浆或甘油）和乙醇。

特点：酏剂中含有适宜的矫味剂，口感好。溶剂为乙醇稀溶液。相比于醋剂和酊剂，乙醇浓度最低。

2. 质量要求　①酏剂中的乙醇含量以能使药物溶解即可，一般在5%～40%（V/V）之间；②酏剂中含的药物一般具有强烈的药性和不良的味道；③酏剂稳定，味道适口，本身具有一定防腐性。

3. 典型处方分析：

地高辛酏剂

【处方】地高辛、乙醇、单糖浆、磷酸氢二钠、磷酸二氢钠、对羟基苯甲酸乙酯醇溶液、纯化水。规格为每100ml含地高辛5mg。

【注解】地高辛为主药，乙醇和纯化水为溶剂，对羟基苯甲酸乙酯为防腐剂，单糖浆为矫味剂，磷酸二氢钠和磷酸氢二钠组成缓冲系统，作为pH调节剂。

（六）合剂

合剂系指饮片用水或其他溶剂采用适宜的方法提取制成的口服液体制剂（单剂量灌装者也可称"口服液"）。

1. 合剂在生产与贮藏期间应符合下列规定

（1）饮片应按各品种项下规定的方法提取、纯化、浓缩制成口服液体制剂。

（2）根据需要可加入适宜的附加剂。

（3）合剂若加蔗糖，除另有规定外，含蔗糖量一般不高于20%（g/ml）。

（4）除另有规定外，合剂应澄清。

（5）一般应检查相对密度、pH值等。
（6）除另有规定外，合剂应密封，置阴凉处贮存。

2. 合剂的典型处方分析

玉屏风口服液的处方组成为：黄芪、防风、白术（炒）。

【注解】以上三味，酌情粉碎，采用适宜的方法，水提醇沉，合并煎液，过滤，浓缩，加单糖浆，加适量纯化水，搅拌均匀，过滤，灌装，灭菌即得。

（七）高分子溶液剂

1. 分类、特点与质量要求

（1）概念与分类

高分子溶液剂系指高分子化合物（如胃蛋白酶、聚乙烯吡咯烷酮、羧甲基纤维素钠等）以单分子形式分散于分散介质中形成的均相体，属热力学稳定体系。

根据溶剂的不同可以分为亲水性高分子溶液剂和非水性高分子溶液剂。其中亲水性高分子溶液剂以水为溶剂；非水性高分子溶液剂以非水溶液为溶剂。

（2）特点

①荷电性：溶液中的高分子化合物会因解离而带电，因为在溶液中带电荷，所以有电泳现象，用电泳法可测得高分子化合物所带电荷的种类。

②渗透压：高分子溶液的渗透压较高，大小与浓度有关。

③黏度：高分子溶液是黏稠性流体，黏稠与高分子化合物的分子量有关。

④高分子的聚结特性：高分子化合物中的大量亲水基，能与水形成牢固的水化膜，阻滞高分子的凝聚，使高分子化合物保持在稳定状态。当溶液中加入电解质、脱水剂时水化膜发生变化，出现聚集沉淀。

⑤胶凝性：一些高分子水溶液，如明胶水溶液，在温热条件下呈黏稠流动的液体，当温度降低时则形成网状结构，成为不流动的半固体称为凝胶，这个过程称为胶凝，凝胶失去水分形成干燥固体，称为干胶。

⑥陈化现象：高分子溶液在放置过程中也会自发地聚集而沉淀，称为陈化现象。陈化现象受光线、空气、盐类、pH、絮凝剂（如枸橼酸钠）、射线等因素的影响。

2. 典型处方分析

胃蛋白酶合剂

【处方】胃蛋白酶、单糖浆、5%羟苯乙酯乙醇液、橙皮酊、稀盐酸、纯化水。规格为每100ml含胃蛋白酶2g。

【注解】胃蛋白酶为主药，单糖浆、橙皮酊为矫味剂，5%羟苯乙酯为防腐剂，稀盐酸为pH调节剂，纯化水为溶剂。本品一般不宜过滤，因为胃蛋白酶带正电荷，而润湿的滤纸或棉花带负电荷，过滤时易吸附胃蛋白酶。

（八）溶胶剂

1. 概念与特点 溶胶剂系指固体药物以多分子聚集体形式分散在水中形成的非均相液体制剂，也称为疏水胶体，药物微粒在1~100nm之间，胶粒是多分子聚集体，有极大的分散度，属于热力学不稳定体系。其特点如下：

类别	特点
稳定性	胶粒间有相互聚结，从而降低其表面能的趋势，具有结构不稳定性；但带相同表面电荷的胶粒之间的静电斥力使胶粒不易聚结，具有静电稳定性，这是溶胶剂稳定的主要因素
动力学性质	胶粒有布朗运动，使其在重力场中不易沉降，具有动力学稳定性，但又会促使胶粒相互碰撞，增加聚结的机会，一旦聚结变大，布朗运动减弱，动力学稳定性降低，导致聚沉发生
光学性质	具有Tyndall效应，胶粒的光散射使溶胶剂产生不同的颜色
电学性质	由于双电层离子有较强水化作用而在胶粒周围形成水化膜，ζ电位越高，扩散层越厚，水化膜越厚在一定程度上增大了胶粒的稳定性

2. 溶胶剂的基本性质 溶胶是热力学不稳定体系，影响其稳定性的有以下几个因素。

（1）双电层结构 溶胶剂双电层之间的电位差称为ζ电位。ζ电位愈大斥力愈大，胶粒愈不宜聚结，溶胶剂愈稳定。

（2）水化膜 由于双电层中离子的水化作用，使胶粒外形成水化膜。胶粒的电荷愈多，扩散层就愈厚，水化膜也就愈厚，溶胶愈稳定。

（3）添加剂的影响

①电解质的作用：ζ电位由于电解质加入产生很大变化如使扩散层变薄，较多的离子进入吸附层，使吸附层中的较多电荷被中和，从而胶粒的电荷变少，使水化膜也变薄，胶粒易合并聚集。

②高分子化合物对溶胶的保护作用：保护作用是指溶胶中加入高分子溶液到一定浓度时，能显著地提高溶胶的稳定性，使其不易发生聚集，形成的溶液称为保护胶体。但如加入溶胶的高分子化合物的量太少，则反而降低了溶胶的稳定性，甚至引起聚集，这种现象称为敏化作用。

③溶胶的相互作用：胶粒带有相反电荷的溶胶互相混合，也会发生沉淀。

3. 典型处方分析

氢氧化铝凝胶

【处方】明矾、碳酸钠、纯化水、薄荷油、苯甲酸钠、糖精钠。

【注解】取明矾、碳酸钠分别热水中溶解滤过；然后将明矾液缓缓加入碱液中，控制pH值在7.5~8.5，温度约50℃；明矾在水中水解生成氢氧化铝胶状沉淀；反应结束后将沉淀置于滤布袋中，用水洗涤至无SO_4^{2-}，而后分出氢氧化铝颗粒分散于适量纯化水中，加入剩余辅料即得。薄荷油和糖精钠为矫味剂，苯甲酸钠为防腐剂，纯化水为溶剂。

第八章　注射剂与临床应用

第一节　注射剂的质量控制

考点 1 注射剂分类、特点与质量要求 ★★★

1. 灭菌制剂与无菌制剂

种类	定义
灭菌制剂	用某一物理、化学方法杀灭或除去制剂中所有活的微生物的一类药物制剂
无菌制剂	在无菌环境中采用无菌操作法或无菌技术制备不含任何活的微生物的一类药物制剂

2. 注射剂的分类

注射剂：指原料药物或与适宜的辅料制成的供注入体内的无菌制剂。

分类	特点	临床应用
注射液	供注入体内的无菌液体制剂	皮下注射、皮内注射、肌内注射、静脉注射、静脉滴注等。中药注射剂一般不宜制成混悬型注射液
注射用无菌粉末	供临用前用无菌溶液配制成注射液的无菌粉末或无菌块状物	注射用溶剂配制后注射，也可用静脉输液配制后静脉滴注
注射用浓溶液	供临用前稀释后静脉滴注用的无菌浓溶液	稀释后应符合注射剂的要求。生物制品一般不宜制成注射用浓溶液

3. 注射剂的特点　①药效迅速、剂量准确、作用可靠。②适用于不宜口服给药的患者和不宜口服的药物。③可发挥局部定位作用。④注射给药不方便，注射时易引起疼痛。⑤易发生交叉污染、安全性要求高。⑥制造过程复杂，对生产的环境及设备要求高，生产费用较大，成本高。

4. 注射剂的质量要求

项目	具体要求
pH值	注射液pH值应和血液pH值相等或相近，一般控制在4～9
渗透压	用量大、供静脉注射的注射剂应具有与血浆相同的或略偏高渗
稳定性	必要的物理稳定性和化学稳定性
安全性	对机体无毒性、无刺激性，降压物质必须符合规定
澄明	溶液型注射液应澄明，不得含有可见的异物或不溶性微粒
无菌	不应含有任何活的微生物
无热原	不应含热原，热原检查必须符合规定

考点 2 常见溶剂与附加剂 ★★★

(一)注射剂的溶剂

1. 制药用水

(1)制药用水的分类

种类	来源	应用
饮用水	天然水经净化处理所得的水	制药用水的原水,可作为饮片的提取溶剂
纯化水	饮用水经蒸馏法、离子交换法、反渗透法等制得	普通药物制剂的溶剂,不得用于注射剂的配制与稀释
注射用水	纯化水经蒸馏所得	作为注射剂、滴眼剂等的溶剂或稀释剂及容器的清洗溶剂
灭菌注射用水	按照注射剂生产工艺制备,不得含有任何添加剂	用于注射用灭菌粉末的溶剂或注射剂的稀释剂

(2)注射用水的质量要求 除一般蒸馏水的检查项目,如pH值、氨、氯化物、硫酸盐与钙盐、硝酸盐与亚硝酸盐、二氧化碳、易氧化物、不挥发物及重金属等均应符合规定外,还必须通过细菌内毒素(热原)检查和无菌检查。

2. 注射用油 常用的有大豆油、茶油、麻油等植物油,其他植物油经精制后也可供注射用,如花生油、玉米油、橄榄油、棉籽油等。注射用大豆油的质量要求应符合相关规定。

3. 其他注射用溶剂

种类	用法	使用浓度
乙醇	与水、甘油、挥发油等可任意混溶,可供静脉或肌内注射	最高用量为50%,注意超过10%时可能会有溶血或疼痛感
丙二醇	与水、乙醇、甘油可混溶,能溶解多种挥发油	复合注射用溶剂10%~60%
聚乙二醇	与水、乙醇相混溶,化学性质稳定	PEG300、PEG400均可用作注射用溶剂
甘油	与水或醇可任意混溶,但在挥发油和脂肪油中不溶	1%~50%

(二)注射剂的附加剂

1. 附加剂的作用 注射剂中除主药外,还可根据制备及医疗的需要添加其他物质,以增加注射剂的有效性、安全性与稳定性,这类物质统称为注射剂的附加剂。主要用于①增加药物溶解度;②增加药物稳定性;③调节渗透压;④抑菌;⑤调节pH值;⑥减轻疼痛或刺激。

2. 常用的附加剂

种类	名称	使用浓度(溶液总量%)
抗氧剂	焦亚硫酸钠	0.1~0.2
	亚硫酸氢钠	0.1~0.2
	亚硫酸钠	0.1~0.2
	硫代硫酸钠	0.1
金属螯合剂	乙二胺四乙酸二钠(EDTA·2Na)	0.01~0.05

续表

种类	名称	使用浓度（溶液总量%）
缓冲剂	醋酸，醋酸钠	0.22，0.8
	枸橼酸，枸橼酸钠	0.5，4.0
	乳酸	0.1
	酒石酸，酒石酸钠	0.65，1.2
	磷酸氢二钠，磷酸二氢钠	1.7，0.71
	碳酸氢钠，碳酸钠	0.005，0.06
助悬剂	羧甲基纤维素	0.05~0.75
	明胶	2.0
	果胶	0.2
增溶剂、润湿剂或乳化剂	聚氧乙烯蓖麻油	1~65
	聚山梨酯20（吐温20）	0.01
	聚山梨酯40（吐温40）	0.05
	聚山梨酯80（吐温80）	0.04~4.0
	聚乙烯吡咯烷酮	0.2~1.0
	聚乙二醇-40-蓖麻油	7.0~11.5
	卵磷脂	0.5~2.3
	脱氧胆酸钠	0.21
	泊洛沙姆188（普朗尼克F-68）	0.21
抑菌剂	苯酚	0.25~0.5
	甲酚	0.25~0.3
	氯甲酚	0.05~0.2
	苯甲醇	1~3
	三氯叔丁醇	0.25~0.5
	硝酸苯汞	0.001~0.002
	尼泊金类	0.01~0.25
局麻剂（止痛剂）	盐酸普鲁卡因	0.5~2
	利多卡因	0.5~1.0
等渗调节剂	氯化钠	0.5~0.9
	葡萄糖	4~5
	甘油	2.25
填充剂	乳糖	1~8
	甘露醇	1~10
	甘氨酸	1~10

续表

种类	名称	使用浓度（溶液总量%）
保护剂	乳糖	2~5
	蔗糖	2~5
	麦芽糖	2~5
	人血红蛋白	0.2~2

考点 3 热原 ★★★

1. 热原的概念与组成

热原：是微生物产生的一种内毒素，能引起恒温动物体温异常升高的致热物质。大多数细菌都能产生热原，其中致热能力最强的是革兰阴性杆菌。霉菌甚至病毒也能产生热原。

热原反应：含有热原的注射剂，特别是大体积注入人体时，有30~90分钟的潜伏期，然后就会出现发冷、寒战、体温升高、身痛、发汗、恶心呕吐等不良反应，有时体温可升至40℃左右，严重者还会出现昏迷、虚脱，甚至危及生命，临床上称上述现象为"热原反应"。

2. 热原的性质

（1）水溶性　由于磷脂结构上连接有多糖，所以热原能溶于水。

（2）不挥发性　热原本身没有挥发性，但因溶于水，在蒸馏时，可随水蒸气雾滴进入蒸馏水中，故蒸馏水器均应有完好的隔沫装置，以防止热原污染。

（3）耐热性　热原的耐热性较强，一般经60℃加热1小时不受影响，100℃也不会发生热解，但在120℃下加热4小时能破坏98%左右，在180~200℃干热2小时或250℃ 30~45分钟或650℃ 1分钟可使热原彻底破坏。由此可见，在通常采用的注射剂灭菌条件下，热原不能被完全破坏。

（4）可滤过性　热原体积较小，在1~5nm之间，一般滤器均可通过，不能被截留去除，但活性炭可吸附热原，纸浆滤饼对热原也有一定的吸附作用。

（5）其他性质　热原能被强酸、强碱、强氧化剂如高锰酸钾、过氧化氢以及超声波破坏。热原在水溶液中带有电荷，也可被某些离子交换树脂所吸附。

3. 热原的污染途径

①溶剂带入是注射剂被热原污染的主要途径；②原辅料带入；③容器或用具带入；④制备过程带入；⑤使用过程带入。

4. 热原的除去方法

（1）除去溶剂或药液中热原的方法

种类	方法	说明
离子交换法	弱酸性阳离子交换树脂吸附	热原分子上含有磷酸根与羧酸根，带有负电荷
凝胶滤过法	凝胶物质作为滤过介质	分子筛，如二乙氨基乙基葡聚糖凝胶
超滤法	3~15nm超滤膜	依靠一定的压力和流速，达到除去溶液中热原的目的

续表

种类	方法	说明
反渗透法	三醋酸纤维素膜或聚酰胺膜	较新，效果好
吸附法	活性炭	药液除热原用量一般为溶液体积的0.1%~0.5%
其他方法	采用两次以上湿热灭菌法，或适当提高灭菌温度和时间；微波法	药液除热原方法

（2）除去容器或用具上热原的方法

种类	方法	适用情况
高温法	180℃加热2小时 250℃加热30分钟	耐高温的容器或用具，如玻璃器皿
酸碱法	强酸强碱溶液，常用重铬酸钾硫酸洗液、硝酸硫酸洗液或稀氢氧化钠溶液	耐酸碱的玻璃容器、瓷器或塑料制品

考点 4 无菌及灭菌方法 ★★

无菌是指在任一指定物、介质或环境中，不得存在任何活的微生物。

灭菌是通过物理或化学方法杀灭或除去所有致病和非致病微生物繁殖体和芽孢的手段。

灭菌法是指杀灭或除去所有微生物繁殖体和芽孢的方法或技术。可分为物理灭菌法、化学灭菌法和无菌操作三类。

分类	灭菌法	灭菌剂	适用情况
物理灭菌法	干热灭菌法	干热灭菌温度范围为160~190℃，当用于除热原时温度范围一般为170~400℃	耐高温但不宜用湿热灭菌法灭菌的物品，如玻璃器具、金属制容器、纤维制品、陶瓷制品、原料药、辅料等
	湿热灭菌法	饱和蒸汽、蒸汽-空气混合物、蒸汽-空气-水混合物、过热水	最有效、应用最广泛的灭菌方法，适用于药品、容器、培养基、无菌衣、胶塞及其他遇高温和潮湿性能稳定的物品
	辐射灭菌法	电离辐射，^{60}Co 或 ^{137}Cs 衰变产生的 γ-射线、电子加速器产生的电子束和X射线装置产生的X射线	耐辐射的医疗器械、生产辅助用品、药品包装材料、原料药及成品等
	过滤除菌法	物理截留，0.22μm微孔滤膜	气体、热不稳定溶液的除菌
化学灭菌法	气体灭菌法	环氧乙烷与80%~90%的惰性气体混合使用	不耐高温、不耐辐射物品的灭菌，如医疗器械、塑料制品和药品包装材料等，干粉类产品不建议该法
	汽相灭菌法	过氧化氢（H_2O_2）、过氧乙酸（CH_3CO_3H）等	密闭空间的内表面灭菌
	液相灭菌法	甲醛、过氧乙酸、氢氧化钠、过氧化氢、次氯酸钠等	浸泡于液体灭菌剂中，用于杀灭物品表面微生物
无菌操作		特别强调整个制备过程控制在无菌条件下进行	当制剂产品无法实施终端灭菌时，可滤膜除菌结合无菌操作的工艺

考点 5 注射剂的配伍 ★★★

1. 注射剂的配伍及配伍禁忌 在临床上采用多种注射剂配伍联合用药时，既要保证各种药物作用的有效性，又要防止发生配伍禁忌。输液作为一种特殊注射剂，常与其他注射液配伍，有时会发生输液与某些注射液的配伍变化，如出现浑浊、沉淀、结晶、变色、水解、效价下降等现象。

（1）血液 由于其成分复杂，与药物的注射液混合后可能引起溶血、血细胞凝集等现象。另外由于血液不透明，发生浑浊和沉淀时不易观察。

（2）甘露醇 20%的甘露醇注射液为过饱和溶液，若加入某些药物如氯化钾、氯化钠等溶液，会引起甘露醇结晶析出。

（3）静脉注射用脂肪乳剂 加入其他药物配伍应慎重，有可能引起粒子的粒径增大，或产生破乳。

2. 注射剂配伍变化的主要原因及实例

主要原因	实例
溶剂组成的改变	地西泮注射液含丙二醇、乙醇及聚乙二醇，当与5%葡萄糖或0.9%氯化钠或0.167mol/L乳酸钠注射液配伍时容易析出沉淀
pH值改变	新生霉素与5%葡萄糖，诺氟沙星与氨苄西林配伍会发生沉淀；磺胺嘧啶钠、谷氨酸钠（钾）、氨茶碱等碱性药物可使肾上腺素变色
缓冲容量	5%硫喷妥钠10ml加入生理盐水或林格液500ml中不发生变化，但加入含乳酸盐的葡萄糖注射液中则会析出沉淀
离子作用	乳酸根离子能加速氨苄青霉素和青霉素G的水解
直接反应	四环素与含钙盐的输液在中性或碱性下，会产生不溶性螯合物。除Ca^{2+}外，四环素能与Fe^{3+}形成红色、Al^{3+}形成黄色、Mg^{2+}形成绿色的螯合物
盐析作用	两性霉素B注射液只能加入5%葡萄糖注射液中静脉滴注，在大量电解质的输液中则能被电解质盐析出来，以致胶体粒子凝聚而产生沉淀
配合量	浓度为300mg/l氢化可的松琥珀酸钠与200mg/L重酒石酸间羟胺混合时则出现沉淀；如氨苄青霉素钠1g、2g与3g，室温时在5%葡萄糖注射液中的降解速度为3g＞2g＞1g
混合的顺序	1g氨茶碱与300mg烟酸配合，先将氨茶碱用输液稀释至100ml，再慢慢加入烟酸可得澄明溶液，若两种药物先混合再稀释则会析出沉淀
反应时间	磺胺嘧啶钠注射液与葡萄糖输液混合后，约在2小时左右出现沉淀
氧与二氧化碳的影响	苯妥英钠、硫喷妥钠注射液因吸收二氧化碳导致溶液的pH值下降，也有析出沉淀的可能
光敏感性	两性霉素B、磺胺嘧啶钠、维生素B_2、四环素、雌性激素等药物避光
成分的纯度	氯化钠原料中若含有微量的钙盐，当与25%枸橼酸钠注射液配合时往往产生枸橼酸钙的悬浮微粒而浑浊

考点 6 注射剂的包装与贮藏 ★★

1. 包装 包装对保证注射剂在运输和贮存过程中的质量具有重要作用。经印字后的安瓿即可放入纸盒内，盒外应贴标签，盒内应附详细说明书，以方便使用者及时参考。

2. 贮藏　注射剂要严格按照新修订的《药品经营质量管理规范》（GSP）中对药品贮存的规定进行贮存。

3. 容器处理　注射剂容器一般是指由硬质中性玻璃制成的安瓿或容器（如青霉素小瓶等），亦有塑料容器。

（1）安瓿的分类

式样	规格
有颈安瓿	1ml、2ml、5ml、10ml和20ml等
粉末安瓿	供分装注射用粉末或结晶性药物

1）安瓿的材质和产品质量的关系

故应满足以下质量要求：①无色透明，以便检查药液的可见异物、杂质及变质情况；②有优良的耐热性和低的膨胀系数，使之不易冷爆破裂；③熔点低，易于熔封；④不得有气泡、麻点及砂粒；⑤应有足够的物理强度能耐受热压灭菌时产生的较高压力差和生产流通过程中造成的破损；⑥对需要遇光的药物，可采用琥珀色玻璃安瓿，适用于光敏药物。琥珀色安瓿含氧化铁，若药液中含有的成分能被铁离子催化，则不适用。

安瓿的玻璃材质主要有中硼酸硅盐玻璃、含钡玻璃与含锆玻璃，分别适用于以下情况：

种类	适用情况	举例
中硼酸硅盐玻璃	近中性或弱酸性注射剂	各种输液、葡萄糖注射液、注射用水等
含钡玻璃	碱性较强的注射液	磺胺嘧啶钠注射液（pH 10~10.5）
含锆玻璃	耐酸、碱	乳酸钠、碘化钠、磺胺嘧啶钠、酒石酸锑钠等

2）安瓿的检查与洗涤

类别	种类	检查内容
安瓿的检查	物理检查	安瓿外观、尺寸、应力、清洁度、热稳定性等
	化学检查	容器的耐酸、碱性、中性检查等
安瓿的洗涤	甩水洗涤法	
	加压喷射气水洗涤法	

3）安瓿的干燥与灭菌

种类	条件
一般情况	120~140℃烘箱内
无菌操作或低温灭菌的安瓿	180℃干热灭菌1.5小时

生产中多采用隧道式烘箱，温度为200℃左右，有利于安瓿的烘干、灭菌连续化。近年来远红外线加热技术被应用到安瓿干燥中，温度可达250~300℃。具有效率高、质量好、干燥速度快和节约能源等特点。

（2）玻璃瓶　是最传统的输液容器，其质量应符合国家标准。玻璃瓶具有透明、耐压不变形、热稳定性好等优点，但口部密封性差、易碎。

种类	方法
酸洗法	硫酸重铬酸钾清洁液
碱洗法	用2%氢氧化钠溶液（50~60℃）
	1%~3%碳酸钠溶液

（3）橡胶塞

1）质量要求　①富有弹性及柔软性；②针头刺入和拔出后可立即闭合并能耐受多次穿刺而无碎屑 脱落；③具有耐溶性，不会增加药液中的杂质；④可耐受高温灭菌；⑤有高度的化学稳定性；⑥对药物或附加剂的作用应达最低限度；⑦无毒性、无溶血作用。

2）橡胶塞的处理　酸碱法处理。水洗pH呈中性。再用纯水煮沸30分钟，用注射用水洗净备用。

（4）塑料瓶　医用聚丙烯塑料瓶，亦称PP瓶，现已广泛使用。此种输液瓶具有耐腐蚀、质轻无毒、耐热性好、机械强度高、化学稳定性好等优点。

（5）塑料袋　软塑料袋具有重量轻、运输方便、不易破损、耐压等优点，在生产中可减少药液污染，提高工效。目前上市的非PVC新型输液软塑料袋是当今输液体系中较理想的输液形式，代表国际最新发展趋势。

考点 7　注射液的配制 ★★

1. 投料计算　配制前，应计算原料的用量。含结晶水的药物应注意其换算。投料量可按下式计算：

原料（附加剂）用量 = 实际配液量 × 成品含量%

实际配液量 = 实际灌注量 + 实际灌注时损耗量

若在制备或贮存过程中药物含量易发生下降，应谨慎酌情增加投料量，应开展相应研究，提供相关依据。

2. 配液用具的选择与处理　配置用具的材料有玻璃、耐酸碱搪瓷、不锈钢等。配置用具使用前要用硫酸清洗液或其他洗涤剂洗净，并用新鲜注射用水荡洗或灭菌后备用。操作完毕后立即清洗干净。操作过程一般在带有搅拌器的夹层锅中进行，便于加热和冷却。

3. 配液方法

种类	方法	特点
浓配法	将全部药物用部分处方量溶剂配成浓溶液，过滤后稀释至所需浓度的方法	可滤除溶解度小的一些杂质
稀配法	将全部药物用处方量的全部溶剂一次性加入，配成所需浓度后过滤的方法	适用于优质原料

配液中应注意：①在洁净的环境中进行配制，所用器皿、原料和附加剂尽可能无菌，以减少污染；②应严格称量和校准剧毒药注射液，并防止交叉污染；③应注意对不稳定药物的调配顺序，先加稳定剂或通惰性气体等，有时要控制温度并进行避光操作；④对于不易滤清的药液可加0.1%~0.3%活性炭处理，小量注射液可用纸浆混炭处理。应注意活性炭时对药物的吸附作用。

4. 灌装与封口及灭菌检漏

（1）注射液的滤过　目的是除去各种不溶性微粒。生产中多采用微孔滤膜二级过滤。

（2）注射液的灌封　灌封包括灌装注射液和封口两步，灌注后应立即封口，以免污染。封口方法有拉封和顶封两种。拉封封口比较严密，是目前常用的封口方法。

工业化生产多采用全自动灌封机，我国已有割瓶、洗涤、灌装、封口联动机，生产效率高。

灌装药液时应注意：①剂量准确，可按《中国药典》要求适当增加药液量，以保证注射用量不少于标示量；②药液不沾瓶口，活塞中心常设有毛细孔来防止灌注器针头"挂水"，应调节灌装速度，速度过快时药液易溅至瓶壁；③通惰性气体时要避免药液溅至瓶颈，并要将安瓿内空气除尽。一般采用先充惰性气体，灌装药液后再充一次，其效果更好。

5. 灭菌与检漏

（1）灭菌　注射剂从配制到灭菌通常不超过12小时，须尽快完成以减少细菌繁殖。目前大都采用热压灭菌法，常用的灭菌条件为121℃ 15分钟或116℃ 40分钟。无菌操作结合过滤除菌生产的注射剂可不进行热压灭菌。

（2）安瓿检漏　灭菌后应立即进行安瓿的漏气检查。

第二节　普通注射剂

考点1 溶液型注射剂 ★★★

注射剂可分为注射液、无菌注射用粉末及注射用浓溶液，其中注射液又包括溶液型、乳状液型或混悬型等注射液。溶液型注射剂是指药物溶解于适宜溶剂中制成稳定的、可供注射给药的澄清液体制剂，包括水溶液、胶体溶液和油溶液。

（一）临床应用与注意事项

1. 临床应用　注射剂在临床上的主要给药方式有皮内注射、皮下注射、肌内注射以及静脉注射等。通常在以下情况需使用注射剂：

类别	举例
患者存在吞咽困难或明显的吸收障碍	如呕吐、严重腹泻、胃肠道病变、手术后不能进食
口服生物利用度低的药物	如口服吸收较差的庆大霉素，除治疗胃肠道相关疾病外
患者疾病严重、病情进展迅速	/
没有合适的口服剂型的药物	如氨基酸类或胰岛素制剂

2. 注意事项　①若某些注射剂并非直接注入给予机体，需配制后方能使用。一般提倡临用前配制以保证疗效和减少不良反应。②应尽可能减少注射次数，应积极采取序贯疗法。③应尽量减少注射剂联合使用的种类，以避免不良反应和配伍禁忌的出现。④应严格掌握注射剂量和疗程。

（二）典型处方分析

1. 维生素C注射液

【处方】维生素C、依地酸二钠、碳酸氢钠、亚硫酸氢钠、注射用水。规格为100mg/ml。

【注解】维生素C是主药、显强酸性，由于注射时刺激性大，会产生疼痛，故加<u>碳酸氢钠或碳酸钠，中和部分维生素C成钠盐，以避免疼痛</u>；同时由于碳酸氢钠的加入调节了pH值，可<u>增强本品的稳定性</u>。维生素C容易被氧化，<u>依地酸二钠是金属离子螯合剂</u>，可螯合金属离子，防止药品被氧化。<u>亚硫酸氢钠是还原剂（抗氧剂）</u>，可以防止药品被氧化。

2. 苯妥英钠注射液

【处方】苯妥英钠、丙二醇、乙醇、注射用水。规格为500mg/ml。

【注解】苯妥英钠是主药，为避免药物溶液水解后析出游离的苯妥英结晶，处方中加入<u>40%丙二醇、10%乙醇和50%注射用水作为混合溶剂</u>，以延缓苯妥英钠水解作用。同时为避免药物溶液吸收二氧化碳引起水解，需采用新鲜煮沸并放冷的注射用水溶解。

3. 己烯雌酚注射液

【处方】己烯雌酚，苯甲醇，注射用油。规格为5mg/ml。

【注解】本品为注射用油为溶剂的油溶性注射剂，己烯雌酚为主药，注射用油为溶剂，苯甲醇为抑菌剂。

考点2 输液 ★★★

输液是指由静脉滴注输入体内的大容量（除另有规定外，一般不小于100ml）注射液。故也称大容量注射液，<u>不含防腐剂或抑菌剂</u>。

（一）分类、特点

1. 输液的分类

分类	特点	举例
电解质输液	用于补充体内水分、电解质，纠正体内酸碱平衡等	氯化钠注射液、复方氯化钠注射液、乳酸钠注射液等
营养输液	用于不能口服吸收营养的患者，主要用来补充供给体内热量、蛋白质和人体必需的脂肪酸和水分等	葡萄糖注射液、氨基酸输液、脂肪乳剂输液等
胶体输液	与血液等渗，由于胶体溶液中的高分子不易通过血管壁，可使水分较长时间在血液循环系统内保持，产生增加血容量和维持血压的效果	有多糖类、明胶类、高分子聚合物等，如右旋糖酐、淀粉衍生物、明胶、聚维酮等
含药输液	含有治疗药物的输液	氧氟沙星葡萄糖输液

2. 输液的特点 ①补充营养、热量和水分，纠正体内电解质代谢紊乱；②维持血容量以防治休克；③调节体液酸碱平衡；④解毒用，以稀释毒素、促使毒物排泄；⑤抗生素、强心药、升压药等多种注射液加入输液中静脉滴注，起效迅速，疗效好，且可避免高浓度药液静脉推注对血管的刺激。

（二）输液的质量要求

①<u>无菌、热原及细菌内毒素、不溶性微粒等检查项目须符合规定</u>；②<u>pH值与血液相近</u>；③<u>渗透压应为等渗或偏高渗</u>；④不得添加任何抑菌剂，并在贮存过程中质量稳定；⑤使用安全，不引起血液的一般检测或血液常规检测指标出现任何变化，不引起变态反应，不损害肝、肾功能。

按照《中国药典》大体积注射液项下质量要求,逐项检查:

项目	基本要求	其他
可见异物	符合《中国药典》要求	若发现有崩盖、歪盖、松盖、漏气、隔离薄膜脱落的成品,也应及时挑出剔除
不溶性微粒	符合《中国药典》要求	还应对≥100ml的静脉滴注用注射液进行不溶性微粒检查
热原、细菌内毒素与无菌检查	符合规定	
有效成分的含量、药液的pH、渗透压	严格检查	

(三)输液存在的主要问题及解决方法

存在的问题	现象及原因	解决方法
染菌	输液剂出现浑浊、霉团、云雾状、产气等	尽量减少制备生产过程中的污染,严格灭菌条件,严密包装
热原	输液器等的污染	使用全套或一次性输液器,包括插管、导管、调速、加药装置、末端滤过、排除气泡及针头等,并在输液器出厂前进行灭菌
可见异物与不溶性微粒	原辅料的质量问题	严格控制原辅料的质量
	胶塞与输液容器质量问题	提高胶塞及输液容器质量
	工艺操作中的问题	合理安排工序,加强过程管理,采取单向层流净化空气,及时除去制备过程中新产生的污染微粒,采用微孔滤膜滤过和生产联动化等措施,提高输液的质量
	医院输液操作以及静脉滴注装置的问题,无菌操作不严、静脉滴注装置不净或不恰当的输液配伍	严格实行无菌操作,在输液器中安置终端过滤器,减少使用过程中微粒污染
	胶塞的硅油污染	尽量减少制备生产过程中的污染,严格灭菌条件,严密包装

(四)临床应用与注意事项

1. 临床应用 静脉输液速度随临床需求而改变,例如静滴氧氟沙星注射液速度宜慢,24~30滴/分,否则易发生低血压;复方氨基酸滴注过快可致恶心呕吐;林可霉素类滴注时间要维持1小时以上等。

2. 注意事项 由于药物配成溶液后的稳定性受很多因素影响,所以一般提倡临用前配制以保证疗效和减少不良反应。具体事项如下:①规范临床合理科学配伍用药,以降低患者与护理人员在多药"配伍试验"中的风险;②规范和加强治疗室输液配制和病房输液过程的管理;③加强输液器具管理,避免使用包装破损、密闭不严、漏气污染和超过使用期的输液器。

(五)典型处方分析

葡萄糖注射液

【处方】注射用葡萄糖、1%的盐酸、注射用水。规格分别为5g/100ml,10g/100ml,25g/100ml和50g/100ml。

【注解】葡萄糖为主药，注射用水为溶剂，盐酸为pH调节剂，配制时用盐酸调节pH至3.8～4.0，同时严格控制灭菌温度和受热时间，使成品稳定。

（六）营养输液

糖、脂肪、蛋白质是人体的三大营养成分，而营养输液就是根据这种需要考虑的，主要有糖的输液、静脉注射脂肪乳剂、复方氨基酸输液等。

1. 复方氨基酸输液

【处方】L-赖氨酸盐酸盐，L-缬氨酸，L-精氨酸盐酸盐，L-苯丙氨酸，L-组氨酸盐酸盐，L-苏氨酸，L-半胱氨酸盐酸盐，L-色氨酸，L-异亮氨酸，L-蛋氨酸，L-亮氨酸，甘氨酸，亚硫酸氢钠，注射用水。规格为12种氨基酸注射液。

【注解】氨基酸均为主药，亚硫酸氢钠是还原剂，可防止主药被氧化，注射用水为溶剂。

2. 静脉注射脂肪乳剂 静脉注射脂肪乳剂的原料与乳化剂的选择以及需符合的条件。

【处方】精制大豆油和大豆磷脂，注射用甘油，注射用水。规格为每100ml含5g大豆油。

【注解】精制大豆油是油相、主药，精制大豆磷脂是乳化剂，注射用甘油是等渗调节剂。

3. 维生素和微量元素 有人提出营养液中需维生素13种，其中水溶性的9种，脂溶性的4种。为了满足机体生理上的需要，全静脉营养输液中还需含有微量元素。据报道，人体需14种微量元素。

（七）血浆代用液及举例

血浆代用液在有机体内有代替血浆的作用，但不能代替全血。对于血浆代用液的质量，除符合注射剂有关质量要求外，代血浆应不妨碍血型试验，不妨碍红细胞的携氧功能，在血液循环系统内，可保留较长时间，易被机体吸收，不得在脏器组织中蓄积。

羟乙基淀粉注射液又名706代血浆，是将淀粉经酸水解后再在碱性条件下与环氧乙烷反应（羟乙基化）而成。

右旋糖酐注射液

【处方】右旋糖酐、氯化钠、注射用水。规格为每1ml含60mg右旋糖酐。

【注解】右旋糖酐是一种葡萄糖聚合物，是目前最佳的血浆代用品之一。氯化钠为渗透压调节剂，注射用水为溶剂。

考点3 乳状液型注射液 ★★★

乳状液型注射液：以脂溶性药物为原料，加入乳化剂和注射用水经乳化制成的油/水（O/W）型或复合（W/O/W）型的可供静脉注射给药的乳状液。

静脉注射用冻干乳：乳状液型注射剂存在贮存稳定性较差，磷脂易氧化降解等缺陷，而经真空冷冻干燥后，冻干乳含水量降低（1%～3%），可在真空或保护气条件下长期保存，且不易被氧化。

（一）乳状液型注射剂的特点与质量要求

1. 特点 ①乳剂中液滴的分散度很大，药物吸收快、药效发挥快及生物利用度高；②减少药物的刺激性及毒副作用；③可增加难溶性药物的溶解度；④静脉注射乳剂，可使药物具有靶向作用，提高疗效。

2. 质量要求 ①静脉用乳状液型注射液中90%的乳滴粒径应在1μm以下，不得有大于5μm的乳滴。②成品耐受高压灭菌，在贮存期内乳剂稳定，成分不变。③无副作用，无抗原性，无降压作用与溶血作用。

3. 原料与乳化剂的选择

类别	选用种类
原料	选用植物油，如大豆油、麻油、红花油等，所用油必须符合《中国药典》的要求
乳化剂	卵磷脂、大豆磷脂及泊洛沙姆F-68（普朗尼克F-68）等，一般以卵磷脂为好
稳定剂	油酸钠

（二）临床应用与注意事项

乳状液型注射剂在贮藏过程中稳定性易受影响，出现分层、破乳或酸败等现象；乳状液型注射剂中加入其他药物配伍应慎重，有可能引起粒子的粒径增大，或产生破乳；乳状液型注射液，不得有相分离现象，不得用于椎管注射。

（三）典型处方分析

1. 罗拉匹坦乳状液型注射液

【处方】罗拉匹坦、精制大豆油、注射用卵磷脂、泊洛沙姆、油酸钠、注射用甘油、注射用水。规格为每1ml含0.5mg罗拉匹坦。

【注解】罗拉匹坦为主药，精制大豆油为油相溶剂、卵磷脂和泊洛沙姆作为乳化剂，油酸钠作为稳定剂，甘油为渗透压调节剂，注射用水为分散介质。油酸钠使得乳滴表面带负电，从而相互排斥，不易聚集，维持良好的稳定性。

2. 氟比洛芬酯乳状液型注射液

【处方】氟比洛芬酯、精制大豆油、注射用卵磷脂、二油酰基磷脂酰丝氨酸、甘氨酸、pH调节剂适量、注射用水。规格为每1ml含10mg氟比洛芬酯。

【注解】氟比洛芬酯为氟比洛芬的前体药物。精制大豆油为油相溶剂、卵磷脂为乳化剂、二油酰基磷脂酰丝氨酸作为稳定剂，可维持注射剂质量。甘氨酸属于渗透压调节剂。pH调节剂将初乳pH值调至6.0~7.0，可有效防止药物水解损失，注射用水为分散介质。

考点4 混悬型注射液 ★★

混悬型注射液是将不溶性固体药物以微粒状态分散于液体介质中制成的一类供肌内注射用的混悬液。

（一）特点与质量要求

1. 特点 ①药物的结晶状态与粒径大小会影响药物吸收的快慢，微粉化可减小颗粒粒径，增加药物溶出速度；②长效混悬型注射液给药后可在局部形成储库，缓慢释放药物，以达到长效目的；③无适当溶剂可溶解的不溶性固体药物、需制成长效制剂或高含量的药物，常制成水或油的混悬型注射液。

2. 质量要求 混悬型注射液除应符合注射剂各项规定外，还必须符合下列条件：①原料药物粒径应控制在15μm以下，含15~20μm者，不应超过10%；②若有可见沉淀，振摇后应分散均匀；③肌内混悬型注射液，所用分散介质有水、复合溶剂或油等，容量一般为2～5ml。

（二）临床应用与注意事项

混悬型注射剂临用前需充分分散混匀，保证递送剂量的准确性；混悬型注射液不得用于静脉注射或椎管内注射。

（三）典型处方分析

1. 黄体酮混悬型注射液

【处方】黄体酮、PEG 4000、吐温80、氯化钠、注射用水。规格为每1ml含15mg黄体酮。

【注解】黄体酮为主药，注射液通过混悬剂形式解决了难溶性药物给药问题。PEG 4000为初级稳定剂，用于增加制剂稳定性；吐温80为次级稳定剂；氯化钠为渗透压调节剂，注射用水为分散介质。

2. 罗替戈汀混悬型注射液

【处方】罗替戈汀、吐温20、PEG 4000、磷酸二氢钠、甘露醇、柠檬酸、注射用水。规格为每1ml含10mg罗替戈汀。

【注解】罗替戈汀为主药，吐温20为湿润剂，用于湿润药物微粒的表面；PEG 4000为助悬剂，用于增加分散介质的黏度，以降低微粒的沉降速度；磷酸二氢钠为pH调节剂；甘露醇为渗透压调节剂；柠檬酸为稳定剂，用于提高注射剂稳定性，注射用水为分散介质。

考点5 注射用无菌粉末 ★★

注射用无菌粉末又称粉针，是指药物制成的供临用前用适宜的无菌溶液配制成注射液的无菌粉末或无菌的块状物，可用适宜的注射用溶剂配制后注射，也可用静脉输液配制后静脉滴注。

（一）分类、特点与质量要求

1. 分类 根据生产工艺的不同将注射用无菌粉末分为以下两类：

分类	制法	应用
无菌粉末直接分装制品	将通过喷雾干燥法或者灭菌溶剂法精制所得无菌药物粉末在无菌条件下直接分装所得	抗生素药品，如青霉素等
冻干无菌粉末制品	灌装药液经冷冻干燥后所得	生物制品，如辅酶类等

2. 特点 注射用无菌粉末在临用前需经灭菌注射用水或生理盐水等溶解后才可注射，主要适用于水中不稳定药物，尤其是对湿热敏感的抗生素和生物制品。

3. 质量要求 ①粉末无异物，配成溶液后可见异物检查合格；②粉末细度或结晶度需适宜，便于分装；③无菌、热原或细菌内毒素等检查须合格；④冻干制品是完整块状物或海绵状物；⑤外形饱满，色泽均一，多孔性好，水溶解后能快速恢复冻干前状态；⑥不溶性微粒、装量差异、含量均匀度等检查符合规定。

(二)冻干制剂常见问题及产生原因

常见问题	原因
含水量偏高	装入液层过厚、真空度不够、干燥时供热不足、干燥时间不够、冷凝器温度偏高
喷瓶	预冻温度过高或时间太短、产品冻结不实、升华供热过快、局部过热
产品外观不饱满或萎缩	冻干过程形成的外壳结构较致密、样品黏度较大

(三)临床应用和注意事项

1. 临床应用 适用于水溶液中不稳定的药物，特别是对湿热十分敏感的抗生素类药物（如青霉素G、先锋霉素类）及酶（如胰蛋白酶、辅酶A等）或血浆等生物制品。

2. 注意事项 注射用无菌粉末生产必须在无菌环境中进行，尤其是一些关键工序如灌封等需采用较高的层流洁净措施来确保环境的洁净度。另外需严格控制原料质量、处理方法和环境。为了防止其吸潮变质，需要检查橡胶塞的密封率，若是铝盖则在压紧后进行密封。

(四)典型处方分析

1. 注射用辅酶A（无菌冻干制剂）

【处方】辅酶A、水解明胶、甘露醇、葡萄糖酸钙、半胱氨酸。规格为含56.1单位辅酶A。

【注解】处方中辅酶A为主药，水解明胶、甘露醇、葡萄糖酸钙是填充剂，半胱氨酸是稳定剂。辅酶A在冻干工艺中易丢失效价，故投料量应酌情增加。

2. 注射用细胞色素C（无菌冻干制剂）

【处方】细胞色素C、葡萄糖、亚硫酸钠、亚硫酸氢钠、氢氧化钠、注射用水。规格为含15 mg细胞色素C。

【注解】细胞色素C为主药，葡萄糖为填充剂；细胞色素C易被空气等氧化，故在制剂中加入亚硫酸钠、亚硫酸氢钠等抗氧剂；制备时通过氢氧化钠调pH值7.0~7.2。处方中注射用水为溶剂，冻干过程中逐步至完全除去。

考点6 注射用浓溶液 ★★

是指原料药物与适宜辅料制成的供临用前稀释后静脉滴注用的无菌浓溶液。

(一)特点与质量要求

1. 注射用浓溶液的特点 ①适用于水溶液中不稳定和（或）水溶液中溶解度低的药物；②可解决水的引入导致的药物异构化或者有关物质增多的问题；③可以扩大药物在临床上的适用范围。

2. 注射用浓溶液的质量要求 注射用浓溶液稀释后应符合注射液的要求。

(二)典型处方分析

丹参酮ⅡA磺酸钠注射用浓溶液

【处方】丹参酮ⅡA磺酸钠（以$C_{18}H_{17}NaO_6S$计）、吐温80、丙二醇。规格为每1ml含40mg丹参酮ⅡA硫磺钠。

【注解】将水溶性差的丹参酮ⅡA制成注射用浓溶液，提高了丹参酮ⅡA的稳定性，扩大了丹参酮类化合物的临床应用范围，使用更方便、更安全；丹参酮ⅡA及其衍生物浓溶液可添加适量的抗氧化剂和稳定剂,提高其制剂中的稳定性;该制备方法强调避光操作,降低配置过程药物的降解。

第三节 微粒制剂

考点1 微粒制剂的一般要求 ★★

微粒制剂,也称微粒给药系统(MDDS),系指药物或与适宜载体,经过一定的分散包埋技术制得具有一定粒径(微米级和纳米级)的微粒组成的固态、液态或气态药物制剂。

1. 分类 根据药剂学分散系统分类原则,将直径在 $10^{-4} \sim 10^{-9}$ m 范围的分散相构成的分散体系统称为微粒分散体系。

类别	分散相粒径	剂型
粗(微米)分散体系	1~500μm	微囊、微球、亚微乳等
纳米分散体系	小于1000nm	脂质体、纳米乳、纳米粒、聚合物胶束等

2. 特点 ①掩盖药物的不良气味与口味;②液态药物固态化;③减少复方药物的配伍变化;④提高难溶性药物的溶解度,或提高药物的生物利用度;⑤改善药物的稳定性;⑥降低药物不良反应;⑦延缓药物释放;⑧提高药物靶向性等作用与特点。

考点2 脂质体 ★★★

脂质体是指**将药物包封于类脂质双分子层内而形成的微小囊泡**,又称类脂小球、液晶微囊。主要上市品种如下:

上市方式	具体品种
国外上市	阿霉素、柔红霉素、两性霉素B、阿糖胞苷、长春新碱、伊立替康、紫杉醇、表阿霉素、庆大霉素、甲肝疫苗、免疫疫苗
国产上市	盐酸多柔比星、两性霉素B、紫杉醇等

(一)分类

类别	分类		特点
按结构分类	小单室脂质体		粒径20~80nm,单层双分子膜构成的脂质体
	大单室脂质体		粒径100~1000nm,单层双分子膜构成的脂质体
	多室脂质体		粒径1~5μm,多层类脂质同心双分子层的脂质体
按性能分类	常规脂质体		由磷脂和胆固醇组成
	特殊性能	温敏脂质体	药物的释放对温度具有敏感性
		pH敏感脂质体	对pH(特别是低pH)敏感
		免疫脂质体	类脂膜表面被抗体修饰的具有抗体-抗原特异性结合(靶向)作用的脂质体
		超声波敏感脂质体、光敏脂质体、磁性脂质体、配体(多肽或多糖)修饰的脂质体	
按荷电性分类	中性脂质体、负电性脂质体、正电性脂质体		

(二)性质与特点

1. 脂质体的理化性质 ①相变温度：脂质体的物理性质与介质温度有密切关系，当升高温度时脂质体双分子层中疏水链可从有序排列变为无序排列，从而引起一系列变化，如膜的厚度减小，流动性增加等。②荷电性：脂质体表面电性与其包封率、稳定性、靶器官分布及对靶细胞作用有关。

2. 脂质体的特点 脂质体作为药物载体，可包封水溶性和脂溶性两种类型的药物。药物被脂质体包封后具有以下特点：①靶向性和淋巴定向性；②细胞亲和性与组织相容性；③降低药物毒性。

(三)常见新型靶向脂质体

1. 前体脂质体 将脂质吸附在极细的水溶性载体如氯化钠、山梨醇等聚合糖类制成前体脂质体，遇水时脂质溶胀，载体溶解形成多层脂质体，其中载体的大小直接影响脂质体的大小和均匀性。前体脂质体可预防脂质体之间相互聚集，提高脂质体的稳定性。

2. 长循环脂质体 PEG修饰可增加脂质体的柔顺性和亲水性，从而降低与单核-巨噬细胞的亲和力，延长循环时间，称为长循环脂质体。

3. 免疫脂质体 脂质体表面联接抗体，对靶细胞进行识别，提高脂质体的靶向性。

4. 温敏脂质体 利用在相变温度时，脂质体的类脂双分子层膜从胶态过渡到液晶态，脂质膜的通透性增加，药物释放速度增大的原理制成温敏脂质体。

5. pH敏感脂质体 由于肿瘤间质的pH比周围正常组织细胞的pH低，选用对pH敏感的类脂材料，如二棕榈酸磷脂或十七烷酸磷脂为膜材制备成载药脂质体。当脂质体进入肿瘤部位时，由于pH的降低使膜融合，加速释药。

(四)脂质体的组成、结构和膜材料

1. 组成与结构

（1）组成　脂质体由类脂质双分子层膜所构成（见下图），类脂质膜的主要成分为磷脂和胆固醇，而磷脂与胆固醇亦是共同构成细胞膜的基础物质。

（2）结构　类似生物膜，故脂质体又被称为"人工生物膜"。磷脂具有两亲性，结构中含有一个磷酸基和一个季铵盐基，均为亲水性基团，另外还有两个较长的烃基为疏水链。胆固醇亦属于两亲物质，其结构中亦具有疏水与亲水两种基团，其疏水性较亲水性强。

脂质体形成时，磷脂分子的两条疏水链指向内部，亲水基在膜的内、外两个表面上，构成一个双层封闭小室，小室中水溶液被磷脂双层包围而独立，磷脂双室形成泡囊又被水相介质分开。

脂质体可以是单层的封闭双层结构，亦可以是多层的封闭双层结构。在电镜下，脂质体的外形常见有球形、椭圆形等，直径在几十纳米到几微米之间。

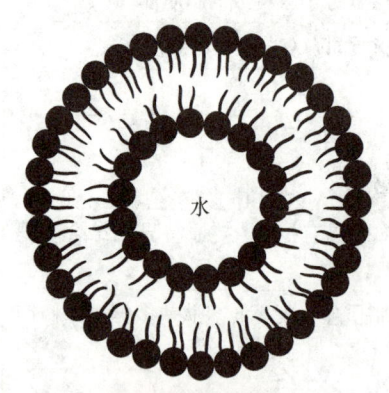

脂质体结构示意图

2. 膜材料

（1）磷脂类　包括天然的卵磷脂、大豆磷脂以及合成

磷脂等。

（2）胆固醇　具有调节膜流动性的作用，是脂质体的"流动性缓冲剂"。

3. 脂质体的制备方法　制备脂质体较为常用的方法有薄膜分散法、溶剂注入法和逆向蒸发法等被动载药方法，以及 pH 梯度法、硫酸铵梯度法等主动包载方法。

（五）质量要求

除应符合《中国药典》有关制剂通则规定外，还需控制以下项目：

1. 形态、粒径及其分布　脂质体的形态可采用扫描或透射电镜等观察，应提供照片，其粒径大小可采用扫描电镜、激光散射法或激光衍射法测定。

2. 包封率　包封率 =［脂质体中的药量/（介质中的药量+脂质体中的药量）］× 100%，通常要求脂质体的药物包封率达 80% 以上。

3. 载药量　载药量 =［脂质体中药物量/（脂质体中药量+载体总量）］× 100%。

载药量的大小直接影响到药物的临床应用剂量，故载药量愈大，愈易满足临床需要。载药量与药物的性质有关，如脂溶性。

4. 脂质体的稳定性

（1）物理稳定性　主要用渗漏率表示，即在贮存期间脂质体的包封率变化情况。

渗漏率=（贮存后渗漏到介质中的药量/贮存前包封的药量）× 100%

（2）化学稳定性

类别	控制内容
磷脂氧化指数	氧化指数 = A_{233nm}/A_{215nm}；一般规定磷脂氧化指数应小于 0.2
磷脂量的测定	基于每个磷脂分子中仅含 1 个磷元素，采用化学法将样品中磷脂转变为无机磷后测定磷摩尔量（或重量），即可推算出磷脂量
防止氧化的措施	充入氮气，添加抗氧剂，例如生育酚、金属离子螯合剂等；也可直接采用氢化饱和磷脂

（六）作用机制和作为药物载体的用途

1. 脂质体的作用机制　由于脂质体结构与细胞膜组成相似，亲和性好，能显著增强细胞摄取，延缓和克服耐药性。脂质体与细胞之间存在吸附、脂交换、内吞、融合、渗漏和扩散等相互作用，该作用与粒径大小、表面性质、给药途径密切相关。

脂质体的靶向性主要由不同部位的网状内皮系统决定，主要用于肿瘤的治疗。

脂质体静脉给药后，优先集中于网状内皮组织，主要被肝、脾摄取，肌内注射大部分集中于淋巴结。

2. 脂质体作为药物载体的应用　①抗肿瘤药物的载体；②其他药物的载体包括：抗寄生虫药物，抗生素类药物，抗结核药物，激素类药物，酶类药物，解毒药物，免疫增强类药物，基因治疗药物等的载体。

（七）脂质体存在的问题

1. 靶向性问题　一般脂质体的靶向性主要集中在网状内皮系统，要达到特异靶向性，需要在脂质体上结合抗体、糖链或使脂质体在受到热、光及靶器官特定的 pH 作用后才释放药物。

2. 稳定性问题 稳定性涉及磷脂原料，以及脂质体生产和贮藏的稳定性。

（1）脂质体对某些水溶性药物包封率较低，药物易从脂质体中渗漏出来。可采用制成前体药物的方法或用大豆甾醇等强化材料修饰脂质膜，以改善包封率和稳定性。

（2）用常规方法制得的脂质体易于聚集和融合，可采用膜修饰方法制成聚合膜脂质体。

（3）脂质体存在贮存稳定性差，使其临床应用受到极大限制。

（八）典型处方分析

1. 注射用紫杉醇脂质体

【处方】紫杉醇，卵磷脂，胆固醇，赖氨酸，葡萄糖。规格为每支含30 mg紫杉醇。

【注解】以卵磷脂与胆固醇为脂质体制备材料，脂质体作为药物载体，具有靶向性，可增强药物治疗作用又可以减低药物毒性。紫杉醇为主药，卵磷脂和胆固醇为材料，赖氨酸和葡萄糖为冻干保护剂。

2. 注射用两性霉素B脂质体

【处方】两性霉素B，氢化大豆卵磷脂（HSPC），胆固醇，二硬脂酰磷脂酰甘油（DSPG），α-维生素E，蔗糖，六水琥珀酸二钠。规格为每支含两性霉素B 50mg。

【注解】两性霉素B为主药；氢化大豆卵磷脂与二硬脂酰磷脂酰甘油为脂质体制备材料，胆固醇用于改善脂质体膜流动性，提高制剂稳定性。维生素E为抗氧剂，蔗糖和六水琥珀酸二钠为冻干保护剂。

3. 阿霉素脂质体

【处方】阿霉素，氢化大豆卵磷脂（HSPC），胆固醇，MPEG-DSPE，硫酸铵，蔗糖，注射用水。规格为每1ml含20mg阿霉素。

【注解】阿霉素作为主药，HSPC和胆固醇是脂质体的组成材料；MPEG-DSPE使脂质体发挥长循环的作用，增加脂质体稳定性，延长在体内循环时间，有利于阿霉素药效发挥。

考点3 微球 ★★

微球是指**药物溶解或者分散在高分子材料基质中形成的微小球状实体**，属于基质型骨架微粒。微球粒径范围一般为1~250μm，而粒径在0.1~1μm之间的称亚微球，粒径在10~100nm之间的称纳米球。

（一）微球的分类、特点与质量要求

1. 微球的分类及特点

（1）微球的分类

分类	原理
普通注射微球	1~15μm微球静脉或腹腔注射后，被网状内皮系统巨噬细胞所吞噬
栓塞性微球	微球随血流可以阻滞在流体周围的毛细血管内，甚至可使小动脉暂时栓塞，即可切断肿瘤的营养供给，也可使载药的微球滞留在病变部位，粒径较大，可由30~800μm不等
磁性微球	用空间磁场在体外定位，使其具靶向性
生物靶向性微球	经表面修饰后从而具有生物靶向性，带负电荷的微球可大量地被肝摄取，而带正电荷的微球则首先聚集于肺，疏水性微球可被网状内皮系统巨噬细胞所摄取

（2）微球的特点　①**缓释性**；②**靶向性**：小于1.4μm者全部通过肺循环，7~14μm主要停留在肺部，而3μm以下的大部分在肝脾停留；③降低毒副作用。

2. 微球的质量要求

（1）粒子大小与粒度分布

1）粒子大小　微球粒径大小分布不一，微球靶向（栓塞）作用很大程度上取决于粒子大小，微球粒子大小分布是极其重要的质量指标之一。

检测方法有：①显微镜法；②电子显微镜法；③激光散射法；④库尔特计数法等。

微球的外观、粒径及其分布的要求是：形态为球形、圆整、表面光滑，粒径分布在较窄范围内。

2）粒径分布　表示法有质量分布、体积分布、数目分布等。

粒径的分布还可以采用跨度（Span）评价，公式如下：

$$Span = (D_{90\%} - D_{10\%})/D_{50\%}$$

$D_{90\%}$、$D_{10\%}$、$D_{50\%}$分别指一定体积百分率的微球的粒径，Span越大，粒径分布越广。

（2）载药量　载药量是指单位重量或单位体积微球所负载的药量，其中能释放的药量为有效载药量。除药物与基质发生不可逆结合外，载药量可看成是微球的含药量。

（3）有机溶剂残留检查　残留在微球中的有机溶剂可以导致毒副作用。

（4）体外释放度　目前常用的方法有：连续流动系统、动态渗析系统、桨法等。大多数微球体外释药规律符合Higuichi方程，但有些微球释药机制不很清楚，影响因素也很多。

（二）微球的载体材料和用途

1. 微球的载体材料　微球制剂的可生物降解的骨架材料主要有两大类。

类别	具体品种
天然聚合物	淀粉、白蛋白、明胶、壳聚糖、葡聚糖等
合成聚合物	聚乳酸（PLA）、聚丙交酯、聚乳酸-羟乙酸（PLGA）、聚丙交酯乙交酯（PLCG）、聚己内酯、聚羟丁酸等

2. 药物在微球中的分散状态　①溶解在微球内；②以结晶状态镶嵌在微球内；③吸附或镶嵌在微球表面。

3. 微球的用途

用途	实例
抗肿瘤药物载体	阿霉素明胶微球、丝裂霉素明胶微球、顺铂聚乳酸微球、甲氨蝶呤明胶微球、阿霉素聚乳酸微球等
多肽载体	注射用亮丙瑞林、奥曲肽、生长激素、曲普瑞林等生物技术药物的微球制剂或埋植剂
疫苗载体	类毒素疫苗如白喉、破伤风、气性坏疽、霍乱等，病毒疫苗如乙肝疫苗等，核酸疫苗及人工合成疫苗等
局部麻醉药实现长效缓释	聚乳酸、聚乙醇酸及聚乳酸-2-乙醇酸共聚物微球

（三）临床应用与注意事项

1. 临床应用

类别	用途
药物输送载体	载带抗肿瘤药物、疫苗、激素类药物、蛋白多肽类药物等
诊断与影像增强剂	超声造影剂
动脉栓塞剂	拮抗肿瘤血供，实现抗肿瘤治疗作用

2. 注意事项 微球可通过皮下注射、动脉注射、口服等不同给药途径进行给药，因此要依照说明书要求正确给予微球。须关注制备微球材料的生物相容性和可降解性。微球的粒径大小与分布直接影响其体内的分布、药物释放速度和药效，因此须对微球粒径进行严格控制。

（四）存在的问题

微球载药量有限，对用药量大的药物不易制成微球注射剂。载体材料和药物本身性质，以及制备工艺（如成球方法的选择、溶剂、药物与材料的比例、附加剂、搅拌速度等）会影响微球质量。微球产业化问题，如无菌或灭菌条件，突释现象的控制，有机溶剂残留等。

（五）典型处方分析

注射用利培酮微球

【处方】利培酮，PLGA。

【注解】利培酮为主药，PLGA为生物可降解载体材料。利培酮是抗精神病药物的代表药，注射用利培酮微球具有长效缓释作用，可以减少用药次数，便于临床用药。

考点 4 微囊 ★★

（一）概念、分类、特点及质量要求

1. 概念与分类 微囊系指将固态或液态药物（称为囊心物）包裹在天然的或合成的高分子材料（称为囊材）中而形成的微小囊状物，称为微型胶囊，简称微囊，粒径在 1~250μm。而粒径在 0.1~1μm 之间的称亚微囊，而粒径在 10~100nm 之间的称纳米囊。

微囊可进一步制成片剂、胶囊、注射剂等制剂，用微囊制成的制剂称为微囊化制剂。

2. 药物微囊化的特点

特点	实例
提高药物的稳定性	β-胡萝卜素、阿司匹林、挥发油类等药物
掩盖药物的不良臭味	大蒜素、鱼肝油、氯贝丁酯
防止药物在胃内失活或减少对胃的刺激性	尿激酶、红霉素、氯化钾等
控制药物的释放	复方甲地孕酮微囊注射剂、美西律微囊骨架片等
使液态药物固态化	油类、香料和脂溶性维生素
减少药物的配伍变化	阿司匹林与氯苯那敏
使药物浓集于靶区	抗肿瘤药

3. 微囊的质量要求

（1）微囊的囊形 应为圆球形或类球形的密封囊状物。

（2）粒径　不同微囊制剂对粒径的要求不同。
（3）载药量与包封率
①载药量：微囊中所含药物的重量百分率称为载药量，一般通过溶剂提取法测定药量，载药量可通过下式计算：

$$微囊的载药量 = \frac{微囊内的药量}{微囊的总重量} \times 100\%$$

②包封率：对处于液态介质中的微囊，可采用离心或滤过等方法分离微囊，再计算载药量和包封率，包封率可由下式计算：

$$包封率 = \frac{微囊内的药量}{微囊内封药量 + 介质中的药量} \times 100\%$$

③药物的收率：微囊内药量占投药量的百分比率称为药物的收率，即药物的包封产率；微囊重量占投药量和投材料量的百分比率称为微囊的收率，这两种收率一般用于评价制备工艺，而对微囊质量评价意义不大。

（4）微囊中药物释放量　为有效控制微囊中药物的释放规律、起效部位，须进行释放速率的测定。一般采用桨法进行测定，亦可将试样置薄膜透析管内用转篮法测定。如条件允许，可采用流通池法测定。

（二）药物微囊化的材料和用途

1. 囊心物　微囊的囊心物除主药外可以加入附加剂，如稳定剂、稀释剂以及控制释放速率的阻滞剂、促进剂、改善囊膜可塑性的增塑剂等。囊心物可以是固体，也可以是液体。

2. 囊材

分类		常用品种
天然高分子材料		明胶、阿拉伯胶、海藻酸盐、壳聚糖
半合成高分子材料		羧甲基纤维素钠（CMC-Na）、醋酸纤维酞酸酯（CAP）、乙基纤维素（EC）、甲基纤维素（MC）、羟丙基甲基纤维素（HPMC）
合成高分子材料	非生物降解材料	①不受pH值影响：聚酰胺、硅橡胶等 ②可在一定pH条件下溶解的囊材：聚丙烯酸树脂类、聚乙烯醇
	生物降解材料	聚酯类如聚碳酯、聚氨基酸、聚乳酸（PLA）、丙交酯-乙交酯共聚物（PLGA）、聚乳酸-聚乙二醇嵌段共聚物等（其中，PLA和PLGA是被FDA批准的可降解材料，而且已有产品上市）

（三）微囊中药物的释放

1. 微囊中药物释药机制

类型	过程	释药机制
药物透过囊壁扩散	物理过程	进入体内后，体液向微囊中渗透而逐渐使微囊中药物溶解透过囊壁扩散
囊壁的消化降解	生化过程	囊壁受胃肠道酶的消化，囊膜逐渐被溶化而使药物释放出来
囊壁的破裂或溶解	物理化学过程	囊壁溶解，或因外力或摩擦引起囊壁的裂缝和破裂，而使药物释放

2. 影响微囊中药物释放速率的因素

类别	因素
药物的理化性质	囊材相同时,药物在介质中的溶解度愈小,释放愈慢
囊材的类型及组成	明胶＞乙基纤维素＞苯乙烯-马来酸酐共聚物＞聚酰胺
微囊的粒径	微囊粒径越小,表面积越大,释药越快
囊壁的厚度	囊材相同时,囊壁越厚释药越慢
工艺条件	不同工艺条件制得微囊,其释药速率也不相同
释放介质	介质的pH值或离子强度通常会影响囊壁的溶解或降解速度

(四)典型处方分析

复方甲地孕酮微囊注射液

【处方】甲地孕酮、戊酸雌二醇、阿拉伯胶粉、明胶、羧甲基纤维素钠、硫柳汞(注射用)。

【注解】甲地孕酮与戊酸雌二醇配伍为囊心物,用明胶和阿拉伯胶作囊材,以复凝聚法包囊,羧甲基纤维素钠作助悬剂,硫柳汞作抑菌剂。

考点5 其他微粒制剂 ★

(一)纳米粒及白蛋白纳米粒

1. 特点 纳米粒的粒径在 10～100nm 范围,药物可以溶解、或被包裹于载体材料中形成纳米粒。

2. 载体 目前多使用天然或合成的可生物降解的高分子化合物,如白蛋白、海藻酸盐、壳多糖、脱乙酰壳多糖、聚乳酸/聚乙醇酸、聚氰基丙烯酸酯等。

3. 常见的制备方法 包括液中干燥法、凝聚法、聚合法等。

其中,以白蛋白作为药物载体形成的纳米粒称白蛋白纳米粒,也称白蛋白结合型。目前,已有两款白蛋白纳米粒被批准上市,紫杉醇白蛋白纳米粒(紫杉醇白蛋白结合型)和西罗莫司白蛋白纳米粒(西罗莫司白蛋白结合型)。

4. 典型处方分析

紫杉醇白蛋白纳米粒

【处方】紫杉醇,白蛋白。

【注解】紫杉醇为主药,白蛋白为载体材料。以有机溶剂溶解紫杉醇,与白蛋白水溶液高压均质化,去除有机溶剂,冷冻干燥,得紫杉醇白蛋白纳米粒。

(二)亚微乳及纳米乳

1. 概念及特点

(1)概念

概念	粒径/nm	组成
亚微乳	100～600	将药物溶于脂肪油/植物油中通常经磷脂乳化分散于水相中形成
纳米乳	50～100	由油、水、乳化剂和助乳化剂组成,具有各向同性、外观澄清的热力学稳定体系

(2)特点 ①亚微乳稳定性介于纳米乳与普通乳之间。通常要用高压均质机制备,外观不透明或呈乳剂。②亚微乳及纳米乳的给药途径包括口服、鼻腔、眼部、皮肤及静脉注射

③对于静脉注射给药途径而言,普通乳剂、亚微乳和纳米乳注射剂产品在称谓上并未见明显的界限,多以乳状注射液或脂肪乳注射液命名。

2. 典型处方分析

(1)前列地尔纳米乳注射剂

【处方】前列地尔、注射用大豆油、泊洛沙姆188、注射用卵磷脂、注射用水。规格为每1ml含5μg前列地尔。

【注解】前列地尔纳米乳注射剂增加了药物的溶解度和稳定性,可改变药物在体内的分布,提高药物的疗效。前列地尔为主药,因其水溶性差,不易制备普通注射剂。采用乳化手段,将前列地尔包封入纳米乳滴,使其可以选择性的在创伤部位蓄积,达到靶向作用,即减少了药物用量,又在一定程度上降低了血管刺激性,并增强了药物稳定性。

(2)16-妊娠双烯醇酮乳状液型注射液

【处方】16-妊娠双烯醇酮,大豆油,蛋黄卵磷脂 E-80,维生素 E,泊洛沙姆,注射用甘油,注射用水。

【注解】16-妊娠双烯醇酮是主药,大豆油为溶解主药的溶剂,蛋黄卵磷脂 E-80是乳化剂,泊洛沙姆是助乳化剂,维生素E是抗氧剂,甘油为等渗调节剂。作为给药载体,脂肪亚微乳可保护被包封药物16-妊娠双烯醇酮,载药量高、稳定性好、延长药物作用时间、降低毒副作用、使药物具有缓控释和靶向等作用。

(三)纳米晶

1. 概念 药物纳米晶指小于1μm的药物晶体颗粒。药物纳米晶可以以固体颗粒分散于液体介质形成纳米混悬液,此外,药物纳米晶也可通过干燥等手段可得到固态纳米晶。药物纳米晶仅需添加少量稳定剂或保护剂,理论载药量可接近100%。

2. 特点

(1)药物纳米晶粒径小和比表面积大,可提高难溶药物的溶解度和溶解速率。

(2)表面自由能高,易出现热力学及动力学不稳定现象,包括晶体聚集、沉降及ostwald熟化。可加入适量稳定剂以解决药物纳米晶的稳定性问题。

常见的稳定剂包括聚乙烯醇、聚乙烯吡咯烷酮、羟丙基纤维素、羟丙基甲基纤维素、环糊精、透明质酸、壳聚糖、泊洛沙姆和聚山梨酯80等。

3. 分类

给药途径	举例
口服产品	雷帕霉素、地尔硫䓬和非诺贝特等
肌肉注射	棕榈酸帕利哌酮纳米晶、月桂酰阿立哌唑纳米晶
眼用	奈帕芬胺、氯替泼诺

(四)脂质纳米粒

脂质纳米粒(简称LNP)是由脂质材料构成的纳米粒,作为药物递送系统,目前主要用于核酸药物(如siRNA和mRNA)的递送。

制备脂质纳米粒的材料包括:可电离脂质、胆固醇、辅助脂质和PEG化磷脂四种。

脂质纳米粒的制备方法包括薄膜水化法、挤出法、均质法和微流控法等。微流控法是

目前已上市脂质纳米粒产品采用的制备方法,该方法相对简便快速,条件温和,易实现生产放大。举例如下:

上市年份	举例
2018	Patisiran,是第一个用于治疗成人淀粉样变性的siRNA药物,也是第一个以LNP为载体的上市产品
2020	Moderna和Pfizer-BioNTech制备的COVID-19 mRNA疫苗产品
2021	Pfizer-BioNTech制备的COVID-19 mRNA疫苗产品

第四节 生物技术药物注射剂

考点1 生物技术药物注射剂 ★★

最早期的生物技术药物主要是一些蛋白或多肽类分子,也被称为生物工程药物。但是随着技术的发展、研究的深入,基因工程药物、细胞工程药物、重组病毒等的药物也都陆续上市,并且表现出了极大的前景。

(一)分类与特点

1. 分类

分类依据	名称	举例
化学结构	多肽/蛋白类	胸腺五肽、奥曲肽、人血白蛋白、神经生长因子等
	多糖类	肝素、多糖疫苗等
	核酸类	小干扰RNA(siRNA)、mRNA、辅酶A、三磷酸腺苷(ATP)等
作用类型	细胞因子类/激素类	重组人粒细胞刺激因子非格司亭、重组人红细胞生成素阿法依泊汀、胰岛素等
作用类型	单抗类	利妥昔单抗、曲妥珠单抗、阿达木单抗、贝伐珠单抗等;PD-1/PD-L1单抗类药物,如已上市的纳武单抗、帕博利珠单抗
	双特异性抗体类	一个抗体分子可与两个不同抗原或同一抗原的两个不同抗原表位结合,如针对CD19和CD3的双抗blincyto、hembibra等
	抗体-药物偶联物类	将具有高效细胞毒性的药物与单克隆抗体偶联,利用抗体特异性靶向作用,将连接的药物靶向递送至作用部位,如Adcetris、Kadcyla、Besponsa、Mylotarg、Polivy、Padcev、Enhertu、Trodelvy、Zynlonta、Elahere及Blossom等
	siRNA类	以脂质纳米粒为载体的Onpattro,通过N-乙酰半乳糖胺修饰的siRNA药物如Givlaari和Oxlumo等
	疫苗类	由mRNA构建的疫苗,如各类COVID-19 mRNA疫苗
	嵌合抗原受体修饰类药物	嵌合抗原受体T细胞治疗(简称为CAR-T)属细胞治疗领域,是通过对患者自身获取、纯化、修饰、扩增及回输,借助免疫作用治疗疾病,如Kymriah、Yecarta、Tecartus、Breyanzi、Abecma、Carvykti等

2. 生物技术药物的特点

(1)分子量大 一方面表现在通过口服、透皮或黏膜吸收的生物利用度很低,另一方面表现在难以作用于中枢神经系统、脑组织中和各类细胞内的药物靶点,难以透过体内屏障,所以基本上都采用注射给药方式。

（2）药物的结构和性质大多与体内的内源性生物分子相似，很容易被降解或失活。

（3）结构复杂，分析方法独特

（二）临床应用与注意事项

1. 临床应用　主要是以注射剂为主，包括注射液和冻干粉针，如伊那西普冻干粉针剂、英夫利昔单抗冻干粉针剂、贝伐珠单抗注射液、利妥昔单抗注射液、阿达木单抗注射液、阿法依伯汀注射液、曲妥珠单抗冻干粉针剂、甘精胰岛素注射液、培非司亭注射液等。

2. 注意事项

（1）溶液的pH和缓冲盐：由于多肽和蛋白质分子在溶液中的稳定性与溶液的pH密切相关，所以在制剂研究中需要选择最能保证蛋白稳定性的溶液pH范围及缓冲体系。

（2）加入小分子稳定剂和抗氧化剂：组成蛋白质的部分氨基酸易被氧化，可加入蔗糖等稳定剂，也可以加入EDTA等金属离子螯合剂抑制氧化发生。

（3）使用表面活性剂：为防止蛋白的变性，可以在制剂中添加少量的表面活性剂分子，如吐温80等。

（三）典型处方分析

1. 胰岛素注射液

【处方】中性胰岛素、氯化锌、甘油、间甲酚、氢氧化钠、盐酸、注射用水。规格为每1ml含胰岛素40IU。

【注解】中性胰岛素为主药，氯化锌为金属离子螯合剂，与胰岛素反应生成水不溶的锌螯合物，甘油为等渗调节剂，氢氧化钠和盐酸为pH调节剂，间甲酚为抑菌剂，注射用水为溶剂。

2. 注射用重组人白介素-2

【处方】重组人白介素-2，甘露醇，人血清白蛋白，聚山梨酯80，磷酸盐缓冲液，注射用水。

【注解】本品为采用冻干工艺制备的粉针。重组人白介素-2和人血清白蛋白为主药，磷酸盐缓冲液为pH调节剂，甘露醇为冻干保护剂，聚山梨酯80为稳定剂，防止蛋白质凝聚与变性。

第五节　中药注射剂

考点1　中药注射剂 ★

中药注射剂是指从中药或天然药物的单方或复方中提取的有效物质依制的无菌溶液、混悬液或临用前配成溶液的灭菌粉末供注入体内的制剂。

（一）处方设计与质量要求

1. 处方设计　中药注射剂的处方组成分为单方和复方，处方宜少而精，可以是有效成分、有效部位、净药材等。

目的：为了解决药用成分的溶解性、制剂稳定性及适应性等问题，应尽量依照种类少、含量低、质量优的原则。

2. 质量要求

评价指标	具体要求
性状	包括色泽、澄清度等。允许有一定的色泽，但同一批号必须保持一致，在不同批号的成品之间，应控制在一定色差范围内
鉴别	处方中全部药味均应作主要成分的鉴别，也可选用能鉴别处方药味的特征图谱
检查	除按《中国药典》中规定项目检查外，还应控制工艺过程可能引入的其他杂质
含量测定	注射剂中所含成分应基本清楚

（二）影响疗效和安全性的因素

1. 原料质量 中药原药材存在来源、产地、采收、加工炮制等多方面的差异，从而导致中药有效成分含量有差异，从而使注射剂的质量产生差异，因此应从控制原料质量入手保证中药注射剂的疗效。

2. 剂量与工艺 中药注射剂由于经过提取纯化后有效成分含量偏小，这可能是造成某些中药注射剂疗效不显著的原因。需采用新技术、新方法提高中药注射剂中的有效成分含量，并进一步通过增溶、助溶或其他增加溶解度的方法提高相关成分的溶解度，以保证临床疗效的发挥。注射剂易发生的安全性问题有刺激性、澄明度等。

（三）临床应用与注意事项

①选用中药注射剂应严格掌握适应证，合理选择给药途径。②辨证施药，严格掌握功能主治。③严格掌握注射剂用法用量及疗程。④中药注射剂应单独使用，不得与其他药品混合配伍使用。⑤用药前应仔细询问患者过敏史，对过敏体质者应慎用。⑥特殊人群和初次使用应慎重。⑦加强用药监护。⑧中药注射剂常见的不良反应。

大部分非单体中药注射剂成分复杂、作用靶点多、有效成分不明确，其不良反应具有多发性、临床表现的多样性、不可预知性。举例如下：

成分	药材	不良反应
绿原酸	金银花、鱼腥草、茵陈、栀子等	可诱发类过敏反应
动物蛋白	水蛭、地龙等；渗透压调节剂、表面活性剂和助溶剂等	可诱发过敏反应
毒性中药材	蟾酥、鸦胆子等	有心脏毒性和消化系统毒性的报道

（四）典型处方分析

1. 复方柴胡注射液

【处方】北柴胡、细辛、氯化钠、吐温80、注射用水。

【注解】处方中北柴胡、细辛为主药，吐温80是增溶剂，增加挥发油在水中的溶解度。氯化钠起到调节等渗的作用；注射用水为溶剂。

2. 注射用双黄连（冻干）

【处方】连翘，金银花，黄芩。

【注解】本品为金银花、连翘、黄芩提取物制成的无菌水溶液经冷冻干燥制备而成的无菌粉末。临用前，先以适量灭菌注射用水充分溶解，再用生理盐水或15%的葡萄糖注射液500ml稀释，静脉滴注使用。本品与氨基糖苷类（庆大霉素、卡那霉素、链霉素）及大环内酯类（红霉素、白霉素）等配伍时易产生浑浊或沉淀，请勿配伍使用。

第九章　皮肤和黏膜给药途径制剂与临床应用

第一节　皮肤给药制剂

考点1　皮肤给药制剂的一般要求★★★

皮肤给药制剂指药物经皮肤给药起局部作用或吸收进入体循环起全身治疗作用的制剂。

1. 分类

种类	剂型
局部作用的传统制剂	软膏剂、乳膏剂、糊剂、凝胶剂、贴膏剂、涂膜剂、搽剂、洗剂、涂剂、酊剂、气雾剂、喷雾剂等
现代经皮给药系统（TDDS）	贴剂

2. 特点

（1）产生局部作用的皮肤给药制剂　可直接作用于疾病部位，发挥局部治疗作用。

（2）产生全身治疗作用的贴剂　①避免肝脏的首过消除和胃肠因素的干扰；②避免药物对胃肠道的副作用；③可长时间维持恒定的血药浓度，避免峰-谷现象，降低药物的不良反应；④减少给药次数，患者可自主用药，特别适合于儿童、老人及不易口服给药的患者，提高患者的用药顺应性；⑤发现副作用时可随时中断给药；⑥可通过给药面积调节给药剂量，提高治疗剂量的准确性。

3. 局部治疗用皮肤给药制剂的选用原则

类别	表现	制剂选用原则
皮肤疾病急性期	红色斑丘疹、红肿和水疱为主，可伴有不同程度的水肿和渗出	①无渗液：洗剂或粉雾剂，不能使用糊剂及软膏剂 ②有大量渗液：用溶液湿敷促使炎症消退
皮肤疾病亚急性期	炎症趋向消退，但未完全消退	①皮肤糜烂，有少量渗液：外用糊剂 ②有皮损呈丘疹或小片增厚无渗液：乳膏剂、洗剂与软膏剂 ③有痂皮时：软膏剂软化后拭去，再外用药物
皮肤疾病慢性期	皮肤增厚、角化、干燥和浸润	①浸润增厚为主：乳膏剂及软膏剂 ②苔藓样变为主：软膏剂、酊剂等，酊剂既能保护滋润皮肤，还能软化附着物，促使渗透

考点2　软膏剂、乳膏剂与糊剂★★★

（一）分类、特点与质量要求

1. 分类　软膏剂系指原料药物与油脂性或水溶性基质混合制成均匀的半固体外用制剂。

分类	定义
溶液型软膏剂	原料药物溶解（或共熔）于基质或基质组分中制成
混悬型软膏剂	原料药物细粉均匀分散于基质中制成

续表

分类	定义
乳膏剂	原料药物溶解或分散于乳状液型基质中形成的均匀的半固体制剂，可分为水包油型（O/W型）和油包水型（W/O型）
糊剂	大量的原料药物固体粉末（一般25%以上）均匀地分散在适宜的基质中所组成的半固体外用制剂，可分为含水凝胶性糊剂和脂肪糊剂

2. 特点

（1）**热敏性** 反映遇热熔化而流动。

（2）**触变性** 反映施加外力时黏度降低，静止时黏度升高，不利于流动。

类别	作用方式	应用
局部作用	长时间黏附或铺展于用药部位	发挥润滑皮肤、保护创面和治疗作用，用于抗感染、消毒、止痒、止痛和麻醉等局部疾病的治疗
全身治疗作用	皮肤吸收	发挥全身治疗作用，如硝酸甘油软膏

糊剂的稠度较软膏剂高，吸水能力较强，一般不妨碍皮肤的正常功能，具有收敛、消毒、吸收分泌液的作用。

3. 质量要求 ①基质应均匀、细腻，涂于皮肤或黏膜上无刺激性；混悬型软膏剂中不溶性固体药物及糊剂的固体成分应预先粉碎成细粉，确保粒度符合规定。②具有适当的黏稠度，不融化，且不易受季节变化影响。③性质稳定，有效期内应无酸败、异臭、变色、变硬等变质现象，乳膏剂不得出现油水分离及胀气现象。④必要时可加入防腐剂、抗氧剂、增稠剂、保湿剂及透皮促进剂；保证其有良好的稳定性、吸水性与药物的释放性、穿透性。⑤无刺激性、过敏性；无配伍禁忌；用于烧伤、创面与眼用乳膏剂应无菌。⑥软膏剂应避光密封贮存；乳膏剂、糊剂应避光密闭置25℃以下贮存，不得冷冻。

（二）常用基质、附加剂种类与作用

1. 软膏剂常用基质与附加剂种类

类别	种类	常用品种	特点	应用
油脂性基质	烃类 动植物油脂 类脂 硅酮类	凡士林、石蜡、液状石蜡、硅油、蜂蜡、硬脂酸、羊毛脂等	润滑、无刺激性，涂于皮肤能形成封闭性油膜，促进皮肤水合作用，对皮肤有保护软化作用，能与较多药物配伍	适用于表皮增厚、角化、皲裂等慢性皮损和某些感染性皮肤病的早期，不适用于有渗出液的皮肤损伤
水溶性基质	/	聚乙二醇、卡波姆、甘油、明胶等	无油腻性，能与水性物质或渗出液混合，易洗除，药物释放快	多用于湿润糜烂创面，有利于分泌物的排除

软膏剂可根据需要加入抗氧剂、防腐剂、保湿剂、透皮促进剂等附加剂。

2. 乳膏剂常用基质与附加剂种类 乳膏剂主要组分有水相、油相和乳化剂。

（1）**油相基质** 硬脂酸、石蜡、蜂蜡、高级脂肪醇、凡士林、液状石蜡、植物油等。

（2）**乳化剂**可分为O/W型和W/O型。

乳化剂类别	种类
O/W 型	钠皂、三乙醇胺皂类、脂肪醇硫酸（酯）钠类（十二烷基硫酸钠）和聚山梨酯类等
W/O 型	钙皂、羊毛脂、单硬脂酸甘油酯、脂肪醇等

乳膏剂基质应均匀、细腻，涂于皮肤或黏膜上应无刺激。乳膏剂可根据需要加入保湿剂、抑菌剂、增稠剂、抗氧剂及透皮促进剂等。

3. 糊剂常用基质和附加剂 糊剂可分为含水凝胶性糊剂和脂肪糊剂，其水溶性基质和脂溶性基质与软膏基质相似，常用的固体粉末如淀粉等。

（三）临床应用与注意事项

1. 临床应用

类别	适用情况	
油脂性基质软膏剂	①保护、滋润皮肤，并对皮肤有保温作用 ②保护创面、促进肉芽生长、恢复上皮和消炎收敛作用，适用于分泌物不多的浅表性溃疡 ③防腐杀菌、软化痂皮	忌用于糜烂渗出性及分泌物较多的皮损
水溶性基质软膏剂	多用于润湿及糜烂创面，也常用作腔道黏膜给药途径制剂	
乳膏剂	各种急、慢性炎症性皮肤病，如湿疹、皮炎、皮肤瘙痒症等	水包油型：炎热天气或油性皮肤 油包水型：寒冷季节或干性皮肤
糊剂	痂皮脓疱性、鳞屑性皮肤病，以及亚急性或慢性炎症性皮肤损害	

2. 注意事项

（1）避免接触眼睛及黏膜（如口、鼻黏膜）；用药部位如有烧灼感、红肿等情况应停药，并将局部药物洗净；在药物性状发生改变时禁止使用等。

（2）软膏剂、乳膏剂应在外用后多加揉擦，对局限性苔藓化肥厚皮损可采用封包疗法，以促进药物吸收，提高疗效。

（3）贴敷或封包时间不宜过久，以免因皮肤被浸软，易招致皮肤不适或继发毛囊炎。

（4）对广泛性皮损，药物的浓度应适当减低，以免发生刺激现象。

（5）用药要考虑患者年龄、性别、皮损部位，以及是否为儿童和孕妇、哺乳期妇女禁用的药品。

（6）在皮肤病患处使用，用药量和用药次数应适宜，用药疗程应根据治疗效果确定，不宜长期用药，糜烂及有较多渗出液的皮损忌用。

（7）糊剂不宜用于毛发较长较多处，如必须使用，应剪去毛发或在糊剂中加入20%软皂，也不宜于渗液较多处使用。

（8）软膏剂、乳膏剂用于烧伤治疗如为非无菌制剂的，应在标签上标明"非无菌制剂"；产品说明书中应注明"本品为非无菌制剂"，同时在适应证下应明确"用于程度较轻的烧伤（Ⅰ度或浅Ⅱ度）"；注意事项下规定"应遵医嘱使用"。

（四）典型处方分析

1. 冻疮软膏

【处方】樟脑、薄荷脑、硼酸、羊毛脂、液状石蜡、凡士林。

【注解】樟脑、薄荷脑和硼酸为主药，羊毛脂、液体石蜡和凡士林为软膏基质。本品采用油脂性基质软膏，加适量羊毛脂可增加药物在皮肤内的扩散。处方中樟脑与薄荷脑共研即可液化，又由于都易溶于液状石蜡，所以加入少量液状石蜡有助于分散均匀，而使软膏更细腻。待基质温度降至50℃再加入药物，可防止樟脑，薄荷脑遇热挥发。

2. 水杨酸乳膏

【处方】水杨酸、硬脂酸甘油酯、硬脂酸、白凡士林、液状石蜡、甘油、十二烷基硫酸钠、羟苯乙酯、纯化水。

【注解】①本品为O/W型乳膏，液状石蜡、硬脂酸和白凡士林为油相成分，十二烷基硫酸钠及硬脂酸甘油酯（1∶7）为混合乳化剂，其HLB值为11，接近本处方中油相所需的HLB值12.7。制得的乳膏剂稳定性较好。②在O/W型乳膏剂中加入白凡士林可克服应用上述基质时干燥的缺点，有利于角质层的水合而有润滑作用。③甘油为保湿剂，羟苯乙酯为防腐剂。④加入水杨酸时，基质温度宜低，以免水杨酸挥发损失，且若温度过高，当本品冷凝后常会析出粗大药物结晶。还应避免与铁或其他重金属器皿接触，以防水杨酸变色。

3. 氧化锌糊

【处方】氧化锌、淀粉、羊毛脂、凡士林。

【注解】①氧化锌为主药，淀粉为固体粉末，羊毛脂和凡士林为油溶性基质。由于本品中**固体粉末成分占50%**，在体温下软化而不熔化，可在皮肤中保留较长时间，吸收分泌液而呈现干燥，大量粉末在基质中形成孔隙，有利于保持皮肤的正常生理状态，可用于亚急性皮炎与湿疹。处方中的羊毛脂可使成品细腻，也有吸收分泌物的作用。②处方中固体成分多，硬度大，故采用热熔法配制，氧化锌与淀粉加入前需干燥，以免结块，加入时基质温度不能超过60℃，以防淀粉糊化（淀粉糊化温度为68～72℃）后降低其吸水性。冬季时可用5%液状石蜡代替部分凡士林调节硬度。

考点3 凝胶剂 ★★★

凝胶剂系指**原料药物与能形成凝胶的辅料制成的具凝胶特性的稠厚液体或半固体制剂**。除另有规定外，凝胶剂限局部用于皮肤及体腔黏膜给药如鼻腔、阴道和直肠。

（一）分类、基质和特点

1. 分类

类别		种类
根据分散系统	单相凝胶	①水性凝胶；②油性凝胶
	两相凝胶	如混悬型凝胶剂
根据形态不同	乳胶剂	乳状液型凝胶剂
	胶浆剂	高分子基质（如西黄蓍胶）制成的凝胶剂
	混悬型凝胶剂	小分子无机药物（如氢氧化铝）的胶体粒子以网状结构分散于液体中，具有触变性，静止时形成半固体而搅拌或振摇时成为液体

2. 基质

分类	组成
水性凝胶基质	由水、甘油或丙二醇与纤维素衍生物、卡波姆和海藻酸盐、西黄蓍胶、明胶、淀粉等构成
油性凝胶基质	由液状石蜡与聚乙烯或脂肪油与胶体硅或铝皂、锌皂等构成

3. 特点　凝胶具有良好的生物相容性，对药物释放<u>具有缓释、控释作用</u>，制备工艺简单且形状美观，易于涂布使用，局部给药后易吸收、不污染衣物，稳定性较好。

(二)质量要求

①混悬型凝胶剂中胶粒应分散均匀，不应下沉、结块；②凝胶剂应均匀、细腻，在常温时保持胶状，不干涸或液化；③凝胶剂根据需要可加入保湿剂、抑菌剂、抗氧剂、乳化剂、增稠剂和透皮促进剂等；④凝胶剂一般应检查pH值；⑤凝胶剂基质与药物间均不应发生理化作用；⑥除另有规定外，凝胶剂应避光，密闭贮存，并应防冻。

(三)临床应用与注意事项

1. 临床应用　根据给药途径不同，凝胶剂的具体使用方法也不同。例如，混悬型凝胶剂给药前要充分摇匀。凝胶剂常用于无渗出的急、慢性皮肤损害的外用制剂，如加入维甲酸制成的凝胶，可用于治疗银屑病、痤疮等疾病。外用凝胶剂，适量涂患处，一日2~3次。

2. 注意事项　①皮肤破损处不宜使用。②避免接触眼睛和其他黏膜（如口、鼻等）。③用药部位如有烧灼感、瘙痒、红肿等情况应停药，并将局部药物洗净。④如正在使用其他药品，使用本品前请咨询医师或药师。⑤根据药品说明书规定的用药途径和部位正确使用凝胶剂。⑥皮肤外用凝胶剂使用前需先清洁皮肤表面患处，按患处面积使用剂量，用手指轻柔反复按摩直至均匀涂展开。⑦当凝胶剂性质发生改变时禁止使用。

(四)典型处方分析

吲哚美辛凝胶

【处方】吲哚美辛、交联型聚丙烯酸钠（SDB-L400）、聚乙二醇（PEG 4000）、甘油、苯扎溴铵、纯化水。

【注解】吲哚美辛为主药，<u>PEG 4000透皮吸收促进剂，SDB-L400是一种高吸水性树脂材料</u>，表观密度0.6~0.8cm，粒径38~200μm的SDB-L400在90秒内吸水量为自重的200~300倍，膨胀成胶状半固体，具有保湿、增稠、皮肤浸润等作用，<u>甘油为保湿剂，苯扎溴铵为杀菌防腐剂</u>。

考点4　贴剂★★★

贴剂或称经皮给药系统（简称TDDS或TTS）系指药物与适宜的材料制成的供贴敷在皮肤上的，可产生全身性或局部作用的一种薄片状柔性制剂。

用于完整皮肤表面，能将药物输送透过皮肤进入血液循环系统起全身作用的贴剂称为透皮贴剂。透皮贴剂通过扩散起作用，其释放速度受到药物浓度影响。

(一)特点与质量要求

1. 特点

（1）优点　①避免了口服给药可能发生的肝首过消除及胃肠灭活；②维持恒定有效的

血药浓度，增强治疗效果，减少胃肠给药的副作用；③延长作用时间，减少用药次数，改善患者用药顺应性；④患者可以自行用药，适用于婴幼儿、老人和不宜口服给药及需长期用药的患者；⑤发现副作用可随时中断给药。

（2）局限性　①起效慢，不适合于须迅速起效的药物；②大面积给药，可能会对皮肤产生刺激性和过敏性；③存在皮肤的代谢与贮库作用；④药物吸收的个体差异和给药部位的差异较大。

2. 贴剂的质量要求

类别	要求
材料及辅料	应符合国家标准有关规定，并应考虑局部刺激性和药物性质的影响
外观	应完整光洁，有均一的应用面积，冲切口应光滑，无锋利的边缘
残留溶剂测定	照《中国药典》残留溶剂测定方法检查，应符合规定
黏附力测定	①初黏力：压敏胶与皮肤轻轻的快速接触时表现出对皮肤的黏结能力，即手感黏性 ②持黏力：压敏胶内聚力的大小，即压敏胶抵抗持久性剪切力所引起蠕变破坏的能力 ③剥离强度：压敏胶黏结力的大小
释放度测定	除另有规定外，照《中国药典》释放度测定方法测定，应符合规定
含量均匀度测定	除另有规定外，照《中国药典》含量均匀度测定方法测定，应符合规定
贮存条件	除另有规定外，贴剂应密封贮存

（二）基本结构、类型与处方组成

1. 贴剂的基本结构
贴剂大致可分为以下五层：

类别	组成	作用
背衬层	不易渗透的铝塑复合膜、玻璃纸、尼龙或醋酸纤维素等	防止药物的挥发和流失
药物贮库层	为0.01~0.7mm的聚乙烯醇或聚醋酸乙烯酯或其他高分子材料制成	药物能透过这层膜缓慢地向外释放
控释膜	是膜控型透皮贴剂的关键组成部分	具有一定的渗透性，利用其渗透性和膜的厚度来控制药物的释放速率
胶黏膜	由无刺激性和无过敏性的黏合剂组成，如天然树胶、合成树脂等	黏性作用
保护层	通常为防粘纸、塑料或金属材料	起防粘和保护制剂

2. 贴剂的类型
按结构不同，贴剂可分为三种：

种类	组成
黏胶分散型贴剂	将药物分散在压敏胶中，铺于背衬材料上，加防黏层而成，与皮肤接触的表面都可以输出药物
周边黏胶骨架型贴剂	将含药的骨架涂上压敏胶，贴于背衬材料上，加防黏层即成
贮库型贴剂	利用高分子包裹材料将药物和透皮吸收促进剂包裹成贮库，主要利用包裹材料的性质控制药物的释放速率

3. 贴剂的处方组成

处方组成		常用材料
骨架材料		疏水性的聚硅氧烷、亲水性的聚乙烯醇
控释膜材料		①均质膜：乙烯-醋酸乙烯共聚物和聚硅氧烷等 ②微孔膜：聚丙烯拉伸微孔膜等
压敏胶		聚异丁烯类、聚丙烯酸类和硅橡胶类
其他材料	背衬材料	多层复合铝箔，其他包括聚对苯二甲酸二乙酯、高密度聚乙烯、聚苯乙烯等
	防黏材料	聚乙烯、聚苯乙烯、聚丙烯、聚碳酸酯等高聚物的膜材
	药库材料	可用单一材料，也可用多种材料配制的油膏、软膏、水凝胶、乳剂、溶液等，如卡波姆、羟丙甲基纤维素、聚乙烯醇等均较为常用，各种压敏胶和骨架膜材也同时可作为药库材料

（三）临床应用与注意事项

1. 临床应用 临床使用贴剂时，应仔细阅读产品说明书，并按每种产品说明书中推荐的皮肤部位使用，并注意轮换用药部位，避免对皮肤的刺激性。

2. 注意事项 ①给药部位应当为清洁、干燥、几乎无毛发的皮肤，避免使用皮肤洗剂；②贴剂使用前不可撕破或割破单位剂量；③透皮贴剂应当贴在不被衣服经常摩擦或移动的位置；④透皮贴剂应根据产品说明书所示的推荐使用时间，到时应立即除去；⑤如果对透皮贴剂有过敏、不能耐受或有较强的皮肤刺激时，应当暂时中断使用；⑥贴剂不可切割使用。

（四）典型处方分析

可乐定控释贴剂

【处方】贮库层：可乐定、聚异丁烯MML-100、聚异丁烯LM-MS、液状石蜡、庚烷、液态二氧化硅；胶黏层：可乐定、聚异丁烯MML-100、聚异丁烯LM-MS、液状石蜡、庚烷、液态二氧化硅适量。

【注解】本品为贮库型透皮贴剂。可乐定为主药，聚异丁烯为压敏胶和贮库材料，液体石蜡与液态二氧化硅为贮库材料，庚烷为溶剂。

考点5 贴膏剂★★

（一）分类、基质和特点

1. 分类与基质 贴膏剂系指将原料药物与适宜的基质制成膏状物、涂布于背衬材料上供皮肤贴敷，可产生全身性或局部作用的一种薄片状柔性制剂。贴膏剂包括凝胶贴膏（原巴布膏剂或凝胶膏剂）和橡胶贴膏。

分类	定义	常用基质
凝胶贴膏（原巴布膏剂或凝胶膏剂）	原料药物与适宜的亲水性基质混匀后涂布于背衬材料上制成	聚丙烯酸钠、羧甲基纤维素钠、明胶、甘油和微粉硅胶等
橡胶贴膏	原料药物与橡胶等基质混匀后涂布于背衬材料制成	橡胶、热可塑性橡胶、松香、松香衍生物、凡士林、羊毛脂和氧化锌等

2. 特点 与橡胶膏剂相比，凝胶膏剂具有良好的皮肤生物相容性、透气性、无致敏性

以及刺激性、载药量大、释药性能好、血药浓度平稳、使用方便以及生产过程不使用有机溶剂的特点。

（二）质量要求

（1）所用材料及辅料应符合国家标准有关规定，并应考虑到对贴膏剂局部刺激性和药物性质的影响。

（2）根据需要可加入透皮促进剂、表面活性剂、稳定剂、保湿剂、防腐剂、抗过敏剂或抗氧剂。

（3）膏料应涂布均匀，膏面应光洁，色泽一致，无脱膏、失黏现象；背衬面应平整、洁净、无漏膏现象。涂布中若使用有机溶剂，必要时应检查有机溶剂残留量。

（4）除另有规定或来源于动植物多组分且难以建立测定方法的贴膏剂外，其含量均匀度、释放度、黏附力等应符合要求。

（5）除另有规定外，应密封贮存。

（三）临床应用与注意事项

1. 临床应用　贴膏剂可用在皮肤上，起固定敷料，保护创伤的作用。

类型	应用
全身治疗作用	主要是通络止痛、祛风散寒，多用于治疗跌打损伤、风湿痹痛等
局部治疗作用	①神经性皮炎，慢性湿疹，结节性痒疹，局限性银屑病，扁平苔藓等病症 ②局限性、孤立性、角化性皮肤病，如鸡眼、疣、胼胝等

使用时以洗涤剂或稀乙醇轻拭皮肤，待皮肤干燥后，局部敷贴。可根据患部面积大小，任意剪用。

2. 注意事项　禁用于急性、亚急性炎症及糜烂渗出性皮肤病以及水疱、结痂和溃疡性病变等。多毛部位不宜使用。

（四）典型处方分析

伤湿止痛膏

【处方】伤湿止痛用流浸膏、水杨酸甲酯、颠茄流浸膏、芸香浸膏、薄荷脑、冰片、樟脑、贴膏基质。

【注解】本品为橡胶膏剂。其中，伤湿止痛流浸膏、水杨酸甲酯、颠茄流浸膏和芸香浸膏为主药，薄荷脑、冰片和樟脑具有促进药物透皮吸收作用，贴膏基质为基质。

考点6　皮肤用其他液体制剂★★

（一）搽剂

搽剂系指原料药用乙醇、油或适宜的溶剂制成的溶液、乳状液或混悬液，供无破损皮肤揉擦用的液体制剂。

1. 质量要求　①搽剂常用的溶剂有水、乙醇、液状石蜡、甘油或植物油等。②除另有规定外，以水或稀乙醇为溶剂的一般应检查相对密度、pH；以乙醇为溶剂的应检查乙醇量；以油为溶剂的应无酸败等变质现象，并应检查折光率。③搽剂应稳定，根据需要可加入抑菌剂或抗氧剂。④为避免溶剂蒸发，可采用非渗透的容器或包装材料。聚苯乙烯制成的塑料容器，不适合搽剂。

2. 临床应用与注意事项
①具有收敛、保护、镇痛、杀菌等作用。

应用类别	分散介质	注意事项
起镇痛、抗刺激作用	乙醇	使用时用力揉搓，可增加药物的渗透性
起保护作用	油、液状石蜡	搽用时有润滑作用，无刺激性

②在贮藏时，乳状液若出现油相与水相分离，经振摇后应能重新形成乳状液；混悬液若出现沉淀物，经振摇应易分散，并具有足够的稳定性，以确保给药剂量的准确。易变质的搽剂应在临用前配制。

③用时可加在绒布或其他柔软物料上，轻轻涂裹患处，所用的物料应洁净。

④除另有规定外，应遮光，密闭贮存。

3. 典型处方分析

复方苯海拉明搽剂

【处方】盐酸苯海拉明、苯佐卡因、薄荷脑、樟脑、乙醇、纯化水。

【注解】本搽剂为绿色溶液，在该制剂中，盐酸苯海拉明为抗组胺药，可缓解组胺所致的变态反应，苯佐卡因属于局部麻醉药，有止痛、止痒作用；薄荷脑，樟脑具有促进药物透皮吸收作用，此外还有消炎、止痒、止痛作用，乙醇和纯化水为溶剂。

（二）涂剂

涂剂系指含原料药物的水性或油性溶液、乳状液、混悬液，供临用前用消毒纱布或棉球等柔软物料蘸取涂于皮肤或口腔与喉部黏膜的液体制剂。也可为临用前用无菌溶剂制为溶液的无菌冻干制剂，供创伤面涂抹治疗用。

1. 质量要求
①大多为消毒或消炎药物的甘油溶液，也可用乙醇、植物油等作溶剂。以油为溶剂的应无酸败等变质现象，并应检查折光率。②应稳定，根据需要可加入抑菌剂或抗氧剂。

2. 临床应用与注意事项
①涂剂大多为含甘油溶液，甘油能使药物滞留于口腔、喉部的黏膜，有滋润作用，对喉头炎、扁桃体炎等起辅助治疗作用，如复方碘涂剂。此外，也可选用乙醇、植物油等作为制备涂剂的溶剂。②在贮藏时，乳状液若出现油相与水相分离，经振摇后应能重新形成乳状液；混悬液若出现沉淀物，经振摇应易分散，并具足够稳定性，以确保给药剂量的准确。易变质的涂剂应在临用前配制。③除另有规定外，应遮光，密闭贮存，对热敏感的品种，如生物制品，应置2~8℃避光贮藏和运输。④为避免溶剂蒸发，可采用非渗透的容器或包装。⑤除另有规定外，在启用后最多可使用4周。⑥涂剂用于烧伤治疗如为非无菌制剂的，应在标签上标明"非无菌制剂"；产品说明书中应注明"本品为非无菌制剂"，同时在适应证下应明确"用于程度较轻的烧伤（Ⅰ°或浅Ⅱ°）"；注意事项下规定"应遵医嘱使用"。

3. 典型处方分析

地塞米松涂剂

【处方】地塞米松、二甲基亚砜、甘油、乙醇、纯化水

【注解】本品具有止痒、消炎、抗过敏和抑制角化异常作用。处方中地塞米松为主药，二甲基亚砜具有促进药物透皮吸收作用，甘油为保湿剂，乙醇和纯化水为溶剂。

（三）涂膜剂

系指原料药溶解或分散于含有膜材料溶剂中，涂搽患处后形成薄膜的外用液体制剂。

1. 质量要求 ①常用的成膜材料有聚乙烯醇、聚乙烯吡咯烷酮、乙基纤维素和聚烯醇缩甲乙醛等；增塑剂有甘油、丙二醇、乙酸甘油酯等；溶剂为乙醇等。必要时可加其他附加剂，但所加附加剂对皮肤或黏膜应无刺激性。②应稳定，根据需要可加入抑菌剂或抗氧剂。

2. 临床应用与注意事项 ①用时涂布于患处，有机溶剂迅速挥发，形成薄膜保护患处，并缓慢释放药物起治疗作用。涂膜剂一般用于无渗出液的损害性皮肤病等。②除另有规定外，应采用非渗透性容器和包装，避光、密闭贮存。③除另有规定外，在启用后最多可使用4周。④涂膜剂用于烧伤治疗如为非无菌制剂的，应在标签上标明"非无菌制剂"；产品说明书中应注明"本品为非无菌制剂"，同时在适应证下应明确"用于程度较轻的烧伤（Ⅰ°或浅Ⅱ°）"；注意事项下规定"应遵医嘱使用"。

3. 典型处方分析

痤疮涂膜剂

【处方】沉降硫、硫酸锌、氯霉素、樟脑醑、甘油、PVA（05-88）、乙醇、纯化水。

【注解】沉降硫、硫酸锌、氯霉素、樟脑醑为主药，甘油为增塑剂，PVA为成膜材料，乙醇、纯化水为溶剂。使用时应避免接触眼睛和其他黏膜（如口、鼻等）；用药部位如有烧灼感、瘙痒、红肿等情况应停药，并将局部药物洗净。

（四）洗剂

系指供清洗或涂抹无破损皮肤或腔道用的液体制剂。

1. 质量要求 除另有规定外，以水或稀乙醇为溶剂的洗剂一般应检查相对密度、pH值。

2. 临床应用与注意事项 ①在贮藏时，乳状液若出现油相与水相分离，但经振摇易重新形成乳状液；混悬液放置后的沉淀物，经振摇应易分散，并具足够稳定性，以确保给药剂量的准确。易变质的洗剂应于临用前配制。②除另有规定外，应密闭贮存。

3. 典型处方分析

复方硫黄洗剂

【处方】沉降硫黄、硫酸锌、樟脑醑、羧甲基纤维素钠、甘油、纯化水。

【注解】硫黄为强疏水性药物，甘油为润湿剂，使硫黄能在水中均匀分散；羧甲基纤维素钠为助悬剂，可增加混悬液的动力学稳定性；樟脑醑为10%樟脑乙醇溶，加入时应急剧搅拌，以免樟脑因溶剂改变而析出大颗粒；可加聚山梨酯80作润湿剂，使成品质量更佳，但不宜用软肥皂，因为软肥皂能与硫酸锌生成不溶性的二价锌皂。

（五）冲洗剂

冲洗剂系指用于冲洗开放性伤口或腔体的无菌溶液。

1. 质量要求　①冲洗剂在适宜条件下目测应澄清，可见异物应符合规定。②除另有规定外，冲洗剂应进行装量、无菌、细菌内毒素或热原检查。

2. 临床应用与注意事项　①原辅料的选择应考虑可能引起的毒性和局部刺激性。②冲洗剂可由原料药物、电解质或等渗调节剂按无菌制剂制备。冲洗剂也可以是注射用水，但在标签中应注明供冲洗用。通常冲洗剂应调节至等渗。③冲洗剂的容器应符合注射剂容器的规定。④除另有规定外，冲洗剂应严封贮存。⑤冲洗剂开启后应立即使用，未用完的应弃去。

3. 典型处方分析

生理盐水溶液

【处方】氯化钠，注射用水。

【注解】本品为冲洗剂，0.9%生理盐水。本品使用前仔细检查包装，应完好无损、密封良好，内装液体应澄清，无可见微粒。如不符合，禁止使用。本品仅供一次性使用，打开包装后应尽快使用，余液废弃。如有需要，可放置于接近体温的温度下水浴或者恒温箱内加热，但不能超过45℃。高渗透性脱水症、低钾血症、高钠血症、高氯血症、限制钠摄入的患者应慎用本品。本品用于手术、伤口、眼部、黏膜等冲洗。

第二节　黏膜给药制剂

考点1 黏膜给药制剂的一般要求 ★★

黏膜给药制剂系指将药物与适宜的载体材料制成供人体腔道黏膜部位给药，起局部作用或吸收进入体循环而起全身治疗作用的制剂。

1. 分类

类别	作用部位	制剂类型
吸入制剂	肺部	吸入气雾剂
		吸入喷雾剂（无菌）
		吸入粉雾剂（无菌）
		吸入液体制剂：包括吸入溶液、吸入混悬液、吸入用溶液（需稀释后使用的浓溶液）或吸入用粉末（需溶解后使用的粉末）（无菌、pH应为3~10）
		可转变为蒸汽的制剂
眼用制剂	眼部	滴眼液、眼用膜剂、眼膏剂、眼用凝胶剂等（无菌）
直肠黏膜给药制剂	肛门	栓剂、灌肠剂
阴道黏膜给药制剂	阴道	阴道片、阴道栓、阴道泡腾片、阴道凝胶剂等
口腔黏膜给药制剂	口腔黏膜	溶液型或混悬型漱口剂、气雾剂、膜剂、舌下片、黏附片、贴片等
鼻用制剂	鼻腔	滴鼻剂、洗鼻剂、鼻用喷雾剂、鼻用软膏剂、鼻用凝胶剂、鼻用粉雾剂等
耳用制剂	耳部	滴耳剂、洗耳剂、耳塞、耳用喷雾剂、耳用软膏剂、耳用乳膏剂、耳用凝胶剂、耳用丸剂、耳用散剂等

2. 特点

（1）可有效<u>避免药物的首过消除</u>，提高药物生物利用度。

（2）实现药物<u>局部定位给药</u>，发挥局部或全身治疗作用。

（3）<u>减少药物给药剂量</u>、降低药物不良反应和提高药物治疗效果。

考点2 气雾剂★★★

气雾剂系指<u>原料药物或原料药物和附加剂与适宜的抛射剂共同装封于具有特制阀门系统的耐压容器中，使用时借助抛射剂的压力将内容物呈雾状物喷至腔道黏膜或皮肤的制剂</u>。

（一）分类、特点和质量要求

1. 分类

类别	分类	说明
按分散系统分类	溶液型气雾剂	药物（固体或液体）溶解在抛射剂中
	混悬型气雾剂	药物（固体）以微粒状态分散在抛射剂中
	乳剂型气雾剂	药物溶液和抛射剂按一定比例混合形成O/W（泡沫状态）型或W/O型乳剂（液流）
按给药途径分类	吸入气雾剂	吸入肺部
	非吸入气雾剂	腔道黏膜（口腔、鼻腔、阴道等）
按处方组成分类	二相气雾剂	溶液型气雾剂
	三相气雾剂	混悬型和乳剂型气雾剂
按给药定量与否分类	定量气雾剂（简称为MDIs）	使用定量阀门
	非定量气雾剂	使用连续阀

2. 特点

（1）优点 ①简洁、便携、耐用、方便、多剂量；②比雾化器容易准备，治疗时间短，吸收迅速，无首过效应；③良好的剂量均一性；④气溶胶形成与病人的吸入行为无关；⑤所有MDIs的操作和吸入方法相似；⑥高压下的内容物可防止病原体侵入。

（2）缺点 ①若患者无法正确使用，就会造成肺部剂量较低和（或）不均一；②通常不是呼吸触动，即使吸入技术良好，肺部沉积量通常较低；③阀门系统对药物剂量有所限制，<u>无法递送大剂量药物</u>；④大多数现有的MDIs没有剂量计数器。

3. 质量要求
①无毒性、无刺激性；②<u>抛射剂为适宜的低沸点液体</u>；③定量气雾剂释出的主药含量应准确、均一，喷出的雾滴（粒）应均匀；④制成的气雾剂应进行泄漏检查，确保使用安全；⑤烧伤、创伤、溃疡用气雾剂应无菌。若为非无菌制剂的，应在标签上标明"非无菌制剂"；产品说明书中应注明"本品为非无菌制剂"，同时在适应证下应明确"用于程度较轻的烧伤（Ⅰ度或浅Ⅱ度）"；注意事项下规定"应遵医嘱使用"；⑥定量气雾剂应标明：每罐总揿次及每揿主药含量或递送剂量；⑦气雾剂应置凉暗处保存，并避免暴晒、受热、敲打、撞击。

（二）抛射剂与附加剂

1. 抛射剂

（1）作用 ①喷射药物的动力；②兼有药物的溶剂作用。

（2）对抛射剂的要求是　①在常温下的蒸气压力大于大气压；②无毒、无致敏反应和刺激性；③惰性，不与药物发生反应；④不易燃、不易爆；⑤无色、无臭、无味；⑥价廉易得。但一个抛射剂不可能同时满足以上所有要求，应根据用药目的适当的选择。

类别	主要品种	应用
氯氟烷烃	俗称氟利昂	已不用
氢氟烷烃	HFA-134a（四氟乙烷）和HFA-227（七氟丙烷）	目前最有应用前景
碳氢化合物	丙烷、正丁烷和异丁烷	稳定、毒性不大、密度低及沸点较低，但易燃、易爆，不宜单独应用，常与其他抛射剂合用
压缩气体	二氧化碳、氮气、一氧化氮等	稳定，不燃烧。但液化后的沸点均较上述两类低得多，常温时蒸气压过高，对容器耐压性能的要求高

2. 潜溶剂　为提高难溶性药物的溶解度常使用的混合溶剂。在混合溶剂中各溶剂达到一定比例时，药物的溶解度出现极大值，这种现象称为潜溶，这种混合溶剂称为潜溶剂。常与水形成潜溶剂的有乙醇、丙二醇、甘油和聚乙二醇等。

3. 润湿剂　系指能够增加疏水药物微粒被水润湿能力的物质，以提高固体药物微粒在体系中的分散性。常用的润湿剂为表面活性剂。

（三）临床应用与注意事项

1. 临床应用　气雾剂可用于呼吸道吸入给药，或直接喷至腔道黏膜、皮肤给药，也可用于空间消毒。

2. 注意事项

（1）使用前应充分摇匀储药罐，使罐中药物和抛射剂充分混合。首次使用前或距上次使用超过1周时，先向空中试喷一次。

（2）患者吸药前需张口、头略后仰、缓慢地呼气，直到不再有空气可以从肺中呼出。垂直握住雾化吸入器，用嘴唇包绕住吸入器口开始深而缓慢吸气并按动气阀，尽量使药物随气流方向进入支气管深部，然后闭口并屏气10秒后用鼻慢慢呼气。如需多次吸入，休息1分钟后重复操作。

（3）吸入结束后用清水漱口，以清除口腔残留的药物。如使用激素类药物应刷牙，避免药物对口腔黏膜和牙齿的损伤。

（4）气雾剂药物使用耐压容器、阀门系统，有一定的内压。抛射剂多为液化气体，在常压沸点低于室温，常温下蒸气压高于大气压。气雾剂药物遇热和受撞击有可能发生爆炸，贮存时应注意避光、避热、避冷冻、避摔碰。

（四）典型处方分析

1. 丙酸倍氯米松气雾剂

【处方】丙酸倍氯米松、四氟乙烷、乙醇。

【注解】溶液型气雾剂，丙酸倍氯米松为主药，四氟乙烷为抛射剂，乙醇为潜溶剂。

2. 异丙托溴铵气雾剂

【处方】异丙托溴铵、无水乙醇、HFA-134a、枸橼酸、纯化水。

【注解】本品为溶液型气雾剂，异丙托溴铵为主药，HFA-134a为抛射剂，无水乙醇作为潜溶剂，增加药物和赋形剂在制剂中的溶解度，使药物溶解达到有效治疗量；枸橼酸调节体系pH值，抑制药物分解；加入少量水可降低药物因脱水引起的分解。

考点3 喷雾剂★★

喷雾剂系指原料药物或与适宜辅料填充于特制装置中，使用时借助手动泵压力、高压气体、超声振动或其他方法将内容物呈雾状物释出，直接喷至腔道黏膜或皮肤等的制剂。

（一）分类、特点与质量要求

1. 分类 喷雾剂按内容物组成分为溶液型、乳状液型或混悬型。按给药定量与否，喷雾剂还可分为定量喷雾剂和非定量喷雾剂。

2. 特点 ①药物呈细小雾滴能直达作用部位，局部浓度高，起效迅速；②给药剂量准确，给药剂量比注射或口服小，因此毒副作用小；③药物呈雾状直达病灶，形成局部浓度，可减少疼痛，且使用方便。

3. 质量要求

（1）应在相关品种要求的环境配制，如一定的洁净度、灭菌条件和低温环境等。

（2）根据需要可加入助溶剂、抗氧剂、抑菌剂、表面活性剂等附加剂。所加附加剂对皮肤或黏膜应无刺激性。

（3）装置中各组成部件均应采用无毒、无刺激性、性质稳定、与药物不起作用的材料制备。

（4）溶液型喷雾剂的药液应澄清；乳状液型喷雾剂的液滴在液体介质中应分散均匀；混悬型喷雾剂应将药物细粉和附加剂充分混匀、研细，制成稳定的混悬液。

（5）吸入喷雾剂应为无菌制剂，应进行微细粒子剂量、递送剂量均一性、每瓶总喷数和每喷药物含量的检查。

（6）喷雾剂用于烧伤治疗如为非无菌制剂的，应在标签上标明"非无菌制剂"；产品说明书中应注明"本品为非无菌制剂"，同时在适应证下应明确"用于程度较轻的烧伤（Ⅰ°或浅Ⅱ°）"；注意事项下规定"应遵医嘱使用"。

（二）临床应用与注意事项

1. 临床应用 喷雾剂多数是根据病情需要临时配制而成。喷雾剂的品种越来越多，既可作局部用药，亦可治疗全身性疾病。

2. 注意事项

（1）喷雾剂用于呼吸系统疾病或经呼吸道黏膜吸收治疗全身性疾病，药物是否能达到或留置在肺泡中，亦或能否经黏膜吸收，主要取决于雾粒的大小。

①肺的局部作用：其雾化粒子以5~10μm大小为宜。

②全身作用：其雾化粒径最好为0.5~5μm大小。

（2）用药前先擤鼻涕，并将药罐充分晃动5次以上。

（三）典型处方分析

莫米松喷雾剂

【处方】莫米松糠酸酯、聚山梨酯80、注射用水。

【注解】莫米松糠酸酯为主药，聚山梨酯80为润湿剂，注射用水为分散介质。本品为混悬型喷雾剂，用于鼻腔给药。莫米松糠酸酯是一种皮质激素类抗变态反应药，用于治疗季节性或成年鼻炎，对过敏性鼻炎有较好的预防作用。处方中加入聚山梨酯有助于主药的润湿，但每次用药前仍应充分振摇。

考点4 吸入制剂★★

吸入制剂系指原料药物溶解或分散于适宜介质中，以气溶胶或蒸气形式递送至肺部发挥局部或全身作用的液体或固体制剂。

（一）分类、特点与质量要求

1. 分类

分类	定义
吸入气雾剂	系指原料药物或原料药物和附加剂与适宜抛射剂共同装封于具有定量阀门系统和一定压力的耐压容器中，形成溶液、混悬液或乳液，使用时借助抛射剂的压力，将内容物呈雾状物喷出而用于肺部吸入的制剂。可添加共溶剂、增溶剂和稳定剂
吸入粉雾剂	系指固体微粉化原料药物单独或与合适载体混合后，以胶囊、泡囊或多剂量贮库形式，采用特制的干粉吸入装置，由患者吸入雾化药物至肺部的制剂
吸入喷雾剂	系指通过预定量或定量雾化器产生供吸入用气溶胶的溶液、混悬液或乳液。使用时借助手动泵的压力、高压气体、超声振动或其他方法将内容物呈雾状物释出，可使一定量的雾化液体以气溶胶的形式在一次呼吸状态下被吸入
吸入液体制剂	系指供雾化器用的液体制剂，即通过雾化器产生连续供吸入用气溶胶的溶液、混悬液或乳液，吸入液体制剂包括吸入溶液、吸入混悬液、吸入用溶液和吸入用粉末
可转变成蒸气的制剂	可转变成蒸气的制剂系指可转变成蒸气的溶液、混悬液或固体制剂

与含有抛射剂的吸入气雾剂相比，吸入粉雾剂、吸入喷雾剂、吸入液体制剂、可转变成蒸汽的制剂还具有以下优点：①患者主动吸入，不存在给药协同配合困难，但操作要求较高；②无抛射剂，可避免对环境的污染和呼吸道的刺激；③吸入粉雾剂的药物以胶囊或泡囊形式给药，剂量准确；④吸入喷雾剂的药物以借助雾化器将溶液或混悬液或乳液产生供吸入用的气溶胶形式给药；⑤吸入液体制剂的药物以借助雾化器将溶液或混悬液或乳液产生供连续吸入用的气溶胶形式给药；⑥可转变成蒸气制剂的药物以借助热量将溶液或混悬液或固体产生供吸入用的蒸汽形式给药；⑦一般不含防腐剂及乙醇等，对病变黏膜无刺激性，但应关注处方原辅料对肺泡的损伤和过敏性；⑧给药剂量大，可用于多肽和蛋白质类药物的给药。

2. 特点 ①药物的作用部位在肺部；②药物吸收迅速，给药后起效快；③药物吸收后直接进入体循环，达到全身治疗的目的；④起局部作用的药物，给药剂量明显降低，不良反应小；⑤顺应性好，特别适用于原需进行长期注射治疗的患者；⑥可用于胃肠道难以吸收的水溶性大的药物；⑦无胃肠道降解作用、无肝脏首关效应；⑧小分子药物尤其适用于呼吸道直接吸入或喷入给药；⑨大分子药物的生物利用度可通过吸收促进剂或其他方法的应用来提高。

3. 质量要求

（1）吸入制剂的配方中若含有抑菌剂，除另有规定外，在制剂确定处方时，该处方的抑菌效力应符合抑菌效力检查法的规定。吸入喷雾剂和吸入液体制剂应为无菌制剂。

（2）配制粉雾剂时，为改善粉末的流动性，可加入适宜的载体和润滑剂。吸入粉雾剂中所有附加剂均应为生理可接受物质，且对呼吸道黏膜和纤毛无刺激性、无毒性。

（3）吸入制剂中所用给药装置使用的各接触药物的组成部件均应采用无毒、无刺激性、性质稳定的材料制备。直接接触药品的包装材料与原料药物应具有良好的相容性。

（4）可被吸入的气溶胶粒子应达一定比例，以保证有足够的剂量可沉积在肺部。

（5）吸入制剂中原料药物粒度大小通常应控制在 $10\mu m$ 以下，大多数应在 $5\mu m$ 以下。

（6）吸入制剂应进行递送剂量均一性检查。多剂量吸入制剂应评价罐（瓶）内和罐（瓶）间的递送剂量均一性。

（7）吸入气雾剂生产中应进行泄漏检查。

（8）吸入气雾剂说明书应标明：①总揿次；②每揿主药含量及递送剂量；③临床最小推荐剂量的揿次。

（9）吸入喷雾剂说明书应标明：①总喷次；②递送剂量；③临床最小推荐剂量的喷次；④如有抑菌剂，应标明名称。

（10）贮库型吸入粉雾剂说明书应标明：①总吸次；②递送剂量；③临床最小推荐剂量的吸次。胶囊型和泡囊型吸入粉雾剂说明书应标明：①每粒胶囊或泡囊中药物含量及递送剂量；②临床最小推荐剂量的吸次；③胶囊应置于吸入装置中吸入，而非吞服。

（11）吸入用溶液使用前采用说明书规定溶剂稀释至一定体积。吸入用粉末使用前采用说明书规定量的无菌稀释液溶解释稀成供吸入用溶液。吸入液体制剂使用前其pH值应在3-10范围内；混悬液和乳液振摇后应具备良好的分散性，可保证递送剂量的准确性；除非制剂本身具有足够的抗菌活性，多剂量水性雾化溶液中可加入适宜浓度的抑菌剂，除另有规定外，在制剂确定处方时，该处方的抑菌效力应符合抑菌效力检查法的规定。

（12）吸入可转变成蒸气的制剂前，通常将其加入到热水中，使其产生供吸入用的蒸气。

（13）吸入气雾剂、喷雾剂和粉雾剂标签上的规格为每揿主药含量和/或递送剂量。

（二）吸入装置与一般要求

类别	吸入装置	一般要求
吸入气雾剂	耐压容器	金属容器：包括铝、不锈钢等材质，耐压性能强，但有可能与药液发生相互作用，需在内壁涂聚乙烯或环氧树脂内层
		玻璃容器：化学性质稳定，但耐压和抗撞击能力差，需外裹适宜厚度的塑料防护层
	阀门系统	控制药物和抛射剂从容器中喷出的主要部件，使用供吸入的定量阀门，坚固、耐用和结构稳定等性能直接影响制剂产品的质量，须对内容物惰性，阀门组件应精密加工
吸入粉雾剂	第一代胶囊型	金属刀片刺破胶囊的Spinhaler、靠装置转动分裂胶囊的Rotahaler、通过小针刺破胶囊的ISF haler和Berotec haler等	给药装置简单可靠、便于携带及可清洗，但仅单剂量给药

续表

类别	吸入装置		一般要求
吸入粉雾剂	第二代泡囊型	Diskhaler和Diskus等	可供多剂量使用,患者使用过程中无须重新安装泡囊
	第三代贮库型	Turbuhaler等	可将多剂量贮存在装置中,使用时单位剂量的药物粉末进入吸入腔,在湍流气流作用下,药物粉碎,随气流沉积于肺部
吸入喷雾剂	起喷射作用的喷雾装置	喷射雾化器	/
		超声雾化器	/
		振动筛雾化器	/
	装药液的容器	塑料瓶	不透明白色塑料、质轻、强度较高、便于携带
		玻璃瓶	多为棕色玻璃瓶、但强度差
吸入液体制剂	使用与吸入喷雾剂相似	/	雾化器是产生连续供吸入用气溶胶的动力系统

通过手动泵或机械泵进行喷雾给药,手动泵产生的压力会低于含抛射剂气雾剂所产生的压力。新型雾化器可使液体产生雾化,形成雾化粒子,有利于吸入。对于不稳定药物溶液,可装封于特制安瓿瓶中,使用前打开,装安瓿泵,喷雾使用。

(三)临床应用与注意事项

1. 临床应用 吸入制剂是一种通过吸入方式给药的剂型,广泛应用于呼吸系统疾病的治疗,如哮喘、慢性阻塞性肺疾病(COPD)等。

2. 注意事项

(1)吸入技巧 吸入方式对药物发挥疗效至关重要。患者需经专业人员指导,确保准确使用吸入装置。如使用不当,药物可能无法到达肺部,降低治疗效果。

(2)口腔卫生 吸入性糖皮质激素后,应漱口,以防止口腔和咽喉部位的真菌感染。

(3)用药顺应性 患者应严格按照医嘱用药,尤其是哮喘和COPD患者,需要坚持长期规范治疗,不能随意停药或更改剂量。

(4)可能出现的副作用 吸入糖皮质激素可能导致咽喉不适、声音嘶哑、口腔真菌感染等;吸入β_2受体激动剂可能引起心悸、震颤等症状,尤其是在过量使用时。

(5)剂量调整:医生可根据病情发展,调整吸入制剂的剂量或种类,患者应定期复查,确保治疗方案的最佳化。

(6)设备维护:吸入装置需定期清洁和更换,以确保其功能正常,避免因设备故障导致的剂量不足或其他问题。

(7)特殊人群:儿童可能需要使用特定设计的吸入装置,如带面罩的储雾罐,以确保药物的正确吸入,老年患者可能因手部力量不足或认知问题,需特别指导和监控其吸入技巧。

(四)典型处方分析

色甘酸钠粉雾剂

【处方】色苷酸钠、乳糖

【注解】本品为胶囊型粉雾剂,色甘酸钠为主药,乳糖为载体。本品使用时需装入相应的装置中,供患者吸入使用。本品为抗变态反应药,可用于预防各种类型哮喘的发作。色甘酸钠在胃肠道仅吸收1%左右,而肺部吸收较好,吸入后10～20分钟血药浓度即可达峰。处方中的乳糖为载体。

考点5 眼用制剂★★★

眼用制剂系指直接用于眼部发挥治疗作用的无菌制剂。

(一)分类与质量要求

1. 分类

类别	剂型
眼用液体制剂	滴眼剂、洗眼剂、眼内注射溶液
眼用半固体制剂	眼膏剂、眼用乳膏剂、眼用凝胶剂
眼用固体制剂	眼膜剂、眼丸剂、眼内插入剂

2. 质量要求 眼用液体制剂的质量要求类似于注射剂,在pH值、渗透压、无菌和澄明度等方面都有相应要求。

(1)滴眼液中可加入调节渗透压、pH值、黏度以及增加药物溶解度和制剂稳定的辅料,所用辅料不应降低药效或产生局部刺激。

(2)除另有规定外,滴眼剂、洗眼剂和眼内注射溶液应与泪液等渗。

(3)多剂量眼用制剂一般应加入适宜的抑菌剂,尽量选用安全风险小的抑菌剂,产品标签应标明抑菌剂种类和标示量。除另有规定外,在制剂确定处方时,该处方的抑菌效力应符合抑菌效力检查法。

(4)眼用半固体制剂的基质应过滤灭菌,不溶性药物应预先制成极细粉。眼膏剂、眼用软膏剂、眼用凝胶剂应均匀、细腻、无刺激性,并易涂抹于眼部,便于原料药物分散和吸收。除另有规定外,每个容器的装量应不超过5g。

(5)眼内注射溶液、眼内插入剂、供外科手术用和急救用的眼用制剂,均不得加入抑菌剂或抗氧剂或不适当的附加剂,且应采用一次性使用包装。

(6)除另有规定外,滴眼剂每个容器的装量不得超过10ml;洗眼剂每个容器的装量应不得超过200ml。包装容器应无菌、不易破裂,其透明度应不影响对可见异物的检查。

(7)贮存应密封避光,启用后最多可用4周。

(二)附加剂的种类与作用

为确保眼用溶液剂的安全、有效、稳定,满足临床用药需求,除主药外还可加入适当的附加剂。

1. 调整pH值的附加剂 为了避免刺激性和使药物稳定,常选用适当的缓冲液作溶剂,使眼用溶液剂的pH值稳定在一定的范围内。缓冲溶液贮备液灭菌贮藏,并添加适量抑菌剂抑制微生物生长。

类别	pH
磷酸盐缓冲液	5.9～8.0
硼酸缓冲液	5
硼酸盐缓冲液	6.7～9.1

2. 调节渗透压的附加剂　一般眼用溶液剂渗透压在相当于 0.8%～1.2% 氯化钠浓度的围内即可。滴眼剂处于低渗溶液时应调整成等渗溶液，但因治疗需要也可采用高渗溶液，而洗眼剂则应要求等渗。常用的调整渗透压的附加剂包括氯化钠、葡萄糖、硼酸、硼砂等。

3. 抑菌剂

抑菌剂	浓度
三氯叔丁醇	0.35%～0.5%
对羟基苯甲酸甲酯与丙酯混合物	甲酯0.03%～0.1%；丙酯0.01%
氯化苯甲羟胺	0.01%～0.02%
硝酸苯汞	0.002%～0.004%
硫柳汞	0.005%～0.01%
苯乙醇	0.5%

若单一的抑菌剂效果不理想，可采用复合抑菌剂增强抑菌效果，如少量的依地酸钠能增强其他抑菌剂对铜绿假单胞菌的抑制作用，适用于眼用液体制剂。

4. 调整黏度的附加剂　适当增加滴眼剂的黏度，既可延长药物与作用部位的接触时间，又能降低药物对眼的刺激性，有助于药物发挥作用。常用的包括甲基纤维素、聚乙二醇、聚乙烯吡咯烷酮、聚乙烯醇等。

5. 其他附加剂　根据眼用溶液剂中主药性质可酌情添加增溶剂、助溶剂、抗氧剂等。

（三）临床应用与注意事项

1. 临床应用　①尽量单独使用一种滴眼剂，若有需要需间隔 10 分钟以上再使用两种不同的滴眼剂。若同时使用眼膏剂和滴眼剂需先使用滴眼剂。②主要用于治疗眼部疾病，如氯霉素滴眼液主要用于结膜炎、沙眼、角膜炎和眼睑缘炎等眼部感染；如人工泪液主要用于干燥综合征患者起到滋润眼睛的作用。

2. 注意事项　①使用滴眼剂前后需要清洁双手，并将眼内分泌物和部分泪液用已消毒棉签拭去，从而避免减少药物浓度。②眼用半固体制剂涂布之后需按摩眼球以便药物扩散。③使用滴眼剂时需轻压泪囊区，以减少药物引发的全身效应。④使用混悬型滴眼剂前需充分混匀。⑤制剂性状发生改变时禁止使用。⑥眼用制剂应一人一用。

（四）典型处方分析

1. 醋酸可的松滴眼液

【处方】醋酸可的松（微晶）、吐温80、硝苯汞、硼酸、羧甲基纤维素钠、注射用水。

【注解】本品为混悬型滴眼液。①醋酸可的松微晶的粒径应在 5～20 μm，过粗易产生刺激性，降低疗效，甚至会损伤角膜，吐温 80 为润湿剂。②羧甲基纤维素钠为助悬剂，配液前需精制。本滴眼液中不能加入阳离子型表面活性剂,因与羧甲基纤维素钠有配伍禁忌。③硼酸为pH与等渗调节剂,因氯化钠能使羧甲基纤维素钠黏度显著下降,促使结块沉降,本品pH为4.5~7.0。④硝酸苯汞为抑菌剂,注射用水为分散介质。

2. 氧氟沙星眼膏

【处方】氧氟沙星、卡波姆、氯化钠、硼酸、氢化硬化蓖麻油、羟苯乙酯、丙二醇、透明质酸钠、注射用水。

【注解】本品为凝胶型眼膏剂。氧氟沙星是主药,卡波姆是凝胶基质,氢化硬化蓖麻油可调节基质的稠度,氯化钠是渗透压调节剂,硼酸是pH调节剂,丙二醇是保湿剂,透明质酸钠也具有保湿作用,羟苯乙酯是防腐剂。

3. 藁磺酸钠眼用膜剂

【处方】藁磺酸钠、聚乙烯醇、甘油、灭菌注射用水。

【注解】藁磺酸钠是主药,聚乙烯醇是成膜剂,无毒、无刺激且不易被微生物污染。甘油是增塑剂,霉菌注射用水为溶剂。在膜剂制备过程中使用液状石蜡作为脱模剂。

考点6 耳用制剂★

耳用制剂系指原料药物与适宜辅料制成的直接用于耳部发挥局部治疗作用或用于洗耳用途的制剂。

(一)分类与质量要求

1. 分类

类别	剂型
耳用液体制剂	滴耳剂、洗耳剂、耳用喷雾剂等
耳用半固体制剂	耳用软膏剂、耳用乳膏剂、耳用凝胶剂、耳塞等
耳用固体制剂	耳用散剂、耳用丸剂等

耳用液体制剂也可以固态形式包装,另备溶剂,在临用前配成溶液或混悬液。

2. 质量要求 ①辅料应无毒性或局部刺激性。②多剂量包装容器应配有完整的滴管或适宜材料组合成套,一般应配有橡胶乳头或塑料乳头的螺旋盖滴管。容器应无毒并清洗干净。③耳用溶液剂应澄清,不得有沉淀和异物;耳用混悬液放置后的沉淀物,经振摇应易分散,其最大粒子不得超过50μm;耳用乳液如发生油与水相分离,振摇后应易恢复成乳液。④用于手术、耳部伤口或耳膜穿孔的滴耳剂与洗耳剂,须为灭菌制剂。⑤除另有规定外,应密闭贮存。⑥除另有规定外,多剂量包装在启用后使用期最多不超过4周。

(二)常用溶剂与附加剂

1. 常用溶剂 一般常以水、乙醇、甘油为溶剂;也有以丙二醇、聚乙二醇为溶剂。根据不同的治疗疾病选用合适的溶剂或使用混合溶剂。

2. 附加剂

类别	品种
抗氧剂	依地酸二钠、亚硫酸氢钠等

续表

类别	品种
抑菌剂	硫柳汞、对羟基苯甲酸酯的混合物等
药物分散剂	溶菌酶、透明质酸酶等，可液化分泌物，促进药物分散，加速肉芽组织再生

（三）临床应用与注意事项

1. 临床应用 一般用于耳内的清洁、消毒、止痒、收敛、抗感染、抗炎、止痛及润滑等作用。

2. 注意事项 ①用药前应仔细阅读说明书，并检查滴耳剂的质量。②对剂型要求：溶液型滴耳剂，应澄明，不浑浊，不沉淀，无颗粒和异物；混悬型滴耳剂，颗粒应细腻，分布均匀，振摇后数分钟内不应分层，放置后颗粒不结块。③应严格按说明书要求贮藏和保管滴耳剂，以保证质量。④滴耳剂产生的灼烧感或刺痛感不应长于几分钟，否则应停药，请医生更换。⑤含新霉素的滴耳剂应慎用。新霉素具有耳毒性，如耳部有皮肤破损或鼓膜穿孔，药液易被吸收，长期使用可能引起神经性耳聋，应禁止长时间使用。

（四）典型处方分析

氧氟沙星滴耳液

【处方】氧氟沙星、甘油、醋酸、70%乙醇。

【注解】氧氟沙星为主药，醋酸为pH调节剂，甘油和70%乙醇为溶剂。氧氟沙星为两性物质，碱性较强，故加醋酸使其成盐溶解。若加碱使其成钠盐，也可溶解，但稳定性差，故应避免采用后法。外耳道的正常pH为弱酸性，若其pH升高至7以上，常与炎症有关。本品的pH值为4.5～6.0，有助于抑制炎症发展。

考点7 鼻用制剂 ★★

鼻用制剂系指直接用于鼻腔发挥局部或全身治疗作用的制剂。鼻用制剂应尽可能无刺激性，并不可影响鼻黏膜和鼻纤毛的功能。

（一）分类、特点与质量要求

1. 分类

类别	分类
鼻用液体制剂	滴鼻剂和洗鼻剂
鼻用气溶胶制剂	鼻用气雾剂、鼻用粉雾剂和鼻用喷雾剂
鼻用半固体制剂	鼻用软膏剂、鼻用乳膏剂、鼻用凝胶剂
鼻用固体制剂	鼻用散剂和鼻用棒剂

鼻用液体制剂也可以固态形式包装，配套专用溶剂，在临用前配成溶液或混悬液。

2. 鼻用制剂的特点 ①药物吸收迅速，起效快；②药物由鼻腔毛细血管进入体循环，不经门静脉进入肝脏，可避免肝首过消除，可提高某些药物的生物利用度。③给药方便，免除了药物对胃肠道的刺激，患者的顺应好，适于急救、自救。④可经嗅觉神经绕过血－脑屏障直接进入脑组织，有利于中枢神经系统疾病的治疗。⑤制剂可能会对鼻黏膜造成刺激。⑥鼻腔给药的体积较小，限制了单次用药剂量。

3. 质量要求

（1）通常含有如调节黏度、控制pH值、增加药物溶解、提高制剂稳定性或能够赋形的辅料。除另有规定外，多剂量水性介质鼻用制剂应当添加适宜浓度的抑菌剂。

（2）多剂量包装容器应配有完整的滴管或适宜的给药装置。

（3）鼻用溶液剂应澄清，不得有沉淀和异物；鼻用混悬液可能含沉淀物，经振摇应易分散；鼻用乳状液若出现油相与水相分层，经振摇应易恢复成乳状液；鼻用半固体制剂应柔软细腻，易涂布。

（4）鼻用粉雾剂中药物及所用附加剂的粉末粒径大多应在30～150μm之间。鼻用气雾剂和鼻用喷雾剂喷出后的雾滴粒子绝大多数应不大于10μm。

（5）应无刺激性，对鼻黏膜及其纤毛不应产生不良反应。如为水性介质的鼻用制剂应调节pH值与渗透压。

（6）除另有规定外，应密闭贮存。

（7）除鼻用气雾剂、鼻用喷雾剂和鼻用粉雾剂外，多剂量包装的鼻用制剂在开启后使用期一般不超过4周。

（8）混悬型滴鼻剂应进行沉降体积比检查；单剂量包装的鼻用固体或半固体制剂应做装量差异检查；定量鼻用气雾剂、鼻用喷雾剂及多剂量贮库型鼻用粉雾剂应进行递送剂量均一性检查。

（二）临床应用与注意事项

1. 临床应用

应用	举例
急、慢性鼻炎和鼻窦炎	麻黄素滴鼻液等
过敏性鼻炎	倍氯米松滴鼻液、左卡巴斯汀鼻喷剂、布地奈德鼻喷剂等
萎缩性鼻炎、干性鼻炎	复方薄荷滴鼻剂、复方硼酸软膏等
镇痛与解热镇痛药、心血管疾病、激素代谢紊乱等	①舒马曲坦鼻腔喷雾剂：治疗急性偏头痛 ②布托啡诺鼻腔给药制剂：可以用于无征兆局部刺激的止痛

2. 注意事项
①用药前应仔细阅读说明书，并检查制剂的质量，应符合要求。②从外观看，包装完好，没有过期失效，霉坏变质。③如使用某种滴鼻剂无效或发生过敏等不良反应，应停药。④为避免滴鼻剂被污染，用同一容器给药的时间不应超过1周。为避免交叉感染，一支滴鼻剂（或一瓶鼻喷剂）仅供一位患者使用。

（三）典型处方分析

1. 盐酸麻黄碱滴鼻液

【处方】盐酸麻黄碱、氯化钠、羟苯乙酯、纯化水。

【注解】①盐酸麻黄碱为主药，氯化钠为渗透压调节剂，羟苯乙酯为防腐剂，纯化水为溶剂。②本品不宜长期使用，患有高血压、冠状动脉病和甲状腺功能亢进者以及萎缩性鼻炎患者忌用。

2. 富马酸酮替芬喷鼻剂

【处方】富马酸酮替芬、亚硫酸氢钠、三氯叔丁醇、纯化水。

【注解】①富马酸酮替芬为主药；亚硫酸氢钠为抗氧剂，三氯叔丁醇为防腐剂。②本品采用手动泵喷雾瓶，剂量准确，药液分布面积广，起效快，可迅速缓解鼻塞、流涕等临床症状。

考点 8 口腔黏膜给药制剂 ★★

口腔黏膜给药制剂系指通过口腔黏膜吸收发挥局部或全身治疗作用的制剂。

（一）分类、特点与质量要求

1. 分类

类别		定义	举例
口腔用液体制剂		用于口腔、咽喉清洗、消炎的液体制剂，具有清洗、防腐、去臭、杀菌、消毒及收敛等作用	复方硼砂漱口液
口腔用片（膜）剂	含片	含于口腔中缓慢溶化产生局部或全身作用（原料药物一般是易溶性的）	度米芬含片、西地碘含片等
	舌下片	置于舌下能迅速溶化，药物经舌下黏膜吸收发挥全身作用（原料药物应易于直接吸收，主要适用于急症的治疗）	硝酸甘油舌下片
	含漱片	临用前溶解于水中用于含漱的片剂	复方硼砂片
	口腔贴片	贴于口腔，药物溶出经黏膜吸收后起局部或全身作用	硫酸吗啡颊贴片
	口腔贴膜	贴于口腔，药物溶出经黏膜吸收后起局部或全身作用的膜状柔软固体	氨来占诺口腔贴膜
口腔用喷雾剂		用于口腔舌下发挥局部或全身作用的一类气溶胶制剂	硝酸甘油舌下喷雾剂
口腔用软膏剂		药物与适于口腔黏膜应用的软膏基质混匀制得	曲安奈德口腔软膏

2. 特点 ①起效快，适用于急诊的治疗。②口腔黏膜具有较强的对外界刺激的耐受性，不易损伤，修复功能强。③给药方便，可随时进行局部调整，患者顺应性高。④口腔黏膜处的酶活性较低，可避开肝脏首过效应及胃肠道的破坏。⑤即可治疗局部病变，又可发挥全身治疗作用。

3. 质量要求 ①使用方便，容易给药和无口腔异物感。②药物及辅料对口腔黏膜应无毒性和刺激性，包括不刺激唾液的分泌。③口腔贴片应体积小，柔性好且黏附性强，能保证与黏膜紧密接触，能避免唾液对药物的影响以及对舌和颊运动的干扰。④含片按崩解时限检查法检查时不应在10分钟内全部崩解或溶化，按需要可加入矫味剂、芳香剂和着色剂；舌下片在5分钟内全部崩解或溶化。⑤口腔贴片（膜），应进行释放度检查，并应符合释放度测定法的有关规定。⑥含片和口腔贴片（膜）按需要可加入矫味剂、芳香剂和着色剂。

（二）临床应用及注意事项

1. 临床应用

（1）口腔用片剂 ①含片含于口中使其溶化，不要咀嚼或吞下，并且在药物溶化后的一段时间内，不要吃食物或喝饮料。②舌下片应置于舌下，使药物迅速起效，不可吞服。③口腔贴片（膜）如需要发挥局部作用，贴在口腔黏膜的患处；如需发挥全身作用，需在给药部位保留较长时间，将贴片（膜）贴在口腔前部牙龈和口腔颊黏膜处是较为理想的给药部位。

（2）口腔用喷雾剂 ①将喷雾剂瓶盖直接拔出。②使用前不要摇动喷剂，垂直拿住喷瓶，喷头向上。③在向口腔喷药之前，按动喷头数下，将药液喷向空中至喷出均匀喷雾。④将喷头上的喷嘴尽量靠近口腔，向舌下喷射，每次间隔30秒（剂量遵医嘱）。⑤注意：向口腔喷射时，必须尽量屏住呼吸，不要将药液吸入。

（3）口腔用软膏剂 ①将药膏少量挤出，置于清洁的棉棒上。②小心涂于口腔患处，使完全覆盖而形成一薄层，以达最佳疗效，忌用大力擦患处，避免药物会分解或颗粒化，而不能紧贴患处。③应在睡前使用，以便药物与患处整夜接触，如症状严重，有时一日需涂搽2～3次（以餐后为宜）。

2. 注意事项 患者用药前应仔细阅读药品标签和说明书，特别应注意用法与用量、禁忌证、注意事项、有效期、贮藏等项目，并要检查制剂质量。

（三）典型处方分析

1. 复方硼砂漱口液

【处方】硼砂、碳酸氢钠、液化苯酚、甘油、纯化水。

【注解】本品亦称朵贝尔溶液，采用化学反应法制备。硼砂与甘油反应生成硼酸甘油（酸性）；硼酸甘油再与碳酸氢钠反应生成甘油硼酸钠。甘油硼酸钠与液化苯酚具有消毒作用；含量测定后可加适量1%伊红着色，以警示不可内服，仅供含漱用。

2. 硝酸甘油舌下片

【处方】硝酸甘油、微晶纤维素、乳糖、聚乙烯吡咯烷酮、硬脂酸镁、含水乙醇。

【注解】硝酸甘油为主药，微晶纤维素、乳糖作为稀释剂，聚乙烯吡咯烷酮为黏合剂，含水乙醇为溶剂，硬脂酸镁为润滑剂。由于硝酸甘油具有较强的挥发性，极易受温度、湿度等因素的影响。加入聚乙烯吡咯烷酮或PEG类可使硝酸甘油的蒸气压下降，挥发减慢，提高药物稳定性。

考点9 栓剂★★★

栓剂系指<u>药物与适宜基质等制成供腔道给药的固体外用制剂</u>。栓剂因施用腔道的不同，分为直肠栓、阴道栓、尿道栓。直肠栓为鱼雷形、圆锥形或圆柱形等；阴道栓为鸭嘴形、球形或卵形等；尿道栓一般为棒状。

（一）分类、特点与质量要求

1. 分类

类别	分类	说明
按给药途径分类	直肠栓	最常用
	阴道栓	最常用，分为普通栓和膨胀栓
	尿道栓	/
按制备工艺与释药特点分类	双层栓	①内外层含不同药物 ②上下两层分别使用水溶或脂溶性基质，将不同药物分隔在不同层内，控制各层的溶化，使药物具有不同的释放速度
	中空栓	可达到快速释药的目的
	缓、控释栓	微囊型、骨架型、渗透泵型、凝胶缓释型

2. 特点

类别	作用	实例
局部作用	滑润、收敛、抗菌消炎、杀虫、止痒、局麻等	甘油栓、蛇黄栓
全身作用	主要途径是直肠栓，镇痛、镇静、兴奋、扩张支气管和血管、抗菌	吗啡栓、苯巴比妥钠栓等

3. 质量要求 ①药物与基质应混合均匀，栓剂外形应完整光滑，无刺激性；②塞入腔道后，应能融化、软化或溶解，并与分泌液混合，逐渐释放出药物，产生局部或全身作用；③有适宜的硬度，以免在包装或贮存时变形；④供制备用的固体药物，应预先用适宜的方法制成细粉或最细粉。根据使用腔道和使用目的不同，制成各种适宜的形状；⑤所用内包装材料应无毒性，并不得与原料药物或基质发生理化作用；⑥阴道膨胀栓内芯应符合有关规定，以保证其安全性；⑦除另有规定外，栓剂应进行重量差异、融变时限的检查；阴道膨胀栓应进行膨胀值的检查；栓剂的微生物限度应符合规定；⑧除另有规定外，应在30℃以下密闭贮存和运输，防止因受热、受潮而变形、发霉、变质。生物制品原液、半成品和成品的生产及质量控制应符合相关品种要求。

（二）常用基质与附加剂种类与作用

1. 基质的要求 栓剂基质不仅赋予药物成型，且可影响药物局部作用和全身作用。优良基质应符合以下要求：①在室温下应有适当的硬度，塞入腔道时不致变形或碎裂，在体温下易软化、融化或溶解，熔点与凝固点的差距小；②性质稳定，不与药物反应，不妨碍主药的作用与含量测定，贮藏中不发生理化性质的变化，影响其生物利用度，不易生霉变质等；③对黏膜无刺激性和无毒性，无致敏性，释放速率良好；④适用于热熔法及冷压法制备栓剂，易于脱模；⑤油脂性基质还应要求酸价在0.2以下皂化价200～245，碘价低于7。

2. 基质的分类 基质主要分油脂性基质和水溶性基质两大类。

类别	常用品种	特点
油脂性基质	可可豆脂	①常温下为白色或淡黄色、脆性蜡状固体，无刺激性，可塑性好，熔点30～35℃，10～20℃时易碎成粉末，是较适宜的栓剂基质 ②同质多晶型及含油酸具有不稳定性
	半合成或全合成脂肪酸甘油酯	①椰油酯：为白色块状物，具有油脂臭，不溶于水，熔点35.7～37.9℃，抗热能力较强，刺激性小 ②棕榈酸酯：对直肠黏膜和阴道黏膜均无不良影响，抗热能力强，酸价和碘值低，为较好的半合成脂肪酸酯 ③混合脂肪酸甘油酯：为白色或类白色蜡状固体，具有油脂臭味；在三氯甲烷、乙醚或苯中易溶，在石油醚中溶解，在水或乙醇中几乎不溶。规格有：34型（熔点33～35℃，皂化值225～235），36型（35～37℃，皂化值220～230），38型（37～39℃，皂化值215～230）与40型（39～41℃，皂化值215～230）。以38型应用较多
水溶性基质	甘油明胶	①有弹性，不易折断，但塞入腔道后可缓慢溶于分泌液中，延长药物的疗效 ②易滋长霉菌等微生物，故需加抑菌剂 ③凡与蛋白质能产生配伍变化的药物，如鞣酸、重金属盐等均不能用

续表

类别	常用品种	特点
水溶性基质	聚乙二醇	①易溶于水，为难溶性药物的常用载体 ②不需冷藏，贮存方便 ③吸湿性较强，对黏膜产生刺激性，加入约20%的水润湿或在栓剂表面涂鲸蜡醇、使用硬脂醇薄膜可减轻刺激 ④不宜与银盐、奎宁、乙酰水杨酸、苯佐卡因、氯碘喹啉、磺胺类等药物配伍
	泊洛沙姆	①为一种表面活性剂，易溶于水，能与许多药物形成空隙固溶体 ②多用于制备液体栓剂，是目前研究最为深入的制备温敏原位凝胶的高分子材料 ③较常用的型号有泊洛沙姆188（商品名普朗尼克F-68）、泊洛沙姆407（商品名普朗尼克F-127），是目前栓剂基质中应用最为广泛的高分子材料

栓剂制备方法如下：

类别	适用情况
搓捏法	脂肪型基质小量制备
冷压法	大量生产脂肪性基质栓剂
热压法	脂肪性基质和水溶性基质栓剂的制备

3. 附加剂

种类	应用	常用品种
表面活性剂	能增加药物的亲水性，尤其对覆盖在直肠黏膜壁上的连续的水性黏液层有胶溶、洗涤作用，并造成有孔隙的表面，从而增加药物的穿透性	/
抗氧剂	主药易被氧化时	叔丁基羟基茴香醚（BHA）、2,6-二叔丁基对甲酚（BHT）、没食子酸酯类等
防腐剂	栓剂中含有植物浸膏或水性溶液时	对羟基苯甲酸酯类
硬化剂	若制得的栓制在贮存或使用时过软	白蜡、鲸蜡醇硬脂酸、巴西棕榈蜡等
增稠剂	药物与基质混合时，因机械搅拌情况不良，或因生理上需要时	氢化蓖麻油、单硬脂酸甘油酯、硬脂酸铝等
吸收促进剂	通过与阴道或直肠接触而起全身治疗作用的栓剂，可作为药物的吸收促进剂，以增加药物的吸收	非离子型表面活性剂、脂肪酸、脂肪醇和脂肪酸酯类以及尿素、水杨酸钠、羧甲基纤维素钠、环糊精类衍生物等

（三）临床应用与注意事项

1. 临床应用 阴道栓和直肠栓是外科常用药。

（1）阴道栓 用来治疗妇科炎症。阴道栓是一种外观类似球形、卵形或鸭嘴形供塞入阴道的固体，重量一般为3～5g，熔点与体温接近。使用阴道栓时应注意：①先清洗阴道内外，清除过多的分泌物。用清水或润滑剂涂在栓剂的尖端部。②患者仰卧床上，双膝屈起并分开，露出会阴部，将栓剂尖端部向阴道口塞入，并用手以向下、向前的方向轻轻推入阴道深处。置入栓剂后患者应合拢双腿，保持仰卧姿势约20分钟。③在给药后1～2小时内尽量不排尿，以免影响药效。④最好在临睡前给药，以使药物充分吸收，并防止药栓遇热溶解后外流。月经期停用，有过敏史者慎用。

（2）直肠栓　常用于治疗痔疮，是一种外观似圆锥形或鱼雷形的固体，熔点与体温接近，塞入后能迅速熔化、软化或溶解，产生局部和全身的治疗作用。使用直肠栓时应注意：①使用前尽量排空大小便，并洗清肛门内外；②剥去栓剂外裹的铝箔或聚乙烯膜，在栓剂的顶端蘸少许凡士林、植物油或润滑油；③塞入时患者取侧卧位，小腿伸直，大腿向前屈曲，贴着腹部；④放松肛门，把栓剂的尖端向肛门插入，并用手指缓缓推进，深度距肛门口幼儿约2cm，成人约3cm，合拢双腿并保持侧卧姿势15分钟，以防栓剂被压出；⑤在用药后1~2小时内，尽量不要大小便，以保持药效。

（3）尿道栓　尿道栓使用与阴道栓类似，主要是使用腔道的不同。另外，因尿道栓剂可引起轻微的尿道损伤和出血，故应用抗凝治疗者应慎用。

2. 注意事项　①除另有规定外，栓剂应在30℃以下密闭贮存和运输，防止因受热、受潮而变形、发霉、变质；②栓剂受热易变形，气温高时，使用前最好置于冷水或冰箱中冷却后再剪开取用；③本品性状发生改变时禁止使用；④用药部位如有烧灼感、红肿等情况应停药，并将局部药物洗净；⑤用药期间注意个人卫生，防止重复感染等。

（四）典型处方分析

甲硝唑栓

【处方】甲硝唑细粉、磷酸二氢钠、碳酸氢钠、香果脂。

【注解】①甲硝唑为主药，香果脂为基质。②碳酸氢钠和磷酸二氢钠为泡腾剂，以便使主药深入阴道并均匀分布。也可根据情况使磷酸二氢钠稍过量，以降低阴道的pH值，恢复其自净能力，提高药效。③本品属于中空栓剂，药物分速效和缓释两部分。与普通栓剂相比，作用时间长，疗效好。

考点10　灌肠剂 ★★

灌肠剂系指以治疗、诊断或提供营养为目的供直肠灌注用液体制剂，包括水性或油性溶液、乳剂和混悬液灌肠剂。

（一）分类、特点与质量要求

1. 分类

类别	种类	类别	种类
根据成分	刺激性灌肠剂	根据用途	通便灌肠剂
	润滑性灌肠剂		清洁灌肠剂
	高渗性灌肠剂		药物灌肠剂
	等渗性灌肠剂		营养灌肠剂
	保留性灌肠剂		解毒灌肠剂
根据给药方式	清洁性灌肠剂	根据给药方式	保留性灌肠剂

2. 特点　①可通过局部给予，药物易被直肠吸收、较口服给药吸收快、生物利用度高。②可避免药物的肝脏首过消除以及药物被胃和小肠消化液和酶系的破坏。③可避免口服给药

时药物对胃的刺激。④可发挥局部作用，使用简便、类型多样、适用面广。⑤某些用于肠镜检查、肠道造影、治疗或术前肠道准备的产品，如复方氯化钠口服溶液，是在服用前经水稀释之后口服服用的。

3. 质量要求　①灌肠剂包括水性或油性溶液、乳剂和混悬液灌肠剂，因此，溶液型灌肠剂、乳剂型灌肠剂和混选型灌肠剂应分别满足溶液剂、乳剂或混悬剂相应的质量要求。②灌肠剂的 pH 值应与人体肠道环境的 pH 值（约 6.5~7.5）接近，以减少对肠道刺激。③在渗透压方面，等渗性灌肠剂的渗透压应接近机体正常渗透压，以减少水电解质失衡的风险；高渗性灌肠剂应严格控制其渗透压范围，避免给药部位过度吸水而导致出现脱水或不适。④在黏度方面，液体灌肠剂需具有适当流动性，确保容易注入。润滑性灌肠剂需具有适当黏性，以防止药液流失。⑤应符合《中国药典》规定的微生物限度要求。⑥在安全性方面，灌肠剂不得过度刺激肠道，避免引起黏膜损，不得含有对人体有毒有害的物质，且应避免使用易引发过敏反应的物质，并明确标示可能的过敏原。

（二）常用溶剂与附加剂

1. 常用溶剂

种类	适用情况及作用
纯化水	最常用溶剂，安全无刺激，适用于水性灌肠剂
植物油	如橄榄油或芝麻油等，可用于油性灌肠剂，有润滑和软化作用
液状石蜡	常用于针对严重便秘治疗时的润滑性灌肠剂
甘油	作为溶剂既有润滑作用，又可刺激肠道蠕动

2. 附加剂

类别	品种	作用
渗透压调节剂	氯化钠，磷酸盐类（如磷酸钠、磷酸氢二钠）等	多为无机盐，用以调节灌肠剂的渗透压
pH调节剂	稀盐酸溶液、稀氢氧化钠溶液、磷酸盐缓冲液等	用以调节灌肠剂的pH值，保持灌肠剂的稳定性并减少对肠黏膜的刺激
黏度调节剂	甲基纤维素、羧甲基纤维素钠、卡波姆等	多为高分子辅料，用以调整灌肠剂的流动性和黏稠度，便于注入和延长药物的局部作用时间
防腐剂	苯甲酸钠、山梨酸钾等	防止微生物污染及抑制微生物生长
其他添加剂	香精或矫味剂	改善气味或口感，增加患者的可接受性
	着色剂	用于标识产品
	增溶剂、乳化剂或润湿剂等	/

（三）临床应用及注意事项

1. 临床应用　①治疗便秘，用于缓解急性或顽固性便秘，尤其是因硬结粪便导致的排便困难。②术前或检查前准备，在肠镜检查、腹部手术或其他需要清洁肠道的操作前使用。③直肠或结肠疾病治疗，针对溃疡性结肠炎、克罗恩病等局部炎症，使用含药物的保留性灌肠剂。④急性中毒的解毒，用于清除肠内毒物，减少毒物吸收，如活性炭灌肠。⑤辅助治疗，作为治疗慢性便秘或肠道功能紊乱的辅助治疗措施。

2. 注意事项 ①使用前,首先检查灌肠剂的有效期和包装完整性。②严格按照说明书的要求进行使用,包括患者体位、给药方式、给药剂量、给予后观察等。③不适用于肠梗阻、肠穿孔、急性腹痛、炎症性肠病急性期、肛裂或肛周感染患者。④针对儿童、妊娠期妇女和老年人,应选择温和或专用灌肠剂,如等渗灌肠剂。⑤使用高渗性灌肠剂,需及时补充水分,防止脱水或电解质紊乱。

(四)典型处方分析

1. **刺激性灌肠剂**:甘油灌肠剂

【处方】甘油、纯化水。

【注解】甘油润滑肠道,同时刺激肠黏膜促进排便。温和有效,用于轻中度便秘。使用时剂量需适当,避免过度刺激。

2. **润滑性灌肠剂**:油性灌肠剂

【处方】植物油、缓冲液、纯化水。

【注解】本品润滑粪便并软化硬结便,适用于严重便秘或术后恢复期。起效较慢(通常需数小时),但作用温和,适合老年患者或长期便秘者。

3. **高渗性灌肠剂**:磷酸钠灌肠剂

【处方】磷酸二氢钠、磷酸氢二钠、甘油、纯化水。

【注解】磷酸二氢钠和磷酸氢二钠是形成高渗溶液的物质,甘油具有润滑作用,纯化水为溶剂。高渗溶液通过渗透作用吸引肠道水分进入肠腔,软化粪便并刺激肠蠕动,迅速通便。起效迅速(5~10分钟),常用于便秘和术前清洁。但可能会导致脱水和电解质紊乱,需慎用。

4. **等渗性灌肠剂**:生理盐水灌肠剂

【处方】氯化钠、纯化水。

【注解】氯化钠是形成等渗溶液的物质,纯化水为溶剂。等渗溶液增加肠内容物的体积,通过机械性扩张刺激肠壁促进排便。作用温和,适合儿童、妊娠期妇女和老年患者。不易引起脱水或肠道不适。

5. **保留性灌肠剂**:美沙拉嗪灌肠剂

【处方】美沙拉嗪、缓冲液、丙二醇、苯甲醇、纯化水。

【注解】美沙拉嗪为主药,缓冲液调节pH值,丙二醇增加药物溶解度,苯甲醇为防腐剂,纯化水为溶剂。美沙拉嗪通过直肠局部吸收,减少全身不良反应。主要用于治疗炎症性肠病(如溃疡性结肠炎)。使用时需长时间保留,通常15~30分钟。